救急・集中治療
アドバンス

急性循環不全

専門編集●藤野裕士 大阪大学
編集協力●坂田泰史 大阪大学

編集委員●藤野裕士 大阪大学
松田直之 名古屋大学
森松博史 岡山大学

中山書店

【読者の方々へ】

本書に記載されている診断法・治療法については，出版時の最新の情報に基づいて正確を期するよう最善の努力が払われていますが，医学・医療の進歩からみて，その内容がすべて正確かつ完全であることを保証するものではありません．したがって読者ご自身の診療にそれらを応用される場合には，医薬品添付文書や機器の説明書など，常に最新の情報に当たり，十分な注意を払われることを要望いたします．

中山書店

序

　救急・集中治療領域における全身管理は多岐にわたるが，その中で循環管理は根幹をなす存在である．対象となる主たる病態はショックであるが，原因によって対処法は異なる．しかし適切な治療が行われなければ多臓器不全に至るのは同じである．ショックの原因は心疾患を代表とするポンプ機能障害と心疾患以外の原因によるものに分かれる．本書『急性循環不全』では，いずれの領域も診断，モニタリング，治療法と治療戦略に関して解説されている．

　本シリーズの対象となる読者は救急・集中治療領域の医療関係者であるが，心疾患関連の知識はきわめて重要であるとともに，新しい治療法やエビデンスの蓄積が豊富かつ多岐にわたるため救急・集中治療領域の医師がすべてに精通することは難しい．それらに対応するために，大阪大学大学院医学系研究科循環器内科学の坂田泰史教授にご協力を仰ぎ，循環器内科の専門家を選定していただき，ポンプ機能障害の項目を執筆していただくことにした．近年，進歩が著しい補助循環に関しては，とくに重点をおくように配慮した．また救急・集中治療領域における主要病態の一つである敗血症に関しては，最新のガイドラインに基づく解説をお願いした．敗血症の循環管理はRiversらのearly-goal directed therapyの登場以後，各要素に関してさまざまな検討が行われることでガイドライン改定ごとに少しずつ変化している．日常的に敗血症患者を診療する読者においても知識の確認にお役立ていただければと思う．

　本書の特長として，用語の解説を豊富に行い初学者や医師以外の職種の読者にも理解できるように心がけた．また記述の根拠となる参考文献を充実させることで，読者がさらに理解を深めることが可能となるように配慮した．内容に関連した基礎生理学・薬理学の項目も設けることで，本書の理解をいっそう助けるものと期待している．

　編集にあたって原稿を通読させていただいたが，本シリーズの他領域とひけを取らない素晴らしい内容であると確信している．読者が本書を通読することで最新の知識を得て循環管理に関する理解を深め，日常臨床の質向上につながることを祈念している．

　2019年4月

藤野裕士

大阪大学大学院医学系研究科生体統御医学講座麻酔・集中治療医学教室教授

救急・集中治療アドバンス
急性循環不全

Contents

1章　定義と診断

1-1 循環不全の定義と診断 ································· 橋本壮志，天谷文昌　2

1 循環の生理学的意義　2 ／**2** 循環不全ならびにショックの定義　2 ／**3** ショックの定義の変遷　3 ／**4** 循環不全の診断　4

1-2 急性循環不全の病態 ····································· 松田直之　9

1 急性循環不全の病態の基本　9 ／**2** 急性循環不全を誘導する4つの病態　9 ／**3** ずり応力に依存した血管径調節作用　11 ／**4** 急性循環不全における虚血領域の血管拡張反応の病態　12 ／**5** 急性循環不全における心機能抑制の病態　14 ／**6** 急性循環不全に随伴する全身性病態　17

　　　　　　Column　Na^+-Ca^{2+}交換系（NCX）　16

1-3 急性循環不全の重症度評価 ····················· 髙橋一則，中根正樹　22

1 初期評価　22 ／**2** それぞれの病態に対する重症度評価　23

　　　　　　Column　ショック症状をきたさない低血圧　29

2章　診断補助

2-1 モニタリング総論 ·················· 森松博史，松﨑　孝，廣井一正　32

1 画像診断　32 ／**2** 生理学的検査/血液検査　34 ／**3** 血管内デバイス　36

2-2 胸部X線 ··· 立木規与秀，安宅一晃　37

1 臥位撮影での注意点　37 ／**2** 心原性における所見　38 ／**3** 循環血液量減少性における所見　41 ／**4** 閉塞性における所見　42

2-3 心電図 ··· 水野裕八　44

1 モニター誘導と標準12誘導　44 ／**2** 基本パラメータの把握　45 ／**3** 緊張性の高い心電図と注意すべき心電図変化　47 ／**4** 注意すべき心電図　48 ／**5** 心電図に影響を与えうる病態　49

Column　Cabrera format　49

Column　12誘導心電図から心室性不整脈の起源を同定する　50

2-4　血液ガス分析 ──────────────────────── 藤野裕士　52

■1 血液ガス分析の実際　52 ／■2 体外循環における$PaCO_2$管理　55

2-5　心エコー ──────────────────────────── 山田　聡　57

■1 心エコー法の役割　58 ／■2 左室収縮機能と1回拍出量の評価　59 ／■3 左室拡張機能と左室充満圧の評価　60

Advice　初期の心エコー検査の適応　58

Topics　ASEによる左室拡張機能評価のアルゴリズム　61

2-6　CT ──────────────────────────── 小山靖史，林　祐作　66

■1 CT検査で行う triple rule out　66 ／■2 急性大動脈解離の診断　66 ／■3 急性肺血栓塞栓症の診断　70 ／■4 急性心筋梗塞の診断　71

2-7　心臓カテーテル検査 ──────────────── 小林欣夫，立石和也　73

■1 冠動脈造影検査　73 ／■2 右心カテーテル検査　80 ／■3 心筋生検　81

Column　door-to-balloon time　76

Column　抗血小板薬のローディング　77

Column　CULPRIT-SHOCK試験　77

2-8　バイオマーカー ──────────────────────── 佐藤幸人　82

■1 心筋梗塞診断における心筋トロポニンT，心筋トロポニンI測定　82 ／■2 急性心不全診断におけるBNP，NT-proBNP測定　83 ／■3 肺動脈血栓塞栓症診断におけるD-ダイマー測定　85 ／■4 急性心不全の治療経過におけるバイオマーカーの推移　86

Advice　バイオマーカーの一般的注意　84

2-9　心拍出量モニター ──────────────────────── 小竹良文　89

■1 急性循環不全の原因鑑別とモニタリング　89 ／■2 動脈圧波形解析法の原理　89 ／■3 酸素需給バランスの指標としての静脈血酸素飽和度　91 ／■4 モニターから得られる指標に基づいた輸液蘇生　91

Topics　プロトコール化された輸液蘇生　90

Column　肺動脈カテーテル　90

Topics　呼気終末閉塞テスト　95

3章　症状・疾患における病態と治療

[1. ショック]

3-1-1 閉塞性・拘束性ショック ……………………………………………… 京　道人，志馬伸朗　98

1 定義　98 ／**2** 閉塞性・拘束性ショックの病態　98 ／**3** 閉塞性・拘束性ショックの身体所見　100 ／**4** 閉塞性・拘束性ショックの検査所見　102 ／**5** 鑑別　104 ／**6** 閉塞性・拘束性ショックの治療　104

　　　　Column　肺血栓塞栓症の否定　101

3-1-2 出血性ショック ………………………………………………… 浅香葉子，瀬尾龍太郎　110

1 定義　110 ／**2** 出血性ショックの身体所見　111 ／**3** 出血性ショックの検査所見　113 ／**4** 鑑別，原因疾患　116 ／**5** 出血性ショックの治療　116

　　　　Topics　　トロンボエラストグラフィー（TEG®），トロンボエラストメトリー（ROTEM®）　114

3-1-3 心原性ショック ……………………………………………………………… 大塚将秀　122

1 定義　122 ／**2** 心原性ショックの病態　122 ／**3** 心原性ショックの身体所見　124 ／**4** 心原性ショックの検査所見　125 ／**5** 鑑別　126 ／**6** 心原性ショックの原因疾患　127 ／**7** 心原性ショックの治療　128

3-1-4 敗血症性ショック ………………………………………………… 赤塚正幸，升田好樹　129

1 敗血症性ショックの病態　129 ／**2** 敗血症性ショックの治療　132 ／**3** 今後の展望　136

3-1-5 アナフィラキシーショック ……………………………………………… 大藤　純　138

1 定義と診断基準　138 ／**2** アナフィラキシーショックの病態生理　138 ／**3** アナフィラキシーショックの身体所見　140 ／**4** アナフィラキシーショックの検査所見　142 ／**5** アナフィラキシーショックの治療　143 ／**6** 症例提示　146

　　　　Column　Kounis症候群　140
　　　　Column　Bezold-Jarisch反射　142

3-1-6 神経原性ショック ………………………………………………… 土井賢治，武居哲洋　148

1 定義　148 ／**2** 神経原性ショックの病態　149 ／**3** 神経原性ショックの原因　149 ／**4** 神経原性ショックの診断　149 ／**5** 神経原性ショックの治療　152

3-1-7 産科ショック ………………………………………………… 安田則久，後藤孝治　155

1 産科ショックと妊産婦死亡の発生状況　155 ／**2** 産科ショックをきたす疾患　155 ／**3** 産科DIC　160 ／**4** 産科危機的出血への対応　161

3-1-8 内分泌疾患によるショック ·················· 高橋　完　164

1 甲状腺クリーゼ　164 ／**2** 粘液水腫性昏睡　166 ／**3** 急性副腎不全 (副腎クリーゼ)　169 ／**4** 高血糖緊急症　171

Column 副腎クリーゼと胃腸炎　170

[2. 重症心疾患]

3-2-1 虚血性心疾患 ·················· 澤田賢一郎，川上将司，安田　聡　174

1 急性冠症候群　174 ／**2** 心原性ショックを合併する急性冠症候群　180 ／**3** 急性心筋梗塞に合併する機械的合併症　181 ／**4** 右室梗塞　183

Column PCI vs CABG　180

Column 肺動脈カテーテル　182

3-2-2 非虚血性心筋症 ·················· 坂田泰史，余西智香　186

1 主な非虚血性心筋症　186 ／**2** 非虚血性心筋症の診断　186 ／**3** 非虚血性心筋症の治療　188

3-2-3 重症不整脈 ·················· 野上昭彦　193

1 重症心室性不整脈の病態　193 ／**2** 重症心室性不整脈の検査　196 ／**3** 重症心室性不整脈の治療　197

Column アブレーション施行群と非施行群の無作為化比較試験　200

3-2-4 劇症型心筋炎 ·················· 猪又孝元　202

1 劇症型心筋炎の病態　202 ／**2** 劇症型心筋炎の診断　203 ／**3** 劇症型心筋炎の治療　204

Column 心筋炎の定義と疾患概念のズレ　202

3-2-5 たこつぼ症候群 ·················· 明石嘉浩　207

1 たこつぼ症候群の診断基準　207 ／**2** たこつぼ症候群の病態　207 ／**3** たこつぼ症候群の症状と検査所見　210 ／**4** たこつぼ症候群の治療　211 ／**5** たこつぼ症候群の予後　213

4章　治療選択

4-1 呼吸管理 ·················· 内山昭則　218

1 右心機能と呼吸　218 ／**2** 陽圧換気と胸腔内圧　221 ／**3** 肺水腫とPEEP　223 ／**4** 左心不全とPEEP　224 ／**5** 非侵襲的陽圧換気 (NPPV)　225 ／**6** 侵襲的呼吸管理　225 ／**7** 換気量の設定をどうするか？：肺保護換気について　226 ／**8** 人工呼吸からのウィーニングと循環　226

4-2 カテコラミン ··· 松本聡治朗，原　哲也　228

1 カテコラミンの生合成および代謝　228 ／**2** カテコラミンの生理作用　229 ／**3** 各種カテコラミン　232 ／**4** 薬物−受容体相互作用　236 ／**5** PDE-III阻害薬　236

Column カテコラミンとPDE-III阻害薬　237

4-3 輸液療法 ··· 渡邉誠之，讃井將満　238

1 初期輸液の考え方　238 ／**2** 輸液製剤の選択　238 ／**3** 輸液の生理学　242 ／**4** 輸液方法　244

4-4 IABP：導入と管理のポイント ·· 那須崇人，森野禎浩　249

1 背景　249 ／**2** IABPの原理　249 ／**3** IABPの導入：適応　251 ／**4** IABPの禁忌　252 ／**5** 管理上のポイント　252 ／**6** IABPの離脱　254

4-5 ECMO：導入と管理のポイント ··· 竹田晋浩，大山慶介　256

1 ECMOの適応　257 ／**2** VA-ECMOの導入方法　257 ／**3** 導入時の3段階　258 ／**4** 導入後　262 ／**5** VA-ECMO特有の合併症　263 ／**6** 離脱　264 ／**7** IMPELLA　265

Topics PCPSとVA-ECMO　256
Column Dirty double　259
Column 鼠径部の穿刺　260
Column 各社カニューレの特徴　261

4-6 補助人工心臓：導入と管理のポイント ································· 絹川弘一郎　267

1 体外設置型VADの適応　267 ／**2** 体外設置型VAD挿入後の予防的管理　269 ／**3** 心機能回復への試み　272

Column LVAD装着後のリバースリモデリングとは？　274

4-7 一時ペーシングとペースメーカー植込み ································· 石川利之　275

1 一時ペーシング　275 ／**2** 永久ペースメーカー植込み　277

Column 生理的ペースメーカーと非生理的ペースメーカー　275

4-8 植込み型除細動器（ICD）・着用型自動除細動器（WCD） ············· 庭野慎一　281

1 器質的疾患を有する症例の突然死リスクとICD　281 ／**2** 急性期病態における突然死リスクと除細動デバイス　284 ／**3** 着用型自動除細動器（WCD）とその適応　286

Column 突然死の一次予防と二次予防の疫学　283
Column 心筋梗塞発症後早期のICD使用　286

4-9 輸血 ———————————————————————— 大田典之　289

1 輸血の危険性　289 ／**2** restrictive strategy（制限輸血），liberal strategy（非制限輸血）の是非　290 ／**3** 大量輸血　293

4-10 利尿薬 ——————————————————————— 内田篤治郎　296

1 ループ利尿薬　296 ／**2** 抗アルドステロン薬　298 ／**3** サイアザイド系利尿薬　299 ／**4** ヒト心房性ナトリウム利尿ペプチド（hANP）　300

  Column　利尿薬への抵抗性を形成する要因　298
  Topics　敗血症における急性腎障害とバソプレシン　301

4-11 心筋保護薬 ——————————————————————— 奥村貴裕　302

1 心筋保護薬とは　302 ／**2** 左室駆出率からみた心不全の分類とリバースリモデリング　302 ／**3** 心筋保護薬のエビデンス　303 ／**4** 服薬遵守の重要性　308 ／**5** 心筋保護薬使用のタイミング，コツとピットフォール　309 ／**6** HFpEFに対する心筋保護薬のエビデンス　309

4-12 抗血小板薬・抗凝固薬 ——————————————————— 奥山裕司　311

1 抗血小板薬・抗凝固薬の作用機序　311 ／**2** 急性循環不全を呈する病態での使用法　311 ／**3** 抗血小板薬・抗凝固薬内服中の出血への対処法　316

4-13 抗不整脈薬 ——————————————————————— 池田隆徳　319

1 抗不整脈薬の分類と種類　319 ／**2** 抗不整脈薬の作用機転　319 ／**3** 抗不整脈薬の使用目的　320 ／**4** 抗不整脈薬の適応疾患　322 ／**5** 各薬剤の使用ポイント　322 ／**6** 併用療法　324 ／**7** 抗不整脈薬の副作用　325 ／**8** 禁忌疾患　325

  Column　Naチャネル遮断薬とKチャネル遮断薬の作用の違い　321
  Column　発作性心房細動に対する停止法としての"pill-in-the-pocket"　322
  Advice　抗不整脈薬の排泄経路と主な副作用　324

4-14 ステロイド ——————————————————————— 江木盛時　326

1 急性循環不全におけるステロイド　326 ／**2** 敗血症に対するステロイド療法　326 ／**3** 敗血症性ショック患者すべてにステロイドを使用すべきか？　330 ／**4** 敗血症性ショックに対するステロイド投与に関し不明確な事項　331

索引 ———————————————————————————————— 334

●執筆者一覧 （執筆順）

橋本壮志	京都岡本記念病院麻酔科
天谷文昌	京都府立医科大学麻酔科学教室
松田直之	名古屋大学大学院医学系研究科救急・集中治療医学分野
髙橋一則	山形大学医学部附属病院救急科
中根正樹	山形大学医学部附属病院救急科・高度集中治療センター
森松博史	岡山大学大学院医歯薬学総合研究科麻酔・蘇生学分野
松﨑 孝	岡山大学病院集中治療部
廣井一正	岡山大学病院麻酔科蘇生科
立木規与秀	奈良県総合医療センター集中治療部
安宅一晃	奈良県総合医療センター集中治療部
水野裕八	大阪大学大学院医学系研究科国際循環器学寄附講座
藤野裕士	大阪大学大学院医学系研究科麻酔・集中治療医学教室
山田 聡	東京医科大学八王子医療センター循環器内科
小山靖史	桜橋渡辺病院心臓・血管センター画像診断科
林 祐作	桜橋渡辺病院放射線科
小林欣夫	千葉大学大学院医学研究院循環器内科学
立石和也	千葉大学医学部附属病院循環器内科
佐藤幸人	兵庫県立尼崎総合医療センター循環器内科
小竹良文	東邦大学医療センター大橋病院麻酔科
京 道人	広島大学大学院医歯薬保健学研究科救急集中治療医学
志馬伸朗	広島大学大学院医歯薬保健学研究科救急集中治療医学
浅香葉子	神戸市立医療センター中央市民病院救命救急センター
瀬尾龍太郎	神戸市立医療センター中央市民病院救命救急センター
大塚将秀	横浜市立大学附属市民総合医療センター集中治療部
赤塚正幸	札幌医科大学医学部集中治療医学
升田好樹	札幌医科大学医学部集中治療医学
大藤 純	徳島大学病院ER・災害医療診療部
土井賢治	横浜市立みなと赤十字病院集中治療部
武居哲洋	横浜市立みなと赤十字病院集中治療部

安田則久	大分大学医学部附属病院集中治療部
後藤孝治	大分大学医学部附属病院集中治療部
高橋 完	滋賀医科大学麻酔学講座
澤田賢一郎	関西電力病院循環器内科
川上将司	国立循環器病研究センター心臓血管内科部門
安田 聡	国立循環器病研究センター心臓血管内科部門
坂田泰史	大阪大学大学院医学系研究科循環器内科学
余西智香	大阪大学大学院医学系研究科循環器内科学
野上昭彦	筑波大学医学医療系循環器不整脈学講座
猪又孝元	北里大学北里研究所病院循環器内科
明石嘉浩	聖マリアンナ医科大学循環器内科
内山昭則	大阪大学医学部附属病院集中治療部
松本聡治朗	長崎大学病院麻酔科・集中治療部
原 哲也	長崎大学病院麻酔科・集中治療部
渡邉誠之	自治医科大学附属さいたま医療センター麻酔科・集中治療部
讃井將満	自治医科大学附属さいたま医療センター麻酔科・集中治療部
那須崇人	岩手医科大学内科学講座循環器内科分野
森野禎浩	岩手医科大学内科学講座循環器内科分野
竹田晋浩	かわぐち心臓呼吸器病院
大山慶介	かわぐち心臓呼吸器病院
絹川弘一郎	富山大学大学院医学薬学研究部内科学第二（第二内科）
石川利之	横浜市立大学附属病院循環器内科
庭野慎一	北里大学医学部循環器内科学
大田典之	近畿大学医学部附属病院ICU部
内田篤治郎	東京医科歯科大学大学院医歯学総合研究科心肺統御麻酔学分野
奥村貴裕	名古屋大学医学部附属病院重症心不全治療センター
奥山裕司	おくやまクリニック 内科・循環器内科
池田隆徳	東邦大学大学院医学研究科循環器内科学
江木盛時	神戸大学大学院医学研究科外科系講座麻酔科学分野

1章

定義と診断

1章　定義と診断

1-1 循環不全の定義と診断

1 循環の生理学的意義

● 循環（circulation）の主な目的の一つは，全身の臓器への最適な血流の維持であり，血流によって，酸素をはじめとするエネルギー源を各臓器の需要に応じて供給するとともに，二酸化炭素などの代謝産物を各臓器から回収し，除去することである．

● 生命を維持するためには，十分な組織酸素化が必要である．適切な循環によって，組織や細胞の酸素化は確保される．酸素化が十分かどうかは，組織への酸素運搬量（供給量）と，組織が好気性代謝を維持するために必要な酸素の量とのバランスで決定される．単位時間に組織に取り込まれる酸素の量を，酸素消費量（摂取量）とよぶ．酸素運搬量（DO_2）に対する酸素消費量（VO_2）の割合を，酸素摂取率（oxygen extraction ratio：O_2ER）といい，成人ではおよそ0.25である．すなわち生体は，通常，酸素消費量の約4倍量もの酸素を血液循環によって運搬し，生体の恒常性を維持している[1]．

● 循環は「心臓」，「血管」，「循環血液量」の3つの要素によって構成される．心臓は血液を拍出するポンプとして機能し，血管は血管抵抗と血管容量を調節することで血流配分と還流量調節を行う．循環血液量は循環系のシステム内に血液を充填させ，内圧の維持を行っている．循環機能とは，この3つの要素の統合により血液を全身の各臓器に循環させる機能のことであり，このうち1つでも機能が破綻すれば，循環機能全体に障害が生じることとなる[2]．

▶DO_2：
oxygen delivery

▶VO_2：
oxygen consumption

ここが ポイント ❗
「心臓」「血管」「循環血液量」の3要素のうち1つの機能でも破綻すれば循環機能全体に障害が生じる

2 循環不全ならびにショックの定義

● したがって，心臓，血管，循環血液量の各要素のうち，1つあるいは複数の要素の異常により，全身臓器への酸素供給が維持できなくなった状態が，「循環不全（circulatory〈circulation〉failure）」であるといえる．そして「ショック（shock）」とは，このような循環不全の結果，細胞の酸素利用が障害された状態の臨床的表現型である．このため循環不全とショックはしばしば同義的に使用される．ヨーロッパ集中治療医学会（European Society of Intensive Care Medicine：ESICM）のタスクフォースによる2014年の発表では，ショックとは，「細胞の適切な酸素利用が障害されるような急性循環不全で，生命を脅かす全身性の症候群」と定義している．すなわち，循環により組織や細胞の需要に応じた十分な酸素を供給することができない状態であり，結果として細胞は機能障害に陥る[3]．

● 十分な酸素供給がない場合，代謝は正常の好気性代謝から，効率の低い嫌気性代謝へと変換される．嫌気性代謝の最終産物として乳酸が産生され，血中

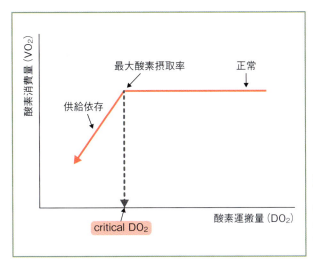

図1 酸素運搬量（DO₂）と酸素消費量（VO₂）の関係
VO₂が供給依存となるDO₂をcritical DO₂とよぶ．このとき，細胞の酸素摂取率は最大に達し，代償機構の限界である．
（稲田英一，監訳．ICUブック．第3版．2008．p.27[1]）より）

乳酸値の増加による代謝性アシドーシスが引き起こされる[★1]．
- 通常，DO₂はVO₂より十分に多いため，必要な酸素の量はDO₂に依存しない．循環不全によりDO₂が減少すると，正常な酸素消費レベルを維持するため，細胞は酸素摂取率を上昇させることができる．このような代償メカニズムでも酸素が不足するようになると，VO₂は運搬量に依存するようになる（図1）．酸素摂取率の増大は動静脈血酸素飽和度較差の増大として現れ，静脈血液中の酸素含量が低下する．このように酸素の供給量と需要量の間に不均衡が生まれると，酸素負債（oxygen debt）が生じる．
- VO₂が供給依存性になった場合，酸素の供給量に応じて好気性代謝は制限される．酸素の供給不足もしくは利用障害によって，代謝によるエネルギー産生が制限される状態は，「組織酸素代謝失調（dysoxia）」とよばれる．好気性代謝が低下し，アデノシン三リン酸（ATP）の生成が減少することで，細胞障害から細胞死に至る．この過程の臨床的表現型がショックであり，多臓器不全へと進行していく．組織酸素代謝失調は，循環血液量減少や心原性ショックなどに伴って生じる不十分な酸素供給が原因となりうる．あるいは敗血症性ショックのようにミトコンドリアでの酸素利用障害が原因のこともある．

3 ショックの定義の変遷

- ショックという言葉は，1743年フランス軍医のHenri François Le Dranが銃で撃たれた兵士に認められる，死に至る重要な機能の崩壊を表現するために使用された"choc"という言葉が不適切に英訳され，生まれた用語と考えられている．
- 1827年，イギリスの外科医George Guthrieは，外傷に対する生体反応を表す用語として初めてショックという言葉を用いた．
- 1896年，S. Riva-Rocciがカフを用い間接的に血圧を計る水銀血圧計を発明

[★1]
血中乳酸値により組織低酸素を推測することができる．また乳酸クリアランスは予後の重要な指標である（とりわけ敗血症）．治療効果の判定や治療経過中の予後評価に用いられる．(Crit Care Med 1983；11：449／JAMA 2010；303：739／J Crit Care 2013；28：832／Intensive Care Med 2015；41：1862／Intensive Care Med 2016；42：202)

▶ATP：
adenosine triphosphate

表1　ショックの定義の変遷

時代	人物	ショックの定義
1940年代	Alfred Blalock	血管床のサイズと血管内容量の乖離の結果生じる末梢循環不全である
1950年代	Carl Wiggers	多くの機能の喪失によって引き起こされる症候群で，有効な循環血液量の減少が基本にあり，最終的には不可逆的な循環不全の状態になるまで循環障害が着実に進行するものである
1960年代	Simeone	心拍出量が，臓器や組織に適切な血液量を供給するだけの十分な圧で，動脈に血液を満たすことができない場合に生じる症状や徴候を特徴とする臨床的状態である
2001年	Kumar and Parrillo	効果的な組織灌流の広範囲にわたる低下により，最初は可逆的であるが長期間にわたると不可逆的な細胞障害を起こしうる状態である
2013年	J-L Vincent and De Becker	不適切な細胞の酸素利用を引き起こす循環不全の臨床的な状態である

（Lima A. Neth J Crit Care 2014；18：14-8[4] より）

した．また1929年にWerner Forssmannが自分の腕の静脈に尿管カテーテルを差し心臓まで到達させたことで，右心カテーテルの技術が誕生し，より正確な循環動態の理解が可能となった．これらはショックの病態生理の解明に大きく貢献した．

● 時代とともに，ショックにおける中枢ならびに末梢循環の調節機構の理解が進んだ．1960年にRobert P. Gilbertらは，グラム陰性桿菌の細胞壁の構成成分であるエンドトキシンを用いた動物実験によって，低血圧が循環血液量の減少や心臓ポンプ機能の失調によるものではなく，末梢血管の拡張と関連するという，いわゆる"血管拡張性ショック"の可能性を最初に報告した．1970年代初期に，集中治療医学が誕生し，臨床に血行動態のモニタリング技術が導入されると，末梢循環の変化とショックの予後との関連に関して多くの知見が集積されるようになった．

● このように循環不全の歴史は，血行動態のモニタリング技術の進歩と深く関わっており，ショックの病態生理が解明されるにつれ，その定義は時代とともに大きく変化してきた（**表1**）[4]．

4　循環不全の診断

● 急性循環不全の診断は，臨床所見，血行動態の変化，ならびに生化学検査の結果をもとに，総合的に評価する必要がある．

● 循環不全，およびその結果生じる組織酸素代謝失調の診断は，ショックを引き起こす疾患ならびに病態にかかわらず共通である．

● 一方で，循環不全の診断と並行して，病歴や身体所見，検査結果を迅速に評価し，ショックの病因を特定する必要がある．ショックは，①循環血液量減少性ショック，②心原性ショック，③閉塞性ショック，④血液分布異常性ショックの4つに分類される．

● 循環不全を早急に診断・治療し，組織酸素代謝失調を改善することにより，続発する多臓器機能障害を予防することが重要である．

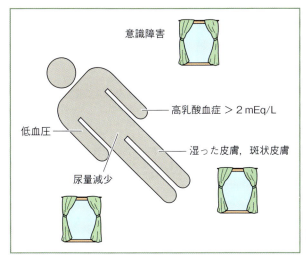

図2 ショックにおける3つの窓
(Vincent JL, et al. Crit Care 2012 ; 16 : 239[6]より)

a―臨床所見とベッドサイドでの観察項目

- ショックの代表的な臨床所見は，古典的には，皮膚・顔面蒼白(pallor)，肉体的・精神的虚脱(prostration)，発汗・冷汗(perspiration)，脈拍微弱(pulselessness)，不十分な呼吸(pulmonary insufficiency)とされ，英語の頭文字をとって5Psとよばれる．しかしながら，敗血症性ショックの初期は，心拍出量の増加と末梢血管抵抗の減少を特徴とする高心拍出量状態(hyperdynamic state)にあることが多く，この場合は，上記の代表的な臨床所見に該当しないこともあり注意が必要である[5]．
- Vincentらは最近の総説の中で，組織低灌流の徴候を簡便に臨床評価できる3つの代表的な指標を「窓」にたとえ，これらを常に意識したうえで診療にあたり，末梢循環の異常を見逃さないことを推奨している(図2)[6]．
  ① 末梢皮膚所見：冷たくべっとりと湿り蒼白な皮膚，斑状皮膚(mottling)
  ② 腎臓：尿量の減少(尿量＜0.5 mL/kg/時)
  ③ 神経学的所見：意識混濁・感覚鈍麻，見当識障害，不穏・混乱などの精神症状
- 皮膚の斑状変化を客観的に評価するために，色調が変化している部位の広がりに応じて点数化する斑状皮膚スコア(mottling score)を用いることで，敗血症性ショックの診断ならびに重症度評価に有用であったとするAit-Oufellaらの報告がある．斑状スコアは0〜5点で評価され，5点は斑状皮膚変化が膝から下肢全体に広がっている状態を示す(図3)[7]．
- 皮膚の色調や皮膚温度★2，心拍数，毛細血管再充満時間★3(capillary refilling time：CRT)，体位による心拍数や血圧の変動などは，循環不全を診断するうえで有用なことがある．これら臨床所見の診断的価値については懐疑的な意見もあるが，非侵襲的かつ簡単に評価できることから，診断プロセス中の重要な情報であることに変わりはない[8]．

★2 皮膚温度差拡大

前腕-指先皮膚温度差＞0℃，あるいは中枢温-末梢皮膚温度差＞7℃の較差が存在する場合，末梢血管収縮に伴う皮膚灌流の低下を示唆する．

★3 毛細血管再充満時間

爪床を5秒間以上圧迫し，圧迫解除後，爪床の赤みが回復するまでの時間．2秒未満なら，循環に関しては問題ないと判断される．小児や成人男性では2秒，女性では3秒，高齢者では4秒が上限である．毛細血管再充満時間の延長は，末梢循環障害の可能性を示す．

1章　定義と診断

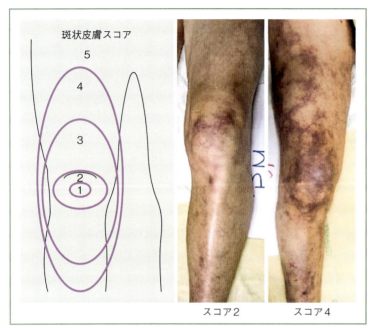

図3　斑状皮膚スコア
斑状皮膚スコアは，下肢の斑状皮膚の広がりに応じて点数化した指標である．
スコア0：斑状皮膚なし．
スコア1：ごく軽度，膝を中心にコインの大きさ程度．
スコア2：軽症，膝蓋骨の上縁を越えない程度．
スコア3：中等症，大腿中央を越えない程度．
スコア4：重症，鼠径部を越えて広がらない程度．
スコア5：最重症，鼠径部を越えて広がる．
（Ait-Oufella H, et al. Intensive Care Med 2011；37：801-7[7]より）

- 心嚢液貯留，左室・右室径，左室収縮能，下大静脈径などの評価をpoint-of-care心臓超音波検査により迅速に評価することで，循環不全診断の質が向上する．

b ― 血行動態の変化

- 通常，ショック患者では低血圧がみられ，交感神経の活性化により，頻脈を伴うことが多い．血圧は，成人では，収縮期血圧90 mmHg未満あるいは，平均血圧65 mmHg未満，もしくは平常時の収縮期血圧より40 mmHg以上の低下を認める．

- 一方で，ESICMによるショックの定義では，低血圧を含めるべきではないことが強調されている．実際に，低血圧の存在は，ショックの必要条件ではない．組織の灌流や酸素化が有意に低下していたとしても，代償機構が働き，交感神経の活性化を介した血管収縮により，血圧が維持される場合がある．

- ショック時には，カフによる自動血圧計を用いた血圧測定は，計測が不正確になるとの報告[9]がある．このため，循環不全が早急に回復しない場合は，動脈カテーテル挿入による観血的動脈圧測定により，より正確で再現性のある血圧測定が可能となる．また，血圧の連続的な評価と動脈血液ガス分析により，治療効果の判断を迅速に行うことができる．

- 循環血液量減少時における低血圧の診断精度を評価した研究では，急性出血のため収縮期血圧が95 mmHg未満に低下した場合を低血圧とした場合，中等度の出血（450～630 mL）ではわずか13％，重度の出血（630～1,150 mL）でも33％の患者しか，低血圧の診断基準を満たさなかった[10]．このため，収縮

ここに注意
低血圧はショックの必要条件ではない

期血圧を指標とした診断基準では，中等度以上の出血を除外することはできない．心拍出量の減少は血管収縮を引き起こし，血圧は維持されるが，同時に末梢循環を低下させる．低血圧の存在は，敗血症性ショックの診断基準には含まれるが，血圧が維持されていても，組織灌流は障害されている可能性がある．逆に，敗血症患者で低血圧を認めたとしても，乳酸値の増加を認めない場合は，死亡率に与える影響は限られているとの報告[11]がある．

C—微小循環の代謝異常の指標と細胞機能の評価

▶ 高乳酸血症

● 高乳酸血症を伴う循環不全が高い死亡率と関係しているという事実は40年以上も前から知られている．敗血症性ショック，閉塞性ショック，循環血液量減少性ショック，低酸素血症のような急性循環不全では，通常，高乳酸血症が認められ，これは組織の代謝異常を反映している．好気性代謝から嫌気性代謝への移行により，塩基欠乏や代謝性アシドーシスも認められるが，高乳酸血症のほうがより正確な組織灌流障害の指標となる．

● ショックが疑われるすべての患者で血中乳酸値を測定すべきである．また，乳酸値の測定は単回ではなく，臨床経過に沿って経時的に測定する必要がある．

● 正常の血中乳酸値はおよそ1 mmol/L（mEq/L）であり，2 mmol/Lを超える場合，ショックの存在が強く疑われる．一方で，敗血症性ショックの患者では血中乳酸値が1.5 mmol/Lを超えると死亡率が増加するとの報告[12]もあり，注意を要する．

● 4 mmol/Lを超える高乳酸血症を合併するショックの場合，死亡率は30〜45％に及ぶことが報告されている．またICU患者で，4時間にわたり血中乳酸値が6 mmol/Lを超えると，組織灌流が障害され，不可逆的な細胞死や臓器障害の進行が示唆され，死亡率は80〜90％に至るとされる[13]．

● 翻って，高乳酸血症は全身臓器の灌流障害に特異的な指標ではない．薬物の影響や，肝不全，悪性疾患，チアミン欠乏，てんかん発作，激しい体動，シバリングなどでも乳酸値は増加するため，循環不全の診断時には，これらを除外する必要がある．

▶ 静脈血酸素飽和度の低下

● 混合静脈血酸素飽和度（$S\bar{v}O_2$）は肺動脈カテーテルを挿入することによって評価することができる．一方で，複雑な病態や血行動態の把握が困難な場合を除いて，肺動脈カテーテルが使用される頻度は低い．

● 中心静脈カテーテルの挿入された患者では，中心静脈血酸素飽和度（$ScvO_2$）を$S\bar{v}O_2$の代用として用いることができる．$S\bar{v}O_2$や$ScvO_2$の低下は，酸素需給バランスの異常を反映する．

● $S\bar{v}O_2$の正常範囲は60〜80％である．また$ScvO_2$は，正常では$S\bar{v}O_2$に比べ2〜3％程度低くなる傾向にあるが，循環不全では反対に5〜7％高くなる．これらの値が正常であれば，組織の血液灌流が適切であると推定できる．$S\bar{v}O_2$

ここがポイント
急性循環不全では高乳酸血症がより正確な組織灌流障害の指標となる

▶ $S\bar{v}O_2$：
mixed venous oxygen saturation

▶ $ScvO_2$：
central venous oxygen saturation

やScvO$_2$が60％を下回った場合，酸素供給の減少や酸素消費の増加が疑われる．S$\bar{\mathrm{v}}$O$_2$やScvO$_2$が40％未満に低下した場合，身体の代償能力は制限され，組織は酸素を十分に使用できなくなる．

- たとえ血圧が維持されていても，適切な組織灌流が障害されていれば，血中乳酸値の増加，およびS$\bar{\mathrm{v}}$O$_2$やScvO$_2$の低下が認められる．

- S$\bar{\mathrm{v}}$O$_2$やScvO$_2$の評価は，循環不全の状態や心拍出量の評価だけでなく，治療効果の判定にも有用である．一方で，これらの値の改善を目標とした早期治療プロトコルを用いた臨床研究では，予後の改善に関して一致した結論は得られていない．

▌静脈−動脈二酸化炭素分圧較差（Δv-aPCO$_2$）の増加

- 中心静脈血と動脈血の二酸化炭素分圧の較差（Δv-aPCO$_2$）は，組織への血流が適切かどうかを評価する重要な代謝指標である可能性が指摘されている．6 mmHgを超える場合は，たとえScvO$_2$が70％を超えていても，組織灌流が障害されていることを示唆する．

（橋本壮志，天谷文昌）

▶Δv-aPCO$_2$：
veno-arterial carbon dioxide difference

文献

1) Marino PL. The ICU Book. 3rd ed. Philadelphia：Lippincott Williams ＆ Wilkins；2007. 稲田英一，監訳. ICUブック. 第3版. 東京：メディカル・サイエンス・インターナショナル；2008. p.18-33.

2) 外 須美夫. 呼吸・循環のダイナミズム─学生から臨床医まで呼吸・循環の体系的理解のために. 東京：真興交易医書出版部；2001. p.110-34.

3) Cecconi M, et al. Consensus on circulatory shock and hemodynamic monitoring. Task force of the European Society of Intensive Care Medicine. Intensive Care Med 2014；40：1795-815.

4) Lima A. Circulatory shock and peripheral circulatory failure：A historical perspective. Neth J Crit Care 2014；18：14-8.

5) 丸藤 哲. ショックの診断と緊急処置. 相川直樹，青木克憲，編. クリティカルケア SIRS・ショック・MODS. 東京：医学書院；2001. p.70-85.

6) Vincent JL, et al. Clinical review：Circulatory shock-an update：A tribute to Professor Max Harry Weil. Crit Care 2012；16：239.

7) Ait-Oufella H, et al. Mottling score predicts survival in septic shock. Intensive Care Med 2011；37：801-7.

8) Lima A, et al. The prognostic value of the subjective assessment of peripheral perfusion in critically ill patients. Crit Care Med 2009；37：934-8.

9) Cohn JN. Blood pressure measurement in shock. Mechanism of inaccuracy in ausculatory and palpatory methods. JAMA 1967；199：118-22.

10) McGee S, et al. The rational clinical examination. Is this patient hypovolemic? JAMA 1999；281：1022-9.

11) Hernandez G, et al. Persistent sepsis-induced hypotension without hyperlactatemia：Is it really septic shock? J Crit Care 2011；26：435. e9-14.

12) Wacharasint P, et al. Normal-range blood lactate concentration in septic shock is prognostic and predictive. Shock 2012；38：4-10.

13) Hendy A, Bubenek-Turconi SI. The Diagnosis and Hemodynamic Monitoring of Circulatory Shock：Current and Future Trends. J Crit Care Med 2016；2：115-23.

1-2 急性循環不全の病態

はじめに

- 急性循環不全は，ショックと同義であり，心血管系の急性の異常により組織への酸素供給と酸素需要のバランスが損なわれ，組織代謝障害が生じ，代謝性アシドーシスや乳酸蓄積が生じる病態である（図1）．
- 急性循環不全は，収縮期血圧 90 mmHg 以下や平均血圧 65 mmHg 以下で疑い，血液ガス分析で代謝性アシドーシスと乳酸蓄積を評価する．

1 急性循環不全の病態の基本

- 急性循環不全は，古典的評価であるショックの5徴である，①皮膚・顔面蒼白（pallor），②肉体的・精神的虚脱（prostration），③冷汗（perspiration），④脈拍微弱（pulselessness），⑤不十分な呼吸（pulmonary insufficiency）を特徴とする．
- ショックの5徴の基本病態は，末梢循環不全，代謝性アシドーシス，交感神経緊張，低血圧，呼吸性アルカローシスや肺うっ血であり，ショックの5徴に則して詳細な評価を行うとよい（表1）．これらの症状の背景では，内因性カテコラミン放出の増加，急性循環不全増悪，急性呼吸不全，急性腎傷害などの臓器不全の併発，播種性血管内凝固の合併，免疫抑制，感染症合併，衰弱などが進行することに注意する．

2 急性循環不全を誘導する4つの病態

- 急性循環不全は，病態学的に①血液分布異常性ショック，②循環血液量減少性ショック，③心原性ショック，④心外閉塞・拘束性ショック★1 の4つに分類できる[1]（表2）．
- 血液分布異常性ショックは，血管トーヌスの調節障害や血管透過性亢進のために血液の分布異常が生じ，心前負荷が低下する病態である．

★1 拘束性ショック

さまざまなショック病態において，拘束性要因がショックの増悪を修飾している可能性がある．ショックの病態評価では，拘束性要因の関与を適切に評価することが期待される．

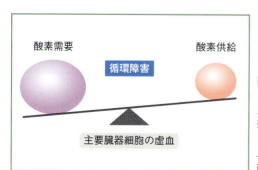

図1 急性循環不全における組織虚血

急性循環不全は，急激な心血管系の循環病態により，組織の酸素需要に対して酸素供給が不十分となり，組織の虚血反応が進行する病態である．交感神経緊張と全身性炎症が惹起される．

表1 ショックの5徴と随伴病態

1. 皮膚・顔面蒼白 (pallor)：
   舌の紫色化，網状皮斑の出現，鼻先・指先の黒色化など

2. 肉体的・精神的虚脱 (prostration)：
   不穏・せん妄，ICU-AW・PICS，浮腫進行など

3. 冷汗 (perspiration)：
   交感神経緊張（頻呼吸，頻脈，消化管運動低下など）

4. 脈拍微弱 (palselessness)：
   代謝性アシドーシス，血中乳酸値上昇，尿量低下
   パルスオキシメータの波形消失・波形変動など

5. 不十分な呼吸 (pulmonary insufficiency)：
   呼吸数上昇，呼吸リズムの乱れ，呼吸性アルカローシスなど

ICU-AW：ICU-acquired weakness, PICS：post-intensive care syndrome.

表2 ショックの病態分類と誘導疾患

I. 血液分布異常性ショック (distributive shock)	III. 心原性ショック (cardiogenic shock)
A. 全身性炎症に関連したもの：敗血症，外傷，高侵襲手術，急性膵炎，広範囲熱傷，虚血再灌流，羊水塞栓症など B. アナフィラキシー C. 神経原性ショック：脊髄損傷，脊椎くも膜下麻酔，硬膜外麻酔など D. 薬剤性ショック：麻酔薬，メジャートランキライザー，マイナートランキライザー，血管拡張薬など E. 副腎機能低下	A. 心筋性：虚血性心疾患，心臓手術，心筋挫傷，心筋炎，心筋症，薬剤性（β遮断薬，Ca^{2+}チャネル拮抗薬，向精神薬，抗うつ薬），敗血症，アナフィラキシー，羊水塞栓症，副腎機能低下など B. 機械性：弁膜症，心室瘤，心室中隔欠損症，不整脈など
II. 循環血液量減少性ショック (hypovolemic shock)	**IV. 心外閉塞・拘束性ショック (extracardiac obstructive shock)**
A. 出血性ショック：外傷，手術，吐血，下血など B. 非出血性ショック：熱傷，脱水，下痢，嘔吐，炎症に伴うthird space形成，胸水貯留，腹水貯留，乳び胸，尿崩症や糖尿病などに伴う大量利尿など	A. 心タンポナーデ B. 胸腔内圧上昇：緊張性気胸，過度の呼気終末陽圧，大量血胸，大量胸水など C. 血管閉塞：肺血栓塞栓症，羊水塞栓症など D. 収縮性心外膜炎

- 循環血液量減少性ショックは，出血や下痢などの体液喪失により，心前負荷が低下し，血圧低下が導かれる病態である．
- 心原性ショックは，心機能低下により心拍出量が低下し，血圧低下が導かれる病態である．
- 心外閉塞は，肺血栓塞栓症などのように右心系から左心系への血流が障害され，左心系の前負荷が低下し，血圧低下が導かれる病態である．
- 拘束性ショックは，心臓や大静脈が圧迫などで拘束されて拡張障害をきたし，血圧低下が導かれる病態である．
- 急性循環不全では，①血液分布異常性ショック，②循環血液量減少性ショック，③心原性ショック，④心外閉塞・拘束性ショックの病態が重複することに注意する．ショックでは，組織の虚血反応により血管拡張および血管透過性が亢進するため，血液分布異常性ショックを併発しやすい．また，急性循環不全の進行過程で，炎症性反応として心機能を低下させる．

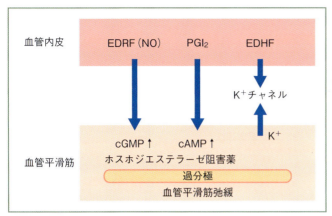

図2 ずり応力による局所の血管拡張反応調節

血管平滑筋に対して，ずり応力によるEDRFはcGMPを活性化させ，PGI₂はcAMPを活性化させ，EDHFはK⁺チャネルを開口させる．いずれの系も，血管平滑筋を過分極させて，ずり応力による局所の血管拡張作用に働く．ホスホジエステラーゼ阻害薬は，血管平滑筋細胞内のcGMPやcAMPの濃度を上昇させることで血管平滑筋細胞を過分極させる．
EDRF：内皮由来弛緩因子，NO：一酸化窒素，PGI₂：プロスタサイクリン，EDHF：内皮由来過分極因子．

3 ずり応力に依存した血管径調節作用

- 微小循環の維持には，①EDRF（endothelium-derived relaxing factor：内皮由来弛緩因子），②EDHF（endothelium-derived hyperpolarizing factor：内皮由来過分極因子），③プロスタサイクリン（PGI₂）の少なくとも3つの血管内皮における分子産生系が関与する[2]（図2）．
- 血管内皮は，血流が正常に維持される状態において，血流量によって生じるずり応力に反応して一酸化窒素（nitric oxide：NO）★2 [3,4]を放出し，血管平滑筋を弛緩させることで動脈領域を拡張させる．
- 大動脈や腸間膜動脈本幹などの大～中血管系は主に，ずり応力依存性に血管内皮の産生するEDRFであるendothelial NO synthase（eNOS）の活性化により産生されたNOにより，血管平滑筋が弛緩する．
- 血管内皮で産生されたNOは，拡散して血管平滑筋細胞内の可溶性グアニル酸シクラーゼ（sGC）と結合し，GTPのcyclic GMP（cGMP）への活性化を高め，ミオシン軽鎖（MLC）ホスファターゼを活性化させ，ミオシン軽鎖を脱リン酸化させるなどの作用により，血管平滑筋を弛緩させる．
- 血管平滑筋は，血管平滑筋のアドレナリン作動性α₁受容体，アンジオテンシンⅡ受容体1型，バソプレシンV₁受容体，エンドセリンA受容体などを介して血管収縮作用をもたらす（図3）．NO供与体としてニトログリセリン製剤やニトロプルシドを投与した場合には，血管平滑筋のcGMP産生量が増加し，血管弛緩作用が惹起される．
- 血管平滑筋における細胞内cGMP濃度上昇は，①ミオシン軽鎖ホスファターゼの活性化によるミオシン軽鎖★3の脱リン酸化，②Ca_V1.2（voltage-gated Ca²⁺チャネルαサブユニット）の抑制による細胞内へのCa²⁺流入の抑制，③Ca²⁺-ATPaseの活性化による細胞内Ca²⁺濃度減少，④血管平滑筋の細胞分裂抑制などの作用として，血管平滑筋を介して細動脈領域を収縮させる．
- 微小循環系の細動脈領域では，ずり応力依存的にEDHFによる平滑筋の過分極作用が高まる．EDHFの本体は，エポキシエイコサトリエン酸

▶PGI₂：
prostaglandin I₂, or prostacyclin

★2 一酸化窒素（NO）
NO合成酵素により，アルギニンと酸素から合成される．細胞内の可溶性グアニル酸シクラーゼ（sGC）を活性化させ，血管平滑筋におけるcGMPの合成を促進し，細動脈などの血管拡張作用をもたらす．一方，NOは，免疫，血小板凝固抑制，シナプス伝達など，さまざまな細胞内情報伝達に関与している．長期曝露では，NOによる細胞内情報伝達系タンパクのニトロ化に関与する．1998年のノーベル生理学・医学賞は，Robert Francis FurchgottとLouis J. Ignarroが，このNOによる細胞内情報伝達の発見により受賞した．

▶sGC：
soluble guanylate cyclase

▶GTP：
guanosine triphosphate

▶cGMP：
cyclic guanosine monophosphate

▶MLC：
myosin light chain

▶ATPase：
adenosine triphosphatase

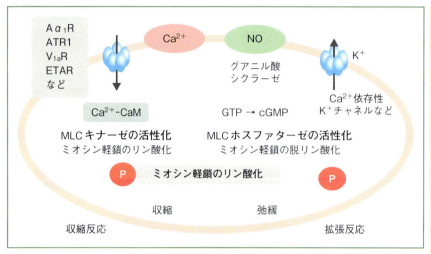

図3 血管平滑筋の一酸化窒素を介した弛緩反応
血管平滑筋は、ミオシン軽鎖のリン酸化により収縮し、ミオシン軽鎖の脱リン酸化により弛緩する。ミオシン軽鎖キナーゼはリン酸化されることで、次にミオシンのATPaseが活性化し、血管平滑筋が収縮する。ミオシン軽鎖ホスファターゼは、NOによるcGMP産生により活性化され、ミオシン軽鎖の脱リン酸化を起こし、血管平滑筋を弛緩させる。
$A\alpha_1R$：アドレナリン作動性α_1受容体、ATR1：アンジオテンシンII受容体1型、$V_{1a}R$：バソプレシンV_{1a}受容体、ETAR：エンドセリンA受容体、NO：一酸化窒素、CaM：カルモジュリン、MLC：ミオシン軽鎖.

★3 **ミオシン軽鎖（MLC）**
血管平滑筋に多く含まれる一方、CK、GOT、LDH、ミオグロビン、トロポニンTなどと同様に骨格筋や心筋にも存在する。このリン酸化に関係するミオシン軽鎖キナーゼ（MLCK）と、脱リン酸化に関係するミオシン軽鎖ホスファターゼのバランスにより、血管平滑筋の収縮性が調節されている。MLCKの活性化には、Ca^{2+}-カルモジュリン（CaM）複合体の形成が関与している。血管平滑筋のCa^{2+}感受性の増強による血管攣縮などには、低分子量GTP結合タンパク質Rhoとそのエフェクター分子であるRho-キナーゼの関与も知られている。一方で、血管平滑筋弛緩に関与するミオシン軽鎖ホスファターゼの活性化には、NOを介したcGMP産生が関与する。

▶EETs：
epoxyeicosatrienoic acids

（EETs）、カリウム、ギャップ結合（gap junction）、過酸化水素などがあげられている。ATP感受性K^+（K_{ATP}）チャネルやCa^{2+}活性型K^+チャネル（BK、IK、SK）などの血管平滑筋のK^+チャネルを開口させることで、血管平滑筋を過分極させ、血管平滑筋を弛緩させる。

- 血管内皮で産生されたPGI_2は、血管平滑筋細胞のIP受容体と結合し、G_sタンパクとアデニル酸シクラーゼを活性化させ、血管平滑筋細胞内におけるATPのcAMPへの活性化を促進し、血管平滑筋におけるプロテインキナーゼA（PKA）を活性化させる（図4）。血管平滑筋におけるPKAの活性化は、ミオシン軽鎖キナーゼ（MLCK）をリン酸化させることでMLCKの機能を抑制し、血管弛緩反応となる。

- PGI_2は、MLCKの機能抑制に加えて、EDHFの一つとして血管平滑筋細胞を過分極させる作用をもつ。EDHF作用とMLCK機能抑制の主な2つの作用により、動脈拡張作用が惹起される。

- 血流の維持されている臓器では、血管内皮における血流に依存した「ずり応力」により、血流が維持される生理学的仕組みが整えられている。

▶ATP：
adenosine triphosphate

▶cAMP：
cyclic adenosine monophosphate

▶PKA：
protein kinase A

4 急性循環不全における虚血領域の血管拡張反応の病態

- 急性循環不全により、虚血となった組織領域では、虚血によりミトコンドリアにおけるATP産生が低下する。心筋細胞、血管内皮細胞、血管平滑筋細胞、近位尿細管円柱上皮細胞などのATPを利用した細胞では、ATPからの

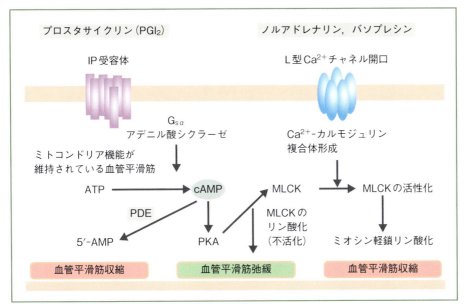

図4 血管平滑筋のcAMP産生を介した弛緩作用
血管平滑筋は，ATPから産生されるcAMPにより弛緩反応を起こす．この作用は，cAMPにより活性化されるプロテインキナーゼA（PKA）が，ミオシン軽鎖キナーゼ（MLCK）をリン酸化する作用をもち，MLCKの活性を不活化させることによる．PDE3阻害薬は，cAMPの5'-AMPへの代謝を抑制することで血管平滑筋におけるcAMP含量を高め，PKAの活性化，MLCK阻害により血管平滑筋を弛緩させる．ノルアドレナリンは主にアドレナリン作動性α_1受容体，バソプレシンはバソプレシンV_{1a}受容体を主に介して，血管平滑筋細胞内にCa^{2+}の流入を高め，Ca^{2+}-カルモジュリン形成によりMLCKを活性化させ，血管平滑筋を収縮させる．この反応は，プロスタサイクリンや一酸化窒素による血管弛緩反応に拮抗する作用となる．

- cAMP産生が低下し，組織機能が損なわれる気絶状態（stunning）となる．
- 血管平滑筋では，cAMPの産生低下により，血管平滑筋の収縮反応が高まる．
- ホスホジエステラーゼ（PDE）★4 3/4阻害薬は，血管平滑筋におけるcAMPの分解を抑制することでcAMP濃度を高め，血管平滑筋を弛緩させ，血管拡張作用をもたらす（図4）．
- 虚血領域の血管内皮細胞は，hypoxia response element（HRE）[5]（遺伝子配列：CAGGGCTACGTGCGCTGCGTGAGGGTGGCAGCなど）を活性化させ，誘導型NO合成酵素（inducible NO synthase：iNOS）や，tumor necrosis factor-α（TNF-α）などの炎症性サイトカインの産生を高め，血管平滑筋を弛緩させる．
- 虚血局所では，虚血に応答して転写段階で産生されてくる炎症性分子やNOにより，血管拡張性を高める．
- 毛細血管領域や毛細血管後の細静脈領域では，産生されたNOなどにより血液凝固が抑制され，血栓性閉塞が抑制される．
- 急性循環不全は，虚血領域で進行する血管拡張反応や血管透過性亢進により，血液分布異常性ショックを併発しやすい．循環血液量減少性ショック，心原性ショック，心外閉塞・拘束性ショックにおいても，虚血の放置により

★4 ホスホジエステラーゼ（PDE）

アミノ酸配列と酵素化学的性質の違いで，主に11のPDEファミリーに分類されている．C末端に触媒領域が保存されており，N末端が主に酵素活性調節に関与する．cAMP特異的に作用するPDEは，PDE4とPDE8である．cAMPに加えてcGMPへの修飾作用をもつPDEは，PDE3，PDE7，PDE10，PDE11である．現在，臨床で使用されているミルリノン，オルプリノン，シロスタゾールなどは，PDE3阻害薬であり，心臓，血小板，血管平滑筋のPDE3Aおよび脂肪のPDE3Bを阻害し，各細胞内でのcAMPおよびcGMPの産生を高める．

▶PDE：
phosphodiesterase

1章　定義と診断

血液分布異常性ショックを併発することに注意が必要となる.

5　急性循環不全における心機能抑制の病態

- 急性循環不全では，従来の心機能に加えて，①内因性カテコラミンやアシデミアにより細胞内Ca^{2+} overload（細胞内Ca^{2+}過負荷）が生じて心拡張不全や不整脈の原因となっている可能性，②ミトコンドリアへの酸素供給低下によるATP産生低下により心筋機能低下が生じている可能性，③心筋細胞内Ca^{2+}濃度上昇によるミトコンドリア死の危険性に注意する．カテコラミン産生腫瘍では，心筋傷害が生じることが知られている[6].

- 急性循環不全に随伴して産生される炎症性サイトカインやNOなどの炎症性分子は，アドレナリン作動性β受容体★5を介した陽性変力作用[7]を減じて，心筋細胞内Ca^{2+}濃度上昇を抑制している．NOには，L型Ca^{2+}チャネルの抑制作用がある.

- アドレナリン作動性β受容体活性とG_sタンパク活性により活性化されたアデニル酸シクラーゼは，ATPからのcAMP産生を介してPKAとEPAC（exchange proteins directly activated by cAMP）の主な2つのリン酸化酵素を活性化させて，細胞膜表面のL型Ca^{2+}チャネルや筋小胞体膜のホスホランバンをリン酸化し，L型Ca^{2+}チャネルの開口を介して心筋細胞内へCa^{2+}を流入させる（図5）.

- 心筋細胞内Ca^{2+}濃度は，10^{-7}M～$5×10^{-7}$Mレベルで調節されており，L型Ca^{2+}チャネルを介した些細な細胞内Ca^{2+}濃度の上昇により，心筋細胞内の筋小胞体からのリアノジン受容体2（RyR2）を介したCa^{2+}放出が高まる．これを，Ca^{2+}-induced Ca^{2+}-release（CICR）とよんでいる[8].

- 心筋細胞内Ca^{2+}濃度上昇により，トロポニンCを介した心収縮が惹起されるが，細胞内Ca^{2+}濃度が10^{-6}Mレベルに上昇した状態では，細胞内Ca^{2+}過負荷として心拡張性と心収縮性が損なわれた病態となる.

- 心筋細胞内Ca^{2+}過負荷の状態では，心筋細胞に隣接するミトコンドリアがCa^{2+}の取り込みを促進させ，ミトコンドリア内Ca^{2+}濃度が上昇し，ミトコンドリアのATP産生が低下し，心筋気絶（myocardial stunning）として心機能が低下する.

- ミトコンドリア★6内Ca^{2+}濃度上昇は，ミトコンドリアのATP産生を低下させることに加えて，ミトコンドリア死を加速させる.

- ミトコンドリア死[9]により，ミトコンドリアが含有するDNA，チトクロームC，カルジオリピン，ATPなどはミトコンドリア含有damage-associated molecular patterns（ミトコンドリアDAMPs）として，Toll-like受容体などを介して心房筋や心室筋に炎症性傷害を与える.

- ミトコンドリア死により，広範な心筋細胞死が誘導される．この心筋細胞におけるミトコンドリア死の抑制として，ミトコンドリアのK_{ATP}チャネル開口薬であるニコランジル[10,11]が期待される.

- 心拡張には，心筋細胞内Ca^{2+}濃度を減じる作用が必要となる．拡張期にお

★5 アドレナリン作動性β受容体

β_1, β_2, β_3の3つのサブタイプが知られており，ヒト遺伝子はそれぞれ10q25.3，5q32，8p11.23の遺伝子座に位置する．それぞれが，7回膜貫通型タンパクであり，Gタンパクとアデニル酸シクラーゼを活性化させる細胞内情報伝達シグナルをもつ．β_1受容体とβ_2受容体は，心臓の陽性変力作用と陽性変時作用に関与し，高齢化する過程でβ_2受容体の分布比率が高まることが知られている．また，β_2受容体遺伝子座5q32の上流には，ステロイド反応領域が存在し，糖質コルチコイドにより受容体産生が亢進する．一方，β_3受容体は，主に脂肪組織に高密度で存在し，心血管系においても脂肪分解と熱産生の調節に関与している.

★6 マイトファジーとミトコンドリアDAMPs

マイトファジーは，ミトコンドリアを選択して分解する生体機構であり，古くなったミトコンドリアや機能不全を起こしたミトコンドリアの代謝に関与している．この機構により，ミトコンドリアDAMPsからの炎症惹起を緩和していると考えられている．ミトコンドリアは，一般にCa^{2+}過負荷などにより脱分極すると，不良なミトコンドリアの外膜にユビキチンが付与され，マイトファジーが実行される傾向がある．このマイトファジーが，炎症病態に障害されることにより，心房筋などの細胞障害が加速する可能性がある.

▶DAMPs：
damage-associated molecular pattern（ダメージ関連分子パターン）

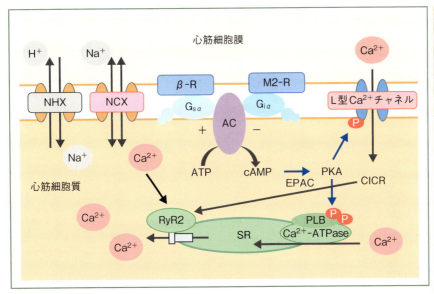

図5 心筋細胞における陽性変力作用の細胞内情報伝達
G_sタンパク質結合型受容体（アドレナリン作動性β受容体：β-R）は，$G_{sα}$タンパクの活性化を介してアデニル酸シクラーゼ（AC）を活性化させ，cyclic AMP（cAMP）の産生を高める．このcAMP産生を，G_iタンパク質結合型受容体（ムスカリンM_2受容体：M2-R）は$G_{iα}$タンパク質を介して抑制する．産生されたcAMPは，ホスホジエステラーゼ3/4（PDE 3/4）の活性により5'-AMPに代謝される．このようなAC活性とcAMP産生の調節により活性化されたプロテインキナーゼA（PKA）は，L型Ca^{2+}チャネルと筋小胞体ホスホランバン（PLB）をリン酸化させる．L型Ca^{2+}チャネルの開口確率が上昇することでCa^{2+}流入が増加し，これをトリガーとして筋小胞体のリアノジン受容体2（RyR2）よりCa^{2+}放出がCa^{2+}-induced Ca^{2+}-release（CICR）として生じ，トロポニンCを介した心収縮が開始される．一方，筋小胞体（SR）において，リン酸化されたホスホランバン（PLB）はCa^{2+}-ATPase（SERCA2a）の抑制を解き，SERCA2aの筋小胞体内のCa^{2+}再取り込みが開始される．また，Ca^{2+}の細胞外放出にはNa^+-Ca^{2+}交換系（NCX）が重要な役割を担う．細胞内Ca^{2+}上昇に対する緩衝系として筋小胞体とNCXが働き，細胞内Ca^{2+}濃度の調節を促し，心臓の興奮収縮連関を調節している．アシデミアでは，Na^+-H^+交換系（NHX）の機能低下に加えて，transient receptor potential cation channels（TRPC）を介したNCXの抑止により，細胞内Ca^{2+}過負荷による心拡張不全や不整脈が生じやすい．また，心収縮性の低下に対して，ドブタミンなどによるアドレナリン作動性β受容体刺激やPDE3阻害薬によるcAMP活性化は，EPAC（exchange proteins directly activated by cAMP）の活性化により心筋細胞の肥大や線維化などを誘導する危険性がある．

ける心筋細胞内Ca^{2+}濃度の減少には，筋小胞体とNa^+-Ca^{2+}交換系（Na^+-Ca^{2+} exchanger：NCX）の機能が重要となる（図5）．

- 筋小胞体は，Ca^{2+}-ATPase（SERCA2a）★7 を介して，心筋細胞内で上昇したCa^{2+}を再取り込みする機能をもつ．このSERCA2aは，ホスホランバンにより構造的活性抑制を受けており，SERCA2aはホスホランバンにより抑制されている．
- ホスホランバンは，筋小胞体へのCa^{2+}取り込みを抑制する五量体タンパクであり，cAMPにより活性化されたPKAにより3つのリン酸化部位のうち主に16位のセリン残基がリン酸化されて構造変化を起こし，SERCA2aに対する抑制が解かれる．SERCA2aの活性化により，筋小胞体内に十分なCa^{2+}が流入し，心拡張がもたらされる．

★7 Ca^{2+}-ATPase（SERCA2a）

心筋細胞の筋小胞体のカルシウムポンプの主体は，Ca^{2+}-ATPaseのサブタイプであるSERCA2aであり，ATP加水分解によるエネルギーを利用して約10,000倍の濃度勾配に逆らって，細胞質中に放出されたCa^{2+}を心筋小胞体内腔へ輸送する筋小胞体膜タンパクである．骨格筋や心筋において筋細胞の筋小胞体（sarcoplasmic reticulum：SR）の膜タンパクの60％レベルとして存在する．筋小胞体膜タンパクの五量体ホスホランバンにより，SERCA2aは構造的に活性抑制されており，ホスホランバンのSer16とThr17のリン酸化によって構造抑制が解除される．

1章　定義と診断

- 心室筋細胞は，このような収縮拡張反応を通常0.5～1秒単位で行っている．このため，頻脈における心筋細胞では細胞内Ca^{2+}濃度の調節性が低下し，心筋細胞内Ca^{2+}過負荷が生じやすい．ミトコンドリアCa^{2+}過負荷としてミトコンドリア機能が低下し，ATP産生が低下しやすい．

- 慢性心不全状態や全身性炎症病態では，SERCA2a自体がニトロ化などにより機能低下し，筋小胞体のCa^{2+}緩衝機能が低下し，心筋細胞内Ca^{2+}過負荷となりやすい．

- 心筋細胞で上昇するcAMPの標的分子として，PKA以外に，EPAC-1が知られている．EPAC[12]★8には，EPAC-1とEPAC-2の2つのアイソフォームが存在する．心臓で高発現しているのはEPAC-1であり，低分子Gタンパクや低分子GTPaseの活性化に関与し，心肥大や線維芽細胞増殖との関連性がある．急性心不全においても，漫然としたアドレナリン作動性β受容体刺激やPDE3阻害薬は，心筋細胞内のcAMPを上昇させ，心肥大や線維芽細胞増殖をもたらす危険性がある．

- 心筋細胞のCa^{2+}緩衝機能として筋小胞体に加えて，NCXの機能が重要である．心筋細胞内Ca^{2+}濃度調節においては，細胞内Ca^{2+}濃度低下に関与する主体は，筋小胞体のSERCA2aが80％レベル，NCXが20％弱であり，細胞内Ca^{2+}濃度が10^{-6}Mを超えるレベルではミトコンドリアがCa^{2+}取り込みを高める．

- NCXは，10回膜貫通型タンパクであり，3つのNa^+と1つのCa^{2+}を両方向性に交換する受容体である．正常状態では，L型Ca^{2+}チャネルの作用に拮抗するように，3つのNa^+を細胞内へ取り込み，1つのCa^{2+}を細胞外へ放出し，Ca^{2+}放出として作用する．

- NCXは，炎症，温度，pH低下により，機能が低下する．アシデミアや低体温では，NCXの機能が低下し，心筋細胞内Ca^{2+}過負荷が生じやすい．このような際に，交感神経緊張の持続や，アドレナリン作動性β受容体刺激により，心筋細胞内Ca^{2+}過負荷が助長され，心拡張不全や不整脈が進行しやすい．

★8 EPAC

EPAC (exchange proteins directly activated by cAMP) には，EPAC-1とEPAC-2の2つのサブタイプが存在し，心筋細胞と線維芽細胞には，EPAC-1が主に存在する．EPAC-1は，遺伝子座12q13.11に位置し，アドレナリン作動性β受容体を介したcAMP活性のプロテインキナーゼA (PKA) と双璧をなすリン酸化酵素である．EPAC-1は，β受容体を介した心肥大と線維化に関与する．

Column Na⁺-Ca²⁺交換系 (NCX)

Na^+-Ca^{2+}交換系 (Na^+-Ca^{2+} exchanger：NCX) は，心臓，血管，脳，腎臓などに高密度で発現し，細胞内Ca^{2+}濃度の調節において重要な役割を担っている．NCXのサブタイプは3種類存在し，NCX1は心臓，血管，腎臓，脳などのさまざまな細胞に普遍的に発現しており，NCX2とNCX3は主に脳と骨格筋に発現している．NCXは，Na^+濃度勾配により細胞内Ca^{2+}を細胞外へ排出するCa^{2+}流出モード (フォワードモード) と，細胞内Na^+が蓄積するアシデミアや細胞内ATP枯渇などの状況下で逆方向に細胞外 Ca^{2+}を流入させるCa^{2+}流入モード (リバースモード) の双方向的な交換系である．また，transient receptor potential cation channels (TRPC) と共存したり，ミトコンドリアにNCXに類似するNa^+-Ca^{2+}交換系が存在することも確認されている．アドレナリン作動性β受容体作動薬は，このような細胞内Ca^{2+}過負荷やNCX機能の異常において，その使用法を厳格にすることが期待される．

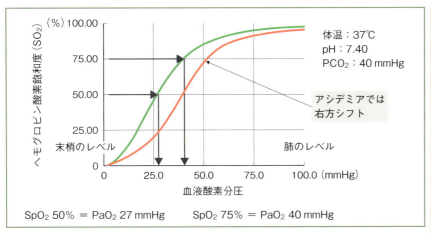

図6 アシデミアにおけるヘモグロビン-酸素解離曲線の右方シフト

虚血領域は，その局所領域のpHが一時的に低下することにより，その局所領域においてヘモグロビン酸素解離曲線を右方シフトさせ，ヘモグロビンからの酸素供給を高める．これにより，虚血領域局所から回収される静脈血中の酸素飽和度（SvO₂）が低下する可能性があるが[1]，虚血の結果を具体的に把握しにくい場合がある．急性循環不全では，このような虚血および虚血回避の過程で，虚血応答として血管拡張性や血管透過性を高める一酸化窒素などの産生が転写因子や活性酸素種の産生を介して増加する特徴がある．

- 心機能が低下した状態でのアドレナリン作動性β受容体刺激では，慢性心不全，炎症，体温，pHに注意する．心筋細胞内Ca^{2+}過負荷を誘発する危険性に留意しなければならない．
- 心房筋細胞や冠動脈領域には，Toll-like受容体やTNF受容体などの炎症性受容体が発現している．急性循環不全により炎症や感染を併発した状態では，これらの受容体を介してNOや炎症性分子が産生される．これらが，心機能抑制，刺激伝導系修飾，さらに全身性炎症を惹起させる修飾性に留意する．

6 急性循環不全に随伴する全身性病態

1．代謝性アシドーシスと呼吸性アルカローシス
- 急性循環不全では，虚血組織は虚血から逃れるように酸素解離曲線を右方シフトさせ，ヘモグロビンからの酸素供給が高まる（図6）．しかし，そのようなヘモグロビンの酸素供給機能の代償が損なわれた場合，虚血反応として代謝性アシドーシスの進行やアシデミア，乳酸蓄積が生じてくる．

2．呼吸数増加と交感神経緊張
- 延髄レベルで蓄積する動脈血二酸化炭素（CO_2）分圧に反応して，延髄化学受容体が呼吸数を速めることが知られている．
- 延髄腹外側に存在する化学受容体は，CO_2のみを感知すると考えられてきたが，延髄腹外側近傍にはバニロイド受容体シグナルとしてTRPCが存在する可能性が示唆されている．H^+，オータコイド，ATP，アナンダマイドなどのTRPCリガンド反応を介して呼吸数が高まる可能性がある．
- 呼吸数が上昇している場合は，代謝性アシドーシスを呼吸性アルカローシス

▶TRPC：
transient receptor potential cation channels

で代償する生体防御機構に加えて，随伴する交感神経緊張を考慮する．

3．虚血における転写因子の活性化

- 転写因子は，核内へ移行し，DNAに結合し，mRNAの産生を制御することができるタンパクである．
- 虚血に随伴して活性化される転写因子は，HREを活性化させるhypoxia inducible factor-1α（HIF1α）などに加えて，二次的に炎症性サイトカインや活性酸素種により活性化されるnuclear factor-κB（NF-κB），activator protein-1（AP-1），cAMP response element binding protein（CREB），signal transducers and activator of transcription-3（STAT3）などである．
- 急性循環不全では，これらの転写因子活性化を介した急性相反応タンパクの出現を特徴とする．

4．体温変化（発熱/低体温）

- 発熱に関与する機構は，①中枢の熱産生，②末梢の熱産生，③熱放散である．
- 体温変化は，核温（鼓膜温，血液温，膀胱温など）と末梢温（手掌温，足底温など）で評価する必要がある．
- 核温の上昇においては，急性循環不全に随伴した炎症反応が関与する．視床下部背内側核の近傍部は，血液脳関門が脆弱であり，Toll-like受容体やTNF受容体などのDAMPs受容体反応を介して，転写因子が活性化し，シクロオキシゲナーゼ（COX）やNOの産生が高まる．産生されたプロスタグランジンE$_2$は，中枢性発熱に関与する．

▶COX：cyclooxygenase

- 末梢温の維持では，末梢の血管拡張性と熱産生を考える．末梢での温度産生細胞は，主に褐色脂肪細胞とミトコンドリアである．褐色脂肪細胞にはアドレナリン作動性β_3受容体，プリン受容体などが存在し，カテコラミンやアデノシンに反応して末梢の熱産生を高める．また，ミトコンドリアは，内膜に存在するミトコンドリア脱共役タンパク（uncoupling protein：UCP）により，一定量の熱産生に関与することが知られている．UCPはまた，褐色脂肪細胞にも存在し，褐色脂肪細胞の熱産生にも関与している．
- 急性循環不全における末梢の低体温は，①循環虚脱による網状皮斑などの四肢低灌流，②中枢性熱産生低下，③末梢熱産生低下，④輸液・輸血製剤の影響などを考える．核温も末梢温も低下している場合には，視床下部背内側核の機能低下も考える．
- 高齢者などのように視床下部や褐色脂肪細胞の熱産生が低下している場合や，ミトコンドリア機能不全では，低体温に陥りやすい．

5．頻脈

- 急性循環不全における頻脈は，血圧低下に伴う反射性頻脈や交感神経緊張に加えて，プロスタノイドの産生などの炎症性修飾を考慮する．

6．免疫低下

- リンパ球数は，交感神経緊張により減少する傾向がある．これは，主に①アドレナリン作動性β受容体を介した細胞死，②Death受容体[9]を介した細胞死，③細胞膜の脂質ラフトの変化による脆弱化，④リンパ節への集積など

★9　Death受容体

心房筋細胞，血管内皮細胞，リンパ球などには，アポトーシスを誘導するFas，TNF受容体，Death受容体3（DR3），Death受容体4（DR4），Death受容体5（DR5）などが存在し，これらのリガンドの増加により細胞死を加速させる．

が関与する．β受容体刺激は，可能な限り避けることが，リンパ球の数と機能の維持に不可欠である．

- 好中球はカテコラミン刺激により活性酸素種の産生と放出を高めるため，炎症病態として血管内皮細胞上をローリングしている好中球は，交感神経緊張状態やカテコラミン投与の状態で，隣り合う好中球や血管内皮に活性酸素種を介した炎症や細胞死を誘導する危険性がある．

- 急性循環不全における好中球の増加は，骨髄によるG-CSFやGM-CSFなどの造血性サイトカインが転写因子NF-κBなどの作用による．G-CSFやGM-CSFは，単球，マクロファージ，骨髄間質細胞だけではなく，血管内皮細胞や線維芽細胞も産生する．G-CSFは骨髄内の好中球のG-CSF受容体に結合し，Janus kinase（JAK）/STAT経路，mitogen-activated protein kinase/extra cellular signal-regulated protein kinase（MAPK/ERK）経路，phosphatidylinositol 3-phosphate kinase/Akt（PI3K/Akt）経路の3つの経路を介して，好中球の末梢への放出を高める．

▶G-CSF：
granulocyte-colony stim-ulating factor（顆粒球コロニー刺激因子）

▶GM-CSF：
granulocyte macro-phage-colony stimulating factor（顆粒球マクロファージコロニー刺激因子）

- 急性循環不全，交感神経緊張病態，全身性炎症病態では，以上の機序により，好中球/リンパ球数比（neutrophil/lymphocyte ratio：NLR）が増加する．しかし，好中球の貪食能は低下しており，血中のリンパ球に加え脾臓などのBリンパ球の機能も低下しているため，易感染状態となりやすい．

7．低肺機能，低酸素血症

- 急性循環不全は，心機能低下により肺うっ血を起こしやすい．このため，肺うっ血として低酸素血症をきたしやすく，急性循環不全の病態に合わせて，適切な体液バランスの管理が必要となる．

- 急性循環不全が炎症を併発した場合，血管透過性肺水腫として急性呼吸窮迫症候群（acute respiratory distress syndrome：ARDS）を併発する危険性がある．

8．急性腎傷害（AKI）

- 急性循環不全による腎低灌流により，腎臓の濾過機能が低下する危険性がある．腎血流は，平均血圧70～140 mmHgにおいて血流の自動調節能をもつ．平均血圧65 mmHg以下において，尿量低下に注意する．

▶AKI：
acute kidney injury

- 腎低灌流により，糸球体の有窓性血管内皮や近位尿細管レベルのミトコンドリアのATP産生が低下する可能性がある．これにより，近位尿細管レベルの能動的再吸収が障害される可能性がある．

- 急性循環不全において炎症が進行する場合は，AKIが遷延する危険性がある．腎臓は，血管内皮，メサンギウム細胞，緻密斑，尿細管に炎症性サイトカインの受容体などが発現しており，腎臓の構成単位であるネフロンに炎症性傷害が加わりやすい．

9．耐糖能異常

- 急性循環不全において持続する交感神経緊張状態は，内因性カテコラミンにより膵β細胞のアドレナリン作動性α_2受容体を介して$G_{i/o}$タンパクが活性化し，インスリン分泌が抑制される．

- 消化管蠕動や副交感神経活性が維持されていない状態では，gastric inhibitory peptide（GIP）などの消化管ホルモンの放出が抑制され，インスリン分泌が低下している可能性がある．
- 急性循環不全に炎症を随伴する場合は，炎症性サイトカインの影響によりインスリン受容体反応が低下する．骨格筋や肝臓などにおけるGLUT4の細胞膜移動が障害され，インスリンによる細胞内への糖取り込みが減少する．

▶GLUT4：
glucose transporter 4

10. 播種性血管内凝固（DIC）

▶DIC：
disseminated intravascular coagulation

- 急性循環不全における血小板減少においては，①出血などによる血小板消失，②組織虚血に伴う血管内皮などにおける血小板沈着を考える．
- 血管内皮細胞における活性酸素種やサイトカイン受容体シグナルの影響として，転写因子NF-κBやAP-1は活性化し，von Willebrand factor（vWF），tissue factor（組織因子），plasminogen activator inhibitor-1（PAI-1）の転写が高まる．vWFは血小板の一次凝集，組織因子は凝固第III因子としてトロンビンおよびフィブリンの産生を高めて二次止血，PAI-1は線溶を抑制する．
- 炎症が進行する場合は，播種性血管内凝固（DIC）の病態を線溶抑制型として形成する．

おわりに

- 急性循環不全は，組織虚血により，上述の臓器不全病態を惹起する．ここに，急性相反応として，炎症性修飾が加わる．転写因子の急激な活性化，および交感神経緊張により，タンパクおよび脂質の異化反応が生じる．
- 急性循環不全は，すみやかに改善されることが期待される．急性循環不全の原因となる病態の回避については，本書の他の項を参照していただき，急性循環不全のすみやかな対応を理解していただきたい．

（松田直之）

文献

1) Simmons J, Ventetuolo CE. Cardiopulmonary monitoring of shock. Curr Opin Crit Care 2017；23：223-31.
2) Stead R, et al. Developmental conditioning of endothelium-derived hyperpolarizing factor-mediated vasorelaxation. J Hypertens 2016；34：452-63.
3) Ghimire K, et al. Nitric oxide：What's new to NO？ Am J Physiol Cell Physiol 2017；312：C254-62.
4) Gheibi S, et al. Regulation of vascular tone homeostasis by NO and H_2S：Implications in hypertension. Biochem Pharmacol 2018；149：42-59.
5) Nallamshetty S, et al. Hypoxia：A master regulator of microRNA biogenesis and activity. Free Radic Biol Med 2013；64：20-30.
6) Batisse-Lignier M, et al. Acute and Chronic Pheochromocytoma-Induced Cardiomyopathies：Different Prognoses？：A Systematic Analytical Review. Medicine (Baltimore) 2015；94：e2198.
7) Brodde OE, et al. Receptor systems in the non-failing human heart. Basic Res Cardiol 1992；87 Suppl 1：1-14.
8) Maleckar MM, et al. Studying dyadic structure-function relationships：A review of

current modeling approaches and new insights into Ca^{2+} (mis) handling. Clin Med Insights Cardiol 2017；11：1179546817698602.

9) Wang Y, et al. Mitochondrial regulation of cardiac aging. Biochim Biophys Acta Mol Basis Dis 2018 Dec 26. pii：S0925-4439 (18) 30494-0.

10) Suematsu Y, et al. Safety and feasibility of high dose administration of nicorandil before reperfusion therapy in acute myocardial infarction. Cardiovasc Interv Ther 2013；28：352-61.

11) Iwakura K, et al. Nicorandil treatment in patients with acute myocardial infarction： A meta-analysis. Circ J 2009；73：925-31.

12) Wang P, et al. Exchange proteins directly activated by cAMP (EPACs)：Emerging therapeutic targets. Bioorg Med Chem Lett 2017；27：1633-9.

1章 定義と診断

1-3 急性循環不全の重症度評価

はじめに

- 救急医療では，急性循環不全により生命に危機の迫る重症例にしばしば遭遇する．したがって，救急初療を担当する医師は重症度や緊急度の判断を適切に行えるように準備をしておく必要がある．
- 患者が初療室に入ったその瞬間から短時間で観察評価を行う．患者の顔色や表情，歩き方を観察しながら会話状態にも注意を払う．とくに救急搬送された患者や意識障害例では，秒または分単位で致死的になりうる病態が存在する．

1 初期評価

- 橈骨動脈の拍動の強さ，脈拍数，血圧，毛細血管再充満時間（capillary refilling time：CRT），末梢冷感や湿潤がないか確認する．これらに異常を認める場合には直ちに静脈路を確保し輸液を開始するとともに，12誘導心電図や心臓超音波などの非侵襲的検査を用いて心臓のリズムや循環血液量，そして心機能の迅速評価を行う．
- 血圧低下に関しては収縮期血圧90 mmHg未満を重症と判断している[1]．しかし，ショックには，血圧低下を伴う非代償性ショックと血圧低下を伴わない代償性ショックがあり，血圧だけで判断する危険を指摘する声もある点には注意すべきである．すなわち，重要なのは末梢循環不全の評価である．
- 脈拍は速く頻脈となり，脈圧は小さくなるので橈骨動脈は触知しにくくなる．
- 呼吸は促迫し，高度になると会話もままならなくなる．ショック状態が遷延し代謝性アシドーシスが加わると，さらに呼吸への負荷が増すため，呼吸不全へと進展する．
- 意識障害は脳循環が障害された結果により起こる．軽度の場合は不安を訴える程度であるが，重症になると意識レベルは低下し，失見当識，不穏，意識混濁，昏睡へと進展する．
- 表1に示すショックの5徴候（5P）のいずれかを呈する場合は，心拍出量低下に伴う生体の代償として交感神経が緊張している状態であるため重症と判断する．
- また，動脈血ガス分析と同時に測定されたり，生化学検査で測定される血中乳酸値の増加は末梢循環不全を伴うショックを示唆しており，迅速な救命処置と原因検索が必要となる．

ここがポイント

血圧の絶対値のみを見るのではなく，患者の症状や診察所見などを末梢循環不全の観点から判断するように心掛ける

▶3章「3-1-3 心原性ショック」（p.122）参照

表1　ショックの5徴候（5P）

① 蒼白（pallor）
② 虚脱（prostration）
③ 冷汗（perspiration）
④ 脈拍触知不能（pulselessness）
⑤ 呼吸不全（pulmonary insufficiency）

> **ここに注意**
> 敗血症性ショックの初期やアナフィラキシーショックでは皮膚が紅潮し温かくなる．ショック状態にもかかわらず，これらを呈する場合は，敗血症やアナフィラキシーショックを疑う

表2　ショックの主な原因疾患

循環血液量減少性ショック	
出血	外傷性出血，消化管出血，子宮外妊娠破裂
脱水	脱水，熱中症，嘔吐，下痢，糖尿病性昏睡
血管透過性亢進	広範囲熱傷，汎発性腹膜炎，急性膵炎，イレウス，低栄養
心原性ショック（左心不全・右心不全・不整脈）	
心筋障害	急性心筋梗塞，拡張型心筋症，心筋炎，弁膜症，心損傷
不整脈	洞不全症候群，房室ブロック，心室頻拍，上室性頻拍など
心外閉塞・拘束性ショック	
主要心・血管閉塞	肺血栓塞栓症，急性大動脈解離，心房粘液腫，心房壁在血栓
胸腔内圧上昇	緊張性気胸，陽圧呼吸
心圧迫	心タンポナーデ，収縮性心膜炎
血管圧迫	縦隔腫瘍
血液分布異常性ショック	
神経原性	脊髄損傷，血管迷走神経反射
アナフィラキシー	薬物，ハチ，食物
感染性	敗血症
急性副腎不全	副腎クリーゼ

従来の分類では原因とそれによって惹起される病態とが混在したものであったが，新分類では病態によって分類されている．
（日本救急医学会，監修，日本救急医学会 専門医認定委員会，編．救急診療指針．改訂第4版．へるす出版：2011．p.74[2]）より）

2 それぞれの病態に対する重症度評価

- ショックの分類にはさまざまなものがあるが，本項では全身循環を決定する各因子のうち障害をきたしているものに着目した分類を採用している．主な急性循環不全の原因疾患として**表2**[2]にあげるものがある．
- また血圧低下のメカニズムを知るために，血圧の決定因子を理解する必要がある（**図1**）．
- 血圧は，心拍出量が減少するか，全身の血管抵抗が減少するか，あるいはその両方が減少すると低下する．また心拍出量は1回心拍出量（stroke volume：SV）と心拍数の積で表され，1回心拍出量は前負荷（preload），心収縮力（contractility），後負荷（afterload）により規定される．心拍出量が低

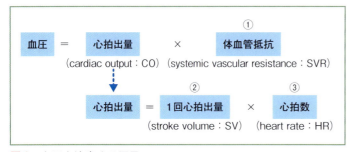

図1 血圧を決定する因子
血圧は①②③の因子により決まる．

下する場合には，前負荷の低下，心収縮力の低下，後負荷の上昇，心拍数の低下が関与することになる．まとめると，血圧は図1の①②③の因子により決まる．

a ― 循環血液量減少性ショック

- 出血や脱水，広範囲熱傷や急性膵炎による血管透過性亢進状態では循環血液量の減少が生じ，その結果として静脈還流量が減少する．静脈還流量減少により左室充満圧が低下し，前負荷にあたる左室拡張末期容積が減少することで1回心拍出量の低下が起こり，心拍出量の低下の末に血圧が低下する（Frank-Starlingの法則★1；図2）．
- 循環血液量減少性ショックでは頻脈，頻呼吸，脈圧低下，CRT延長，皮膚冷感や湿潤がみられ，重症化すると不穏や無気力などの意識変容をきたす．
- 循環血液量が減少すると陽圧換気下では，胸腔内圧の変化により1回拍出量変化（stroke volume variation：SVV）が増加する．SVVの詳細なメカニズムは他項に譲るが，SVVは従来の血圧や心拍数，中心静脈圧と比べても感度および特異度が劣らないとされ，前負荷を評価する指標として使用されている．基準値は10〜15％であり，15％以上では輸液反応性上昇，つまり循環血液量減少が示唆される．乳酸値や上大静脈径と比較しても血行動態の安定化を正確に評価することが可能との報告がある[3]．
- はじめは代償機転として働く交感神経の興奮による心拍数増加や心収縮力増加で心拍出量を維持しようとする．しかし前負荷減少による1回心拍出量低下が著しくなると，代償の限界に達しショックに至る．出血の場合，循環血液量30％以上を失うと代償機転の破綻をきたすとされる（表3）[4]．
- 循環血液量のパラメータとして中心静脈圧（central venous pressure：CVP），肺動脈楔入圧（pulmonary artery/capillary wedge pressure：PAWP/PCWP），左室拡張末期径（left ventricular end-diastolic diameter：LVDd），下大静脈（inferior vena cava：IVC）径がある．循環血液量の理想的パラメータは輸液量に対する循環系の反応が100％予測できるものであるが，そのようなパラメータは存在しない．近年，過剰輸血が予後に悪影響を及ぼすという報告が相次いでおり，注意が必要である．

★1 Frank-Starlingの法則

心臓のポンプ機能の自己調節性に関する法則．大静脈から心臓への静脈還流量が増大すると左室拡張末期容積が増大するが，心臓は伸縮を大きくし1回心拍出量を増加させることでポンプ機能を維持している．逆に静脈還流量が減少すると，心拍出量は低下し血圧低下につながる．

▶SVVについては2章「2-9 心拍出量モニター」（p.89）参照

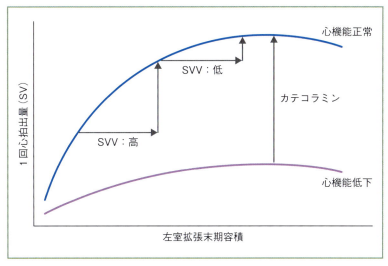

図2 Frank-Starling曲線
1回拍出量変化（SVV）高値のときは輸液負荷により1回心拍出量（SV）が大きく増加するが，低値のときはあまり増加しない．心機能低下による低心拍出量のときはカテコラミンを使用しSVを上昇させる．

表3 出血性ショックの分類

ショッククラス	出血量 mL（％）	心拍数 /分	血圧	脈圧	呼吸数 /分	精神状態
I	<750（<15）	<100	正常	正常	14〜20	やや不安
II	<750〜1,500（15〜30）	100〜120	正常	縮小	20〜30	不安
III	<1,500〜2,000（30〜40）	120〜140	低下	低下	30〜40	不安，混乱
IV	>2,000（>40）	>140	低下	低下	>35	混乱，無気力

（Cannon JW. N Engl J Med 2018 ; 378 : 370-9[4]）より）

- 救急初療室では迅速な診断が必要であり，超音波を用いてLVDdとIVC径を測定する．LVDdの基準値は40〜55mmであり，容積指標として直接測定可能だが内径には個人差があるため評価にあたっては注意を要する．IVC径の基準値は10〜20mmで，通常，呼吸性変動を40〜50％ほど有するので，IVC径が狭小化し吸気時においても虚脱するようであれば，循環血液量減少と評価する．
- 中心静脈カテーテルを留置することでCVPが測定できる．基準値は5〜10cmH$_2$Oであるが，絶対値だけで評価するのではなく，値の経時変化を追うことで循環血液量を推定することが大切である．
- 近年は合併症の観点からSwan-Ganzカテーテルを肺動脈に留置することは少なくなってきているが，左房圧を反映する肺動脈楔入圧の基準値は5〜10cmH$_2$Oであるため，それより低い値を示す場合には循環血液量減少と判断する．
- これらのパラメータは陽圧換気の影響を受けるため，人工呼吸器管理下では呼気終末陽圧（PEEP）を0としたときの呼気時の値を参考にする．
- 他疾患の既往がない循環血液量減少性ショック症例では正常の代償機転が働

▶PEEP：
positive end-expiratory pressure

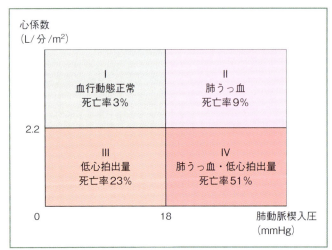

図3 Forrester分類と死亡率
subset Ⅰは肺うっ血もポンプ失調も認めない．subset Ⅱは左室の前負荷が増加し心拍出量を維持している状態であり，肺うっ血を伴うが末梢循環不全を認めない．subset Ⅲは肺うっ血は認めないが，末梢循環不全を認める．subset Ⅳは肺うっ血と末梢循環不全がともに認められ，最も血行動態の悪化した群である．ただし，陽圧換気を施行している場合には，しばしば肺動脈楔入圧が左房圧を反映しなくなることが指摘されており注意を要する．
(鍬方安行，ほか．日救急医会誌 1998；9：1-7[6]より)

くため，前負荷低下の程度を的確に評価しながら正常化に努めることが重要である．

b ― 心原性ショック

- 心原性ショックは急性心筋梗塞などによる心筋障害，房室ブロックなどの不整脈による心臓のポンプ機能自体の破綻によるショックである．
- 血圧が低下する仕組みには，左室収縮力低下に伴う1回心拍出量の減少，心拍数の低下，心拍数の上昇による左室拡張末期容量減少に伴う1回心拍出量の低下，右心不全による左室前負荷減少に伴う1回心拍出量の低下がある．

急性心筋梗塞

- ショック徴候に加えて動悸や胸痛，そして心窩部や左肩への放散痛などの症状を認めるときには急性心筋梗塞を疑う．
- 急性心筋梗塞では左室心筋の壊死量が40％以上になると，左室収縮力が著明に低下しショック症状を呈するとされる[5]．
- Forrester分類は，急性心筋梗塞の血行動態をSwan-Ganzカテーテルから得られた情報に基づいて分類したポンプ失調の重症度分類である（図3[6]）．急性心不全や慢性心不全の急性増悪の際の循環評価にも広く用いられてきたが，利益不利益の兼ね合いから臨床現場におけるSwan-Ganzカテーテルの使用頻度は確実に減ってきている．
- 心係数2.2L/分/m^{2}は，十分な血液が各臓器に送られるために最低限必要な心機能とされているが，総合的な酸素需給バランスにも左右される．肺動脈楔入圧は左房圧と相関しており，18mmHgを超えると肺水腫を生じる可能性が高まる．

不整脈

- 不整脈によるショックでは動悸や呼吸困難，時にめまいや失神の症状を認める．

- 心室性不整脈による心原性ショックは頻度としてはそれほど多くはないが，発生すると時に突然死をきたす場合がある．突然死は「急性の症状が発症した後，1時間以内に突然意識喪失を来たす心臓に起因する内因死」と定義され，その多くは不整脈が原因である[7]．
- 血行動態が破綻した例では，早期の心電図で心室細動が75〜80％に認められるとされている．また，ホルター心電図中の死亡を報告した論文から分析した報告では，心室頻拍または心室細動が83％，心静止が17％であった[8]．
- 洞不全症候群や房室ブロックなどの徐脈性不整脈により失神発作をきたしたり，心不全を呈したりする場合も少なくない．これらの不整脈そのものではショックに至らなくても，心筋梗塞や心筋症，そして心臓弁膜症などの基礎疾患を有する場合には病態を悪化させ，重症化してショックに至ることもある．

C—心外閉塞・拘束性ショック

- 肺血栓塞栓による血管閉塞，緊張性気胸による胸腔内圧上昇，心タンポナーデによる心臓圧迫，縦隔腫瘍による大血管圧迫などの結果として起こるショックである．すなわち病態は心臓や血管の閉塞や圧迫による心拍出量の低下である．

心タンポナーデ

- ショック徴候がある場合に，心タンポナーデの理学的所見として重要な所見は頸静脈怒張である．また，特徴的な所見として頸静脈怒張，低血圧，心音減弱（Beckの三徴）があるが，臨床症状のみでは診断が困難な場合がある．超音波検査により心嚢液貯留が確認され，他にショックとなる原因が存在しなければ心タンポナーデと診断する．
- 重症度評価としても超音波検査が有用だが，60〜100 mL程度でも急速に心嚢液や凝血塊の貯留を認めた場合はショックをきたす[9]ことに注意が必要であり，絶対量だけで判断してはならない．

緊張性気胸

- 内因性か外因性かは問わず，気胸を発症することで胸腔内圧が上昇し，静脈還流つまり前負荷の減少をきたすことで心拍出量が低下しショックとなる．
- ショック徴候があり，患側の胸郭膨隆，頸静脈怒張，患側呼吸音減弱や消失，皮下気腫の触知，頸部の気管偏位，胸部の鼓音などの理学所見が重要である．
- 緊急度がきわめて高いため，胸部X線検査による確定診断を待つのではなく，身体所見で重症度を判断しすみやかに治療を行わなければならない．

肺血栓塞栓症

- 肺動脈に大きな塞栓が生じることで，死腔形成による呼吸不全だけでなく左室拡張末期容量の減少が生じ，心拍出量が減少して血圧が低下する．
- 肺血栓塞栓症で多い症状は突然の呼吸困難や胸痛である．塞栓源の約90％は下肢あるいは骨盤内静脈であるため，下肢の浮腫がみられることも特徴で

アドバイス❶
もともと心機能が低下した症例では，血栓塞栓が小さくても，血行動態への影響が大きく重症化する場合がある

ある.

- 重症度は血栓塞栓の量,分布,形態によって分類されるのではなく,早期死亡に影響を与える因子の有無により評価される.具体的には脳性ナトリウム利尿ペプチド(BNP)またはN末端プロBNP(NT-proBNP)の高値による右心機能不全と,トロポニンTまたはI陽性による心筋損傷である.

▶BNP:
brain natriuretic peptide

▶NT-proBNP:
N-terminal proBNP

d—血液分布異常性ショック

- 循環調整にかかわる神経系が障害されることによる神経原性ショック,即時型過敏症反応が起きることによるアナフィラキシーショック,そして感染に対する宿主生体反応の統御不全により循環を含む臓器機能不全をきたす敗血症性ショックがある.
- これらの症例に共通するのは,血管透過性亢進や容量血管である静脈系の拡張により前負荷の減少に伴う心拍出量低下である.

神経原性ショック

- 神経原性ショックは上位胸椎より高位の脊髄損傷によるショックであり,副交感神経優位となり末梢血管拡張をきたして血圧低下に至る.
- 血圧が低下しても交感神経による代償機構が働かないため,徐脈を伴い四肢末梢の皮膚は温かく乾燥していることを特徴とする.

アナフィラキシーショック

- アレルゲンとの接触後に蕁麻疹,皮膚紅潮,顔面や患部の浮腫,呼吸困難などの症状が出現する.とくに喉頭浮腫による気道狭窄や窒息には注意を要する.
- アナフィラキシーは皮膚症状,粘膜症状,消化器症状,呼吸器症状,全身症状のうち,どの症状がどの程度で生じるかによりグレード1~3に分けられる.症状が限定的で軽度の場合はグレード1,すべての強い症状が出現し血圧低下を認めればグレード3となる.

▶APACHE II:
Acute Physiology and
Chronic Health Evaluation II

敗血症性ショック

- 敗血症性ショックでは一般的に発熱,発汗,頻脈,頻呼吸を認めるが,重症例では体温が低下していることもある.初期徴候として意識障害のみを認める場合があるので注意すべきである.
- 敗血症性ショックの初期には末梢血管拡張のため四肢末梢は温かくwarm shockとよばれるが,進行期には末梢の血管は収縮するため四肢末梢は冷たくなりcold shockとよばれる病態に移行する.
- 敗血症性ショックの重症度評価にはAPACHE II scoreとSOFA scoreなどが用いられてきた.APACHE II scoreは12項目の検査項目と年齢および併存病態の有無から重症度を評価するもので,10点未満では5%程度の致死率を示し,20点以上では致死率は50%以上となる.SOFA scoreは6項目の臓器障害の程度から重症度を評価し,10点以上での致死率は40%を超え,15点以上では救命困難とされる★2.
- 『日本版敗血症診療ガイドライン2016』では敗血症の重症度は大きく敗血症

▶SOFA:
sequential organ failure
assessment

★2
・ICU以外での敗血症のスクリーニングにはqSOFAを用いる.
・項目は意識状態の変化,収縮期血圧100mmHg以下,呼吸数22回/分以上.
・qSOFA 2点以上では1点以下と比べて院内死亡率が3~14倍になる.

▶qSOFA:
quick SOFA

Column ショック症状をきたさない低血圧

本態性低血圧症

　全身倦怠感や朝起きるのがつらいなどの症状の訴えはあるものの，救急外来においてはとくに治療の必要はない．後日に専門外来受診を勧める．

二次性低血圧症

　甲状腺機能低下や副腎機能低下，そして下垂体機能低下によるホルモン異常と，常用の降圧薬によるものなどがある．これらもそれぞれの専門外来受診を勧める．

起立性低血圧症

　立ちくらみ，めまい，失神などを主訴に救急外来を受診する起立性低血圧症にしばしば遭遇する．臥位から立位または座位から立位となったときに，収縮期血圧が20〜30mmHg以上または拡張期血圧が10〜15mmHg以上低下する場合，脳血流が減少して脳虚血症状を発症する．

　糖尿病などの基礎疾患を有する場合に，心臓や肺動脈にある圧受容体を介し体血管抵抗を増大させる血圧上昇機構がうまく働かないために起こる．

と敗血症性ショックに分類し，敗血症性ショックは輸液蘇生をしても平均動脈血圧65mmHg以上を保つのに血管収縮薬を必要とし，かつ血清乳酸値2mmol/L（18mg/dL）を超える病態としている[10]．

● また，敗血症性ショックの場合の体血管抵抗は初期と進行期とで異なるため，体血管抵抗のモニタリングが重症度評価と治療方針の選択に有用である．

（髙橋一則，中根正樹）

文献

1) 救急振興財団企画調査課．救急搬送における重症度・緊急度判断基準作成委員会報告書．平成16年3月．http://www.fasd.or.jp/tyousa/hanso01.pdf
2) 日本救急医学会，監修，日本救急医学会 専門医認定委員会，編．救急診療指針．改訂第4版．東京：へるす出版；2011. p.74.
3) Hagiwara A, et al. Monitoring variations in stroke volume enables precise evaluation of fluid resuscitation in patients with septic shock on pressure support ventilation. Austin J Emergency & Crit Care Med 2015；39：155-60.
4) Cannon JW. Hemorrhagic Shock. N Engl J Med 2018；378：370-9.
5) Wackers FJ, et al. Coronary artery disease in patients dying from cardiogenic shock or congestive heart failure in the setting of acute myocardial infarction. Br Heart J 1976；38：906-10.
6) 鍬方安行，ほか．肺動脈楔入圧は敗血症患者の前負荷指標として適切か？日救急医会誌 1998；9：1-7.
7) 日本循環器学会．循環器病の診断と治療に関するガイドライン（2009年度合同研究班報告）．心臓突然死の予知と予防法のガイドライン（2010年改訂版）．http://www.j-circ.or.jp/guideline/pdf/JCS2010aizawa.h.pdf
8) Bayés de Luna A, et al. Ambulatory sudden cardiac death：Mechanisms of production of fatal arrhythmia on the basis of data from 157 cases. Am Heart J 1989；117：151-9.
9) 日本外傷学会，日本救急医学会，監修．日本外傷学会外傷初期診療ガイドライン改訂第4版編集委員会，編．改訂第4版 外傷初期診療ガイドラインJATEC．東京：へるす出版；2012. p.76.
10) 日本集中治療医学会・日本救急医学会合同 日本版敗血症診療ガイドライン2016作成特別委員会．日本版敗血症診療ガイドライン2016．日救急医会誌 2017；28：S1-S232. http://www.jaam.jp/html/info/2017/pdf/J-SSCG2016_honpen.pdf

2章

診断補助

2章 診断補助

2-1 モニタリング総論

はじめに

● 急性循環不全の管理にモニタリングは必要不可欠である．血圧，心拍数はもちろんとして，最近では数多くのモニターが存在する．画像，生理学的検査/血液検査，血管内デバイスなど，その数，種類は増え続けているが，その適切な評価・診断は簡単ではない．また，それぞれのモニターには目的と限界が存在する．本項ではモニタリング総論として，各種モニタリングの目的と限界を解説していく．

1 画像診断

a―X線

▶ 目的

● 胸部X線検査の目的は，胸部にある肺・心臓・大動脈といった臓器の陰影から循環不全の原因検索を行うことである．

● 肺うっ血，心陰影の大きさや形状などの情報が得られ，前回の検査と比較することにより継時的な変化をとらえることができる．

● 肺うっ血像は左心不全の有力な所見であり，右心不全では肺うっ血は軽微かまたは認められない．肺うっ血の進行とともに，肺尖部への血流再分布，肺気管支周囲や肺血管周囲の浮腫，Kerley線の出現と所見の変化がみられる[1]．

● 気胸，胸水，浸潤影など心外病変の評価も可能である．

● 循環不全に伴う血行動態不安定時に，ベッドサイドで検査することができ有用である．

▶ 限界

● 循環不全の鑑別診断においてX線検査のみでの特異度は低く，他の検査やモニタリングとともに判断する必要がある．また間質性浮腫を伴う肺炎では，急性心不全との鑑別が困難なことがある．

b―CT/MRI

▶ 目的

● CT検査は心臓および全身の画像検索に用いられ，循環不全の原因検索が可能である．胸部CTでは，冠動脈造影CTによる急性冠症候群の診断や，造影CTによる肺塞栓症や急性大動脈症候群の診断など致死的な急性循環不全の鑑別に有用である．またCT検査による全身評価では，出血性ショックで

の出血部位の特定や敗血症性ショックの感染源の特定などに寄与する.

- 心臓MRI検査では，心筋や弁の性状や冠動脈狭窄の程度などの情報が得られる．また心臓の動きをみるためには，シネMRIという方法を用いることにより，心機能（心室容積や収縮率など）を調べることができる.

限界

- 検査時間（心臓MRI：約40～60分，心臓CT：約15分程度）を要することやベッドサイドにて検査できないことなど，場所と時間に制約があり，血行動態が安定していない場合の搬送には注意が必要である.
- CT造影剤使用の際，腎機能障害の有無やアナフィラキシー発症の可能性に注意する.

C—心エコー

目的

- 経胸壁心エコー検査は，ベッドサイドで侵襲なく繰り返し検査することが可能であり，各種循環不全の鑑別に有用である.
- rapid ultrasound in shock（RUSH）は，Pereraらが2010年に最初に報告した，迅速にショックまたは低血圧の原因を検索するエコー検査のことである．TANK（循環血液量，出血），PUMP（心機能，心腔内容量，心腔内血栓，気胸の有無），PIPE（大動脈疾患，肺塞栓症）の3つの評価からショック患者の病態を鑑別する[2].
- European Society of Intensive Care Medicine（ESICM）のショック評価・モニタリングのコンセンサス（2014年）では，ショックのリスクが高いと思われる患者については全例でショックの有無を評価し早期発見に努める．身体所見や病歴で原因が明白でなければ血行動態のさらなる評価（心機能の評価など）を追加で行う．その際，侵襲的な評価の前にまずは心エコー検査を推奨している．また，ショック時の心機能を頻回に再評価するには心エコーの使用を推奨している[3].
- 経食道心エコー検査（TEE）は，胃カメラのように超音波探触子を口から挿入し，食道および胃から心臓の形態と動きを観察することができる．経胸壁心エコー検査で肺や骨が障害となって見えにくい場合でも，食道内からの検査により肺や骨の障害なく心臓を評価することが可能で，経胸壁心エコー検査よりも心臓の詳細な形態評価が可能なことが利点である．集中治療室では，重症患者の心臓の形態・機能情報を得ることで治療方針変更などに関わる追加情報を得ることが期待できる場合での使用が推奨される.

▶TEE：
transesophageal echocardiography

限界

- 肺や肋骨，体位などによって画像描出が困難なことがある.
- 心エコー検査の手技習得に修練を要するため，検者の技量により検査の質に差が生じることがある.
- 心エコー検査から心拍出量の測定が可能であるが，肺動脈カテーテルのような持続測定は困難である.

- TEEでは，探触子によって不快感を伴うことや，頻度は低いが咽喉頭および食道損傷の危険性がある．原則禁忌とすべき状態は，食道・胃疾患として食道狭窄・食道静脈瘤・潰瘍・腫瘍・憩室・食道裂孔ヘルニア，胃・食道手術後あるいは頸椎の可動性低下の認められる状態，頸部への放射線治療後などである．TEE使用にあたっては診断や測定に伴い連続使用時間が長くなることがあり，探触子の温度上昇が食道上皮を損傷する可能性も念頭におく必要がある[4]．

2 生理学的検査／血液検査

a—心電図

目的

- 心電図検査により，心拍数（徐脈，頻脈），不整脈，心電図変化（虚血性変化，電解質異常）の情報が得られる．
- 徐脈性不整脈（房室ブロックなど）や頻脈性不整脈（心房細動や心室細動など）の診断に有用である．
- 心不全の進行に伴い期外収縮や頻脈が増悪することがあり，持続的な心電図モニタリングをすることが重要である[1]．
- ショック指数（shock index：SI）は，心電図からの心拍数と収縮期血圧を組み合わせることにより測定され，SI＝心拍数/収縮期血圧で計算される．健常者ではSIは0.5〜0.7程度であり，循環血液量減少とともに数値が上昇し循環不全の指標となる．SIは心拍数と収縮期血圧の値が測定できる場所ならどこでも使用可能なため，病院前救護・救急初療室・一般外来の診察室・一般病棟・手術室・集中治療室など多くの場所で使用することができる．

限界

- 心電図は心臓の電気現象を反映したもので，実際の心拍の有無は心電図のみでは不明である．また，心収縮などの心機能や実際の心拍を把握するためには他の検査に依存する．
- 標準12誘導心電図では，心臓の右室側および背面（後壁）側での病変の観察は難しく，右側誘導，背部誘導の必要がある[1]．

b—パルスオキシメータ

目的

- パルスオキシメータにより脈拍と動脈血酸素飽和度を持続的に測定可能であり，酸素運搬能の指標となる．
- 灌流指標（perfusion index：PI）は，パルスオキシメータで測定可能な末梢循環の指標となる．脈波変動指標（pleth variability index：PVI）は，呼吸周期におけるPIの変化を非侵襲的かつ連続的にモニタリングし，％で表示した値である．PVIは値が高いほど呼吸周期に起因するPIの変動が大きいことを表しており，呼吸性変動をもとにした循環血液量の動的指標であるとと

もに，人工呼吸管理中の患者の循環血液量減少に伴う循環不全時の輸液反応性の指標となる[5]．

限界

- 重度の末梢循環不全では，血流減少に伴い拍動が減弱または消失し，透過光量の変動情報が得られず測定困難となる．
- パルスオキシメータは酸素ヘモグロビンと還元ヘモグロビンの和を全ヘモグロビンと仮定して動脈血酸素飽和度を算出しているため，一酸化炭素中毒などで異常ヘモグロビンが存在している際には動脈血酸素飽和度に測定誤差を生じる．

c — 血液ガス

目的

- 動脈血液ガス分析は呼吸不全やアシドーシス（代謝性・呼吸性）の診断に有用である．
- 動脈血液ガス分析は酸素運搬能の指標であり，混合静脈血液ガス分析とともに酸素需給バランスの指標として用いる．
- 高度の循環不全に伴い，代謝性アシドーシスの進行や乳酸値の上昇が生じる．
- ショックが疑われる場合，血中乳酸値を測定する．ショック患者では乳酸値は通常2mmol/L以上である[3]．

限界

- 乳酸値は，肝不全，腎不全，糖尿病，アルコール中毒患者，ビグアナイド薬を内服中の患者など循環不全以外の場合にも上昇することがあり，他の検査やモニタリングとともに判断する必要がある．

d — バイオマーカー

目的

- CK-MBやトロポニンTの上昇は急性心筋梗塞の存在を強く示唆する．
- 肺うっ血が明らかな急性心不全では，大半の患者でBNP値が上昇し診断に利用できる．また右心不全では肝うっ血に伴い肝酵素（AST，ALT）やビリルビン値が上昇することがある．
- 敗血症性ショックでは，CRPやPCTなど感染に伴う各種炎症性バイオマーカーが上昇する．

限界

- CK-MB値は心筋梗塞発症から4〜6時間で上昇し，12〜24時間で最大値を示す．トロポニンT値は心筋梗塞発症3〜4時間で上昇し，12〜18時間で最大値を示す．各種バイオマーカーにおいて，発症早期には数値上昇がみられず感知できない時期がある．

▶CK-MB：
creatine kinase-MB

▶BNP：
brain natriuretic peptide

▶AST：
aspartate aminotransferase

▶ALT：
alanine aminotransferase

▶CRP：
C-reactive protein

▶PCT：
procalcitonin

3 血管内デバイス

a—肺動脈カテーテル

目的
- 肺高血圧症のある患者では肺動脈圧の連続モニタリングとして有用である. 肺動脈楔入圧を測定することで左房圧を推定し, 左室の前負荷を推定できる.
- サーモダイリューション法を併用することにより, 心拍出量を測定できる.

限界
- 肺動脈圧測定がメインであり, 正確な容量の評価ができない.
- 不整脈や機械的損傷, 血栓症など合併症が多い.
- 最近の臨床試験において使用群と非使用群で予後が変わらないとされた[6].

b—FloTrac センサーとクリアサイトシステム

目的
- 間欠的動脈圧波形を利用して, 心拍出量または心係数, SVV や SVI といった血管内容量を評価できる.

▶SVV：
stroke volume variation

限界
- 自発呼吸下での使用は信頼性に乏しい.
- 出血量が多い症例では信頼性が低下するため, 使用に制限が加わることはある.
- 急性循環不全での使用報告は少ない.

▶SVI：
stroke volume index

（森松博史, 松﨑　孝, 廣井一正）

文献

1) 日本循環器学会, ほか. 循環器病の診断と治療に関するガイドライン (2010年度合同研究班報告). 急性心不全治療ガイドライン (2011年改訂版). http://www.j-circ.or.jp/guideline/pdf/JCS2011_izumi_h.pdf
2) Perera P, et al. The RUSH Exam：Rapid Ultrasound in Shock in the Evaluation of the Critically Ill. Emerg Med Clin North Am 2010；28：29-56.
3) Cecconi M, et al. Consensus on circulatory shock and hemodynamic monitoring. Task force of European Society of Intensive Care Medicine. Intensive Care Med 2014；40：1795-815.
4) 日本循環器学会, ほか. 循環器病の診断と治療に関するガイドライン (2009年度合同研究班報告). 循環器超音波検査の適応と判読ガイドライン (2010年改訂版). http://www.j-circ.or.jp/guideline/pdf/JCS2010yoshida.h.pdf
5) Sandroni C, et al. Accuracy of plethysmographic indices as predictors of fluid responsiveness in mechanically ventilated adults：A systematic review and meta-analysis. Intensive Care Med 2012；38：1429-37.
6) Lee M, et al. The Swan-Ganz Catheter Remains a Critically Important Component of Monitoring in Cardiovascular Critical Care. Can J Cardiol 2017；33：142-7.

2章　診断補助

2-2　胸部X線

はじめに

- 循環不全は早期に認知し介入しなければ，状態は急激に悪くなり致死的な経過をたどる．しかし，その原因によって治療法が大きく異なるため，循環の安定化に向けて適切な診断が必要不可欠である．
- 循環不全をきたす原因は，心原性，循環血液量減少性，閉塞性，血液分布異常性の大きく4つに分類される．1枚の胸部単純X線写真は，それのみで循環不全の原因を同定するまでには至らないものの，原因の推定や病態の把握には非常に有用である（**表1**）．重症の循環不全で，検査のための移動が困難な際にも比較的簡便に検査が行えるため，その果たす役割は大きい．
- 心原性の循環不全や収縮性心膜炎，緊張性気胸などは胸部単純X線写真が診断に有用である．循環血液量減少や血液分布異常による循環不全では，一般的に胸部単純X線写真での特徴的所見はないが，血管内水分量の評価としては参考所見の一つになる．

1 臥位撮影での注意点

- 循環不全となっている重症患者に対する胸部単純X線写真は，臥位での撮

表1 循環不全の原因と胸部X線写真の参考所見

原因	参考所見
心原性	• 心拡大 • cephalization • Kerley's lines • butterfly shadow
循環血液量減少性 　出血性 　　大量血胸 　体液喪失	• CTR，VPW 　　肺野の透過性低下 • CTR，VPW
閉塞性 　心タンポナーデ 　収縮性心膜炎 　広範型肺塞栓症 　緊張性気胸	• 心拡大 • 心外膜の石灰化 • 肺門部の拡大，末梢肺野の透過性亢進 • 縦隔偏位，deep sulcus sign（臥位）
血液分布異常性 　敗血症性 　アナフィラキシー 　神経原性	（特徴的な所見なし）

太字は診断に有用と思われるもの．
CTR：心胸郭比，VPW：vascular pedicle width.

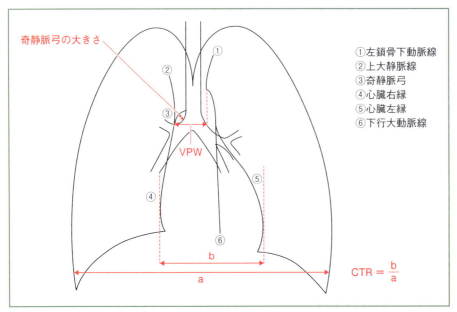

図1　胸部単純X線写真の模式図
VPW：vascular pedicle width, CTR：心胸郭比.

影が基本となる.
- 臥位と立位の撮影では横隔膜の高さが異なる．横隔膜の位置は，横隔膜の緊張度と腹圧との相互関係で決まるため，腹部臓器が骨盤内に落ち込まず横隔膜へ腹圧がかかりやすい臥位では横隔膜が高い位置となる．
- 臥位での撮影では，通常の立位撮影と異なりX線が前後方向となる．心臓がX線源に近づきフィルム面から離れるため幾何学的に拡大され，横隔膜の挙上も合わさり大きく写し出される．

2 心原性における所見

a ― 心陰影

- 心臓横径は心胸郭比（cardiothoracic ratio：CTR）（図1）で評価すると，立位撮影で0.5以下が基準とされる．臥位撮影では10％程度拡大するとされ，0.55以下が基準値となる．
- 心臓を中心とした縦隔の陰影は，右が2弓，左が4弓に分けられる．右第1弓が上大静脈，右第2弓が右房，左第1弓が大動脈弓，左第2弓が肺動脈，左第3弓が左房，左第4弓が左室にそれぞれ対応する．
- 左室，左房の大きさは，左心機能や左心不全を評価するために重要だが，急性心不全では心拡大とならないこともある．また，慢性経過であっても，拡張不全を背景としている場合は左室拡大とはならない．

> **ここに注意**
> 急性心不全や拡張不全の場合は心拡大とならないことがある

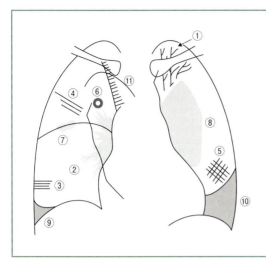

①cephalization（角出し像）
　肺尖部への血流の再分布所見（肺静脈圧15〜20 mmHg）
②perivascular cuffing（肺血管周囲の浮腫）
③Kerley's B line（カーリーB線）
④Kerley's A line（カーリーA線）
⑤Kerley's C line（カーリーC線）
⑥peribronchial cuffing（気管支周囲の浮腫）
　②〜⑥：間質性肺水腫所見（肺静脈圧20〜30 mmHg）
⑦vanishing tumor（一過性腫瘤状陰影）
　胸水
⑧butterfly shadow（蝶形像）
　肺胞性肺水腫所見（肺静脈30 mmHg以上）
⑨⑩costophrenic angle（肋骨横隔膜角）の鈍化
　胸水
⑪上大静脈の突出

図2　心不全の胸部単純X線写真（シェーマ）
（日本循環器学会，ほか．急性・慢性心不全診療ガイドライン〈2017年改訂版〉．http://www.asas.or.jp/jhfs/pdf/topics20180323.pdf（2019年2月閲覧）p.22[1] より）

b ― 肺血管陰影

- 胸部単純X線写真の肺血管陰影は，肺動脈圧，肺静脈圧，肺血流量などを反映している．
- 肺の容積は肺底部が大きく，多くの肺組織，肺血管が重なっている．通常の立位撮影では，重力の影響で肺底部の血流が多くなり，肺血管径も大きく，血管の陰影は下肺野が強くなる．
- 左心不全では，左房圧が上昇し肺静脈圧も上昇する．肺静脈圧の上昇に伴って，胸部単純X線写真にさまざまな陰影が出現する（図2[1]）．
- 肺静脈圧が上昇し15〜20 mmHgになると間質や血管周囲の浮腫が起こる．このような浮腫も重力の影響を受けるため，肺底部の血管が圧迫され，下肺野の血管の狭小化が起こる．その結果，上肺野の血流が増加するが，この際，肺内血流量は変化せず血流分布が変化する（上肺野血流再分布：cephalization〈角出し像〉）（図2の①，図3）．この血流再分布は，重力に逆らう上方への肺静脈拡張像であり，重力の影響がなくなる臥位での撮影では有効な所見とはならず，立位像で判定する．
- 肺静脈圧が20〜30 mmHgに上昇すると，肺血管外への体液貯留により間質性肺水腫を生じる．初期には気管支や血管周囲の間質浮腫が起こり，胸部単純X線写真では肺門部肺血管陰影の輪郭の不鮮明化（hilar haze sign），血管周囲肥厚像（perivascular cuffing），気管支周囲肥厚像（peribronchial cuffing）がみられる．さらに小葉間隔壁に水分貯留が起こると，その肥厚像としてKerley's linesが現れる（図2の③④⑤）．
- 肺静脈圧が30 mmHg以上に上昇すると，肺胞腔内に水分が貯留し肺胞性肺水腫に至る．肺胞性陰影の特徴的胸部単純X線写真像が，気管支透亮像（air

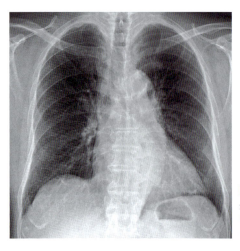

図3　心不全（軽度）
坐位．上肺野の血管が拡張し，下肺野と同程度になっている（cephalization〈角出し像〉）．

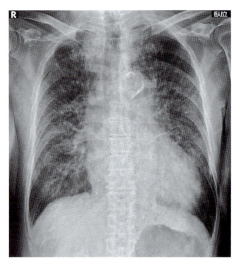

図4　心不全（高度）
臥位．肺門部からair bronchogramを伴う淡い浸潤影が広がる（butterfly shadow）．

bronchogram）で，末梢気管支が漏出液で充満した領域を通過している場合にみられる．これらの融合陰影が肺門から広がる様子が蝶形像（butterfly shadow）である（**図2**の⑧，**図4**）．

- 間質の浮腫は毛細血管の静水圧上昇による血漿成分の漏出像であるが，経過の長い左心不全では肺リンパ管が発達し，肺静脈圧が高くとも漏出成分の回収により肺うっ血像をきたしにくくなる．

C—右心不全の陰影

- 心陰影の拡大がみられるが，右房の拡大に伴い右第2弓が拡大する．
- 右室拡大に伴い左第4弓も拡大するが，第4弓下部の突出が顕著な左室肥大と異なり，左室が後上方に挙上され，第4弓全体が突出する．
- 胸部単純X線写真の側面像は，右心系と左心系の分離に有用で，右室の拡大は側面像における胸骨後部のスペースの狭小化としてもとらえることができる．

ここがポイント
経過の長い左心不全ではリンパ管が発達しているためうっ血像をきたしにくくなる

アドバイス
右心系と左心系の分離には胸部単純X線写真の側面像が有用である

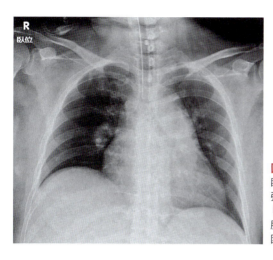

図5 右肺動脈の肺血栓塞栓症
臥位．右肺門部の肺動脈陰影が増強し，末梢肺野の血管陰影は減弱しているが，軽微な所見であり，胸部単純X線写真のみでの診断は困難である．

- 肺動脈性肺高血圧症の場合，肺動脈近位部は拡大するが，末梢ではむしろ血管影が減少し，肺野の透過性は亢進する．
- 急性肺血栓塞栓症では，閉塞した肺動脈の支配領域の肺野の透過性が亢進する（図5）が，一般的に胸部単純X線写真での診断は困難である．

3 循環血液量減少性における所見

a ― 水分量の評価

- 胸部単純X線写真は水分バランスの評価ツールの一つとなる．体内水分量は血管内と血管外に分けられるが，その変化は必ずしも相関しないため，それぞれについて評価する必要がある．
- 血管内水分量の指標には，心臓横径（図1のb），奇静脈弓（図1の③），vascular pedicle width（VPW；図1），肺血管陰影などがある．

b ― 奇静脈弓の大きさ

- 奇静脈弓は気管分岐部の右側に紡錘形に描出される（図1）．静脈であるため立位では虚脱しやすく通常はあまり目立たないが，臥位撮影では奇静脈弓が拡張し確認できることが多い．立位胸部単純X線写真では，気管壁から奇静脈弓の外縁まで7mm以下，臥位では10mm以下が基準値となる．
- 奇静脈弓の大きさは中心静脈圧を反映するが，静脈循環の閉塞や門脈圧の亢進では側副血行路として拡大することがある．

c ― vascular pedicle width（VPW）

- VPWとは，上大静脈右縁が右主気管支上縁と交わる点と左鎖骨下動脈起始部から下方に延ばした線との水平方向の距離である（図1）．
- 立位では50mm程度が基準値とされ，臥位では20％程度拡大するとされる．
- 循環血液量が増大する病態ではVPWが開大し，VPWの+5mmの開大は約

- 1,000 mLの循環血液量増加に相当する[2]とされ，体液量変化の指標として注目されている．
- 肺動脈楔入圧とも相関するとされ，臥位でCTR＞0.55かつVPW＞70 mmは心原性肺水腫の診断に有用である[3,4]．
- 血管内容量が増加すると，容量血管である静脈系が拡張するため，VPWのうち正中線より左側の動脈系と比較して右側の静脈系が拡大すると考えられている．
- VPWは撮影条件によって変化することが知られており，左前斜位・臥位・吸気ではVPW開大，右前斜位・坐位・呼気ではVPW縮小となるが，陽圧換気の影響は少ない．

> **ここがポイント**
> VPWは撮影時の体位や正面性などで変化するため，撮影条件を整えることも非常に重要である

d ― 片側肺野の透過性低下

- 片側肺野の透過性が低下している場合，無気肺または胸水や血胸などの胸腔内の液体貯留が考えられる．一般的に，無気肺では体積が小さくなるため縦隔が患側に偏位し，大量の胸腔内液体貯留では縦隔が健側に偏位する．
- 立位では，胸水は最も低い位置となる肋骨横隔膜角に貯留するため，肋骨横隔膜角の鈍化として容易に診断できるが，臥位では，胸水は背側に1層となって存在するのでしばしば見逃されてしまう．わずかな肺野の透過性低下，胸腔外側部の高濃度陰影などに注意を払う必要がある．

4 閉塞性における所見

a ― deep sulcus sign

- 気胸は呼吸不全，循環不全の原因となり，緊張性気胸は致死的な状態となる．

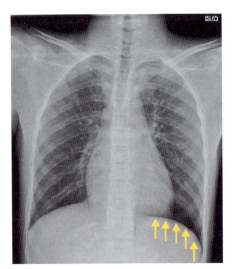

図6　左気胸
臥位．横隔膜が明瞭化している（→）．

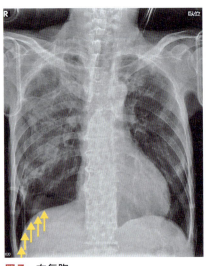

図7　右気胸
臥位．deep sulcus sign（→）

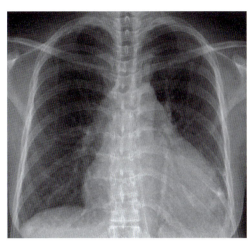

図8 心タンポナーデ
臥位．water-bottle様の心拡大．このような典型像を示すことは少ない．

- 気胸の診断は臓側胸膜の陰影を見いだすことにある．胸腔内に漏れ出た空気は，立位では胸腔の肺尖外側部にたまるため，臓側胸膜の陰影を見いだすことは比較的容易である．しかし臥位での撮影では，胸腔の前内側部が38％，肺下部が26％もあり，肺尖外側部の22％より多く，気胸の診断が困難となることが少なくない[5]．
- 胸腔内側部や肺下部にたまった空気による心陰影や横隔膜の明瞭化（図6），deep sulcus sign（図7），胸腔前部の空気による片側肺野の透過性亢進など，気胸を示す他のX線所見にも注意を払う必要がある．

b ― 心タンポナーデ

- 心タンポナーデは心嚢液貯留による心室拡張不全が原因となり循環不全を呈するが，急性の心タンポナーデでは心嚢液の量は必ずしも多くなく，胸部単純X線写真で心拡大とならないことも多い．
- 慢性経過の心嚢液貯留では，典型的にはwater-bottle様の心拡大となる（図8）．

（立木規与秀，安宅一晃）

> **ここがポイント**
> 臥位撮影では，立位と異なり空気が胸腔の内側や下部にたまることが多い

> **ここがポイント**
> 急性の心タンポナーデでは心拡大にならないことも多い

文献

1) 日本循環器学会，ほか．日本循環器学会/日本心不全学会合同ガイドライン．急性・慢性心不全診療ガイドライン（2017年改訂版）．http://www.asas.or.jp/jhfs/pdf/topics20180323.pdf
2) Pistolesi M, et al. The vascular pedicle of the heart and the vena azygos. Part II：Acquired heart disease. Radiology 1984；152：9-17.
3) Ely EW, et al. Radiologic determination of intravascular volume status using portable, digital chest radiography：A prospective investigation in 100 patients. Crit Care Med 2001；29：1502-12.
4) Ely EW, Haponik EF. Using the chest radiograph to determine intravascular volume status：The role of vascular pedicle width. Chest 2002；121：942-50.
5) Tocino IM, et al. Distribution of pneumothorax in the supine and semirecumbent critically ill adult. AJR Am J Roentgenol 1985；144：901-5.

2-3 心電図

はじめに

- 心電図波形は体液バランス，電解質異常，内分泌機能，自律神経機能などの影響を受け，全身状態を反映する．さらに，心筋虚血や不整脈など，循環血行動態の破綻をきたしうる心臓特異的な異常を早期に検出することが可能である．
- 本項では，集中治療・急性期治療にかかわる（必ずしも循環器専門医ではない）医師にとって必要と思われる心電図の知識について概説する．

1 モニター誘導と標準12誘導

- 調律の異常のみを確認する場合には両手・および足の3点電極によるモニター誘導を用いる．通常は右上から左下に向かって進む心房・心室の電気興奮を最もよく反映するⅡ誘導のほか，NASA誘導（V2誘導相当，筋電図の混入が少ない），MCL1誘導（V1誘導に近似，P波が観察しやすい），MCL5誘導（V5誘導相当）などが用いられる（図1）．心臓の解剖学的位置には個人差があり，十分な高さがあり評価に耐えうる波形が得られるように必要に応じて電極位置を調整する必要がある．
- 一方，心電図異常の局在を含めて評価する場合には標準12誘導が用いられるが，この場合も病態に応じて拡張誘導を追加する．たとえば，Brugada症候群では1肋間上の右側胸部誘導において心電図異常がより顕在化する．同

> **ここがポイント**
> 標準12誘導に拡張誘導を追加することが有用

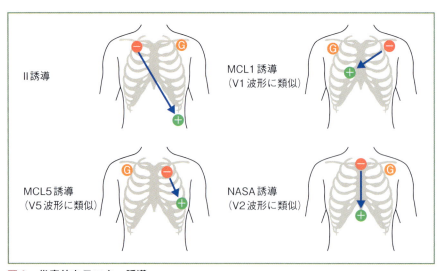

図1　代表的なモニター誘導

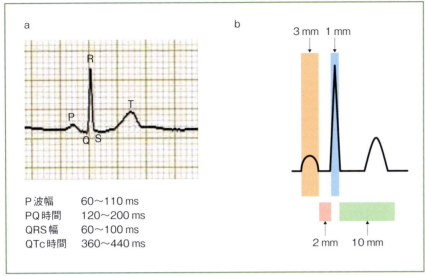

P波幅	60〜110 ms
PQ時間	120〜200 ms
QRS幅	60〜100 ms
QTc時間	360〜440 ms

図2　典型的なII誘導波形と各パラメータの簡単な覚え方

a：典型的なII誘導波形と各パラメータの正常値．

b："3-2-1-10" ルール．P波幅を3mm，P波終末からQRS開始までを2mm，QRS幅を1mm，QRS終末からT波終末までを10mmになるようにすると，P波幅120ms，PQ時間200ms，QRS幅40ms（実際にはもう少し広〈長〉くしてもよい），QT時間440msとなり，ほぼ正常の波形をフリーハンドで描くことができる．

様に右冠動脈を責任血管とする急性冠症候群においては右室梗塞の合併を評価するために右側胸部誘導が必要であるし，回旋枝領域の梗塞ではV7，V8の後壁誘導が有用である．心電計によっては標準12誘導の波形からこれらの拡張誘導を計算・導出する機能を備えたものがある．

2 基本パラメータの把握

- 12誘導心電図は，大まかにII誘導と胸部誘導の2段階で判読する．

a—肢誘導（主にII誘導）における基本パラメータの評価（図2a）

1．基本調律

- 規則的にP波-QRS波が1：1で連続していれば洞調律と判断する（異所性心房調律などの例外はある）．洞調律以外のリズムには各種不整脈のほか，ペースメーカ調律などが含まれる．

2．誘導心拍数

- 通常，心電計の電源を入れた直後の初期設定における記録速度は25mm/sである．RR間隔が5mm方眼いくつ分に相当するかを数え，300をその個数で割れば心拍数が算出される．たとえば，RR間隔が1秒（25mm）であれば5mm方眼5つ分で脈拍は300/5＝60/分である．

3．P波幅

● 通常，110 ms未満を正常値とする．幅の広いP波は心房興奮の遅延を反映しており，臨床的には心房（とくに左房）の拡大を疑う．

4．PQ時間

● 200 msが正常上限であり，それ以上はPQ延長と判断する．PQの延長は房室の伝導遅延を意味する．逆に，P波の終わりとQRS開始の間に等電位部分が存在せず，PQ間隔が極端に短い場合には副伝導路の存在を疑う．

5．QRS幅

● 心室の電気的興奮はHis束から右脚・左脚前後枝，Purkinje線維を介して作業心筋に伝播し，これがQRS波を形成する．心室内伝導系の伝導速度は速く，正常に伝導していればQRS波はおおむね100 msまでである．

6．QT時間，QTc時間

● QRS波の開始からT波の終了までの時間であり，最初の心室筋細胞が脱分極してから最後の細胞が再分極終了するまでの時間を意味する．QT時間は心拍数に依存するため，RR間隔による補正が必要となる．一般的にはRR時間の平方根でQR時間を除するBazettの補正式が用いられるが，RR間隔が短い場合の誤差が大きくなるため，小児科領域ではRR時間の三乗根で補正するFridericia法が用いられる[1]．QTcの正常値は360～440 msであり，女性の正常上限値のほうが大きい．簡便なQT延長の検出法として，T波の終末部が隣接するR波とR波の中線よりも後ろにある，すなわちRR時間の半分よりもQT時間が長いときにはQT延長があると判断することができる．

7．QRS波の電気軸

● 心臓の電気的興奮は前述のとおり右上から左下に向かうため，QRS波はI誘導，aVF誘導でともに陽性波となる．実際には個人差を考慮し，−30°〜＋110°の範囲を正常としている．

● 実物大の正常心電図波形をフリーハンドで書けるようになっておくと，異常波形のスクリーニングに有用である．筆者は簡易的に3-2-1-10ルールで大体の波形を把握しておくことを勧めている（**図2b**）．

b—胸部誘導における所見

1．V1誘導における左房負荷

● V1は下壁肢誘導とともにP波の評価に適している．通常，P波はV1誘導において陽性–陰性の二相波を示すが，左房負荷があるとP波後半の陰性部分が拡大する．この陰性部分の幅と振幅の積をP terminal forceとよび，0.04以上あると左房負荷を疑う一つの所見となる．

2．脚ブロックの有無

● V1誘導において，右脚ブロックでは二峰性の陽性波（RSR'パターン），左脚ブロックでは陰性の幅の広いQRS波をそれぞれ認める．右脚はカテーテルの機械的刺激で容易にブロックされるなど脆弱であるが，主に影響を受けるのは右室であるため，病的意義には乏しい．一方，完全左室ブロックでは前

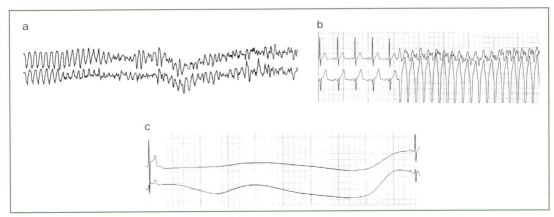

図3 即時に対応を必要とする心電図波形の例
a：心室細動，b：心室頻拍，c：心静止．
このような波形を認めた際にはすぐに患者のバイタルサインをチェックし，循環が破綻している場合には即時の救命措置が必要となる．

肢・後肢の両者もしくは分岐よりも近位部で伝導障害が生じている．広範囲の心筋障害が疑われること，心臓の主たる血液ポンプである左室の伝導に影響して心機能を低下させうることからその重要性は高く，原因精査および厳重な経過観察が必要である．

3．心室肥大（とくに左室肥大）の有無

- 通常，心室の電気的興奮は最初に心室中隔を右向きに伝導した後，自由壁に達し，その後，左に向かって伝導する．この左向きの起電力が右側胸部誘導では電極から遠ざかる陰性波（S波），左側では電極に近づく陽性波（R波）として観察される．左室肥大では左向きの起電力が増大する結果，V1誘導のS波，V5-V6誘導のR波がそれぞれ増高する．

4．前胸部誘導におけるR波の増高

- 前胸部誘導における陽性波（R波）はV1からV4にかけて徐々に増高するのが正常である．R波の増高不良は左室前面電極へ近づいてくる電気的興奮が少ないことを示し，収縮に最も関与する左室前壁の心筋の傷害を示唆する．

5．ST-T変化

- ST上昇・低下の部位および程度を評価しておく．ST変位には個人差が大きく，若年者における早期再分極など，虚血性心疾患以外でも上昇・低下を認めることも珍しくない．症状安定期にコントロールとして12誘導心電図を1枚記録しておくと，状態が変化したときとの比較が可能になり診断精度が向上する．

3 緊急性の高い心電図と注意すべき心電図変化

a ― 心室細動，心室頻拍，心静止（図3）

- 血行動態の破綻をきたし，放置すれば確実に死に至るため，これらの不整脈

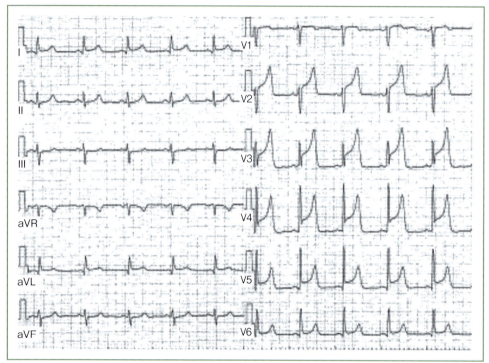

図4　典型的な前壁心筋梗塞急性期の12誘導心電図
胸痛の有無，心筋逸脱酵素の上昇がないか確認し，循環器内科医に即コンサルトするとともに，緊急冠動脈形成術や機械的サポートを念頭においた準備を始めることが必要となる．

が疑われたら（循環器内科医を呼ぶ前に），まず患者のバイタルサインを確認する．診断に迷って救命処置が遅れてはならない．

b ― 急性心筋梗塞，心筋虚血（図4）

- 前述のとおり，ST-T変化には個人差があり，必ずしも初回の心電図で虚血性心疾患が確定するとは限らない．疑われた場合には症状や逸脱酵素などを確認するとともに，経時的に心電図を記録し，その変化を追跡することで診断精度を向上させる．

4 注意すべき心電図

- 洞不全症候群（洞停止・徐脈頻脈症候群）や左脚ブロック，期外収縮の多発など新規に出現した調律異常や伝導障害はそれ自体が悪影響を及ぼすだけでなく，背景に原疾患の悪化が存在している可能性を念頭におく．
- 心房粗細動例では血行動態と塞栓リスクを迅速に評価し，洞調律化の可否および抗凝固療法開始の要否を検討する．

アドバイス
心室細動，心室頻拍，心静止の心電図を見落とさず，即時に救命処置を行う

Column Cabrera format

通常，肢誘導波形はEinthovenの標準肢誘導（I-II-III）およびGoldbergerの増高単極肢誘導（aVR-aVL-aVF）の順に表示される．この表示では左右の対称性（II誘導とIII誘導，aVR誘導とaVL誘導）を容易に評価できる一方で，各誘導間の連続性が消失しているために心臓との解剖学的位置関係を把握しにくい．aVR誘導の代わりに−aVR誘導（上下を反転させた波形）を用いると，前頭面における誘導を−30°〜＋120°まで連続して30°ごとに配列することができ，各誘導間の連続性が明らかになる（図5）．この配置をCabrera formatまたはpanoramic viewという[2,3]．心電計によってはCabrera sequenceの出力機能を有しているものがあるが，通常のものでも記録された心電図を上下反転させれば容易に−aVR誘導波形を得ることができる．

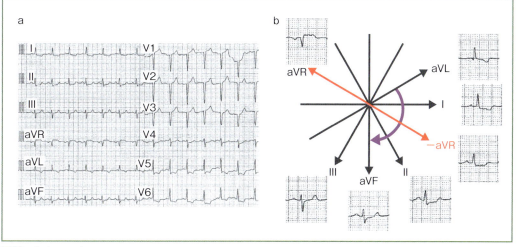

図5　Cabrera format
a：胸痛を主訴に来院した85歳男性の12誘導心電図．前胸部誘導のR波増高不良に加え，側壁誘導のST低下とT波陰転，IIおよびaVF誘導のST低下を認める．
b：本症例の肢誘導をCabrera formatの順に再配列したもの．aVRの代わりに−aVR誘導を用いることで，−30〜＋120°まで30°ごとに心電図波形を配列することが可能である．本症例ではaVLからaVF（−30〜＋90°）の範囲にわたりST低下およびT波の陰転が存在することがわかり，側壁から下壁にわたる広範囲の虚血が示唆される．冠動脈造影上は左前下行枝・回旋枝近位部に高度狭窄が認められた．

5 心電図に影響を与えうる病態

a ─ 電解質異常

- 心電図に与える影響が大きい電解質はカリウム（K）とカルシウム（Ca）であり，日常臨床でもこの2つが問題になることが多い．
- 高カリウム血症では心筋再分極に要する時間が短くなるためにQT時間が短縮し，前胸部で尖鋭化したT波（テント状T波）が認められる．さらにK濃度が高くなると種々の伝導障害を生じ，P波の消失やQRS幅の拡大を認めるようになる．
- 低カリウム血症では静止膜電位が低下した結果，Naチャネルの透過性亢

Column 12誘導心電図から心室性不整脈の起源を同定する

　集中治療を要する患者において，不整脈（とくに心室性）が病態悪化の一助を担うことはまれではない．低心機能のために抗不整脈薬の使用が制限され，カテーテルアブレーションを主とする非薬物治療が必要となることもしばしばである．アブレーションの成功率やアプローチを検討する一助となるため，不整脈専門医にコンサルトするにあたって12誘導心電図でその不整脈起源をある程度同定しておくことは有用である．具体的には，①脚ブロックのパターン，②電気軸とその対称性，③前胸部誘導における移行帯などを検討することにより，その起源が右側か左側か，上か下か，中隔か自由壁か，心基部か心尖部かなどを推定することが可能である（図6）．

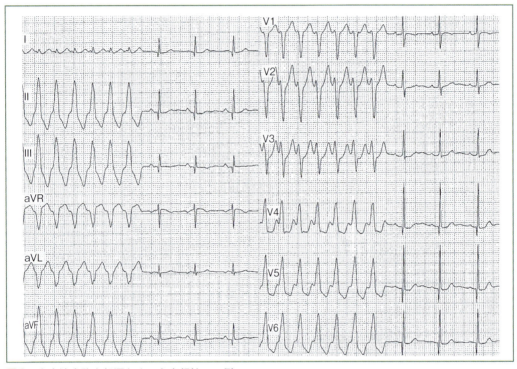

図6　右室流出路を起源とする心室頻拍の一例
12誘導心電図上，左脚ブロックパターンを呈しており右室起源が疑われる．また，頻拍時のQRS波形は左右対称（IIとIII誘導，aVRとaVL誘導の波形が酷似している，I誘導のQRS波高がきわめて小さい）であり，自由壁よりも中隔起源の可能性が高い．さらに頻拍時のQRSは下方軸，かつ波高が洞調律時のそれよりも高いことから，この頻拍の起源はHis束より上方であると推定できる．QRSの極性がV3とV4のあいだで陰性→陽性に変化していることから起源は中間部中隔にあり，基部や心尖部が起源である可能性は少なそうである．以上の情報から，この頻拍は右側中隔上方，すなわち右室流出路起源と推定することが可能である．

進・細胞の易興奮性をきたす．また，再分極にかかる時間が増加するため心電図上はQTの延長とともにT波の平低化・U波の出現を認める．
- 高カルシウム血症ではプラトー相が短縮されるためST部分の短縮や消失，QT時間の短縮，U波の増大などが認められる．
- 低カルシウム血症ではQT時間およびST部分の延長が認められる．

b—薬剤による影響

- 心電図は細胞膜内外のイオンの移動によって生じた電気的興奮を記録したものであるため，循環器系作動薬や抗不整脈薬に限らず，各イオンの出入りに影響する薬剤であれば心電図異常を生じうる．

- 薬剤による代表的な心電図変化にジギタリス効果がある．ジギタリス投与によりPQ間隔延長，STの盆状低下，QTの短縮が認められる．ジギタリスはNa^+-K^+交換系阻害による静止膜電位の上昇から異所性自動能の亢進，伝導速度の低下を生じる一方で，細胞内Ca^{2+}濃度を上昇させ遅延後脱分極を引き起こす．さらにジギタリスは迷走神経を介した間接作用により心拍を低下させる．これらの作用が相まって，ジギタリス中毒では多彩な不整脈を呈する．

- 抗うつ薬，抗菌薬，抗ウイルス薬，免疫抑制薬など非循環器領域で使用される薬剤がしばしばQT延長の原因となることがあり，注意が必要である．

おわりに

- 主に集中治療領域における心電図の意義，限界，注意点について概説した．心電図は境界域の異常を呈する症例が散見されるなど感度・特異度についてはやや難があるものの，低侵襲性および簡便性に優れスクリーニング検査としてはきわめて広く用いられており，その理解はきわめて重要である．

（水野裕八）

文献

1) Vandenberk B, et al. Which QT Correction Formulae to Use for QT Monitoring? J Am Heart Assoc 2016；5. pii：e003264. doi：10.1161/JAHA.116.003264.

2) Anderson ST, et al. Panoramic display of the orderly sequenced 12-lead ECG. J Electrocardiol 1994；27：347-52.

3) Sgarbossa EB, et al. Twelve-lead electrocardiogram：The advantages of an orderly frontal lead display including lead -aVR. J Electrocardiol 2004；37 (3)：141-7.

2章 診断補助

2-4 血液ガス分析

はじめに

● 血液ガス分析は，患者のガス交換能を評価するために必須の検査である．血液ガス分析を行わずに非侵襲的に血液中ガス分圧を計測する機器も存在するものの，精度に限界があり，血液ガス分析の重要性は揺るがない．循環管理の最終目標は生体組織に適切な酸素を運搬することであり，血液ガス分析結果は管理方針に影響する重要な因子である．

1 血液ガス分析の実際

● 血液ガス分析装置の開発は，基本的には酸素分圧，二酸化炭素分圧，pHを直接計測し，他のパラメータを計算することで始まった．最新の分析装置は少量の血液サンプルから非常に多くの項目を全自動で計測することが可能となっている．

> **ここがポイント！**
> 最新の分析装置では少量の血液サンプルから非常に多くの項目を全自動で計測できる

a—酸素分圧

● いわゆる「Clark電極」を用いて計測する．具体的には白金電極と銀/塩化銀電極間に電圧をかけておくと，その間にある電解質液中の酸素が水と反応する．その際に流れる電流量が酸素量に比例することを利用している．

● 血液中の酸素はヘモグロビンに結合したものと血液に溶解したものに分かれる．血液ガス分析における酸素分圧とは，血液と接したガスとの間で酸素の出入りが平衡しているときのガス中分圧のことを意味する．同じ酸素分圧でも，血液中の酸素含有量はヘモグロビン量，pH，血液温などに影響されて変動する．

● ヘモグロビン(Hb)に結合した酸素量(mL/dL)は$1.39 \times Hb\,(g/dL) \times SO_2\,(\%)/100$で表される．1molのヘモグロビンは4molの酸素と結合する．1molの酸素の容積は標準状態で22.4Lであり，ヘモグロビンの分子量が64,458であることから，100％に飽和したヘモグロビンは$22.4 \times 4 \div 64,458 = 0.00139\,(L/g) = 1.39\,(mL/g)$となる．これに対して血液中に溶解している酸素量は，Henryの法則により分圧に比例する．比例定数(溶解度)は$0.0031\,mL/mmHg/dL$である．これらを合わせて血液中の酸素含有量$CO_2 = 1.39 \times Hb \times SO_2/100 + 0.00139 \times PaO_2$となる．

● ヘモグロビンと酸素の結合は酸素分圧に対してS字状となる(**図1**)．この曲線を酸素解離曲線(oxygen dissociation curve)とよぶ．酸素解離曲線は，**表1**に示す要因により左方あるいは右方に移動する．右方に移動すると同じ酸素分圧でヘモグロビンに結合する酸素数が減るため，組織で酸素分子が解離

> **ここがポイント！**
> 酸素解離曲線が右方へ移動すると組織への酸素供給には有利になる

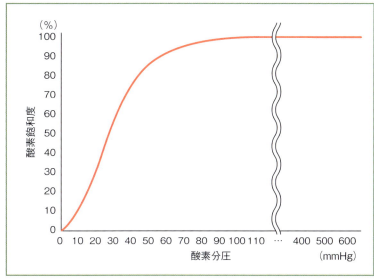

図1 酸素解離曲線

表1 酸素解離曲線の移動

因子	左方移動	右方移動
温度	低下	上昇
pH	上昇	低下
PCO_2	低下	上昇
2,3-DPG	減少	増加
その他	MetHb, COHbの存在	

2,3-DPG：2,3-diphosphoglycerate.

しやすくなり酸素供給には有利になる．左方に移動すると逆に酸素供給には不利になる．
- 生体が耐えられる動脈血酸素分圧の下限は不明である．ヒトでの研究は高地でのものが中心となるが，8,000 m以上の高地で活動する登山家は著しい低酸素血症に耐えているとの報告もある[1]．しかし，高地順応する時間を与えられていない実臨床の患者にそれらの結果を直接適応するのは難がある．近年，重症呼吸不全に対する体外循環を行った患者からの経験により，心機能に問題がない患者ではPaO_2の維持レベルを以前考えられていたよりも低く設定できる可能性が示唆されている[2]．

b ― 二酸化炭素分圧

- 二酸化炭素分圧は，検体とテフロン膜で仕切られ重炭酸水で満たされたpH電極で計測する．二酸化炭素分子はテフロン膜を通過し，重炭酸水と反応してpHを変化させる．血液中の二酸化炭素は酸素と異なり，さまざまな形態で存在する．主なものを以下に示す．

溶存二酸化炭素
- 酸素同様に $C_{CO_2} = aPCO_2$ で表される．a は37℃で0.03であり，酸素のおよそ20倍である．肺胞でのガス交換は分子の拡散により行われるが，拡散速度は溶解度に比例する．このため血液中と肺胞の二酸化炭素分圧差は，酸素と異なり，ほとんど等しい．

炭酸
- 二酸化炭素が水に溶けると $CO_2 + H_2O \rightleftarrows H_2CO_3$（炭酸）$\rightleftarrows H^+ + HCO_3^-$（重炭酸イオン）となる．炭酸の存在量は CO_2 の1/700と微量である．

重炭酸イオン
- 炭酸が解離してできるが，生体内での存在量は4つの形態のうち最も多い．

カルバミノ二酸化炭素
- 二酸化炭素が血液中のタンパク分子のアミノ基と次のような反応を起こす．
$$R-NH-H + CO_2 \rightleftarrows R-NH-COOH \rightleftarrows -NH-COO- （カルバミノ結合）+ H^+$$
実際の生体内では血漿タンパクとの結合は少なく，ヘモグロビンとの結合が主である．

- 二酸化炭素は単独では血管拡張作用を示すが，生体内では交感神経節に作用して血中カテコラミン濃度上昇を起こす．したがって高二酸化炭素血症では，各臓器で血管の拡張または収縮が起こる．脳血管は交感神経の支配を受けないため高二酸化炭素血症では脳血管は拡張し，頭蓋内圧は上昇する．しかし他の血管は，交感神経の作用が前面に出て収縮する．その結果として肺高血圧，狭心症悪化，肝・腎血流の減少などの症状が現れる．
- 正常な生体では，動脈血二酸化炭素分圧（$PaCO_2$）は40mmHgに制御されている．しかし慢性閉塞性肺疾患（COPD）のような慢性疾患患者では，安静時 $PaCO_2$ が上昇している患者がいる．このような患者では $PaCO_2$ 上昇に対して腎臓から重炭酸イオンが排泄されてpHは正常となっており，上記の高二酸化炭素血症による症状は現れない．こういった患者で体外循環や人工呼吸を用いる場合には，維持 $PaCO_2$ レベルを40mmHgではなく，安静時レベルを目標とする必要がある．誤って目標値を低く設定すると，脳虚血を招く危険性がある．脳虚血を招かなくても，新たな $PaCO_2$ に合わせて腎臓が重炭酸イオン濃度を調節しpHを正常化するため，体外循環や呼吸器離脱に支障が生じることがある．
- $PaCO_2$ を一定に保つための肺胞換気量は，体内の二酸化炭素産生量との関係で決まる．全身麻酔や重度脳障害などで呼吸運動が停止した場合の $PaCO_2$ 上昇速度は3〜5mmHg/分程度であり，PaO_2 低下速度のほうがはるかに大きい．これは体内の CO_2 緩衝系が O_2 よりも大きいためである．

▶COPD：
chronic obstructive pulmonary disease

ここに注意

COPDでは安静時 $PaCO_2$ が40mmHgより上昇している患者がいる

C―pH
- 血液pHの正常値は7.35〜7.45である．これより酸性ではアシドーシス，アルカリ性ではアルカローシスとよぶ．先に $PaCO_2$ は40mmHgに保たれてい

ると述べたが，実際の$PaCO_2$変化に対する換気調節はCO_2ではなく，脳脊髄液のpH変化に対して起こっていることがわかっている．アシドーシス，アルカローシスの原因が呼吸なのか代謝なのかにより，それぞれ呼吸性と代謝性に分類する．ちなみに血液pHはHenderson-Hasselbalchの式で計算できる．

ここがポイント 🅱

アシドーシスとアルカローシスは，原因によって呼吸性と代謝性に分類する

- $CO_2 + H_2O \rightleftarrows H^+ + HCO_3^-$ の関係から

$$[H^+] \cdot [HCO_3^-] / [CO_2] = K[H_2O] = K'$$

（H_2Oは濃度変化がほとんどないため定数とみなす）

両辺の対数をとり

$$pH = -\log[H^+] = pK' + \log\{[HCO_3^-]/[CO_2]\}$$

溶存二酸化炭素はHenryの法則によりPCO_2に比例する．

$$pH = pK' + \log\{[HCO_3^-] / [0.03 PCO_2]\}$$

pK'は血漿に対しては6.1をあてるので，

$$pH = 6.1 + \log\{[HCO_3^-] / [0.03PCO_2]\}$$

となる．

- たとえば呼吸性アシドーシスの場合，腎臓尿細管からの重炭酸イオン分泌を減らしてpHを正常化しようとする作用が起こる．これを代謝性代償とよぶ．同じpHでも呼吸性と代謝性では大きな違いがある．呼吸性アシドーシスでは$PaCO_2$の上昇が主な原因であるが，CO_2そのものは抗炎症作用をもつという報告もあるなど，pHが一定範囲である限り必ずしも生体に害があるとはいえない．これに対して代謝性アシドーシスは，乳酸や通常は生体内に存在しない有機酸が体内に蓄積していることを意味する．乳酸値上昇は，生体が正常な酸素代謝が行えていないとき，あるいは乳酸の分解機能が阻害されているときに起こり，重大な事態を意味する．近年，敗血症診断基準の変更があり（Sepsis-3），敗血症の診断基準に血中乳酸値上昇が加えられた[3]．これは乳酸が重大な臓器障害を引き起こす要因であり，予後規定因子であると考えられるためである．

- 代謝性アシドーシスに対する重炭酸ナトリウム投与の是非が議論になる．重炭酸ナトリウムを投与すると体内で水素イオンと反応してCO_2となる．CO_2は細胞膜を容易に通過するが，重炭酸イオンは帯電しているため細胞膜を通過しない．したがって細胞内に入ったCO_2は細胞内の水と反応して水素イオンを放出し，細胞内pHの低下を招く．結果として細胞機能低下と予後悪化につながるというのが重炭酸ナトリウムを投与しないほうがよいことの理由である．

2 体外循環における$PaCO_2$管理

a—常温の体外循環

- 患者における元々の$PaCO_2$を管理目標とする．小児では血液流量が少ないので，人工肺のガス流量が相対的に大きくなり調節が困難となるため，5% $CO_2 + 95\%$ O_2ガスを用いることもある．重症COPD患者など，元から高二

酸化炭素血症を呈する患者では，元の$PaCO_2$を管理目標としたほうがよい．このような患者では$PaCO_2$を下げると脳血流低下が起こるため，必要な場合には脳局所酸素飽和度のモニタリングを行う．

b ─ 体外循環中の低体温（$α$-stat法とpH-stat法）

- 温度が下がると一般に液体におけるガスの溶解度は増加する．溶存ガス量が変化していなくても温度が低下することで気相で液体と釣り合うガス分圧は低下する．CO_2でいうと体温が1℃低下するごとにPCO_2は4.3％低下する．$α$-stat法は，低下したPCO_2を外的にCO_2補正せず，37℃（血液ガス測定環境）で$PaCO_2$ 40mmHg，pH7.4を維持する方法である．$α$は，ヒスチジンの$α$イミダゾール環がpHの緩衝剤として働くことに由来する．これに対してpH-stat法とは，そのときの体温における$PaCO_2$ 40mmHg，pH7.4を維持するようにCO_2を投与する方法である．冬眠中の動物は低換気状態になることで自然にpH-statを実行していることが知られており，pH-statのほうが生理的と考えられるが，脳血流が増加することから頭蓋内圧上昇などの懸念がないわけではない[4]．

- 世界的には，新生児～小児領域では，患児体温における血液ガス評価（pH-stat法）が標準であり，低体温療法のRCTにおいても，pH-stat法が採用された．日本においても，患児体温補正をした血液ガス値において，正常pH・酸素・炭酸ガス分圧を維持することが望ましいと考えられる．

（藤野裕士）

文献

1) Grocott MPW, et al. Arterial blood gases and oxygen content in climbers on Mount Everest. N Engl J Med 2009；360：140-9.
2) He HW, Liu DW. Permissive hypoxemia/conservative oxygenation strategy：Dr. Jekyll or Mr. Hyde? J Thorac Dis 2016；8：748-50.
3) Singer M, et al. The Third International Consensus Definitions for Sepsis and Septic Shock (Sepsis-3). JAMA 2016；315：801-10.
4) Hogue CW, et al. Cardiopulmonary bypass management and neurologic outcomes：An evidence-based appraisal of current practices. Anesth Analg 2006；103：21-37.

2章 診断補助

2-5 心エコー

はじめに

- 急性循環不全・急性心不全には，いくつかの臨床分類が提唱されている[1]．いずれの分類も，合併症のリスクや患者の予後を予測し，初期段階での治療の指針を決定するのに役立つ．最も有益な指標は収縮期血圧であり，正常（90〜140 mmHg），上昇（>140 mmHg），あるいは予後不良の低下（<90 mmHg）に分けられる．
- さらに，ベッドサイドでの身体所見から，うっ血の有無（"wet"か"dry"か）と低灌流の有無（"cold"か"warm"か）で病態を4象限に分け，初期治療のガイドとする方法が広く用いられている（図1）[1-3]．
- このように，うっ血・低灌流の有無を判断する材料としての病歴聴取（臨床症状）ならびに身体所見に基づいて初期診断を行い，適切な治療を早期に開始することがきわめて重要である．そして，これらの所見を補助する方法として，胸部X線，心電図とともに，心エコー法を適切に用いる必要がある[1]．

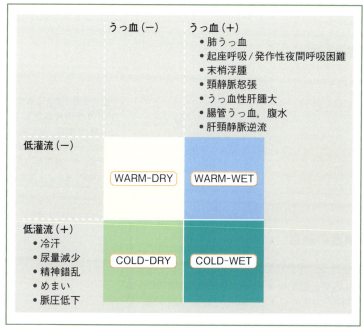

図1 うっ血と低灌流の有無に基づく急性心不全患者の臨床プロファイル
低灌流は血圧低下と同義語ではないが，しばしば血圧低下を伴う．
(Ponikowski P, et al. Eur Heart J 2016；37：2129-200[1] より)

2章　診断補助

1 心エコー法の役割

a—ガイドラインの推奨

● 心エコー検査の適応について，血行動態が不安定な急性心不全患者に対しては即座に施行し，器質的心疾患や心機能障害の有無が不明，または，前回の心エコー検査から変化していると考えられる患者に対しては48時間以内に施行することが推奨されている（class I, evidence level C）[1].

● 緊急に治療すべき急性心不全の原因を検索するための"CHAMP"とよばれるチェックリストで，重要な疾患として，急性冠症候群，高血圧緊急症，不整脈，急性の機械的原因（acute mechanical cause）[★1]，肺塞栓があげられている（**表1**）[1]. 当然のことながら，このような原因検索にも心エコー法がおおいに役立つ.

b—心機能と血行動態の区別

● 広義の心機能評価の対象には，心臓に固有の「心機能」と「血行動態」の両者が含まれ，これらを区別して考えることが大切である.

● 心不全は，このうち血行動態により次のように定義される.
十分な血液を駆出するために心室充満圧[★2]が上昇している状態，あるいは，全身組織の需要に見合うだけの血液を駆出できない状態.

● 左室充満圧が上昇すれば肺うっ血状態，右室充満圧が上昇すれば静脈うっ血状態と判断する. 一方，左室や右室の1回拍出量（stroke volume）を計測し

表1 特定の緊急治療を要する急性心不全の原因
"CHAMP"

C	acute **C**oronary syndrome
H	**H**ypertension emergency
A	**A**rrhythmia
M	acute **M**echanical cause
P	**P**ulmonary embolism

（Ponikowski P, et al. Eur Heart J 2016；37：2129-200[1] より）

[★1]

急性循環不全の機械的原因には，急性冠症候群に伴う自由壁破裂や心室中隔穿孔，急性僧帽弁逆流を含む心破裂と，胸部外傷，感染性心内膜炎に伴う急性弁逆流，大動脈解離などがあげられる.

[★2] 心室充満圧

左心系では平均左房圧を，右心系では平均右房圧を意味する.

ここが ポイント ❗

特定の治療を要する急性心不全の原因疾患として，C：冠症候群，H：高血圧，A：不整脈，M：機械的原因，P：肺塞栓の5つ（CHAMP）をチェックする

Advice 初期の心エコー検査の適応

　次の場合には初期に心エコー検査を行う. ①血行動態が不安定（とくに心原性ショック），②致死的な器質的心疾患や心機能障害の疑い（後述する機械的原因，急性弁逆流，大動脈解離），③初回の急性心不全，④心機能が不明，⑤前回の心エコー検査から変化が予想される. ポケットサイズ装置による心エコー検査は，身体所見の延長として第一段階で行うことができる. 臨床状態に明らかな変化がなければ，繰り返しの心エコー検査は通常行わない.

て，血行動態上の低拍出状態を診断する．
- 収縮機能の指標である左室駆出率が低下していても，左室充満圧と心拍出量の状態には次のような組み合わせが考えられ，血行動態は比較的短時間にこれらの状態のあいだを行き来する．
    ①左室充満圧が正常にとどまり（肺うっ血なし），また，左室拡大により1回拍出量も保たれる（低拍出状態なし）状態．
    ②左室充満圧が上昇するが（肺うっ血あり），1回拍出量は保たれる（低拍出状態なし）状態．
    ③左室充満圧が上昇し（肺うっ血あり），1回拍出量も低下する（低拍出状態あり）状態．
    ④左室充満圧は正常にとどまるが（肺うっ血なし），1回拍出量は低下する（低拍出状態あり）状態．
- ②〜④が心不全状態であるが，頻度としては②が多く，④はまれで，③は最重症である．
- 一方，収縮機能の指標である左室駆出率が低下していなくても，左室充満圧が上昇している場合があり（肺うっ血あり），駆出率の保たれた心不全（HFpEF）とよばれる．
- まれな病態ではあるが，先天性心疾患などで右心機能が著しく低下すると，左室の前負荷[★3]が低下し左室容積が小さくなるために，左室機能に明らかな低下がなくても（駆出率は正常でも），左室1回拍出量が減少することがある．この場合には，上記④のように左室充満圧は正常にとどまることが多い．
- 心エコー法による心不全の診断では，このように，心機能とは異なる血行動態の指標としての心室充満圧と1回拍出量をもって心不全状態の有無を直接的に評価しようとする．ただし，心エコー上のこれらの指標に異常が認められても，必ずしも臨床上の肺うっ血や低拍出症候群をきたしているとは限らない．心不全の評価において，心エコー法はあくまでも補助診断法であることに留意が必要である．

2 左室収縮機能と1回拍出量の評価

a ― 左室駆出率

- 左室に固有の収縮機能には，前負荷や後負荷に依存しない「収縮性」の概念がある．しかし，心エコー法で左室収縮性は計測できず，代理指標として左室駆出率を計測する．
- 左室駆出率 =〔(左室拡張末期容積 − 左室収縮末期容積)/左室拡張末期容積〕×100%
- 拡張末期と収縮末期の左室容積の計測には，一般に，心尖部四腔像と二腔像から2断面ディスク法（いわゆる修正Simpson法）を用いる[★4]．
- 左室駆出率は前負荷，後負荷の影響を受け，若干変化する場合がある．たと

2-5 心エコー

ここに注意
血行動態の指標である心室充満圧と心拍出量は刻々と変化し，急激には変化しない固有の心機能とは異なる

▶HFpEF：
heart failure with preserved ejection fraction

★3
左室前負荷とは左室拡張末期容積のことで，前負荷が低下すると拡張末期容積が減少する．

ここがポイント
心不全の間接所見である左室収縮機能の低下は，左室駆出率で評価する．これに対して，1回拍出量は血行動態指標であり，この低下は心不全の直接所見となる

★4
幾何学的仮定式を用いず，左室の心内膜面を三次元的に満遍なく検出して左室容積を求める三次元心エコー法も応用されつつある．

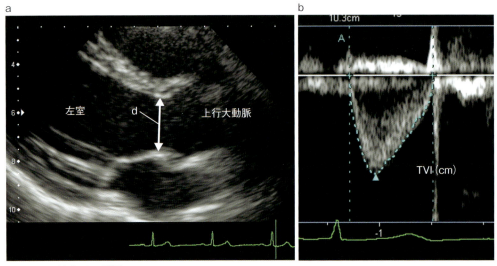

図2 1回拍出量の計測
a：傍胸骨左室長軸像．左室流出路径（d）から断面が円形と仮定して左室流出路断面積を求める．
b：左室駆出血流速波形．心尖部左室長軸断面のパルスドプラ法で左室駆出血流の速度時間積分値（TVI）を求める．左室流出路断面積とTVIの積から1回拍出量を算出する．

▶TVI：
time-velocity integral

えば，高度僧帽弁逆流の存在下での左室機能の過大評価には注意が必要である．

b ― 1回拍出量

- 左室の1回拍出量は，パルスドプラ法により，左室流出路を通過する駆出血液量として求められる（図2）[★5]．
- 収縮不全心においては，左室駆出率で表される左室収縮機能が低下していても，左室拡大（左室拡張末期容積の増大）により心拍出量は正常近くに保たれることが多い．

3 左室拡張機能と左室充満圧の評価

- 心不全の多くの症例では，低拍出状態（1回拍出量の低下）には至っていないが，肺うっ血（左室充満圧の上昇）を呈している[★6]．したがって，心不全を診断するためには，仮に1回拍出量が低下していなくても，左室拡張機能と左室充満圧を評価する必要がある．
- 左室充満圧の上昇は肺うっ血状態に直結する心不全の直接所見であり，左室固有の拡張機能は心不全の間接指標でしかない．心不全を診断するためには，左室充満圧の上昇を証明しなければならない．
- しかし，心エコー法で拡張機能と左室充満圧を明瞭に分離して評価することはできない．
- 左室拡張機能と充満圧の評価にあたっては，左室流入血流や肺静脈血流などの血流ドプラ指標を基本として，複数の指標を総合的に用いて評価を行う．

★5

1回拍出量を，左室拡張末期容積から収縮末期容積を差し引いて求めることもできる．しかし，断層法による2断面ディスク法は容積の絶対値をかなり過小評価する．したがって，この目的には三次元心エコー法を用いるべきである．

★6

前述のように，左室駆出率の低下した心不全（HFrEF）の症例では，心拡大により1回拍出量は保たれても（低拍出状態なし），左室充満圧が上昇する（肺うっ血あり）タイプの心不全を呈することが多い．一方，HFpEFでも同様に，1回拍出量は保たれ，左室充満圧が上昇していることが多い．

▶HFrEF：
heart failure with reduced ejection fraction

- これらの指標には一長一短があり[★7]，評価法が制約を受ける条件も方法により異なる．そこで，状況に応じて指標を使い分け，最適な指標の組み合わせを模索する．
- 最新のガイドラインに示されたアルゴリズムを用いて，いくつかの指標を使って拡張機能と左室充満圧を評価する方法が普及しつつある[4]．

a ― 最新のガイドラインに示されたアルゴリズム

- 米国心エコー図学会（ASE）が2016年に刊行したガイドラインに示された左室拡張機能評価のアルゴリズムを示す[4]．左室駆出率が低下している場合（図3）と保たれている場合（図4）に分けられている．
- 左室流入血流以外の指標を3指標のみに絞っており，臨床の現場で短時間かつ簡便に施行可能なアルゴリズムとなっている．
- 各指標には実行性の問題があり，状況により使用できない場合があるので，計測可能な指標のみを使って多数決で判定できるようになっており，現実的なアルゴリズムである[★8]．

b ― 左室流入血流指標

- 左室流入血流は左房と左室の圧較差に規定され，左室弛緩能，左室の硬さ，左室充満圧の影響を受けて，正常型・弛緩障害型・偽正常型・拘束型の4パターンに変化する（図5）．このうち偽正常型と拘束型で左室充満圧の上昇が示唆される．
- E波の高さがA波より十分に低く（E/A＜0.5），E波の減速時間（DT）が延長していれば，左室充満圧は上昇していない．ただし，肥大型心筋症などで強い弛緩障害があると，左室充満圧が上昇していてもE/Aが0.5を下回る場合がある[5]．
- 収縮不全心では，弛緩能は必ず障害されており，E/Aの上昇は左室充満圧の上昇を意味する．したがって，E/Aが1以上であれば偽正常化と判断する．

[★7]

指標により固有の拡張機能（その中でもとくに左室弛緩能）と左室充満圧の両者の影響を受けやすいものと，左室充満圧を比較的よく反映するものがある．しかし，左室充満圧を反映する指標であっても，その定量性には乏しいことが報告されている．したがって，今のところ，左室充満圧の推定に単一の指標を用いることはできない．

▶ASE：
American Society of Echo-cardiography

[★8]

場合によっては，ガイドラインのアルゴリズムに含まれない指標も補助的に用いるのがよい．そのためには，普段からできるだけ多くの指標を使用できるように準備しておく必要がある．

▶DT：
deceleration time

ここが ポイント !

E/Aは左室拡張機能と充満圧の両方の影響を受けるが，収縮不全心でE/A＞1であれば，左室充満圧は上昇していると考える

Topics　ASEによる左室拡張機能評価のアルゴリズム

　本アルゴリズムが発表されて以来，主として左室充満圧推定の精度を検証する研究が複数行われている．私見としては，左室流入血流の拡張早期波高（E）と僧帽弁輪拡張早期運動速度（e′）の比であるE/e′に対する依存度の高さは変わっておらず，より正確な評価を目指すのであれば，定量性にやや優れた指標をさらにもう一つくらい加えることができるとよいと考える．しかし，本アルゴリズムの評価が定まるまでにはやや時間がかかるであろう．

　本アルゴリズムの評価が定まるまでは，それぞれの臨床現場ではできるだけ全例で本アルゴリズムを用いた評価を行い，その他の臨床情報をフィードバックすることで，アルゴリズムの精度や問題点を検証していく姿勢が必要であると思われる．

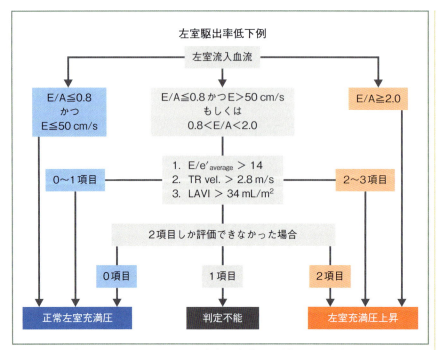

図3 ASEガイドライン2016による左室駆出率低下例での左室充満圧評価のアルゴリズム

ASE：米国心エコー図学会，E/A：左室流入血流の拡張早期波高（E）と心房収縮期波高（A）の比，$E/e'_{average}$：Eと2箇所で計測した僧帽弁輪拡張早期運動速度（e'）の平均値との比，TR vel.：三尖弁逆流の最大流速，LAVI：左房容積係数．

（Nagueh SF, et al. J Am Soc Echocardiogr 2016；29：277-314[4]より）

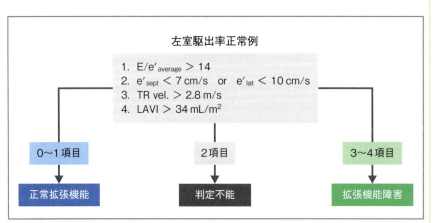

図4 ASEガイドライン2016による左室駆出率正常例での左室拡張機能評価のアルゴリズム

ASE：米国心エコー図学会，$E/e'_{average}$：左室流入血流の拡張早期波高（E）と2箇所で計測した僧帽弁輪拡張早期運動速度（e'）の平均値との比，e'_{sept}：心室中隔側のe'，e'_{lat}：左室側壁側のe'，TR vel.：三尖弁逆流の最大流速，LAVI：左房容積係数．

（Nagueh SF, et al. J Am Soc Echocardiogr 2016；29：277-314[4]より）

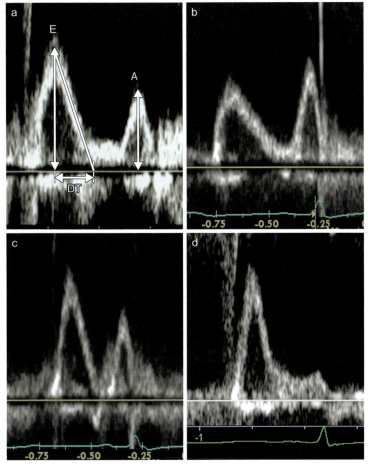

図5 左室流入血流速波形
a：正常型，b：弛緩障害型，c：偽正常型，d：拘束型.
E：拡張早期波高，A：心房収縮期波高，DT：拡張早期波の減速時間.

c—肺静脈血流指標

- ガイドラインのアルゴリズムには用いられていないが，以前から左室拡張機能・充満圧の推定に使用されてきた指標である.
- 左房圧が上昇すると，心室収縮期における肺静脈から左房への流入（S波）が途絶し，S波が減高しS/D<1となる（図6）.
- ただし，若年者の正常パターンもS/D<1である．S/DもE/Aと同様に二相性に変化するので，注意が必要である.
- 加齢に伴いS/Dは上昇，E/Aは低下するが，E/A<1となるよりも若年でS/D>1となり，さらに充満圧が上昇するとS/Dは低下する．したがって，高齢者でS/D<1であれば左室充満圧は上昇していると考えてよい[6].

ここがポイント
S/Dは左室拡張機能と充満圧の両方の影響を受けるが，高齢者でS/D<1であれば左室充満圧は上昇していると考えてよい

d—組織ドプラ指標

- 左室流入血流のEが弛緩能と充満圧の両方の影響を受けて二相性に変化するのに対して，e'はもっぱら左室固有の弛緩能と相関し，ほぼ単相性に変化するとされている.

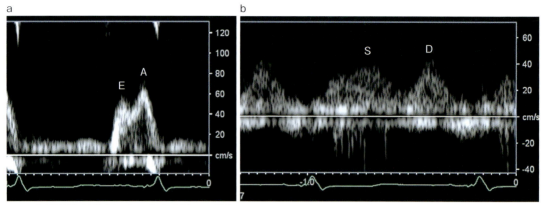

図6 肺静脈血流指標による左室充満圧の推定
a：左室流入血流速波形．左室流入血流の心房収縮期波（A）が拡張早期波（E）の上に乗り，A波の開始流速が＞20cm/sであるので，E/Aを用いた評価は正確ではない．
b：肺静脈血流速波形．そのような場合であっても，肺静脈血流の収縮期波（S）と拡張期波（D）の比S/Dにより，左室弛緩能と充満圧の評価が可能である．本例は高齢者であるので，S/D＜1より左室充満圧上昇が推定される．

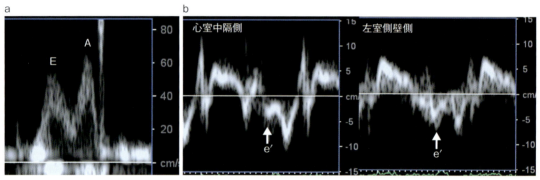

図7 僧帽弁輪運動速度による左室弛緩能と充満圧の推定
心不全歴を有する1型糖尿病の40代男性．
a：左室流入血流速波形．弛緩障害型パターンを呈する．
b：僧帽弁輪運動速度波形．心室中隔側と左室側壁側で僧帽弁輪運動速度波形を記録し，拡張早期波高（e'）は2箇所の平均を求める．平均のe'は明らかに低値であり，弛緩障害が示唆される．しかし，左室流入血流の拡張早期波高（E）とe'の比E/e'は異常高値を示さず，左室充満圧は正常と推定される．
A：心房収縮期波高．

- したがって，Eをe'で除したE/e'は，左室充満圧を反映すると考えられている（図7）．
- ただし，E/e'は正常と異常の境界域が広いことが問題であり[7]．また，単独指標での定量性はそれほど高くないことがわかってきた．
- 僧帽弁輪石灰化や人工弁置換・弁輪形成術後，僧帽弁狭窄，中等度以上の一次性僧帽弁逆流や収縮性心膜炎では，e'やE/e'は使用できない．

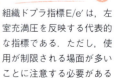

ここがポイント
組織ドプラ指標E/e'は，左室充満圧を反映する代表的な指標である．ただし，使用が制限される場面が多いことに注意する必要がある

e ― 左房容積係数

- 左房の拡大は，慢性的な左室充満圧の上昇を示唆する間接所見である．

- 左房サイズの評価には，左房前後径よりも左房容積が有用である．心尖四腔像および二腔像の2断面によるディスク法，または，area-length法が用いられる．
- 左房容積を体表面積で補正した左房容積係数が$34\,mL/m^2$より大きければ，左室拡張障害があると判断する[8]．

（山田　聡）

> **ここに注意**
> 心房細動や僧帽弁疾患が存在すると左房は拡大するため，同一の基準を用いて左房容積係数により左室拡張機能を評価することはできない

文献

1) Ponikowski P, et al. 2016 ESC Guidelines for the diagnosis and treatment of acute and chronic heart failure : The Task Force for the diagnosis and treatment of acute and chronic heart failure of the European Society of Cardiology (ESC) Developed with the special contribution of the Heart Failure Association (HFA) of the ESC. Eur Heart J 2016 ; 37 : 2129-200.
2) Nohria A, et al. Clinical assessment identifies hemodynamic profiles that predict outcomes in patients admitted with heart failure. J Am Coll Cardiol 2003 ; 41 : 1797-804.
3) Stevenson LW. Design of therapy for advanced heart failure. Eur J Heart Fail 2005 ; 7 : 323-31.
4) Nagueh SF, et al. Recommendations for the evaluation of left ventricular diastolic function by echocardiography : An update from the American Society of Echocardiography and the European Association of Cardiovascular Imaging. J Am Soc Echocardiogr 2016 ; 29 : 277-314.
5) Geske JB, et al. Evaluation of left ventricular filling pressures by Doppler echocardiography in patients with hypertrophic cardiomyopathy : Correlation with direct left atrial pressure measurement at cardiac catheterization. Circulation 2007 ; 116 : 2702-8.
6) Munagala VK, et al. Association of newer diastolic function parameters with age in healthy subjects : A population-based study. J Am Soc Echocardiogr 2003 ; 16 : 1049-56.
7) Ommen SR, et al. Clinical utility of Doppler echocardiography and tissue Doppler imaging in the estimation of left ventricular filling pressures : A comparative simultaneous Doppler-catheterization study. Circulation 2000 ; 102 : 1788-94.
8) Abhayaratna WP, et al. Left atrial size : Physiologic determinants and clinical applications. J Am Coll Cardiol 2006 ; 47 : 2357-63.

2章 診断補助

2-6 CT

はじめに

- 急性循環不全は，大量の出血，下痢や嘔吐による消化器からの体液の喪失などで循環血液量が減少し，十分な血圧が保てなくなることが原因で発症する．また，重度の熱傷や，敗血症，アナフィラキシー，心不全，広範な肺梗塞，心筋梗塞などによって血流不全による末梢組織の低酸素状態から引き起こされる．過度の低血圧状態になることが要因とされている．
- 重篤な血圧低下状況において，CT検査でみられる画像所見はCT hypotension complex[1]としてまとめられており，小腸粘膜下浮腫による腸壁の肥厚，下大静脈の虚脱（＜9mm）や周囲のhalo sign，大動脈の狭小化（＜20mm）などや，他の腹部臓器（肝臓・脾臓・膵臓など）の非特異的な変化がみられる．

1 CT検査で行うtriple rule out

- CT検査は，多くの場合，急性循環不全の原因検索や治療方針決定のために行う．緊急時に，早期に鑑別しなければならない致死的疾患として急性冠症候群，急性解離や破裂を含む大動脈疾患，そして肺血栓塞栓症があげられる．近年のCT技術の進歩によりこれらの胸痛を伴う3疾患はすべて心電図同期法を用いた造影CTで診断することが可能となってきた．この3疾患を造影CTで同時に診断・鑑別することをtriple rule outとよぶ．本項ではそれらのCT画像での診断を中心に述べる．

2 急性大動脈解離の診断

- 病歴や身体所見，採血結果，心電図，X線，超音波検査で疑われた場合，CTや経食道心エコー検査が行われるが，CT画像診断では，解離の存在診断，分類診断，合併症の診断の3つがポイントである[2]．これらの情報を十分に得るために，CTで単純撮影，造影早期相，造影後期相の3相の撮影を行う．

a—存在診断

- 単純撮影で大動脈解離を疑わせる所見として，石灰化内膜の内方偏位（図1）と三日月状の高濃度域（図2）の2つのサインがある．しかし，石灰化内膜の内方偏位がないからといって解離を否定することはできない．また，急性期の偽腔閉塞型大動脈解離では，偽腔が大動脈壁に沿って長軸方向に広い範囲で三日月状の高濃度域を呈する．偽腔が非常に薄いときは造影早期相でも後期相でも偽腔の存在が判然としなくなり，単純CTのこの所見が大動脈解離の唯一の診断根拠となる場合もある．しかし，三日月状の高濃度域について

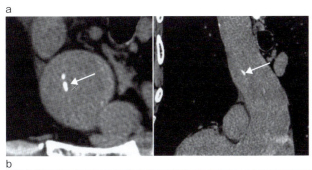
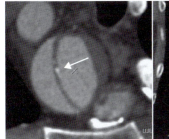
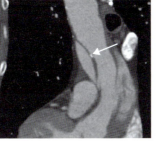
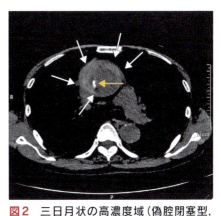

図2 三日月状の高濃度域（偽腔閉塞型，大動脈解離 Stanford A 型）
単純撮影で上行大動脈に石灰化内膜の内方偏位（→）と三日月状の高濃度域（⇨）を認める．

図1 石灰化内膜の内方偏位（偽腔開存型，大動脈解離 Stanford A 型）
a：単純撮影．上行大動脈に石灰化内膜の内方偏位（⇨）を認めるが，明らかな三日月状の高濃度域は認めない．
b：造影早期相．開存型の Stanford A 型大動脈解離所見を認める．

は発症からまもない超急性期には高濃度を示さない時期もあるので注意を要する．
- 次に造影早期相では，偽腔開存型では2腔構造を，偽腔閉塞型では造影されない理由を証明することが診断の基本である．しかし，偽腔開存型解離の中には，偽腔の血流が非常に遅いため，造影早期相で偽腔が造影されず，造影後期相になってから造影剤の流入を認める場合がある．造影後期相を撮影しておくと，偽腔への遅い造影剤の流入を確認できる．撮影していないと偽腔閉塞型と誤った診断をする可能性がある．とくに多列CTや回転速度の速いCTでは，撮影時間が短いためにこの現象が出現しやすいので注意を要する．

b ― 分類診断

- 大動脈解離の進展範囲と入口部（entry：エントリー）の位置を正確に診断する必要がある．

進展範囲の診断

- 範囲は胸部から骨盤までを造影剤を使ってファーストパスの状態で撮影することが望ましい．注意を要するのは，モーションアーチファクトが混入することにより大動脈壁にblur様のアーチファクトが混入して偽腔閉塞型の大動脈解離と誤認することである．
- これを防ぐために心電図同期法を使用すると，ヘリカルピッチが小さくなるため，撮影時間延長と被曝増大のデメリットが生じる．しかし，正確な診断

ここがポイント
発症からまもない超急性期には三日月状の高濃度を示さない時期もある

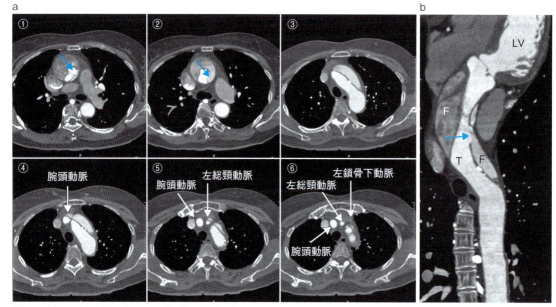

図3　大動脈解離 Stanford A 型，偽腔開存型

a：axial image ①〜③で，上行大動脈から遠位弓部に偽腔開存型の大動脈解離を認める．上行大動脈に亀裂（entry）を認める（→）．④腕頭動脈，⑤左総頸動脈，⑥左鎖骨下動脈に解離を認める（⇒）．

b：curved MPR 画像を作成すると開存した偽腔（F）と真腔（T）の観察ならびに大動脈の亀裂（entry）を明瞭に観察できる（→）．

　が求められる救急症例や手術が考慮されている症例には，積極的に心電図同期法を使用するべきと考える．
- エントリーの位置に関係なく解離範囲で分類した Stanford 分類がある[1]．

エントリーの診断

- エントリーの評価は病型診断のみならず，その位置や大きさの情報が手術術式を決めるうえで重要である．エントリーの位置と解離範囲で DeBakey 分類が用いられる[1]．
- CT でのエントリーの診断は，剥離内膜の断裂像としてとらえるのが，最も正確な診断法である．エントリーは，さまざまな部位に存在し，さまざまな形態を呈する．急性期の剥離内膜は薄くかつ激しく動いているため，モーションアーチファクトが混入しがちで心電図同期法を用いても明瞭には描出できないこともある．
- また，エントリーが大動脈弓部に存在する場合には剥離内膜とスライス面が平行となるために描出が困難になる．最近のワークステーションでは，大動脈全体の curved CPR 画像や計測用の stretched CPR 画像が作成でき，回転させることで弓部のエントリー確認も容易になってきた（図3）．
- CT では造影剤のファーストパスの状態を撮影しているので，偽腔内の造影剤の動的な観察が可能な場合がある．たとえば，エントリーが小さい場合にはエントリーに近接する偽腔は，その周囲と比較して強く増強される．またエントリーより心臓側の偽腔の造影はしばしば遅延する．この現象はⅢ型

▶CPR：
curved planar reformation

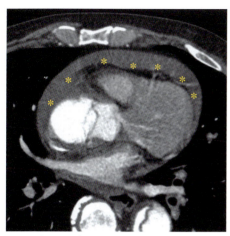

図4 心タンポナーデ
大量の心囊腔出血を認める（＊）．

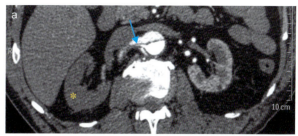
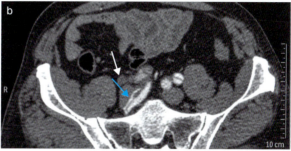

図5 臓器虚血
a：右腎動脈の静的閉塞（→）による右腎造影効果低下（＊）を認める．
b：右内腸骨動脈に解離（→）と右外腸骨動脈の閉塞（⇨）を認める．

逆行性解離の診断に有用である．

C ─ 合併症の診断

- 大動脈解離の急性期には，破裂や心タンポナーデ，臓器虚血など，死につながる重篤な合併症をしばしば伴う．これらは発症時，または発症から時間を経過した後に突然出現する．その他，急性に生じた大動脈弁逆流によって生じる心不全や，急性心筋梗塞，脳血管障害などの合併もある．

心タンポナーデと破裂

- 急性期の死因の一つである心タンポナーデ（図4）では経胸壁エコーが大きな役割を果たすが，少量の心腔出血の場合には貯留した液体のCT値の測定が血性でない心囊液との鑑別に役立つことがある．
- 破裂は大動脈走行に沿って起こりうるが，剖検例の検討では左胸腔の頻度が最も高く，縦隔・右胸腔・後腹膜腔がこれに続く．

臓器虚血

- 解離によって大動脈に狭窄や閉塞をきたし，その分枝から血液供給を受けている臓器に虚血を惹起する頻度は，慢性期まで含めると約3割に達する（図5）．虚血が生じるメカニズムは2つあり，一つは分岐自体に解離が波及し形態的な変化が起こる場合，もう一つは分岐自体に変化はないが偽腔の圧排により分岐への血流が低下する場合である．静的閉塞（static obstruction）と動的閉塞（dynamic obstruction）があり，静的閉塞は分岐自体の再建術，バイパス術，またはステント手術などが必要となる．動的閉塞では，エントリーの処置によって偽腔圧の低下が得られれば虚血は解除されることが多

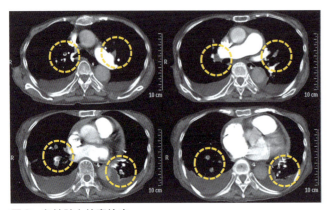

図6　急性肺血栓塞栓症
右上中下葉，左上下葉の区域枝に血栓を多数認める（破線囲み）．

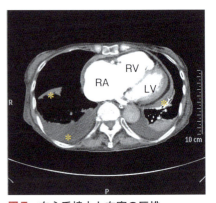

図7　右心系拡大と左室の圧排
急性肺血栓塞栓症による右心系（RV・RA）の拡大と胸水貯留，心嚢液貯留を認める．右S8に無気肺あるいは梗塞による変化を認める（＊）．

い．改善しない場合には開窓術の適応となる．

3 急性肺血栓塞栓症の診断[3]

- 肺塞栓症は血栓などにより，肺血管が狭窄もしくは閉塞し，呼吸機能低下や循環動態の悪化をきたす疾患である（図6）．
- 血管が閉塞した結果，右心系の負荷や肺梗塞が引き起こされる（図7）．心臓超音波検査同様，CTでも右室負荷所見を呈するものは予後不良とされる．
- 画像診断の目的は，肺動脈内の塞栓子の証明による確定診断，右心負荷の評価，深部静脈血栓症（DVT）の検索であり，肺動脈疾患におけるCTの利点は，高速撮影と体軸方向の高分解能にある．
- 体軸方向の分解の向上は主幹肺動脈からの一次分岐，二次分岐だけでなく，さらに末梢の肺動脈の状態まで描出することを可能にしている．
- このため，低血圧を伴って肺塞栓症が疑われた場合，または超音波検査で右心負荷所見を認めた場合は造影CT検査や肺シンチグラフィ（換気・血流）を行うことが推奨されている．一般的にCTの診断能向上により肺シンチグラフィ（換気・血流）や肺動脈造影（デジタル肺動脈造影〈DSA〉を含む），心臓カテーテル検査は減少傾向にある．MRIは他の検査法より感度が劣る．
- CT検査では肺動脈の異常を検出することが重要であるが，その原因であるDVTの診断も重要である（図8）．循環動態が不安定な重症肺塞栓症では造影剤使用が制限されるが，比較的安定化すれば，造影平衡相における深部静脈評価が可能となる．そのため相応量の造影剤を用いることが望ましい．しかしながら下肢深部静脈血栓の検索そのものは超音波検査も有用であり，その場合は造影剤を減ずることができる．
- また，下大静脈の評価，下大静脈フィルターの治療計画も可能で，腸骨静脈の評価など超音波検査でしばしば死角となる領域の検査が行えることや，静脈閉塞や狭窄の原因となりうる子宮外筋腫，異常坐骨静脈遺残，重複下大静

▶DVT：
deep vein thrombosis

▶DSA：
digital subtraction angiography

ここがポイント
CTで肺動脈内の塞栓子を証明し，その原因であるDVTも検索する

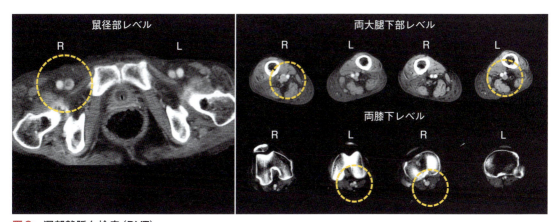

図8 深部静脈血栓症（DVT）
右鼠径部，両大腿下部，両膝下静脈と多数の血栓像を認める（破線囲み）．

脈などの血管外病変の検索が可能であり，これらの点を考慮しながら使い分けていく必要がある．

4 急性心筋梗塞の診断

- 診断が確定している場合は心臓カテーテル検査を行うが，CTの冠動脈イメージングのタイミングで心筋灌流を心筋の染まりとして評価することが可能である[4]．急性冠症候群のリスク領域は，早期相で造影欠損として描出される．また5〜8分後に後期像を追加撮影すると，その部位のバイアビリティの評価すなわち機能回復するか否かを推定することができる．急性心筋梗塞に対し，二相性の造影CTを行うと早期造影欠損，残存欠損，後期造影が得られる[5]．

早期造影欠損（early defect）
- 急性心筋梗塞では，造影の早期相で責任病変の領域に一致して造影欠損を認める．
- 前述の急性大動脈解離Stanford A型の解離が冠動脈に及んでいるか否かは，この早期造影欠損を確認すれば，詳細な冠動脈解析を確認するまでもなく梗塞領域を確認できることが多い（図9）．また，心筋の造影欠損部のCT値を測定しプラス値ならば急性の所見と考えられ，マイナス値であれば脂肪浸潤などを伴った陳旧性と考えられる．
- 毛細血管床の障害によるものと考えられ，冠動脈の再灌流療法が成功し肉眼的には冠動脈が正常に再灌流された症例でも灌流後しばらくの間この早期造影欠損像がよく観察される．

残存欠損（residual defect）
- 早期造影欠損が造影剤注入開始5〜8分後の後期相で残る場合を残存欠損という．
- 高度の心筋灌流障害が存在すると考えられ，およそ心筋梗塞のハイリスク領域を表しており，深い貫壁性の残存欠損が広範に存在する場合は，機能改善

ここがポイント
急性心筋梗塞では，早期造影欠損，残存欠損，後期造影が得られる二相性造影CTを行う

2章 診断補助

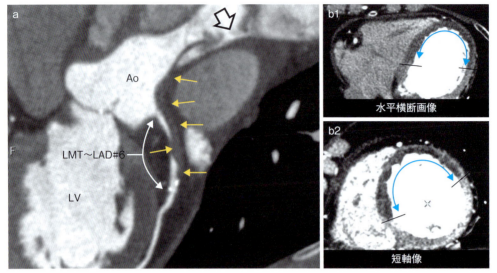

図9 急性心筋梗塞
a：LMT～LAD#6に上行大動脈(Ao)から連続的に続く，壁在血腫(→)を認め，左前下行枝(LAD)#6に99％の狭窄を認める．エントリー(⇨)も認める．
b：水平横断画像(b1)ならびに短軸像(b2)で，前壁から中隔にかけて(矢印⤴範囲)，早期造影欠損を認め，急性心筋梗塞所見を認める．

が不良で，同部位の心筋はやがて瘢痕・菲薄化する．

▶ 後期造影（late enhancement）

- 急性心筋梗塞のリスクエリアは，後期相で梗塞部やその周辺に後期造影を示すことが多い．
- 大きな深い早期造影欠損が認められた場合，残存欠損と後期造影所見となることが多く，機能改善の程度は不良である場合が多い．

〔小山靖史，林　祐作〕

文献

1) Ames JT, Federle MP. CT hypotension complex (shock bowel) is not always due to traumatic hypovolemic shock. AJR Am J Roentgenol 2009；192：W230-5.
2) 日本循環器学会，ほか．循環器病の診断と治療に関するガイドライン（2010年度合同研究班報告）．大動脈瘤・大動脈解離診療ガイドライン（2011年改訂版）．http://www.j-circ.or.jp/guideline/pdf/JCS2011_takamoto_h.pdf
3) 日本循環器学会，ほか．肺血栓塞栓症および深部静脈血栓症の診断，治療，予防に関するガイドライン（2017年改訂版）．http://www.j-circ.or.jp/guideline/pdf/JCS2017_ito_h.pdf
4) Leipsic J, et al. SCCT guidelines for the interpretation and reporting of coronary CT angiography：A report of the Society of Cardiovascular Computed Tomography Guidelines Committee. J Cardiovasc Comput Tomogr 2014；8：342-58.
5) Koyama Y, et al. Assessment of reperfused acute myocardial infarction with two-phase contrast-enhanced helical CT：Prediction of left ventricular function and wall thickness. Radiology 2005；235：804-11.

2章　診断補助

2-7 心臓カテーテル検査

はじめに

● 心臓カテーテル検査は大きく左心カテーテル検査と右心カテーテル検査に分かれる．左心カテーテル検査が主に冠動脈の解剖学的評価を行う冠動脈造影検査を示すのに対し，右心カテーテル検査は静脈系から肺動脈までの圧力と心拍出量の評価を行うモニタリングが主体の手技である．

● これらは，まれではあるが生命にかかわる合併症を引き起こす可能性のある侵襲的な手技であるため，適切に適応を評価する必要がある（**表1**[1]）．

1　冠動脈造影検査

● 冠動脈造影検査（coronary angiography：CAG）はとくに急性冠症候群（acute coronary syndrome：ACS）の原因検索からその治療，すなわち経皮的冠動脈形成術（PTCA；percutaneous coronary intervention〈PCI〉）へすみやかに移行することが可能な手技である．

▶PTCA：
percutaneous transluminal coronary angioplasty

● 同時にカテーテル室において透視下での一時的ペーシングに加え，大動脈内バルーンパンピング（intra-aortic balloon pumping：IABP），体外式膜型人工肺（extracorporeal membrane oxygenation：ECMO），補助循環用ポンプカテーテル（IMPELLA）等，機械的補助循環（mechanical circulatory support：MCS）を導入することが可能となる．

表1　心臓カテーテル検査の合併症

左心カテーテル		右心カテーテル	
心原性	非心原性	心原性	非心原性
● 死亡 ● 心筋梗塞 ● 心室細動 ● 心室頻拍 ● 穿孔	● 脳梗塞 ● 末梢塞栓 ● 空気塞栓 ● コレステリン塞栓 ● 外科的に修復が必要な血管障害 ● 仮性動脈瘤 ● 動静脈瘻 ● 血栓摘除 ● 上腕動脈損傷 ● 血腫 ● 造影剤腎症 ● アナフィラキシー	● 伝導異常 ● 右脚ブロック ● 完全房室ブロック（元来の完全左脚ブロック＋右脚ブロック） ● 不整脈 ● 弁障害 ● 穿孔	● 肺動脈破裂 ● 肺梗塞 ● バルーン破裂 ● 空気塞栓

(Gelzinis TA, et al. Kaplan's Essentials of Cardiac Anesthesia for Cardiac Surgery. 2nd ed. Elsevier；2018[1] より）

a — 冠動脈造影検査の適応

- 胸痛などの心筋虚血を疑わせる症状，心筋逸脱酵素の上昇，心電図での虚血性変化がみられた際は積極的にCAGを行う必要がある．とくに，トロポニンをはじめとした心筋逸脱酵素に関しては発症から上昇までにタイムラグがあることは認識しておかなければならず，経時的に変化する胸部症状，心電図，心エコーを優先してCAGの適応を判断する．

- 心電図においてST上昇型急性冠症候群（ST-elevation acute coronary syndrome：STE-ACS）に対しては可能な限り早期のCAGを行うことが推奨されている[2,3]．これは心電図でのST上昇は生存している心筋細胞の貫壁性虚血が示唆され，早期に血行再建を行うことで救済できる心筋細胞が多いと予想できるためである．

- 非ST上昇型急性冠症候群（non ST-elevation acute coronary syndrome：NSTE-ACS）は一般的には非貫壁性虚血ととらえられるが，時に進行性の高度な虚血を呈していることがある．とくに左主幹部（left main trunk：LMT）や多枝高度狭窄病変の際においてはaVR誘導のST上昇に加え，広範な誘導でのST低下がみられることが多い．

- 明確な理由が不明な心原性ショック，または心肺停止蘇生後の患者に対しては心電図変化にかかわらず緊急CAGを推奨している[2-4]．これは心原性ショックの背景にACSがあり，血行再建により血行動態の改善が期待できるからである．

- ショックを合併するACSには，①LMTまたは左前下行枝（left anterior descending artery：LAD）近位部が責任病変の場合，②多枝高度狭窄病変，③右室梗塞の合併，④洞不全症候群，完全房室ブロックに伴う徐脈からの循環不全，⑤機械的合併症などが考えられる．

- このなかでも乳頭筋断裂，心室中隔穿孔，心破裂などの機械的合併症は心原性ショックを合併するACS患者の約12%を占めるといわれている．これらを合併している場合は原則手術適応となるため早期発見が必要となる．いずれも心臓超音波検査，聴診での評価が重要となり心臓カテーテル検査前に判明することが望ましい（**図1**）．

- 右室梗塞は急性下壁心筋梗塞の10～15%において合併することがある．これは右室枝の虚血に伴うもので右冠動脈の近位部病変で多い．右側胸部誘導でST上昇がみられ，血行動態としては，①右室収縮能力の低下に伴う左室の前負荷の減少，②心室中隔の左方偏位に伴う左室コンプライアンスの低下と低心拍出の状態となる．血行動態が複雑になることが多く，積極的に肺動脈圧モニタリングを検討する．

- 徐脈に伴うショックの場合にはすみやかにカテーテル室で一時的ペーシングカテーテルを挿入する必要がある．この場合，カテーテル室までのつなぎとしての経皮的ペーシングは有効である．

ここが ポイント

トロポニンは発症から上昇までにタイムラグがあるため症状，心電図を優先してCAGの適応を判断する

ここが ポイント

ACSが疑われる心原性ショックの患者に対してはまず聴診，心エコー検査で機械的合併症の存在を調べる

2-7 心臓カテーテル検査

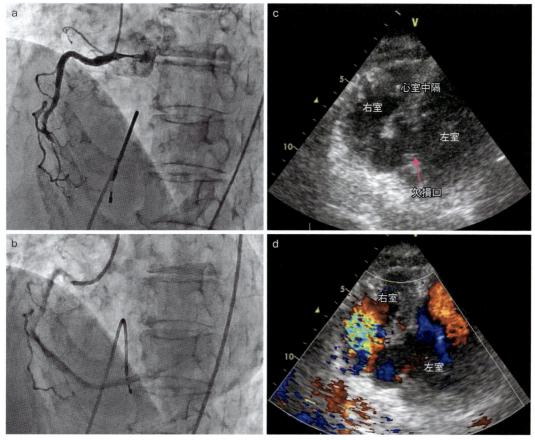

図1 心原性ショックで来院し，完全房室ブロックに加え心室中隔穿孔を合併していた急性下壁心筋梗塞の症例

84歳，女性．ST上昇型急性下壁心筋梗塞の診断で当院に転院搬送．来院時，完全房室ブロックを伴う徐脈・ショックであったため心筋梗塞に伴う完全房室ブロックと考え，一時的ペーシングを挿入のうえPCIを施行した．PCIにより再灌流が得られ，徐脈は改善したがショックは遷延した．帰室後の診察で高調な汎収縮期雑音を聴取し，心エコー検査により心室中隔穿孔を確認し(c)，穿孔部閉鎖術を施行する方針となった．聴診，心エコーにより来院時に心室中隔穿孔が指摘されるべき症例であった．
a：PCI前．RCA：(LAO50, CRA0) RCA#2 100%，b：PCI後．RCA：(LAO50, CRA0)，c, d：心エコー短軸像．心室中隔に欠損部位がみられ(c)，左室から右室への血流がみられる(d)．

b ― 冠動脈造影の実際

- ガイドライン上[2,3]，CAG, PCIは橈骨動脈アプローチが優先されるが，ショックを合併している場合はMCS導入の可能性も考え大腿動静脈の血管確保も考慮する．
- ACSはプラーク破綻とそれに続く血栓形成により急激に冠動脈が閉塞する病態である．CAGではあくまでも解剖学的な冠動脈の形態を評価するため，どこが責任病変であるのか時に判断に難渋することがある．この際には，Higumaらがその有用性を示した血管内超音波検査(intravascular ultrasound：IVUS)，光干渉断層法(optical coherence tomography：OCT)など

2章 診断補助

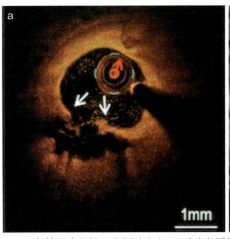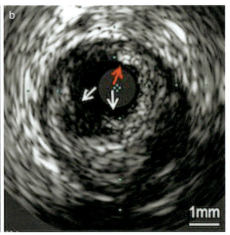

図2　急性冠症候群のOCT（a）とIVUS（b）所見
OCT，IVUSともに線維性皮膜の破綻（白い矢印）と，1時から10時方向に膨大な脂質コアがみられ，急性冠症候群の所見と考える．石灰化（赤い矢印）も一部でみられる．

(Higuma T, et al. JACC Cardiovasc Interv 2015 ; 8 : 1166-76[5]より抜粋)

を行い，プラーク破綻の所見を確認し治療方針を決定する（図2）[5]．
- 大規模前向きRCTであるIABP SHOCK II試験[6]において心原性ショックを合併したACSに対するIABPの有効性が示されなかったため，欧米のガイドライン[3,7]では機械的合併症が存在している場合を除き，IABPのルーチンでの使用は推奨されていない．しかし，日本ではIMPELLAが使用できなかった背景も加味され日本循環器学会のガイドライン[2]においては薬剤抵抗性心原性ショックにおけるIABPの使用はClass Iで推奨となっている．
- 血行再建の最中に血行動態が破綻することは多々あり，ハイリスク症例においてはVA ECMO導入の可能性まで考え，小径（4Frなど）のシースで大腿動静脈に血管確保を考慮する必要がある．

C— 経皮的冠動脈形成術（PCI）

- STE-ACSの症例に関しては，その早期再灌流の観点からprimary PCIが推奨されている．LMTが責任病変であったと判断された場合であってもPCIを施行することが一般的である．
- しかしNSTE-ACS，とくに虚血が遷延していないと判断された場合には

アドバイス
NSTE-ACS症例では抗血小板薬のローディングは冠動脈造影後が望ましい

Column door-to-balloon time

血流が途絶してから心筋細胞が生存可能な時間は6～12時間といわれており，このため早期の再灌流療法が重要である．door-to-balloon time＜90分は以前からよく知られているが，近年，onset-to-device timeが転帰により関連することも報告されており，発症から再灌流までの搬送を含めた包括的な取り組みが重要視されている[8]．

Column 抗血小板薬のローディング

現在，日本で使用できるP2Y$_{12}$阻害薬にはプラスグレル（エフィエント®），クロピドグレル（プラビックス®），チカグレロル（ブリリンタ®）が存在する．ACSにおいては早期に効果発現が期待できるプラスグレル，チカグレロルが欧米のガイドラインでは推奨されているが，現在日本では，急性期におけるチカグレロルは「クロピドグレル，プラスグレルが使用できない場合に限る」という条件つき採用のため実質はプラスグレルが主体となる．NSTE-ACSの際にはCABGの選択肢があるため，冠動脈造影検査を行うまではP2Y$_{12}$阻害薬のローディングは控えたほうが望ましいとされている．

Column CULPRIT-SHOCK試験

心原性ショックを伴う多枝病変を有するACS患者への非梗塞関連血管（non-IRA）の治療時期については日本循環器学会，アメリカ心臓病学会のガイドライン[2,7]では明記されていないが，2017年欧州心臓病学会のガイドライン[2]においてprimary PCIの際に行う一期的治療（immediately PCI）が推奨された．一方で，大規模前向きRCTであるCULPRIT-SHOCK試験[9]の結果が2017年に報告された．これによると一期的治療は待機的治療（staged PCI）と比較して有意に予後が悪かった．実際の臨床状況によって判断しなければならない場合も多いと考えるが，待機的治療が予後を改善させうるという結果は今後のガイドラインに影響するものと考えられる．

▶CULPRIT-SHOCK試験：
Culprit Lesion Only PCI versus Multivessel PCI in Cardiogenic Shock trial

SYNTAXスコアを根拠としてPCIに不適な病変は準緊急での冠動脈バイパス術（CABG）を考慮するべきである．このため抗血小板薬（とくにP2Y$_{12}$阻害薬）のローディングに関しては冠動脈の解剖が判明した段階が望ましいとされている[3]．

- 心原性ショックを合併したACS患者の約75％は，梗塞関連血管（infarct related artery：IRA）以外にも有意狭窄を伴う非梗塞関連血管（non-infarct related artery：non-IRA）がある多肢病変患者であることが報告されており，これらの患者では一枝病変の患者と比較し有意に予後が悪いと報告されている．

- 心原性ショックを伴うACS患者では，non-IRAに対する血行再建は入院中に行うことが推奨されている[3]．しかし治療の時期に関して，primary PCI時に行う一期的治療（immediately PCI）と待機的治療（staged PCI）のどちらが優れているかについては現在でも明確なコンセンサスが得られていない（Column「CULPRIT-SHOCK試験」参照）．

- 近年において治療に用いるステントとしては薬剤溶出性ステント（drug eluting stent：DES）が第一選択とされている[3]．しかし早期の手術が予定されている場合をはじめ抗血小板薬の継続が困難な症例においては，抗血小板薬が早期に減量可能なベアメタルステント（bare metal stent：BMS）やBioFreedom™薬剤コーテッドステントも検討する．

▶CABG：
coronary artery bypass grafting

 ここがポイント
心原性ショックを合併したACS患者には冠動脈多枝病変が多く，予後が悪い

- 血栓吸引療法に関しては日本循環器学会ガイドライン[2]ではClass IIaで推奨されているが，欧米のガイドライン[3]では有用性は乏しいとされている．また末梢保護デバイスについては明確な有用性のデータが乏しく，ルーチンの使用は推奨されていない．
- 心原性ショックを合併したACS患者における院内死亡率はいまだに40〜50％と高い．ショックを伴うST上昇型心筋硬塞（STEMI）患者に対する緊急PCIにおいては有意に予後を改善させることが報告されている．発症後36時間以内に心原性ショックとなり，ショック発症後18時間以内におけるprimary PCIはClass IIa以上で適応とされている[2]．

▶ **STEMI**：
ST (-segment) elevation myocardial infarction

d — MINOCA

- Third Universal Definition of Myocardial Infarction[10]では心筋梗塞はその原因によりtype1〜5に分類されていた．近年，心筋梗塞の定義を満たすがCAG

▶ 3章「3-2-1 虚血性心疾患」(p.174) 参照

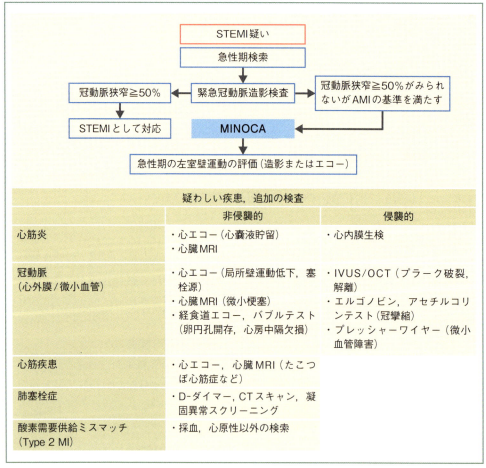

図3　MINOCAの診断手順と追加の検査
MINOCA：myocardial infarction with nonobstructive coronary arteries, MI：心筋梗塞, PCI：経皮的冠動脈インターベンション, STEMI：ST上昇型心筋硬塞, AMI：急性心筋梗塞, IVUS：血管内超音波検査, OCT：光干渉断層法．

(Ibanez B, et al. Eur Heart J 2018；39：119-77[3] より)

2-7 心臓カテーテル検査

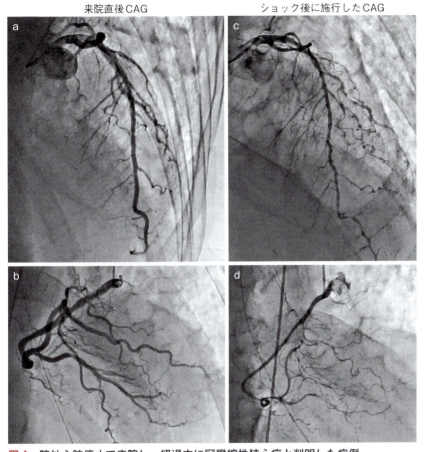

図4 院外心肺停止で来院し，経過中に冠攣縮性狭心症と判明した症例
78歳，男性．初期波形が無脈性心室頻拍（pulseless VT）の院外心肺停止蘇生後で搬送．来院時の緊急冠動脈造影検査（CAG）では冠動脈に有意狭窄はみられなかったが，入院2日目に，再度，下壁誘導でST上昇を伴う一過性のショックがみられた．再度施行したCAGでは多枝冠攣縮がみられ，今回の心肺停止の原因の可能性とも考えられた．
a：LCA：（LAO0, CRA30），b：RCA：（LAO0, CRA30），c：LCA：（LAO0, CRA30），
d：RCA：（LAO0, CRA30）．

▶VT：
ventricular tachycardia

において50％以上の狭窄がみられない症例はmyocardial infarction with nonobstructive coronary arteries（MINOCA）という疾患概念に分類されることになった（図3）[3]．

- MINOCAの原因にはたこつぼ心筋症をはじめ，冠攣縮性狭心症，急性心筋炎，心筋酸素需要供給不均衡（頻脈性不整脈，高度貧血）などがあげられる．これらは病態により治療方針が異なるため，CAGに加えて追加の検査が必要となる．

- とくに冠攣縮性狭心症はアジア人で多く，時に致死性不整脈を引き起こすこともある．診断にはアセチルコリン負荷試験が有用であるが安全性の面からはショックの際には施行せず，待機的に施行するべきである．心原性と考えられる院外心肺停止蘇生後の患者における原因疾患の3～11％は冠攣縮性狭心症と報告されている[11,12]（図4）．

ここがポイント
心筋梗塞の定義を満たすが冠動脈病変がみられない症例はMINOCAに分類される

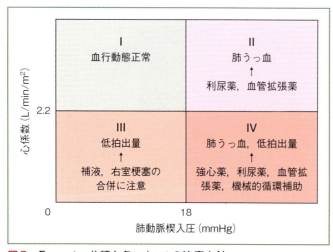

図5 Forrester分類と各subsetの治療方針

1977年にJ.S. Forresterが考案したポンプ失調の重症度分類．Swan-Ganzカテーテルより得られたデータに基づいて重症度を分類した．肺うっ血の指標として平均肺動脈楔入圧18mmHg，末梢循環不全の指標として心係数2.2L/min/m²を基準とし，4群に分類する．subset Ⅰは血行動態には問題ない．subset Ⅱは肺うっ血を軽減させるために利尿薬か血管拡張薬を投与する．subset Ⅲは末梢循環不全を伴い，脱水や右室梗塞の可能性が考えられるので，まず輸液を行う．心係数改善が遅延するようならカテコラミンを投与する．subset Ⅳは肺うっ血と末梢循環不全の両方を認め，利尿薬，血管拡張薬，カテコラミンを併用して強力に治療しなければならない．薬物療法で効果が得られない場合は，大動脈内バルーンパンピング（IABP），経皮的心肺補助装置（PCPS）などの補助循環も併用する．
（堀 正二，監修．図解 循環器用語ハンドブック．第3版．メディカルレビュー社；2015[13] より）

- 一方，たこつぼ心筋症の診断には左室造影検査（left ventriculography：LVG）での冠動脈支配域に一致しない左室壁運動低下が重要となる．ショックの状況ではルーチンのLVGは推奨できないが，診断が必要な場合には施行するべきである．
- MINOCA患者における予後は原因によって大きく異なるが，平均1年死亡率は3.5%と報告されている．

2 右心カテーテル検査

- 右心カテーテルで行う肺動脈カテーテルは，現在ではほぼSwan-Gantzカテーテルが主流となっている．測定を行う項目は右房圧（right atrial pressure：RAP），右室圧（right ventricular pressure：RVP），肺動脈圧（pulmonary artery pressure：PAP），肺毛細管楔入圧（pulmonary capillary wedge pressure：PCWP），熱希釈法により得られる心係数（cardiac index：CI），混合静脈血酸素飽和度（mixed venous oxygen saturation：SvO_2）などがあげられる．
- 肺動脈圧モニタリングを行うことで，Forrester分類に照らし合わせ重症度の評価と治療方針決定の補助を行うことができる（図5）[13]．
- 通常，中等度以上の三尖弁閉鎖不全症やシャント疾患がある場合はFick法★1での心拍出量のほうが熱希釈法と比べ正確とされている．しかし集中治療領域，とくにショックの状況下では酸素消費量が通常とは異なり，使用しにくいのが現状である．
- 現在のガイドラインでは，ルーチンの侵襲的肺動脈圧モニタリングは心不全の管理に明確な有効性を示すエビデンスが乏しく推奨されないが，循環動態が不安定な場合や急性呼吸窮迫症候群（acute respiratory distress syndrome：ARDS）との鑑別が困難な場合には積極的に推奨されている[14]．
- ただし，現在までに肺動脈圧モニタリングを行うことで予後を改善させると

▶1章「1-3 急性循環不全の重症度評価」(p.22)参照

★1 Fick法

Fickの原理をもとに，心拍出量＝酸素消費量/（動脈血酸素含有量－肺動脈酸素含有量）として算出したもの．

アドバイス

循環動態の安定しない患者に対する肺動脈圧モニタリングは積極的に推奨されている

いう大規模RCTは存在しておらず，あくまでも診療の補助ツールとして使用するべきである．

3 心筋生検

● 心原性ショックの際の緊急心筋生検は，急性心筋炎の確定診断またはステロイド使用の根拠を求めるために施行するという状況が主である．心筋生検は心タンポナーデをはじめとした重篤な合併症を起こす可能性があるため，適応を慎重に判断する必要がある．

（小林欣夫，立石和也）

ここが ポイント
急性心筋炎に対する緊急心筋生検は慎重に適応を考慮するべきである

文献

1) Gelzinis TA, et al. Cardiac catheterization laboratory : Diagnostic and therapeutic procedures in the adult patient. In : Kaplan JA, et al. Kaplan's Essentials of Cardiac Anesthesia for Cardiac Surgery. 2nd ed. Philadelphia : Elsevier ; 2018.

2) 日本循環器学会，ほか．循環器病の診断と治療に関するガイドライン（2012年度合同研究班報告）．ST上昇型急性心筋梗塞の診療に関するガイドライン（2013年改訂版）．p.1-86．http://www.j-circ.or.jp/guideline/pdf/JCS2013_kimura_h.pdf

3) Ibanez B, et al. 2017 ESC Guidelines for the management of acute myocardial infarction in patients presenting with ST-segment elevation : The Task Force for the management of acute myocardial infarction in patients presenting with ST-segment elevation of the European Society of Cardiology (ESC). Eur Heart J 2018 ; 39 : 119-77.

4) 日本蘇生協議会，監修．JRC蘇生ガイドライン2015．東京：医学書院；2016.

5) Higuma T, et al. A Combined Optical Coherence Tomography and Intravascular Ultrasound Study on Plaque Rupture, Plaque Erosion, and Calcified Nodule in Patients With ST-Segment Elevation Myocardial Infarction : Incidence, Morphologic Characteristics, and Outcomes After Percutaneous Coronary Intervention. JACC Cardiovasc Interv 2015 ; 8 : 1166-76.

6) Thiele H, et al. Intraaortic balloon support for myocardial infarction with cardiogenic shock. N Engl J Med 2012 ; 367 : 1287-96.

7) O'Gara PT, et al. 2013 ACCF/AHA guideline for the management of ST-elevation myocardial infarction : Executive summary : A report of the American College of Cardiology Foundation/American Heart Association Task Force on Practice Guidelines. Circulation 2013 ; 127 : 529-55.

8) Shiomi H, et al. Association of onset to balloon and door to balloon time with long term clinical outcome in patients with ST elevation acute myocardial infarction having primary percutaneous coronary intervention : observational study. BMJ 2012 ; 344 : e3257.

9) Thiele H, et al ; CULPRIT-SHOCK Investigators. PCI Strategies in Patients with Acute Myocardial Infarction and Cardiogenic Shock. N Engl J Med 2017 ; 377 : 2419-32.

10) Thygesen K, et al. Third universal definition of myocardial infarction. Circulation 2012 ; 126 : 2020-35.

11) Kobayashi N, et al. Characteristics of patients with cardiac arrest caused by coronary vasospasm. Circ J 2013 ; 77 : 673-8.

12) Tateishi K, et al. Clinical value of ST-segment change after return of spontaneous cardiac arrest and emergent coronary angiography in patients with out-of-hospital cardiac arrest : Diagnostic and therapeutic importance of vasospastic angina. Eur Heart J Acute Cardiovasc Care 2018 ; 7 : 405-13.

13) 堀　正二，監修．坂田泰史，ほか編．循環器用語ハンドブック．第3版．大阪：メディカルレビュー社；2015.

14) 日本循環器学会，ほか．日本循環器学会/日本心不全学会合同ガイドライン．急性・慢性心不全診療ガイドライン（2017年改訂版）．p.1-131．http://www.asas.or.jp/jhfs/pdf/topics20180323.pdf

2-8 バイオマーカー

はじめに

- 救急でよく遭遇する致死的急性循環不全を生じる疾患に，急性心筋梗塞，急性心不全，肺血栓塞栓症などがある．いずれも刻々と病態が変化するのであるが，早期診断が困難な例，非典型例がある．しばしば診断と治療に遅れが生じ，急変して死亡すれば医療訴訟にもなりやすい．医師にとっては胸部X線，心電図，造影CT，心エコー，血液ガスなどいくつもの検査をきわめて短時間に組み合わせる必要があり，個々の検査の解釈には経験も要する．
- 一方，バイオマーカーは採血オーダーさえすれば結果が実数値で得られるために，短時間に正確な判断が可能である．本項では，急性心筋梗塞におけるトロポニン(T, I)，急性心不全におけるBNP，NT-proBNP，肺血栓塞栓症におけるD-ダイマーの診断的意義について述べた後，急性心不全の治療経過において，簡単で有用なバイオマーカーの考え方について述べる．

▶BNP：
brain natriuretic peptide
（脳性ナトリウム利尿ペプチド）

▶NT-proBNP：
N terminal-proBNP

1 心筋梗塞診断における心筋トロポニンT，心筋トロポニンI測定

- 急性冠症候群では，薄い線維性被膜に包まれた不安定な粥腫が破裂し，血液中の血小板や凝固因子に曝露されることで冠動脈内血栓が生じる．各種心筋マーカーの上昇が認められるが，クレアチンキナーゼ(CK)，クレアチンキナーゼMB(CK-MB)，ミオグロビン，心臓由来脂肪酸結合タンパク(H-FABP)は心筋細胞質に存在し，心筋トロポニン，ミオシン軽鎖は心筋フィラメントに存在する．CK, CK-MB, ミオグロビン，H-FABPなど細胞質のマーカーは心筋梗塞発症後数時間で上昇し始める．このため従来は「CK-MBが正常上限の2倍を超えること」が，いわゆるWHOの心筋梗塞診断基準として提唱されていた．
- その後1990年代から心筋特異的なトロポニン測定系が使用され始め，心筋トロポニンは2000年の欧州心臓病学会/米国心臓病学会(ESC/ACC)急性心筋梗塞ガイドラインの改定により，急性心筋梗塞の診断基準に記載されるようになった[1]．ただし，心筋梗塞の診断はバイオマーカーだけで行うのではなく，病歴，自覚症状，心電図，心エコー所見などと組み合わせて判断することに留意する．
- 2010年からトロポニン測定系は「健常者の99パーセンタイル値における変動係数(coefficient of variation：CV)[CV(％)＝標準偏差(SD)÷平均値(mean)×100(％)]が10％以下である測定試薬」が高感度測定系として推奨され[1]，従来のトロポニン測定系よりも低値部分が正確に測定できるようになった．

▶CK：
creatine kinase

▶H-FABP：
heart-type fatty acid-binding protein

▶ESC：
European Society of Cardiology

▶ACC：
American College of Cardiology

ここがポイント

血中トロポニンは「心筋梗塞の診断」の第一選択のバイオマーカーであることが，国内外の診断基準，ガイドラインにより記載されている

2-8 バイオマーカー

表1　心筋梗塞の診断におけるそれぞれの測定系の感度，特異度

トロポニン測定系 （健常者の99パーセンタイルカットオフ値）	感度 （%）	特異度 （%）	陰性的中率 （%）	陽性的中率 （%）
高感度測定系				
• アボットARCHITECT高感度トロポニンI（0.028ng/mL）	86	92	97	69
• ロシュ高感度トロポニンT（0.014ng/mL）	95	80	99	50
• シーメンストロポニンI Ultra（0.040ng/mL）	89	92	98	68

（Reichlin T, et al. N Engl J Med 2009；361：858-67[2]より）

- 最近は高感度トロポニンの条件として，健常者の実数値が正確に表示可能な測定系が望ましいともされ，健常者でも低値であるが実数が表示されるものが多い．たとえばロシュ高感度トロポニンT（hs-cTnT）測定系は琵琶湖（貯水量27.5km[3]）に100kgのショ糖を均質に混ぜ，湖水1滴（50μL）からショ糖分子を検出できるほど高感度である．高感度トロポニンを用いると「基準値を従来よりも低く設定する」ことが可能であり，まだ値が低値である心筋梗塞の超急性期から診断することが可能である[2]．

- 注意点として患者背景因子に測定値が影響を受けることがあり，性別（男性がやや高値），年齢（高齢者が高値），腎機能（腎機能が悪いと高値）などがある．また各社の各測定系によってすべて認識されるエピトープ[★1]が異なるため，高感度トロポニンTの実数値はトロポニンIに換算できないし，複数社から発売されているトロポニンIは他社のトロポニンIに換算できない．それぞれの高感度測定系の基準値は，それぞれの測定系における健常者の99パーセンタイル値であり，すべて異なる．

- **表1**にそれぞれの高感度トロポニンの心筋梗塞診断における感度，特異度，陰性的中率，陽性的中率を示す．高感度測定系ではカットオフ値が低いため，陰性的中率（検査が陰性の場合，疾患が陰性である確率）は高いが，陽性的中率（検査が陽性の場合，疾患が陽性である確率）は低い．最近では，観察開始時と1～3時間後のトロポニン値を測定して，2点間で上昇があるかどうかも評価すると，陽性的中率が上昇するという報告もある[3]．実臨床では心電図やCK，CK-MBに変化なく，高感度トロポニンのみ高値な心筋梗塞に遭遇することもあり，rule in（確定診断）値，rule out（除外診断）値を知っておくと不用意に患者を帰宅させて自宅で急変するようなことは少なくなると思われる．

★1　エピトープ

抗体が認識する抗原部位．

ここがポイント
診断のカットオフ値は測定系により異なる

ここがポイント
カットオフ値を低くすると，陰性的中率は高くなるが陽性的中率は低くなる

2　急性心不全診断におけるBNP，NT-proBNP測定

a—BNP，NT-proBNPとは[4]

- BNPは1988年にブタの脳から分離され，その後，主として心臓から分泌されることが判明した．BNPは，通常の状態では70%が心室由来で残りは心房由来とされ，心房では顆粒として貯蔵されているが心室に圧負荷がかかると，pre-proBNPの合成が直ちに開始される．pre-proBNPは，切断されて

83

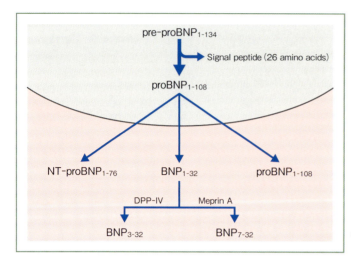

図1　BNPの合成と分泌
(Martinez-Rumayor A, et al. Biology of the natriuretic peptides. Am J Cardiol 2008；101(3A)：3-8より)

proBNPとなった後に，血中に流出する際BNPとNT-proBNPとに分かれる（図1）．生物学的活性はNT-proBNPには認めないが，BNPには認める[5]．

- 体内での生物学的半減期はBNP約20分，NT-proBNP約120分であるが，採血後，室温保存にてBNPはエチレンジアミン四酢酸（EDTA）添加試験管内で数時間ほどは90％安定しており，NT-proBNPは72時間安定である．またBNP測定の絶対値に関する注意点として，測定系により使用している抗体が認識するエピトープが異なるため，BiositeやアボットのBNP値よりシオノギBNPは50％ほど低い数値が出る．このため，欧米の試験の絶対値の解釈には注意を要する．なお，NT-proBNPはBNPと異なり血清で測定可能なため，余分な採血管を必要としない．

▶EDTA：ethylenediaminetetraacetic acid

ここに注意
BNP，NT-proBNPでは絶対値が5倍ほど異なるが換算式はない

修飾因子[4]

- BNP，NT-proBNPは基本的には心筋への壁応力を反映するが，さまざまな因子により修飾を受ける．肥満はBNP，NT-proBNP値を低下させ，心房細動，加齢，女性，腎機能悪化は値を上昇させる．なかでも腎機能が与える影響については従来，NT-proBNPは腎クリアランスなので腎機能の影響を受けるが，BNPのクリアランスはC受容体と中性エンドペプチダーゼの分解によるので腎機能の影響は弱いとされてきた．

ここがポイント
BNPもNT-proBNPも急性心不全の診断能力は臨床的には大差ない

Advice　バイオマーカーの一般的注意

症状，X線，心エコーなどとの総合判断が必要であり，バイオマーカーだけで判定するのではないということが共通の注意点である．また，各社の測定系により基準値がすべて異なるため自施設での基準値を確認しておくことが必要である．基準値より少しでも低い場合は陰性で高い場合は陽性というものでもないことを理解し，rule out値，rule in値，さらには修飾因子などの基礎知識も持ち合わせていることが望ましい．最後に，判断に迷ったら直ちに専門医に相談できるような体制も重要である．

アドバイス
BNP，NT-proBNPが普段から高値である症例では臨床症状が安定していることもあり，BNP高値＝急性心不全ではない

- しかし，BNP値を説明する因子として腎機能がある．心機能と腎機能を同時に解析した検討では，BNP値は心臓への負荷と同様，腎機能の影響も受けており，NT-proBNPよりは腎機能の影響は少ないものの，腎機能低下症例では少なからず腎機能に影響を受ける．
- 以上の修飾因子はそれぞれの疾患の診断，予後推定においてカットオフ値に影響することが予想されるが，年齢，性別，腎機能，心房細動の有無など病態ごとに別の値を設定することは現実的ではない．

b—急性心不全の診断[4]

- BNP，NT-proBNPの研究の中で最も確立した領域は救急現場における急性心不全の診断である．Breathing Not Properly試験においてMaiselらは1,586例の急性呼吸困難を主訴に救急受診した患者を対象に，臨床症状のみで診断するよりもTriage BNP（Biosite）を組み合わせたほうがより正確に急性心不全の診断が可能なことを報告したが，BNPの急性心不全の診断におけるAUCは0.91とかなりよい数字であった[6]．NT-proBNPについても同様の検討がJanuzziらによって行われ，PRIDE試験における599例の検討では，NT-proBNPの急性心不全の診断におけるAUCは0.94であり，臨床指標よりもより正確な急性心不全の診断が可能であった[7]．

▶AUC
area under the receiver-operating characteristic curve

- また，NT-proBNPの急性心不全の診断におけるrule out値として，PRIDE試験では，NT-proBNP値300 pg/mL以下では急性心不全の陰性適中率（negative predictive value）は99%と報告された．NT-proBNPの急性心不全の診断におけるrule in値についてはさらにICON試験にて詳しく検討され，年齢によりカットオフ値を50歳以下450 pg/mL，50〜75歳900 pg/mL，75歳以上1,800 pg/mLとすることにより，陽性適中率（positive predictive value）を90%近くまで上げることが可能なことが示された[8]．

▶PRIDE
ProBNP Investigation of Dyspnea in the ED

▶ICON
International Collaborative of NT-proBNP

- **図2**に呼吸困難症状を呈する患者を対象にした，急性心不全の診断におけるNT-proBNP測定のアルゴリズムを示す[9]．救急現場での急性心不全の診断におけるBNP，NT-proBNP値の解釈で注意を要する点として，急性肺水腫（flash pulmonary edema）では発症が1時間前後と急激なために値が十分上昇しないことがある．実臨床では胸部X線陰影の変化に乏しく，BNP，NT-proBNPでのみ急性心不全と判断できる症例にも遭遇する．急性心不全のrule in値，rule out値の概念を知っておけば，スクリーニングに便利である．

3 肺動脈血栓塞栓症診断におけるD-ダイマー測定

- D-ダイマーは安定化フィブリンの分解産物であり凝固系の活性化に際して線溶系が亢進したときに上昇する．播種性血管内凝固症候群（DIC），悪性腫瘍，大動脈瘤，大動脈解離，肺血栓塞栓症，急性冠症候群などで上昇することが報告されている．なかでも数値が高く報告数が多い疾患が肺動脈血栓塞栓症と大動脈解離である[10]．ただし，各社の測定系により抗体が異なるため測定結果は各社異なり，大別して疾患除外カットオフ値を0.5 μg/mLとす

▶DIC：
disseminated intravascular coagulation

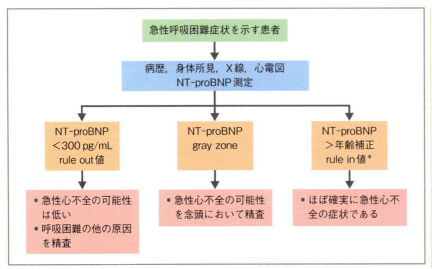

図2　急性呼吸困難症状を示す患者の診断アルゴリズム
*：急性心不全の年齢補正rule in値．
　＜50歳：450 pg/mL，50～75歳：900 pg/mL，＞75歳：1,800 pg/mL．

（Januzzi JL Jr, et al. Am J Cardiol 2008；101：29A-38A[9]より）

る系と1.0～1.5 μg/mLとする系があるので，自施設の測定系を確認する必要がある．また加齢，腎機能の低下による上昇も認める．
- D-ダイマーの普及により，下肢に発赤腫脹がある症例や急激な呼吸困難や胸背部痛を訴える症例でD-ダイマーを測定してみると高値であることがある．このような場合には，続いて下肢静脈エコーや肺動脈造影CTなどを行う．一般的にはD-ダイマーは肺動脈血栓塞栓症の除外診断に用いられ，0.5 μg/mL以下は疾患を除外できると考えられている．また，肺動脈血栓塞栓症においてD-ダイマーが高値な場合は予後不良であることも報告されている．

4　急性心不全の治療経過におけるバイオマーカーの推移

a—BNP

- 同一個体の急性心不全症例においてBNP値の変化は肺動脈楔入圧と並行して変動することが報告されており，X線の肺陰影の変化よりも鋭敏に治療効果を反映する．一般的には数値が2倍以上に上昇する場合はその原因を検索し，心不全が安定するよう治療内容を調整する．高齢者や予後不良患者の場合では，低血圧や腎機能の悪化により処方の副作用が出てしまい，BNP，NT-proBNP値が低値にまで到達不可能なこともある．

b—高感度トロポニンI, T（hs-TnI, hs-TnT）

- 本来は心筋梗塞の診断に使用するバイオマーカーであるが，心不全でも上昇する．高感度測定系を用いると治療経過中の変動を検討することも可能であ

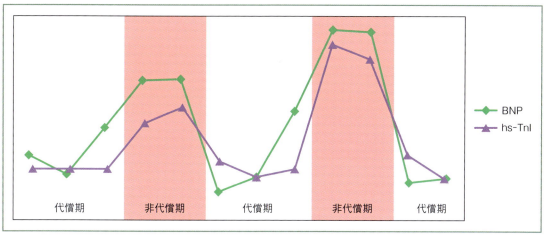

図3 拡張型心筋症患者におけるBNP，高感度トロポニンI（hs-TnI）の推移
急性心不全の状態では急速なBNPと高感度トロポニンIの上昇を認めた．
BNP：299～1,903 pg/mL，hs-TnI：0.025～0.103 ng/mL．

〔Sato Y, et al. Int J Cardiol 2008；126：171-6[11]より〕

る．図3は拡張型心筋症患者が急性心不全を繰り返したときのBNPとhs-TnIの変化である．急性心不全時にはBNP同様，hs-TnIも急上昇している[11]．最近は急性心不全の治療薬の評価に，hs-TnTを用いた報告もある[12]．

c ― 腎機能の指標

- 心不全患者では腎機能も悪化していることが多く，予後不良指標の一つである．急性心不全で認められる腎機能悪化の原因として腎うっ血と，腎への血流低下の2つの機序が考えられている．したがって，クレアチニンの一過性の上昇が十分な腎うっ血解除の結果であれば，それほど予後は悪くないとされる．同様にシスタチンCも急性心不全では十分な除水の結果として上昇することがあり，その場合の予後は必ずしも悪くない[13]．このように，急性心不全の治療経過中の一過性のクレアチニン，シスタチンC悪化の解釈には注意を要する．
- また，急性心不全患者では尿中アルブミンの増加が認められるが，急性心不全の治療により時間経過を追って減少し，その減少は血中ビリルビン，NT-proBNPの減少と相関した[14]．このことは，心不全患者における尿中アルブミンが，うっ血を反映することを示唆している．

d ― 栄養の指標

- 消耗疾患である急性心不全では慢性心不全と比較して，急速に栄養状態が悪化する．急性心不全患者では入院後わずか1日で進行する低アルブミン血症が予後悪化に関連しており，急激な低栄養が示唆されている[15]．可能な限り絶食状態を回避し，経口摂取が十分でない場合は，経腸栄養を適宜考慮する必要があると思われる．

（佐藤幸人）

文献

1) Thygesen K, et al. Third universal definition of myocardial infarction. Circulation 2012；126：2020-35.

2) Reichlin T, et al. Early diagnosis of myocardial infarction with sensitive cardiac troponin assays. N Engl J Med 2009；361：858-67.

3) Hamm CW, et al；ESC Committee for Practice Guidelines. ESC Guidelines for the management of acute coronary syndromes in patients presenting without persistent ST-segment elevation：The Task Force for the management of acute coronary syndromes（ACS）in patients presenting without persistent ST-segment elevation of the European Society of Cardiology（ESC）. Eur Heart J 2011；32：2999-3054.

4) 佐藤幸人，ほか. 循環器疾患における血中BNP，NT-proBNP測定の意義. J Cardiol Jpn Ed 2008；2：163-77.

5) Masson S, et al；Val-HeFT Investigators. Direct comparison of B-type natriuretic peptide（BNP）and amino-terminal proBNP in a large population of patients with chronic and symptomatic heart failure：The Valsartan Heart Failure（Val-HeFT）data. Clin Chem 2006；52：1528-38.

6) Maisel AS, et al；Breathing Not Properly Multinational Study Investigators. Rapid measurement of B-type natriuretic peptide in the emergency diagnosis of heart failure. N Engl J Med 2002；347：161-7.

7) Januzzi JL Jr, et al. The N-terminal Pro-BNP investigation of dyspnea in the emergency department（PRIDE）study. Am J Cardiol 2005；95：948-54.

8) Januzzi JL, et al. NT-proBNP testing for diagnosis and short-term prognosis in acute destabilized heart failure：An international pooled analysis of 1256 patients：The International Collaborative of NT-proBNP Study. Eur Heart J 2006；27：330-7.

9) Januzzi JL Jr, et al. Amino-terminal pro-B-type natriuretic peptide testing for the diagnosis or exclusion of heart failure in patients with acute symptoms. Am J Cardiol 2008；101：29A-38A.

10) Suzuki T, et al；IRAD-Bio Investigators. Diagnosis of acute aortic dissection by D-dimer：The International Registry of Acute Aortic Dissection Substudy on Biomarkers（IRAD-Bio）experience. Circulation 2009；119：2702-7.

11) Sato Y, et al. Malignant link between chronic heart failure and acute cardiac decompensation in patients with persistently increased serum concentrations of cardiac troponin. Int J Cardiol 2008；126：171-6. Epub 2007 Dec 11.

12) Pang PS, et al. Use of High-Sensitivity Troponin T to Identify Patients With Acute Heart Failure at Lower Risk for Adverse Outcomes：An Exploratory Analysis From the RELAX-AHF Trial. JACC Heart Fail 2016；4：591-9. doi：10.1016/j.jchf.2016.02.009. Epub 2016 Mar 30.

13) Inazumi H, et al. Prognostic significance of changes in cystatin C during treatment of acute cardiac decompensation. J Cardiol 2016；67：98-103. doi：10.1016/j.jjcc.2015.04.014. Epub 2015 Jun 15.

14) Koyama S, et al. Early evolution and correlates of urine albumin excretion in patients presenting with acutely decompensated heart failure. Circ Heart Fail 2013；6：227-32. doi：10.1161/CIRCHEARTFAILURE.112.000152. Epub 2013 Feb 8.

15) Nakayama H, et al. Prognostic Value of Rising Serum Albumin During Hospitalization in Patients With Acute Heart Failure. Am J Cardiol 2016；117：1305-9. doi：10.1016/j.amjcard.2016.01.030. Epub 2016 Mar 5.

2章　診断補助

2-9 心拍出量モニター

はじめに

● ショックの鑑別には臨床症状，乳酸濃度に加えて，心拍出量，静脈血酸素飽和度，中心静脈圧（CVP）が用いられる．

● 循環血液量減少性ショック，血液分布異常性ショックでは輸液蘇生が治療の根幹となる．

● 輸液蘇生に際しては前負荷反応性の評価が重要であり，エンピリックな輸液負荷，下肢挙上テストおよび脈圧呼吸性変動（PPV），一回心拍出量呼吸性変動（SVV）が用いられている．

● PPV，SVV高値は前負荷反応性の存在を示唆する所見であるが，いくつかの前提条件に注意が必要である．

▶CVP：
central venous pressure

▶1章「1-3 急性循環不全の重症度評価」(p.22) 参照

▶PPV：
pulse pressure variation

▶SVV：
stroke volume variation

1 急性循環不全の原因鑑別とモニタリング

● 本項では急性循環不全の診断および治療に血行動態モニター，とくに心拍出量モニターをいかに用いるべきかについて解説する．急性循環不全の4つの主病態すなわち循環血液量減少性ショック，血液分布異常性ショック，心外閉塞性ショック，および心原性ショックを鑑別するプロセスを**図1**に示す[1]．この図では鑑別プロセスのポイントとして心拍出量，静脈血酸素飽和度および中心静脈圧（CVP）が用いられている．

● さらに循環血液量減少性ショックおよび血液分布異常性ショックでは輸液負荷による治療が必要な場合が多く★1，そのガイドとしても心拍出量あるいは心拍出量モニターから派生的に得られる指標の活用が期待される．心拍出量モニターは測定原理によりさまざまな種類があるが[2]，代表的なものとして肺動脈カテーテルと動脈圧波形解析法がある．本項では主に後者を取り上げる．

★1

循環血液量減少性ショックに対して輸液負荷が必要なのは自明であるが，敗血症性ショック，アナフィラキシーショックなど血液分布異常性ショックにおいても血管透過性亢進，発熱による不感蒸泄増加，経口水分摂取減少などの病態が付加されるため循環血液量減少を伴う場合が多い．このため敗血症性ショックに対してもプロトコール化された細胞外液投与（Topics「プロトコール化された輸液蘇生」参照）が有効である．

2 動脈圧波形解析法の原理

● 観血的に得られた動脈圧波形を解析して心拍出量を推定するモニターであり，一回心拍出量（SV）と脈圧あるいは動脈圧波形の曲線下面積が比例するという原理を応用した技術である[2]．比例定数を算出し，SVを数値化するための方法論は大きく2つ存在し，他の測定方法で得られた心拍出量の測定値を用いて較正を行うシステム（LiDCO，PiCCOおよびVolume View）と較正の必要のないシステム（FloTracおよびLiDCO Rapid）に大別される．いずれのシステムでも動脈圧波形の情報を共有する点，一拍ごとのSVを算出しうる点および変化に対する反応時間が短い点が特徴である．これらの特徴

▶SV：
stroke vollume

89

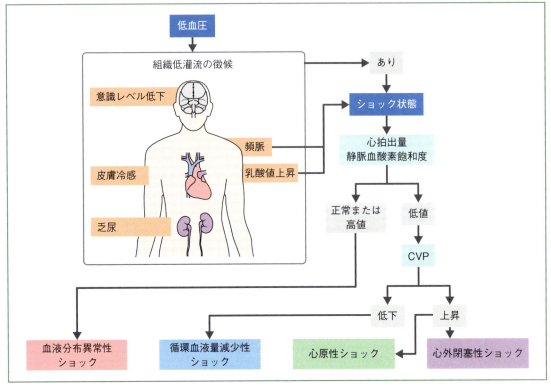

図1 ショック状態の鑑別診断
CVP：中心静脈圧. （Vincent JL, et al. N Engl J Med 2013；369：1726-34[1] より）

Topics　プロトコール化された輸液蘇生

敗血症性ショックに対して中心静脈血酸素飽和度および平均動脈圧をゴールとした早期目標指向型治療が有用であると報告されたが[3]，その後行われたPRoCESS[4]，ARISE[5] などの大規模臨床試験で細胞外液30 mL/kgの早期投与から成るプロトコール化された輸液蘇生でも同様の治療効果が得られることが明らかになった．

▶ProCESS:
Protocolized Care for Early Septic Shock

▶ARISE:
Australasian Resuscitation in Sepsis Evaluation

Column　肺動脈カテーテル

右心系の血流量を熱希釈法で測定するために用いられるカテーテルであり，現在は冷水注入ではなく，間欠的自動的に血液を加温することでほぼ連続的な測定が可能なカテーテルが用いられている．とはいえfast modeとよばれる平均化処理を省略したモードでも約50秒ごと，通常のモードでは約10分間の平均値が表示されることから，変化に対する迅速な反応は期待できない．心拍出量以外の測定項目として中心静脈圧，肺動脈圧，肺動脈楔入圧などの圧情報がある．さらに集中治療領域では混合静脈血酸素飽和度を測定する機能を有するカテーテルが広く用いられている．測定項目の点からは図1に示されているほとんどの項目を測定できることが利点となるが，臨床的な有用性に関しては否定的なエビデンスが多い[6]．

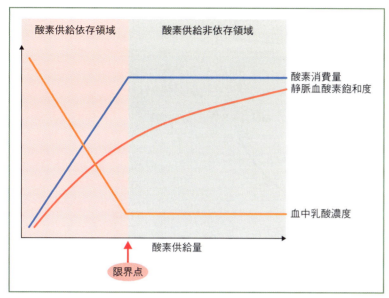

図2 ショック状態における静脈血酸素飽和度と乳酸値の推移
図左側の酸素消費が供給に依存している領域では酸素需給バランスの不均衡が生じていると考えられている．

(Hollenberg SM. Chest 2013；143：1480-8[7]より)

によりSVV，PPVを同時に算出しうる．

3 酸素需給バランスの指標としての静脈血酸素飽和度

- 図2に示したように，ショックの基本病態は組織低灌流，酸素需給バランスの破綻としてとらえることができる．全身レベル，組織レベルでの酸素の需要と供給は図2のような関係であると考えられており，酸素需給バランスの破綻は酸素供給が限界点を下回り，酸素供給依存領域となっていることとほぼ同一である[7]．この限界点を示す指標として静脈血酸素飽和度と血中乳酸濃度が用いられている．肺動脈カテーテルで得られる肺動脈血の酸素飽和度（混合静脈血酸素飽和度〈$S\bar{v}O_2$〉）の正常値として70％程度，右房血の酸素飽和度（中心静脈血酸素飽和度〈$ScvO_2$〉）の正常値としては75％程度が用いられている．

4 モニターから得られる指標に基づいた輸液蘇生

a ― 前負荷反応性とは

- 前述したように血液分布異常性ショック，循環血液量減少性ショックの病態には循環血液量減少の要素が関与しており，輸液による循環血液量の回復（輸液蘇生）が治療の根幹をなす場合が多い．ただし，過剰な輸液が予後に悪影響を及ぼすことが最近明らかになり，輸液の適応，とくに輸液によって心拍出量を増加させることができるかどうか★2の指標が求められている．

▶$S\bar{v}O_2$：
mixed venous oxygen saturation

▶$ScvO_2$：
central venous oxygen saturation

★2 前負荷反応性

輸液によって心拍出量が増加するかどうかということを当初，輸液反応性（fluid responsiveness）とよんでいたが，最近は前負荷反応性（preload responsiveness），前負荷依存性（preload dependence）という表現が主流となりつつある．本項では前負荷反応性を用いた．

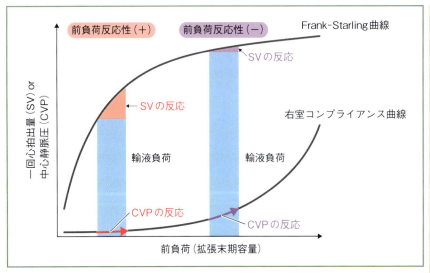

図3 前負荷反応性の有無とSV，CVPの関係
(Spahn DR, et al. Anesth Analg 2006；102：344-6[8]／Bentzer P, et al. JAMA 2016；316：1298-309[9])
を参考に作成)

表1 前負荷反応性の指標

	具体的な指標	特徴
臨床徴候	・低血圧，頻脈，乏尿，皮膚乾燥など	客観的，定量的評価が困難
圧情報による静的指標	・中心静脈圧 ・肺動脈楔入圧	侵襲的，診断的価値が疑問
容量情報による静的指標	・全拡張末期容量 ・左室拡張末期容量	非連続的，介入が必要
非連続的な動的指標	・エンピリック輸液負荷 ・下肢挙上テスト ・IVC径の呼吸性変動	非連続的，介入が必要
連続的な動的指標	・一回心拍出量呼吸性変動（SVV） ・脈圧呼吸性変動（PPV）	前提条件があるが，介入の必要なし

IVC：下大静脈.

- 図3に前負荷反応性のある状態，ない状態で輸液負荷を行った場合の一回心拍出量（SV）と中心静脈圧（CVP）の変化を示した[8,9]．ただし，前負荷反応性があることが必ずしも輸液負荷の必要（適応）があることを意味せず[10]，SV，静脈血酸素飽和度，血中乳酸濃度など複数の指標を参照しながら輸液負荷の適応を検討することが主流となっている．
- 前負荷反応性の指標として用いられている指標を表に示した（表1）．これらの中で連続的な動的指標に属するPPVは生体情報モニターの一部の機種で定量が可能であり，またSVVは動脈圧波形解析法に基づく心拍出量モニターで心拍出量と同時に評価できることから，注目を集めている．

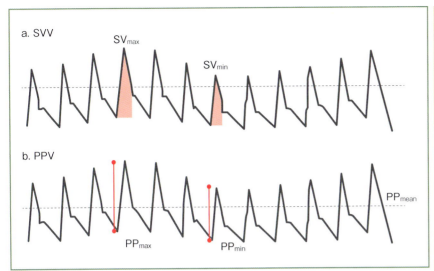

図4 陽圧呼吸中の患者における動脈圧波形とSVV（a），PPV（b）の関係
SVVは$(SV_{max}-SV_{min})/\{(SV_{max}+SV_{min})\div 2\}$，PPVは$(PP_{max}-PP_{min})/\{(PP_{max}+PP_{min})\div 2\}$で算出する．
(Advanced Monitoring Parameters：SVV, PPV. https://www.maquet.com/int/services/advanced-monitoring-parameters/svv-ppv/ より)

b ― 前負荷反応性の指標

中心静脈圧（CVP）

- 図3の右室コンプライアンス曲線で示されているように，CVPは前負荷反応性のある状態ではほとんど変化せず，前負荷反応性が消失した状態で上昇し始めるのが特徴である．したがってCVPで前負荷反応性の有無を評価することが困難である．一方，各臓器の灌流圧は平均動脈圧－静脈圧であり，静脈圧はCVPよりも高値であるから，高いCVPは臓器灌流の灌流圧を低下させる．この点からCVP上昇は輸液負荷が不適切であることを示唆する指標として用いるのが妥当である[11]．

下肢挙上テストまたはリアルタイム一回心拍出量（SV）モニター下のエンピリック輸液負荷

- Marikは，表1に示した前負荷反応性の指標の中で下肢挙上テスト★3あるいはエンピリックな輸液負荷によるSVの変化が最も正確であると述べている[10]．しかし，これらの指標は非連続的で介入が必要な点が短所であり，後述するPPV，SVVが注目されている．

PPVおよびSVV

- 調節呼吸中の患者のSV，脈圧および収縮期圧が吸気終末で最大となり，呼気相で最小となる周期的な変化が生じることが知られており，PPV，SVVはこの現象を定量化した指標である[12]（図4）．その生理学的な背景を図5に示した．PPV，SVVは静脈還流が胸腔内圧の変化に影響されて生じる現象であり，前負荷反応性がある状態では高値をとり，ない状態では低値をと

★3 下肢挙上テスト

ICU患者では上半身挙上が推奨されている点を利用した方法で，上半身が水平になるまでベッドを縦回転させることによって腹腔内および下肢の静脈系に存在する血液が重力により胸腔内へ移動する現象を利用している[9]．可逆性があり，輸液を行わずに前負荷を増やせることから，前負荷反応性のない状況で輸液を行った場合のリスクを回避できる点が利点である（4章「4-3 輸液療法」の図4〈p.246〉参照）．

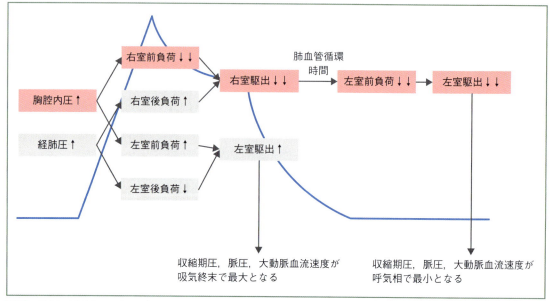

図5 SVV，PPVのメカニズム

(Michard F, et al. Crit Care 2000；4：282-9[12] より)

表2 呼吸性変動による前負荷反応性評価の注意点

	誤差のパターン
一回換気量＜8mL/kg	偽陰性
心拍数/呼吸数比＜3.6	偽陰性
開胸状態	偽陰性
不整脈	偽陽性または偽陰性
自発呼吸	偽陽性または偽陰性
腹腔内圧上昇	偽陽性
右心不全	偽陽性

(Biais M, et al. Anesthesiology 2012；116：1354-611[13] より)

る．PPV，SVVによって前負荷反応性の評価を正確に行うためにはいくつかの条件があり，これを満足しない場合は偽陽性または偽陰性が増加する（**表2**）[13]．

- 前負荷反応性がある状態では，呼吸性変動が大きくなる現象は以下のように説明されている．エンピリックな輸液負荷あるいは下肢挙上テストによる評価は実際に前負荷を増加させた際の心拍出量の変化を観察している．一方，呼吸性変動による評価の際には胸腔内圧の変化に伴う陽圧呼吸時の周期的な心拍出量の変化を用いている．いずれの場合も**図3**で示されているように前負荷の低い領域ではFrank-Starling曲線は大きな傾きを示し，心拍出量の変化が前負荷に大きく依存した状態にある．一方，前負荷が増加するにつれてFrank-Starling曲線の傾きが減少し，心拍出量の変化が前負荷とはほぼ無関係な状況（前負荷反応性なし）となる．

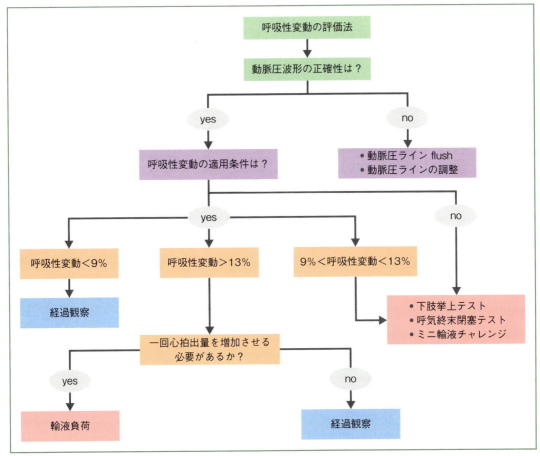

図6 呼吸性変動を用いた輸液負荷アルゴリズム
(Biais M, et al. Anesthesiology 2012；116：1354-611[13] より)

- 前負荷反応性の有無を評価する閾値は確定したものはないが，理想的な条件下においてPPV＜9％では確実に前負荷反応性なし，PPV＞13％では確実に前負荷反応性あり，とみなしうるようである[14]．脈圧はSVに比例すると考えられており，今のところSVVによる前負荷反応性の評価についても上述したPPVでの閾値を使用しうると考えられている．確実性のない状態をグレーゾーンとよぶことが多く，PPVまたはSVVが9～13％のグレーゾーンであ

> **Topics　呼気終末閉塞テスト**
>
> 呼気終末閉塞テストはauto PEEP測定機能を有する人工呼吸器が用いられている場合に可能な方法で，同機能を作動させると胸腔内圧の変動が消失することを利用している．呼気終末閉塞により胸腔内圧に由来する静脈還流の抵抗が取り除かれると，前負荷反応性がある状態では一過性にSVが増加する[15]．

る場合には下肢挙上テスト，呼気終末閉塞テスト，ミニ輸液チャレンジ[★4]などを用いて評価することが推奨されている．

おわりに

- 循環血液量減少性ショック，血液分布異常性ショックの治療として輸液負荷が必要な場合が多い．この際には前負荷反応性の評価が重要であり，現時点で推奨されるアルゴリズムを図6に示した[9]．

（小竹良文）

★4 ミニ輸液チャレンジ

ミニ輸液チャレンジは，エンピリックな輸液負荷の問題点である可逆性のなさを補完する手段として輸液100mL程度を急速に負荷して，SVの反応を観察する方法である[16]．

文献

1) Vincent JL, De Backer D. Circulatory shock. N Engl J Med 2013；369：1726-34.
2) 小竹良文．その他の心拍出量測定．Intensivist 2011；3：229-43.
3) Rivers E, et al. Early Goal-Directed Therapy in the Treatment of Severe Sepsis and Septic Shock. N Engl J Med 2001；345：1368-77.
4) ProCESS Investigators, Yealy DM, et al. A randomized trial of protocol-based care for early septic shock. N Engl J Med 2014；370：1683-93.
5) ARISE Investigators；ANZICS Clinical Trials Group, Peake SL, et al. Goal-directed resuscitation for patients with early septic shock. N Engl J Med 2014；371：1496-506.
6) Harvey S, et al. Assessment of the clinical effectiveness of pulmonary artery catheters in management of patients in intensive care（PAC-Man）：A randomised controlled trial. Lancet 2005；366：472-7.
7) Hollenberg SM. Hemodynamic monitoring. Chest 2013；143：1480-8.
8) Spahn DR, Chassot PG. CON：Fluid restriction for cardiac patients during major noncardiac surgery should be replaced by goal-directed intravascular fluid administration. Anesth Analg 2006；102：344-6.
9) Bentzer P, et al. Will This Hemodynamically Unstable Patient Respond to a Bolus of Intravenous Fluids？ JAMA 2016；316：1298-309.
10) Marik PE. Fluid Responsiveness and the Six Guiding Principles of Fluid Resuscitation. Crit Care Med 2016；44：1920-2.
11) De Backer D, Vincent JL. Should we measure the central venous pressure to guide fluid management？ Ten answers to 10 questions. Crit Care 2018；22：43.
12) Michard F, Teboul JL. Using heart-lung interactions to assess fluid responsiveness during mechanical ventilation. Crit Care 2000；4：282-9.
13) Biais M, et al. Case scenario：Respiratory variations in arterial pressure for guiding fluid management in mechanically ventilated patients. Anesthesiology 2012；116：1354-61.
14) Cannesson M, et al. Assessing the diagnostic accuracy of pulse pressure variations for the prediction of fluid responsiveness：A "gray zone" approach. Anesthesiology 2011；115：231-41.
15) Biais M, et al. End-Expiratory Occlusion Test Predicts Fluid Responsiveness in Patients With Protective Ventilation in the Operating Room. Anesth Analg 2017；125：1889-95.
16) Biais M, et al. Mini-fluid Challenge of 100ml of Crystalloid Predicts Fluid Responsiveness in the Operating Room. Anesthesiology 2017；127：450-6.

3章

症状・疾患における
病態と治療

3-1-1 閉塞性・拘束性ショック

1 定義

- 閉塞性・拘束性ショック (obstructive shoch) とは，心臓のポンプ機能には異常はなく，心・血管系回路が閉塞するか，周囲から圧迫されることにより左室内容量の低下をきたし，心拍出量が低下して生じるショックである．原因は心臓外にあることが多く，その誘因を除去することにより，比較的すみやかに重篤なショック状態を脱することができる．

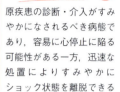

ここがポイント
原疾患の診断・介入がすみやかになされるべき病態であり，容易に心停止に陥る可能性がある一方，迅速な処置によりすみやかにショック状態を離脱できる

2 閉塞性・拘束性ショックの病態

- 原因は大きく2つに分かれ，肺血管系の閉塞もしくは機械的な閉塞である．
  ① 肺血管系の閉塞：肺血栓塞栓症や重症肺高血圧による，後負荷増大に伴う右心不全が主な病態．
  ② 機械的閉塞：心タンポナーデや緊張性気胸などによる，静脈還流の低下が主な病態．
- 疾患ごとに病態が異なるため，下記に主な疾患(肺血栓塞栓症，心タンポナーデ，緊張性気胸)の病態を記載する．

a─肺血栓塞栓症

- 血栓が肺動脈を閉塞することにより，肺血管抵抗が上昇する．その結果，右室の心拍出が低下し，右心系の拡大により左室が圧排される．その両方の因子により左室前負荷が低下し，左室の心拍出および血圧低下が生じる(**図1**)．また，肺動脈が閉塞することにより，換気血流比不均衡，シャントが生じ，低酸素血症をきたす．

b─心タンポナーデ

- 心臓が円滑に動くために，15〜50mLの生理的な心囊液が貯留している．心膜は柔軟性に乏しいため，急激な心囊内の液体貯留により，心囊内の圧が急速に上昇する．その圧が右心系の拡張圧を超えると，拡張期に右室内に血液が流入することが妨げられ，一回拍出量が減少し，ショック状態に陥る(**図2**)．
- 心囊液貯留の原因を**表1**[1)]に示す．

c─緊張性気胸

- 緊張性気胸は，肺もしくは胸壁の損傷が一方向弁となって，空気が胸腔内に閉じ込められて発生する．肺損傷や胸腔内気管・気管支損傷によって起こることが多い．胸腔内圧が上昇し，静脈還流が障害され循環不全に陥るとも

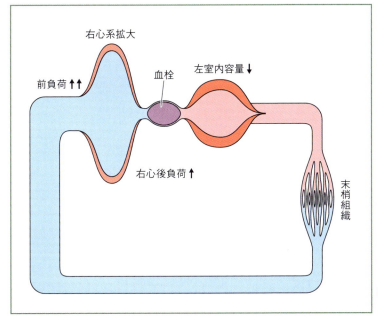

図1 肺血栓塞栓症におけるショックの病態

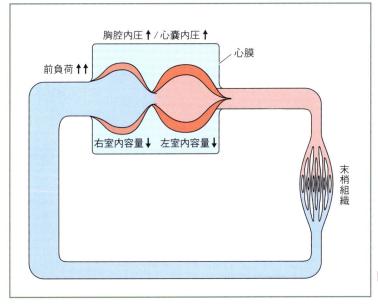

図2 心タンポナーデ，緊張性気胸におけるショックの病態

に，患側肺が虚脱する一方で，対側肺も縦隔の偏位によって圧排されるために呼吸不全が生じる[2]．緊張性気胸におけるショック状態の病態は心タンポナーデに類似する（**図2**）．

3章　症状・疾患における病態と治療／1. ショック

表1　心嚢液貯留の原因

感染性	
ウイルス	コクサッキーウイルス，エコーウイルス，アデノウイルス，EB ウイルス，サイトメガロウイルス，インフルエンザウイルス，B型肝炎ウイルス，パルボウイルス，ムンプスウイルス，水痘ウイルス，風疹ウイルスなど
細菌	結核菌，ブドウ球菌，連鎖球菌，淋菌，クラミジア，レジオネラ，サルモネラ，ノカルジアなど
真菌	アスペルギルス，カンジダ，ヒストプラズマ，コクシジオイデスなど
寄生虫	エキノコックス，トキソプラズマ
非感染性	
自己免疫性	全身性エリテマトーデス，関節リウマチ，Sjögren 症候群，多発血管炎性肉芽腫症，サルコイドーシスなど
悪性腫瘍	肺癌，乳癌，白血病など 横紋筋肉腫，線維腫など
心臓	左室自由壁破裂，心筋梗塞後心膜炎，心筋炎，大動脈解離
外傷	鈍的心損傷，医原性（ペースメーカー損傷，心臓血管外科術後）
代謝性	甲状腺機能低下症，尿毒症など
薬剤性（まれ）	プロカインアミド，イソニアジド，ペニシリン系薬，フェニトインなど
特発性	

〔Imazio M, et al. Heart 2015 ; 101 : 1159-68[1]/Hoit BD. Diagnosis and treatment of pericardial effusion. Downey BC, ed. UpToDate. Waltham, MA : UpToDate Inc. https://www.uptodate.com 〈accessed on December 17.2018.〉に基づいて作成〕

3 閉塞性・拘束性ショックの身体所見

- 閉塞性・拘束性ショックでは，共通する身体所見として，ショックによる頻脈，末梢動脈触知不良，末梢冷感を認める．また，肺血栓塞栓症や緊張性気胸では呼吸不全も合併するため頻呼吸，努力様呼吸を認める．

a─肺血栓塞栓症

- 肺血管抵抗の上昇に伴う聴診上 IIp 音亢進，頸静脈怒張，右室拍動を認める．また，下肢深部静脈血栓症を合併する患者では下肢の腫脹，Homans 徴候（患者の膝を屈曲した状態で足関節を背屈させ，腓腹部の痛みが生じる現象）を認める．

b─心タンポナーデ

- 心タンポナーデを診断する特異度の高い検査はない．Beck の三徴といわれる，低血圧，心音低下，頸静脈怒張が特徴的とされているが，すべて揃うことは少ない．奇脈といわれる，吸気時に収縮期血圧が 10 mmHg 以上低下する現象も特徴的であるが，喘息や慢性閉塞性肺疾患（COPD）など他の疾患でも認められ特異度は高くない．Kussmaul 徴候（吸気時の頸静脈怒張）は感度がきわめて低く，特異度も 80% 程度である．

ここが ポイント
肺血栓塞栓症や心タンポナーデは特異的な所見に乏しいことがあり，ショックの患者を診察するうえでは，常に両疾患を考えておく

▶COPD :
chronic obstructive pulmonary disease

Column 肺血栓塞栓症の否定

　ショック徴候は呈していないが，失神や胸痛，呼吸困難を主訴に来院した患者を診察する場合，肺血栓塞栓症の除外は容易ではない．正確に肺血栓塞栓症を予測するためのさまざまな評価法が提唱されている（**表2**）．modified Wells criteriaに D-ダイマー（500 ng/mLを cut off 値）を組み合わせること[3]や，改訂ジュネーブ・スコア（revised Geneva score）[4]，PERC（Pulmonary Embolism Rule-out Criteria）により高い確率で除外が可能との報告がある[5]．

表2　肺血栓塞栓症を予測するための評価法

modified Wells criteria	点数	改訂ジュネーブ・スコア	点数	PERC	点数
DVTの臨床症状	3.0	66歳以上	1.0	年齢≧50歳	1.0
PTEが他の鑑別診断と比べてより濃厚	3.0	PTEあるいはDVTの既往	1.0	心拍数≧100回/分	1.0
心拍数＞100回/分	1.5	1か月以内の手術，骨折	1.0	SpO$_2$＜95％	1.0
過去4週間以内の手術もしくは3日以上の長期臥床	1.5	活動性の癌	1.0	片側性の下腿腫脹	1.0
DVTもしくはPTEの既往	1.5	一側の下肢痛	1.0	喀血	1.0
喀血	1.0	下肢深部静脈拍動を伴う痛みと浮腫	1.0	4週間以内の手術や外傷	1.0
悪性疾患	1.0	心拍数　75～94/分　　　　95/分以上	1.0 2.0	DVTやPTEの既往	1.0
		血痰	1.0	ピル内服	1.0
臨床的確率		**臨床的確率**		**臨床的確率**	
・≦4：D-ダイマー陰性→PTE否定　　D-ダイマー陽性→造影CT ・＞4：PTEの可能性が高いので造影CT		・0～1　低い ・2～4　中等度 ・5以上　高い		・PERC＝0点でPTE確率は1.8％未満	

DVT：深部静脈血栓症，PTE：肺血栓塞栓症，PERC：Pulmonary Embolism Rule-Out Criteria.
（van Belle A, et al. JAMA 2006；295：172-9[3]/Klok FA, et al. Arch Intern Med 2008；168：2131-6[4]/Freund Y, et al. JAMA 2018；319：559-66[5]に基づいて作成）

C—緊張性気胸

- 緊張性気胸では，呼吸・循環の異常をきたす．身体所見としては，頸部所見では頸静脈怒張，気管の偏位を認め，胸部所見では患側の胸郭の上昇，打診上鼓音，皮下気腫，ひいては酸素化の低下/チアノーゼ，低血圧などがあるとされるが，感度も特異度も高くない．とくに，古典的にいわれている気管偏位の診断上の有用性は疑問視される．

- 人工呼吸中であれば，従量式換気の場合はコンプライアンスの低下から気道内圧が上昇し，従圧式の場合は一回換気量が低下することがある．片側呼吸音の低下は外傷性気胸（緊張性気胸とは限らない）において特異度の高い所見とする報告がある．

3章　症状・疾患における病態と治療／1. ショック

●しかし，緊張性気胸に伴う閉塞性ショックは，急激な致死的経過をたどり，一方で迅速な介入により対応が可能な病態であるため，特異度が低い所見を組み合わせて評価せざるをえない．陽圧人工呼吸中の患者，とくに胸部外傷患者において，急激な低血圧，皮下気腫，呼吸音低下などが発生した場合，処置[★1]を考慮する．

4　閉塞性・拘束性ショックの検査所見

●ショック患者においては，心電図，超音波検査，胸部X線検査を迅速に行う．とくに近年，RUSH exam（Rapid Ultrasound in Shock in the Evaluation of the Critically Ill）[6]といわれる，超音波検査でのショックの鑑別が有用とされている．

●心タンポナーデ，緊張性気胸は身体所見，超音波検査を基に診断を行う．一方，肺血栓塞栓症については，ゴールドスタンダードは造影CT検査であるが，心電図検査，超音波検査からも鑑別を行う．

a―超音波検査

▶ RUSH exam

●RUSH examはPump（心室），Tank（下大静脈，胸腹腔内出血），Pipes（大動脈，大腿静脈）を迅速に評価する方法である．閉塞性・拘束性ショックの場合，Pumpでは肺血栓塞栓症で右心負荷所見，心タンポナーデで心嚢液貯留，右室の虚脱が認められる．左室壁運動は正常から過収縮となる．Tankでは静脈還流が低下していることから，いずれの疾患でも下大静脈の拡張が認められる．Pipesでは大動脈解離に伴う心タンポナーデで大動脈に解離が認められ，急性肺血栓塞栓症では下腿の静脈に血栓の存在が確認できる場合がある．

●肺血栓塞栓症を高い特異度で疑わせる特徴的心エコー所見は，右心系の拡大，左室の圧排（心室中隔の圧排による左室腔のD-shapeあるいは左室系の狭小化＜37 mm），三尖弁逆流の増大である．右室自由壁運動が阻害される一方，心尖部の壁運動が維持されるMcConnell徴候は急性の右心負荷所見である．右心系の血栓の存在は確定的な徴候である．

●心タンポナーデの場合，心嚢液貯留，収縮期右房虚脱，拡張早期右室虚脱，下大静脈の呼吸性変動消失が特異度の高い所見である．

▶ 肺エコー

●気胸の診断においては，エコーはX線より迅速かつ感度が高い．X線で診断できずCTで診断が可能であった"occult pneumothorax"の92％は超音波検査で診断可能であった[7]．

●"lung sliding sign"，"lung pulse"，"B lines"などの所見は，高い診断感度をもち，いずれかが陽性であれば気胸を除外診断する所見として用いられる．一方，"lung point"を認めた場合，特異度100％との報告がある[3]．

●しかし，閉塞性ショックを呈する緊張性気胸に対応する救急現場では，

[★1]
人工呼吸中の急な酸素化の低下・血圧低下ではDOPEといわれるアプローチが有用．チューブ位置不適切（D；displacement），チューブ閉塞（O；obstruction），気胸（P；pneumothorax），機器装置不具合（E；equipment failure）．それらを鑑別にあげながら，身体所見や機器の確認，用手的換気や吸引などの処置を行う．

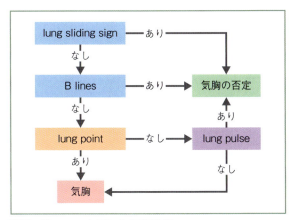

図3　肺エコーを用いた気胸診断
(Volpicelli G, et al. Intensive Care Med 2012 ; 38 : 577-91[8])に基づいて作成)

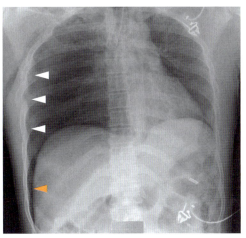

図4　deep sulcus sign
黄矢頭（◀）のように横隔膜の切れ込みが深くなる。多発肋骨骨折（◁）に伴う緊張性気胸である。
(Sabbar S, et al. N Engl J Med 2012 ; 366 : 552[9]より)

"lung point"を探すより早期に"lung sliding sign"，"lung pulse"，"B lines"のいずれかの所見が"ない"場合，気胸との診断につなげ介入を行うことを奨める意見がある[8]．肺エコーを用いた気胸診断の流れを図3に示す．

b―心電図所見

- 心タンポナーデでは電気的交互脈，低電位が認められる．電気的交互脈は感度は低いが心タンポナーデに特異的な所見とされる．
- 肺血栓塞栓症では，前胸部誘導での陰性T波や，右脚ブロック，SI QIII TIIIなどが特異度の高い所見である．

c―胸部X線検査

- 閉塞性・拘束性ショックの診断において，超音波検査と比較し，迅速性・正診性に劣る．緊張性気胸では，身体所見・超音波検査の組み合わせで十分診断が可能である．ショックが急速に進行するため，X線撮影および画像確認までの時間を考慮すると，X線撮影なしに治療介入を行うことが重要である．
- 仮に行う際は，ショック状態の胸部X線撮影は仰臥位で行われる．その場合，典型的な虚脱肺辺縁のラインが確認できないことがあり，横隔膜の"deep sulcus sign"に注目する（図4[9])．
- 心タンポナーデでは，心拡大があり，肺野には異常はきたさない．肺血栓塞栓症では，1/3に肺野透過性亢進が認められ，中枢肺動脈の拡張とその末梢領域の透過性亢進を合併する場合にはWestermark徴候，中枢性肺動脈拡張とその先の途絶所見を合併する場合にはKnuckle徴候とよばれる所見が，特異度の高い所見である．

ここがポイント
"deep sulcus sign"とは，患側の横隔膜の切れ込みが深くなるサイン

d—CT検査

- 上記の「c—胸部X線検査」で述べた理由から，緊張性気胸では治療介入前に，CT検査を行うことはない．ただし，胸腔ドレナージ後に原因検索のために行われることはある．
- 肺血栓塞栓症において，肺動脈造影は最も信頼度は高いが侵襲性が高く，造影CT検査がゴールドスタンダードと考えられる．肺動脈内の血栓を検索すると同時に，下肢深部静脈血栓の検索も必要であり，下肢も含めた撮影が必要である．Well's scoreでhigh risk群と判定された患者のうち，造影CTが陰性であっても，そのうち12%が45日間のフォロー中に肺血栓塞栓症と診断されたとの報告があり[10]，完全な否定はできない．

5 鑑別

- 肺血栓塞栓症の鑑別：右室梗塞（心電図で診断），基礎疾患に肺高血圧など右心負荷がある患者の出血性/敗血症性ショック，低酸素血症に伴い肺血管抵抗が上昇している患者の出血性/敗血症性ショック．
- 心タンポナーデの鑑別：心嚢液貯留を伴う慢性心不全（心エコーで鑑別），収縮性心膜炎（滲出性心膜炎の既往歴，CT検査での心膜肥厚で鑑別）．
- 緊張性気胸の鑑別：大量血胸，心タンポナーデ（エコーで診断）．
- また，単一の病態のみではなく，2種類のショックが合併することもある．たとえば，左室心筋梗塞による心原性ショックに，自由壁破裂が合併し心タンポナーデによる閉塞性ショックも伴っている場合などである．

6 閉塞性・拘束性ショックの治療

a—肺血栓塞栓症

- 急性肺血栓塞栓症では臨床重症度によって治療が変わる．肺血栓塞栓症ガイドラインによると[11]，ショックあるいは低血圧をきたす急性肺血栓塞栓症は高リスク群とされ，早期死亡率が高いとされている（**表3，4**）．**図5**にリスクに応じた治療アプローチを示す．急性肺血栓塞栓症の患者の中で，心停止や循環が虚脱している患者では体外式膜型人工肺（VA-ECMO）を導入する．ショック状態の患者では抗凝固療法に加えて血栓溶解療法（血栓溶解法禁忌や効果のない場合は，外科的またはカテーテル的血栓摘除）を行う．治療法の選択は施設の状況や患者の状態を考慮する[12]．

  ▶VA-ECMO：
  veno-arterial extracorporeal membrane oxygenation

- 抗凝固療法は，未分画ヘパリン，低分子ヘパリン，Xa阻害薬から選択するが，血栓溶解療法と併用する場合や腎不全患者では，モニター可能で半減期が短く拮抗薬のある未分画ヘパリンが推奨される．未分画ヘパリンは，活性化部分トロンボプラスチン時間（APTT）が正常値の1.5～2.5倍を目標に投与する．

  ▶APTT：
  activated partial thromboplastin time

- 血栓溶解療法について，大規模ランダム化比較試験は存在しないが，メタ解

表3 早期死亡率による重症度クラス分類

クラス分類	ショック あるいは低血圧	PESI III-IV あるいは 簡易版PESI＞1	右室機能不全[*1] （画像所見による）	心臓バイオ マーカー[*2]
高リスク	＋	＋	＋	＋
中[高]リスク	－	＋	＋	＋
中[低]リスク	－	＋	どちらか1つ（＋）あるいは，両方（－）	
低リスク	－	－	もし評価するならば，両方（－）	

[*1]：右室機能不全（超音波，CT）；右室/左室比が0.9もしくは1.0以上，4 chamber view拡張末期で評価．右室自由壁運動低下，三尖弁逆流血流速度増加．
[*2]：心臓バイオマーカー；トロポニンIないしトロポニンTの上昇，BNPないしNT-proBNPの上昇．
肺塞栓症重症度指数（PESI）スコアは**表4**を参照．
（日本循環器学会，ほか．肺血栓塞栓症および深部静脈血栓症の診断，治療，予防に関するガイドライン〈2017年改訂版〉http://www.j-circ.or.jp/guideline/pdf/JCS2017_ito_h.pdf（2019年2月閲覧）p.17[11]より）

表4 肺塞栓症重症度指数（PESI）スコア

加算ポイント

	ポイント	
	PESI	簡易版PESI
年齢	＋年齢	1（＞80歳）
男性	＋10	―
癌	＋30	1
慢性心不全	＋10	1
慢性肺疾患	＋10	
脈拍数110回/分以上	＋20	1
収縮期血圧 100mmHg未満	＋30	1
呼吸数30回/分以上	＋20	―
体温36℃未満	＋20	―
精神状態の変化	＋60	―
酸素飽和度90%未満	＋20	1

合計ポイント

Class	ポイント （PESI）	30日間 死亡リスク	%
I	≦65	非常に低い	0〜1.6
II	66〜85	低い	1.7〜3.5
III	86〜105	中等度	3.2〜7.1
IV	106〜125	高い	4.0〜11.4
V	＞125	非常に高い	10.0〜23.9

ポイント （簡易版PESI）	30日間死亡リスク
0	1.0% （95% CI 0.0 - 2.1）
≧1	10.9% （95% CI 8.5 - 13.2）

（日本循環器学会，ほか．肺血栓塞栓症および深部静脈血栓症の診断，治療，予防に関するガイドライン〈2017年改訂版〉http://www.j-circ.or.jp/guideline/pdf/JCS2017_ito_h.pdf（2019年2月閲覧）p.11[11]より）

析では血栓溶解療法は治療必要数（NNT）が10との報告がある[13]．日本で保険適用があるのは，遺伝子組換え組織プラスミノゲンアクチベータ（tissue plasminogen activator：t-PA）であるモンテプラーゼのみである．

●外科的血栓除去は生存率が83〜93%との報告がある[14]．カテーテル的血栓除去術（catheter assisted thrombus removal：CATR）については，2014年のヨーロッパ心臓病学会（ESC）ガイドラインでは，高リスク群で十分量の血栓溶解療法が禁忌・無効な患者における外科的血栓摘除術の代替治療として推奨されている[12]．

▶PESI：
pulmonary embolism severity index

▶NNT：
number needed to treat

▶ESC：
European Society of Cardiology

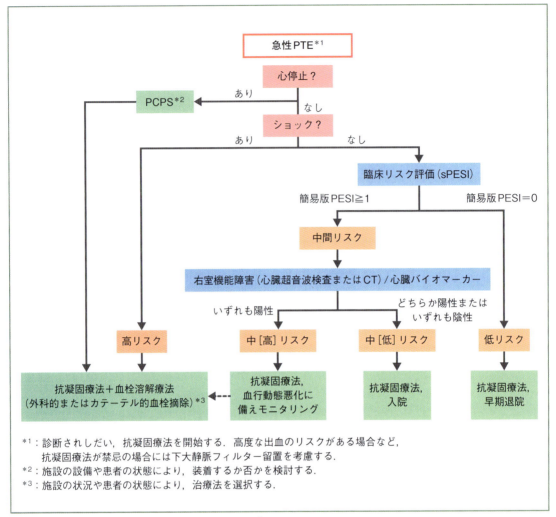

図5 急性肺血栓塞栓症のリスクレベルと治療アプローチ
PTE：肺血栓塞栓症，PCPS：経皮的心肺補助，PESI：肺塞栓症重症度指数，sPESI：簡易版PESI．
（日本循環器学会，ほか．肺血栓塞栓症および深部静脈血栓症の診断，治療，予防に関するガイドライン〈2017年改訂版〉http://www.j-circ.or.jp/guideline/pdf/JCS2017_ito_h.pdf（2019年2月閲覧）p.19[11]より）

b―心タンポナーデ

- 心嚢に貯留した液体の排出が必要となる．エコーガイド下心嚢穿刺と外科的なドレナージでは，エコーガイド下の心嚢穿刺のほうが合併症が少なく，良好な予後が期待される．
- 頭部挙上し，心嚢液が足側に貯留するようにする．剣状突起左縁と左肋骨弓の交点（Larry's point）から左肩へ向けて，15〜30°の角度で穿刺する（図6）[2, 15]．約4〜6cmで針先が心嚢に到達するので，陰圧をかけることで心嚢貯留液の逆流を認める．エコーを併用することにより，最短かつ心嚢液が多く貯留した穿刺経路を探索することが可能であるため，可能な限りエコーを

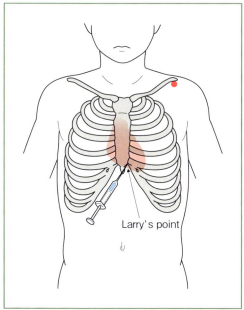

図6 心嚢穿刺の位置
左烏口突起（●）に向け，穿刺する．
（日本外傷学会，日本救急医学会，監修．
外傷初期診療ガイドライン．改訂第5版．
へるす出版，20016. p.95[2]）より）

併用する．エコーガイドとすることで，合併症は1〜3.5％まで軽減するとの報告がある[15]．
- 合併症は心室壁穿刺，肝損傷，肺損傷である．急性大動脈解離や自由壁破裂に伴う心嚢液貯留の場合，ドレナージにより出血が増悪する可能性があるため試みるべきではなく，緊急の外科的治療を行うべきである．
- 外傷などによる血性心嚢液が貯留し，凝固している場合，心嚢穿刺では排液できないことがある．その場合は，外科的に開窓し心嚢内の凝血塊を排出する．
- ドレナージを行うまでの治療として，輸液は心係数を改善させる可能性がある．カテコラミンの効果は議論があるが，投与するのであればノルアドレナリンが推奨される．気管挿管・人工呼吸は挿管時の薬剤による心機能抑制や，陽圧換気による静脈還流減少によって循環虚脱をきたすことに注意する[16]．

C ― 緊張性気胸

- 緊張性気胸は迅速なドレナージを必要とする緊急疾患である．X線やCT検査などの画像検査を行うために処置が遅れることは許容されない[17]．前述のとおり，陽圧人工呼吸中の患者，とくに胸部外傷患者において，急激な低血圧，皮下気腫，呼吸音低下などが発生した場合，処置を考慮する．

胸腔穿刺

- ドレナージチューブがすぐに準備できない場合，14〜16Gの静脈留置針を用いて胸腔穿刺を行う．場所は第2肋間，鎖骨中線から穿刺する．シリンジをつければ，胸腔内は陽圧であるため，シリンジが自然と上がってくる．
- 皮下気腫や元々の体型により，前胸部の皮下組織が厚い場合，一般的な静脈

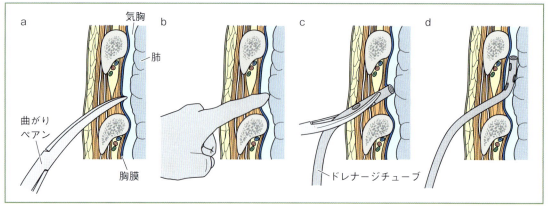

図7　胸腔ドレナージチューブの挿入の流れ
a：ペアンで胸膜を開放し，孔を十分に広げる．
b：指を胸腔内に挿入し，胸腔であること，癒着や凝血塊の有無を確認する．
c：ドレナージチューブの先端をペアンで把持して，肺尖・背側方向に誘導する．
d：ドレナージチューブ内腔の曇りや血液の呼吸性変動，空気の流出入音で胸腔に入っていることを再確認する．
(日本外傷学会，日本救急医学会，監修．外傷初期診療ガイドライン．改訂第5版．へるす出版；2016. p.94[2]より)

留置針では胸腔に達しないことがある．
- また，鎖骨中線より内側で穿刺をすると，内胸動脈損傷による出血合併症が起こりうる．穿刺は応急処置であり，効果が不十分な場合もあることから，引き続いて胸腔ドレナージを行う．

胸腔ドレナージ
- 多くの場合は，胸腔穿刺のみでは不十分なため，胸腔ドレナージが必要である．胸腔ドレナージに必要な物品は，皮膚消毒薬(クロルヘキシジンエタノールなど)，局所麻酔薬，メス，曲がりペアン，ドレナージチューブである．
- ドレナージチューブのサイズは，外傷に伴う緊張性気胸の場合24〜32Frを選択する．血胸を合併していることが多く，細いドレナージチューブの場合，内腔が閉塞するリスクがあるからである．外傷が原因でなく，血胸リスクが低い場合は，より細径のドレナージチューブでよい．
- 外傷に伴う緊張性気胸の場合，第4または5肋間，中腋窩線の肋骨上縁からドレナージチューブを挿入する(**図7**)[2]．緊急時は診断を十分に行う時間がなく，気胸腔も十分評価できないため，安全のために鈍的にペアンで胸腔を開放し，内筒を抜いたドレナージチューブをペアンで把持し挿入する．血胸を合併していることが多いため，気胸のドレナージは背側に留置する．
- 胸腔ドレーン挿入後に，エアリークが持続したり，肺の拡張が得られない場合，3〜5日以内に胸部外科医にコンサルトを行い，外科的介入について検討が必要である[17]．その他，胸膜癒着療法や気管支鏡下に該当気管支を塞栓するなどの方法がある．

〔京　道人，志馬伸朗〕

文献

1) Imazio M, Gaita F. Diagnosis and treatment of pericarditis. Heart 2015；101：1159-68.
2) 日本外傷学会，日本救急医学会，監修．外傷初期診療ガイドラインJATEC．改訂第5版．東京：へるす出版；2016. p.79, 94, 95.
3) van Belle A, et al. Effectiveness of managing suspected pulmonary embolism using an algorithm combining clinical probability, D-dimer testing, and computed tomography. JAMA 2006；295：172-9.
4) Klok FA, et al. Simplification of the revised Geneva score for assessing clinical probability of pulmonary embolism. Arch Intern Med 2008；168：2131-6.
5) Freund Y, et al. Effect of the Pulmonary Embolism Rule-Out Criteria on Subsequent Thromboembolic Events Among Low-Risk Emergency Department Patients：The PROPER Randomized Clinical Trial. JAMA 2018；319：559-66.
6) Perera P, et al. The RUSH exam：Rapid Ultrasound in SHock in the evaluation of the critically ill. Emerg Med Clin North Am 2010；28：29-56.
7) Yarmus L, Feller-Kopman D. Pneumothorax in the critically ill patient. Chest 2012；141：1098-105.
8) Volpicelli G, et al. International evidence-based recommendations for point-of-care lung ultrasound. Intensive Care Med 2012；38：577-91.
9) Sabbar S, Nilles EJ. Deep sulcus sign. N Engl J Med 2012；366：552.
10) Akhter M, et al. Ruling out Pulmonary Embolism in Patients with High Pretest Probability. West J Emerg Med 2018；19：487-93.
11) 日本循環器学会，ほか．肺血栓塞栓症および深部静脈血栓症の診断，治療，予防に関するガイドライン（2017年改訂版）．http://www.j-circ.or.jp/guideline/pdf/JCS2017_ito_h.pdf
12) Task Force for the Diagnosis and Management of Acute Pulmonary Embolism of the European Society of Cardiology. 2014 ESC Guidelines on the diagnosis and management of acute pulmonary embolism. Eur Heart J 2014；35：3033-69, 3069a-3069k.
13) Wan S, et al. Thrombolysis compared with heparin for the initial treatment of pulmonary embolism：A meta-analysis of the randomized controlled trials. Circulation 2004；110：744-9.
14) Fukuda I, et al. Improved Outcome of Surgical Pulmonary Embolectomy by Aggressive Intervention for Critically Ill Patients. Ann Thorac Surg 2011；91：728-32.
15) L'italien JA, et al. Critical cardiovascular skills and procedures in the emergency department. Emerg Med Clin North Am 2013；31：151-206.
16) Ho AM, et al. Timing of tracheal intubation in traumatic cardiac tamponade：A word of caution. Resuscitation 2009；80：272-4.
17) MacDuff A, et al. Management of spontaneous pneumothorax：British Thoracic Society Pleural Disease Guideline. Thorax 2010；65：ii18-31.

3-1-2 出血性ショック

はじめに

- 出血性ショック（hemorrhagic shock）とは，なんらかの原因で大量に血液を喪失し，そのために各臓器，組織が低灌流に陥ることである（図1）．

1 定義

- ショックとは，組織および細胞への酸素運搬の低下，または酸素消費量増大，不適切な酸素の消費により酸素需給バランスが崩れていることである．この状態は大きく4つのタイプ（血液分布異常性ショック，心原性ショック，循環血液量減少性ショック，閉塞性ショック）に分類される．
- そのうち，循環血液量減少性ショックの原因は主に出血と脱水であるが，本項では前者について述べる．
- 成人の平均的な循環血液量は体重の6〜7％（男性で66 mL/kg，女性で60 mL/kg）に相当するといわれている[1]．また小児では体重の8〜9％，新生児では体重の9〜10％といわれている[2]．
- 出血の初期段階では，貧血の進行を認めることなく有効な循環血液量が低下し，前負荷が低下することで心拍出量と組織への酸素運搬能が低下する．時間経過（約8時間）とともにレニン・アンジオテンシン・アルドステロン系が亢進し，腎臓におけるナトリウムと水分の再吸収を介して循環血漿量が増加する．なお，その際に補液を行うと，循環血漿量は増加するが，貧血は顕在化し（図2），結果として酸素運搬能は低下することがありうる[★1]．

★1
酸素運搬能は $DO_2 = CO \times (Hb \times 1.34 \times SaO_2 + 0.0031 \times PaO_2) \times 10$ で表される（DO_2：酸素運搬量，CO：心拍出量，SaO_2：動脈血酸素飽和度，PaO_2：動脈血酸素分圧）．出血性ショックではCOの低下または/およびHb値の低下によるDO_2低下によってショックに陥る．

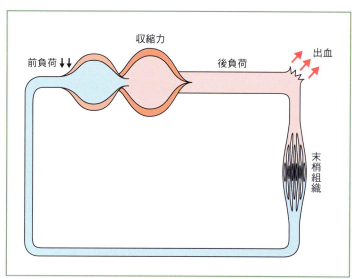

図1　出血性ショックの病態

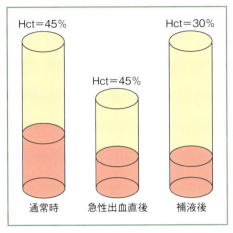

図2 出血とHctの推移
出血直後は血漿と血球が同等に減少するためHct値としては変化しない。しかし、補液を行ったり、時間経過とともに循環血漿量が増加すると、血球に比べて血漿量が増加するので、そこで初めてHct値が低下する。

表1 出血量に基づく出血性ショックの臨床像：ATLS®出血性ショックの分類*

	Class I	Class II	Class III	Class IV
出血量 (mL)	<750	750〜1,500	1,500〜2,000	>2,000
出血量/総血液量 (%)	<15	15〜30	30〜40	>40
脈拍数 (bpm)	<100	100〜120	120〜140	>140
血圧	正常	低下	低下	低下
呼吸数 (回/分)	14〜20	20〜30	30〜40	>35
排尿量 (mL/時)	>30	20〜30	5〜15	わずか
中枢神経症状	正常	不安	混乱	昏睡

*：体重70kgの男性.
(American College of Surgeons Committee on Trauma. Advanced Trauma Life Support〈ATLS® Student Course Manual〉. 9th ed. American College of Surgeons；2013. p.69[4] より)

- 酸素消費量 (VO_2) は変わらない中、酸素運搬量 (DO_2) は低下していく。DO_2 が8〜10 mL O_2/分/kgを下回るとVO_2も急激に低下し、死に直面する。この危機的状況は、貧血を伴わない50%以上の循環血液量の低下で認める[3].
- 古くよりAdvanced Trauma Life Support (ATLS®) は初期診療時の出血量をもとに4つの分類 (Class I〜IV) を提唱している (表1)[4]. この分類は実臨床とは乖離していることも指摘されているが[5]、出血性ショックのおおまかな臨床像を理解するのに有効だと思われる。この分類によると、明らかな血圧低下を認めるときには、Class III以上の出血、すなわちすでに30〜40%以上の出血が起きていることがわかる。

2 出血性ショックの身体所見

- 生体で出血が起こると、まず出血を止めるために、局所での凝固が亢進する。それでも出血が進行すると、生体はカテコラミン、抗利尿ホルモン、心房性ナトリウム利尿ペプチド (ANP) を血管内に放出し、血管を収縮し、心

▶ANP：atrial natriuretic peptide

拍数を増加させ循環血液量を維持しようとする.

● この結果，四肢末端は冷たくなり，尿量は減少し，口渇が出現する．その状態から出血が進行すると，カテコラミンと軽度の脳循環低下から不穏を認めるようになり，さらに進行すると頻呼吸や血圧低下を認めるようになる．頻呼吸は，嫌気性代謝による代謝性アシドーシスを代償するためである．

● さらなる出血の進行により，冠動脈血流が低下して心収縮も低下し，脳循環もさらに低下して意識障害や昏睡となり，死に至る[6]．この状況を念頭に，出血性ショック時の身体所見について述べる．

a—出血性ショック時の身体所見

● どのようなショックであろうと，生命維持の基本となるABC：気道（Airway），換気（Breathing），循環（Circulation）が維持されていることを確認する．そして，これらのいずれかに異常がみられた場合は，すぐに介入を行う．

気道

● 出血性ショックでも，他の重症状態と同様に，まずは気道の評価を行う．気道の不安定さを認めた場合には，気道確保を行う．経過中に出血量が増えると意識障害が出現する可能性があるため，継続的に気道の評価を行う必要がある．

換気

● 次いで，呼吸数，胸部の挙上，呼吸音，経皮的動脈血酸素飽和度（SpO_2）などから換気の評価を行う．実際には気道の評価と同時に行うことが多い．酸素需給バランスの観点から，最低限の動脈血酸素飽和度（SaO_2）を維持することが酸素運搬能を保持するために重要であり，低酸素血症を認める場合には酸素投与を行う．また生体の反応としては，上述のとおりショックに伴った代謝性アシドーシスの代償のため呼吸数が上昇する．外傷症例では胸部外傷があると，緊張性気胸/大量血胸による閉塞性ショックの合併がありうることに注意する．なお，換気障害による二酸化炭素貯留に関しても，許容できない酸血症や頭蓋内圧亢進が存在する場合には，適切に対応する．

循環

● 気道，換気に異常がないことを確認，もしくはそれらに介入してから，循環の維持に努める．評価項目として心拍数，血圧をはじめとするバイタルサインが大切であるが，四肢の冷汗，毛細血管再充満時間（capillary refill time：CRT）も参考となる．また前述のとおり，外傷症例では循環の異常のすべてが出血性ショックとは限らないことに留意する必要がある．外傷の契機に内因性疾患が背景となっていることもあり（過去の報告では0.43～0.55%[7,8]★2），心原性ショックや心タンポナーデによる閉塞性ショックが併存している可能性もある．また頸髄損傷を合併した症例では神経原性ショックを伴っていることもある．

バイタルサイン

● バイタルサインについては，前述したとおり必ずしも相関するわけではない

★2 **内因性疾患のために発生した外傷**

とくに転落外傷や交通外傷では内因性疾患が契機となった事故が散見される．過去の報告では事故の0.43～0.55%にあたるとされ，契機となる疾患としては，心室細動などの心疾患，てんかん，くも膜下出血，低血糖，腹部大動脈破裂などが報告されている[7,8]．

が, **表1**に記載されているATLS®分類がおおよその目安となる. しかし, とくに高齢者においては生理学的に頻脈となりにくく, またβ遮断薬などの薬剤を内服していると心拍数が上昇しにくいため注意が必要である.

b─出血源を推定する

- ABCの評価が終わり, 出血性ショックが疑われる場合は, まずどこから出血しているかを把握する必要がある. 出血源を推定するには, 病歴が最も有用な情報となる. 出血性ショックの原因は大きくは外傷性と, 非外傷性に分けられる.

- 外傷性の場合は, 外表上の出血は創部を確認し, 圧迫止血を行う. 体内の受傷部位については, 受傷機転などから外力が加わったであろうと考えられる部位や, その方向などから推定する. また体表から確認できる打撲痕や四肢の変形も, 出血部位予測の補助となる.

- 非外傷性の場合は, 発症した状況や随伴症状, 年齢・性別などが出血源の推測の一助となる. たとえば妊娠可能年齢の女性の腹痛であれば, 子宮外妊娠破裂や卵巣出血などが想定され, 下血を伴っている場合, 若年者では胃・十二指腸潰瘍などからの消化管出血が, また同じエピソードでも肝硬変の既往があれば静脈瘤破裂が想定される. このように非外傷性の出血性ショックが疑われる症例では, 病歴などから推定される疾患を疑って入念な身体診察を行う.

3 出血性ショックの検査所見

a─血液学的検査

- 血液学的検査において, 出血性ショックの症例で気をつけるポイントを中心に述べる.

全血算

- 全血算では, Hb値と血小板数が注目すべき点となる. しかし, 前述のとおりHb値, Hct値は急性出血の時点では有意に低下していないことも多く[9], 基準値範囲内であっても出血の存在を否定することは難しい. 逆に, Hb値, 血小板数が低下しているショックの症例では, 出血を除外する必要がある. また来院時から汎血球減少を呈している症例では, 基礎疾患に造血能低下や肝硬変などが疑われる.

生化学検査

- 生化学検査では, 一般的な電解質, 腎機能, 肝機能などを検査する. これらは基礎疾患の把握や発症前の状態の推測に有用である. また, 電解質は輸血に伴い変化するため, 経時的な評価が必要である.

凝固検査

- 凝固検査は, 出血性ショックにおいて非常に重要である. それは, 凝固障害をどのように制御するかが, 出血性ショックの治療の鍵となるからである.

Topics　トロンボエラストグラフィー（TEG®），トロンボエラストメトリー（ROTEM®）

　トロンボエラストグラフィー/トロンボエラストメトリーは実際に血餅を形成しその粘弾性を測定することで，凝固反応の速度，血小板と凝固因子の相互作用，凝固過程および線溶過程を評価できる．今までは心臓血管外科手術時や肝移植手術の際に使用されていたが，近年，外傷症例での使用について研究が散見されるようになっている．111人の重症外傷患者を対象としたRCTでは，通常の大量輸血プロトコール（MTP）に沿った群とTEG®に沿って輸血した群で総輸血量が変わらなかったものの，最初の6時間での死亡率はそれぞれ21.8％と7.1％，28日死亡率はそれぞれ36.4％と19.6％であった．この差には輸血のタイミングと輸血製剤の種類の違いが影響していると考察されている[11]．

　外傷症例の25〜35％は初療時に凝固障害を呈しているといわれている[4, 10]．出血が進行すると凝固障害が出現するが，その原因としてアシドーシス，低体温，補液による希釈があげられ，加えて重症外傷そのものだけでも凝固障害をきたすことが知られている[10]．また近年，抗凝固薬を内服している高齢者が増えていることも，出血性ショックの管理を難しくさせている．刻一刻と変化する凝固能を把握するために，初療時だけでなく，経時的な凝固能を評価する必要がある．

- 多くの施設では中央検査室でプロトロンビン時間（PT/PT-INR），活性化部分トロンボプラスチン時間（APTT），フィブリノゲン，D-ダイマーを測定していると思われる．しかし中央検査室での検査は多くの場合30分以上かかり，出血性ショックの患者の評価には適していない．そこで近年，トロンボエラストグラフィー（TEG®）やトロンボエラストメトリー（ROTEM®）の有用性が指摘されている（Topics「トロンボエラストグラフィー（TEG®），トロンボエラストメトリー（ROTEM®）」参照）．

血液ガス分析

- 血液ガス分析は，ショックが疑われる症例では必ず行う．乳酸値は組織の低灌流状態を反映しており，出血性ショックの重症度評価においても有用である．外傷症例では来院時の乳酸値や乳酸の除去率が死亡率と相関していることも知られている★3．また，アシドーシスの存在は上記のように，凝固障害の悪化につながることが知られており，治療対象となる．

血液型検査

- 血液型検査を提出することを忘れてはならない．血液型がわからないと輸血の準備が始められない．大量輸血プロトコール（massive transfusion protocol：MTP）を使用する場合であっても，輸血前に本人の血液型検査用の血液を先に採取しておかないと，血液型がわからなくなってしまうことになる．

▶PT：
prothrombin time

▶PT-INR：
PT-international normalized ratio

▶APTT：
activated partial thromboplastin time

★3　外傷における乳酸値と死亡率

来院時の乳酸値が2.5mg/dL未満では死亡率5.4％，乳酸値2.5〜4.0mg/dLでは6.4％，4.0mg/dL以上では18.8％であった．また来院時の乳酸値4.0mg/dL以上の患者において，6時間後の乳酸値のクリアランスが60％以上，30〜59％，30％未満では，それぞれ死亡率のオッズ比が1.0, 3.5, 4.3であった[12]．

b—画像検査

- 出血性ショックにおける画像検査の意義は出血源検索である．まずは外傷症例での画像的検索について述べる．

外傷症例

- 外傷の系統的な診療指針については，国内ではJapan Advanced Trauma Evaluation and Care (JATEC) が，海外ではATLS® や European Trauma Course (ETC) などがあるが，おおまかな診療の流れは変わらないので，ここではJATECに基づいて記載する[13]．

- 外傷で出血性ショックをきたす原因となりうる体内の主な出血は，胸腔内出血，腹腔内出血，後腹膜出血，骨盤損傷，長管骨骨折である．そのため，Primary Survey[★4] の段階で胸部と骨盤のX線撮影を行い，次いで超音波検査による Focused Assessment of Sonography in Trauma (FAST) を行う．

X線検査

- X線写真では主に大量血気胸，縦隔の拡大から大動脈損傷の可能性，および不安定型骨盤骨折の有無を確認する．

超音波検査

- FASTで心嚢，両側胸腔，Morrison窩，脾周囲，膀胱周囲の液体貯留があるかを確認する．これにより胸腔内，腹腔内および心外傷で，外科的介入が必要な外傷がそれぞれの部位にあるかどうかの把握が可能である．

- 超音波検査は簡便に行え，かつ侵襲度が低い検査であるため，バイタルサインの変化など何か状態が変化するようであれば，繰り返し行うことが推奨される．また経過とともにどこの出血が増加しているかなども簡便に評価できる．

- しかし検査としての限界もある．とくに腹腔内出血において，報告されている感度は42～98％とばらつきがあること[14-16]，手技者の技量に左右されること，骨盤骨折に伴った後腹膜出血は検出しにくいことなどがあげられる．また，超音波検査という特性上，患者の体形や皮下気腫，気胸，腸管ガス，軟部組織損傷，心嚢気腫などにより検査が困難なこともある．そのため，FASTは非常に有用であるが，決して他の画像的評価を省けるわけではない．

CT検査

- 次に，Secondary Survey として全身造影CT (trauma pan-scan) を行う．以前は部位を絞ってCT撮影が行われていたが，2009年のLancetやJournal of Traumaで全身造影CTの有用性について紹介されて以降は，pan-scanを行うことが一般的となった[17, 18]．

- 撮影方法は，頸部から頭部までの非造影撮影，造影動脈優位相で頭蓋底から骨盤までの撮影，造影平衡相で胸部から骨盤までの撮影となる．また疑われる外傷に応じて，適宜，非造影CTや排泄相の撮影の追加を検討する．pan-scan で外傷部位や造影剤の血管外漏出部位が確認できれば，治療に移っていく．

[★4]

JATECでは，生命維持を優先するABCDEアプローチを用いて，まず「Primary Survey」と「蘇生」を行い，その後，生命の安定化が図られたら解剖学的アプローチの「Secondary Survey」に移行していく．そこで全身の損傷を探し出して，根本的治療に移行していく．「Secondary Survey」で確認された損傷の治療・フォローを行いながら，他に見落としがないかを適宜「Tertiary Survey」を行いながら確認していくのが，大まかな外傷診療の流れである．

DPL

- 鈍的外傷における診断的腹腔洗浄法（diagnostic peritoneal lavage：DPL）は，以前はよく用いられていたが，現在は超音波検査とCT検査に取って代わられている．鋭的外傷のDPLの有効性に関するコンセンサスはいまだない．

非外傷症例

- 次に，非外傷症例での出血性ショックでの画像的検査について述べる．実はおおむね外傷症例の考え方と変わらない．外傷のように複数の部位での損傷・出血が疑われることが少ないため，より症状と身体所見に絞った画像的検査を行うことになる．

- その中で超音波検査はスクリーニングとして有用である．FASTは名称からもわかるように外傷時の系統的な多臓器スクリーニング法であるが，他にも多臓器スクリーニングの系統的な超音波検査にはrapid ultrasound in shock（RUSH），abdominal and cardiac evaluation with sonography in shock（ACES），critical care ultrasonography（CCUS）などがある．ショック時に評価すべき基本的な内容はFASTと大きくは変わらず，FASTに加えて心機能の評価，肺超音波検査，胆嚢や腎の評価，血管の評価を適宜追加する．

- 超音波検査で大きな異常の確認を行った後に，必要であれば造影CTや内視鏡検査を行う．出血性ショックが疑われ，かつ出血源が病歴，身体所見，超音波検査などからまったく推測できない場合は，造影CTは不可欠となる．

- 上部消化管内視鏡検査に関して，明らかな吐下血のエピソードやタール便が確認されている場合は，治療の観点からも早期の施行が重要である．出血源が不明な場合は，経鼻胃管チューブを挿入して洗浄することで上部消化管内視鏡検査の適応を考えることもあるが，決して陰性的中率は高くない[19]．原因がわからない血便に対する下部消化管内視鏡検査の緊急の適応は限られているが，考慮する価値はある[20,21]．

- 出血源検索目的の血管造影検査も症例によっては検討される．

4 鑑別，原因疾患

- 出血性ショックの鑑別とはすなわちショックの鑑別となるため，他項を参照いただきたい．出血性ショックの際に想定すべき原因疾患について考えていく（表2）.

▶3章「1．ショック」（p.98-173）の各項参照

- 出血の原因が，大きく外傷性と非外傷性に分類される．

- 前述したように，外傷性では，外表からの出血，胸腔内出血，腹腔内出血，後腹膜出血，骨盤損傷，長管骨骨折とそれ以外の原因が考えられる．

- 非外傷性は，消化管出血，産婦人科的疾患，肺疾患，動脈瘤破裂，後腹膜出血，凝固障害や抗凝固・抗血小板療法に伴った出血などがある．

5 出血性ショックの治療

- 治療は出血源のコントロールが大原則となる．外表からの出血であれば圧迫

表2　出血性ショックで想定すべき原因疾患

	原因	代表疾患例
外傷性	外表からの出血	
	胸腔内出血	• 血管損傷（胸部大動脈，肺動静脈，肋間動脈，内胸動脈など） • 心損傷 • 肺損傷
	腹腔内出血	• 臓器損傷（肝，脾） • 腸間膜損傷 • 大血管損傷
	後腹膜出血	• 骨盤骨折，腎損傷
	長管骨骨折	• 大腿骨骨折
	その他	• 複数の骨折，など
非外傷性	上部消化管出血	• Mallory-Weiss症候群 • 食道静脈瘤破裂 • 胃・十二指腸潰瘍 • 胃・食道腫瘍
	下部消化管出血	• 大腸癌 • 憩室出血
	動脈瘤	• 胸部大動脈瘤 • 腹部大動脈瘤 • 上記以外の動脈瘤
	腹腔内出血	• 肝臓癌破裂 • 術後出血
	産婦人科疾患	• 産褥出血 • 子宮外妊娠破裂 • 卵巣出血
	肺疾患	• 肺癌 • 肺結核 • 気管支拡張症 • 肺胞出血 • 血管腫
	後腹膜	• 副腎出血，腸腰筋血腫
	凝固障害 抗凝固・抗血小板療法	
	その他	• 大腿部血腫，など

や縫合，体内の出血であれば出血源に適した止血術，内視鏡，血管造影での動脈塞栓，手術，骨折の整復などを試みる．これらの出血源コントロールが行われるまでの間の蘇生処置，主に外傷時の管理について以下に記載する．

a─外傷時の管理，蘇生処置

● 大量出血時には「死の三徴」（低体温，アシドーシス，凝固能障害の出現）を防ぎながら，いかに管理をするかが重要となる．これらは互いに病態を促進

しあって悪循環を生みだす．近年は，このうちとくに凝固能障害に注目した管理が重要視されている．

輸液・輸血療法

- 古典的には成人でおおむね2Lの細胞外液を投与し，それに対する反応からresponder，transient responder，non-responderに分類して出血量を予測することが提唱されている．しかし近年，初期診療での細胞外液補充量を控えて希釈性の凝固障害を起こさないよう，できるだけ早く血液製剤を投与することが多くの研究結果から推奨されている★5．

- MTPを設定している施設も多くあると思われるが，MTPの起動基準については明確なエビデンスは現時点ではなく，施設により異なる★6．MTPの概念は，大量出血の対応として早期から赤血球製剤（PRBC）の投与を開始するとともに，PRBCだけでなく血漿および血小板も，1：1：1～2：1：1を目安として早期投与することが予後の改善につながる，というものである．

- MTP以外の輸血の指標として，出血源のコントロールがついていない間はHb 9～10g/dL，フィブリノゲンは150mg/dLを，血小板は5～10万/μLを最低限保つようにする．しかし「血液学的検査」で前述したように，これらの値はあくまで絶対値で機能を反映しないこと，また検査に時間がかかることから，近年はトロンボエラストグラフィーなどの使用を指標とした輸血も試みられている．

- またフィブリノゲン値の補正について，欧米ではクリオプレシピテートや濃縮フィブリノゲン製剤の使用が推奨されているが，日本では供給がないため，新鮮凍結血漿を使用することになっている．施設によってはクリオプレシピテートを院内調整して使用しているところがある．大量輸血に伴った合併症の出現も懸念されるため★7，日本での供給が待たれるところである．

- この輸液・輸血療法中の血行動態管理については明確な指標は定まっていないが，一つの管理方法としてpermissive hypotension/controlled resuscitationが提唱されている．収縮期血圧（sBP）70mmHgもしくは平均血圧（MAP）50mmHgを目安とした管理を行うと，輸液・輸血量の制限につながり，凝固能障害，多臓器不全の発症が少なかったと報告されている[28,29]．ある程度の低血圧（高くてもsBP 80～90mmHg）を許容しつつ，適宜，乳酸値などを測定しながら管理するのが妥当と考えられる．また，これらの輸血，輸液，循環管理については頭部外傷，脊髄損傷を除いた症例が対象となるため，それらを含む患者では目標とする血圧に十分な注意が必要である．

- 外傷における輸血管理については，European guideline on management of major bleeding and coagulopathy following traumaや，American Society of AnesthesiologistsからのCommittee statementにまとまっているので，ぜひ一読していただきたい[30,31]．

補足

- 近年では大動脈内バルーン遮断（resuscitative endovascular balloon occlusion of the aorta：REBOA）が出血性ショックに用いられるようになってき

★5 **外傷における晶質液の投与制限**

プレホスピタルで低血圧（sBP＜90mmHg）を認めない患者で，外液補充が500mLを超えると死亡率が上がるという報告がある[22]．その他の報告[23]からは，晶質液：赤血球輸血が1.5：1を超えると死亡率，多臓器不全，急性呼吸窮迫症候群（ARDS），腹部コンパートメント症候群が増加しており，できるだけ晶質液の投与を制限するのがよいとされている．

▶sBP：
systolic blood pressure

▶ARDS：
acute respiratory distress syndrome

★6

従来MTPの適応は24時間でPRBCが10単位必要と思われた症例とされたが，現在は6時間で10単位必要と思われる症例とする見方もある[24]．また，MTPの適応にTrauma Associated Severe Hemorrhage（TASH）[25]，Assessment of Blood Consumption（ABC）[26,27]といったスコアリングを活用することも提唱されている．

▶PRBC：
packed red blood cell

★7 **大量輸血の合併症**

大量輸血に伴い，輸血関連急性肺障害（TRALI），輸血関連循環過負荷（TACO）の発生，ARDSでの死亡率の増加，敗血症の発症率増加，多臓器不全発症の増加が知られている[30]．

▶TRALI：
transfusion-related acute lung injury

ており，大動脈クランプ術に変わる管理方法として注目されている[32]．

▶ 電解質異常，体温の管理

- 輸液・輸血に伴い生じる電解質異常（とくにカリウム，カルシウム），アシドーシス/アルカローシス，そして低体温に注意して管理を行う．あらかじめ検査結果を予測して輸血や電解質補正を行うことが必要となる場合がある．体温管理に関しては，体表の加温も大切であるが，輸液・輸血時にはできるだけ加温した製剤を投与することが推奨される．なお，受傷後3時間以内の患者においては，可及的すみやかなトラネキサム酸の投与開始[★8]により死亡率が減少することが示唆されている[33,34]．

b─非外傷での管理

- 外傷以外においても基本的には同様の管理でよい．なお，産科出血では，線溶亢進を伴っており大量出血をきたしやすいため，フィブリノゲンを最低限200mg/dLに保つように管理する[35]．

おわりに

- 出血性ショック時の管理のポイントをまとめると以下のようになる．
  ①出血源のコントロールが大原則．
  ②「死の三徴」を防ぐ管理．
  ③血圧低値がない患者では細胞外液補充を極力控え，permissive hypotension で管理．
  ④出血性ショックの患者にはできるだけ早く血液製剤を投与する．
  ⑤赤血球輸血だけでなく，新鮮凍結血漿，血小板も1：1：1〜2：1：1を目安に輸血．
  ⑥こまめな血液ガス，凝固能，電解質検査を繰り返し行う．

（浅香葉子，瀬尾龍太郎）

文献

1) Walker RH, ed, American Association of Blood Banks. Technical Manual. 10th ed. Arlington, VA：American Association of Blood Banks；1990. p.650.
2) Cropp GJ, et al. Changes in blood and plasma volumes during growth. J Pediatr 1971；78：220-9.
3) Nelson DP, et al. Systemic and intestinal limits of O2 extraction in the dog. J Appl Physiol 1987；63：387-94.
4) American College of Surgeons Committee on Trauma. Advanced Trauma Life Support（ATLS® Student Course Manual）. 9th ed. Chicago, IL：American College of Surgeons；2013.
5) Mutschler M, et al. The ATLS® classification of hypovolemic shock：A well established teaching tool on the edge？ Injury 2014；45 Suppl 3：S35-8.
6) Gutierrez G, et al. Clinical review：Hemorrhagic shock. Crit Care 2004；8：373-81.
7) 田熊清継，ほか．内因性疾患による交通外傷の検討．日救急医会誌 2006；17：177-82.
8) Morrison JE, et al. Syncope-related trauma：Rationale and yield of diagnostic studies. J Trauma 1999；46：707-10.

▶TACO：
transfusion-associated circulatory overload

▶MAP：
mean arterial（blood）pressure

★8
投与量：トラネキサム酸1gを10分かけて静注，その後1gを8時間かけて投与．

9) Cordts PR, et al. Poor predictive value of hematocrit and hemodynamic parameters for erythrocyte deficits after extensive elective vascular operations. Surg Gynecol Obstet 1992；175：243-8.

10) Brohi K, et al. Acute traumatic coagulopathy. J Trauma 2003；54：1127-30.

11) Gonzalez E, et al. Goal-directed Hemostatic Resuscitation of Trauma-induced Coagulopathy：A Pragmatic Randomized Clinical Trial Comparing a Viscoelastic Assay to Conventional Coagulation Assays. Ann Surg 2016；263：1051-9.

12) Odom SR, et al. Lactate clearance as a predictor of mortality in trauma patients. J Trauma Acute Care Surg 2013；74：999-1004.

13) 日本外傷学会外傷初期診療ガイドライン改訂第4版編集委員会，編．改訂第4版 外傷初期診療ガイドラインJATEC™．東京：へるす出版；2012.

14) Lingawi SS, Buckley AR. Focused abdominal US in patients with trauma. Radiology 2000；217：426-9.

15) McGahan JP, et al. Use of ultrasonography in the patient with acute abdominal trauma. J Ultrasound Med 1997；16：653-62；quiz 663-4.

16) Miller MT, et al. Not so FAST. J Trauma 2003；54：52-9；discussion 59-60.

17) Huber-Wagner S, et al. Effect of whole-body CT during trauma resuscitation on survival：A retrospective, multicentre study. Lancet 2009；373：1455-61.

18) Tillou A, et al. Is the use of pan-computed tomography for blunt trauma justified？ A prospective evaluation. J Trauma 2009；67：779-87.

19) Pallin DJ, Saltzman JR. Is nasogastric tube lavage in patients with acute upper GI bleeding indicated or antiquated？ Gastrointest Endosc 2011；74：981-4.

20) Kouanda AM, et al. Urgent colonoscopy in patients with lower GI bleeding：A systematic review and meta-analysis. Gastrointest Endosc 2017；86：107-17.

21) de Oliveira JG, Silva AE. Polymorphisms of the TLR2 and TLR4 genes are associated with risk of gastric cancer in a Brazilian population. World J Gastroenterol 2012；18：1235-42.

22) Brown JB, et al. Goal-directed resuscitation in the prehospital setting：A propensity-adjusted analysis. J Trauma Acute Care Surg 2013；74：1207-12.

23) Neal MD, et al. Crystalloid to packed red blood cell transfusion ratio in massively transfused patient：When a little goes a long way. J Trauma Acute Care Surg 2012；72：892-8.

24) Cantle PM, Cotton BA. Prediction of Massive Transfusion in Trauma. Crit Care Clin 2017；33：71-84.

25) Yücel N, et al. Trauma Associated Severe Hemorrhage (TASH)-Score：Probability of mass transfusion as surrogate for life threatening hemorrhage after multiple trauma. J Trauma 2006；6：1228-36.

26) Nunez TC, et al. Early prediction of massive transfusion in trauma：Simple as ABC (assessment of blood consumption)？ J Trauma 2009；66：346-52.

27) Cotton BA, et al. Multicenter validation of a simplified score to predict massive transfusion in trauma. J Trauma 2010；69 Suppl 1：S33-9.

28) Morrison CA, et al. Hypotensive resuscitation strategy reduces transfusion requirements and severe postoperative coagulopathy in trauma patients with hemorrhagic shock：Preliminary results of a randomized controlled trial. J Trauma 2011；70：652-63.

29) Schreiber MA, et al. A controlled resuscitation strategy is feasible and safe in hypotensive trauma patients：Results of a prospective randomized pilot trial. J Trauma Acute Care Surg 2015；78：687-95.

30) American Society of Anesthesiologists. Committee on Patient Blood Management. https://www.asahq.org/about-asa/governance-and-committees/asa-committees/committee-on-patient-blood-management

31） Rossaint R, et al. The European guideline on management of major bleeding and co-agulopathy following trauma：Fourth edition. Crit Care 2016；20：100.

32） Brenner M, et al. Joint statement from the American College of Surgeons Committee on Trauma（ACS COT）and the American College of Emergency Physicians（ACEP）regarding the clinical use of Resuscitative Endovascular Balloon Occlusion of the Aorta（REBOA）. Trauma Surg Acute Care Open 2018；3：e000154.

33） CRASH-2 trial collaborators, Shakur H, et al. Effects of tranexamic acid on death, vascular occlusive events, and blood transfusion in trauma patients with significant haemorrhage（CRASH-2）：A randomised, placebo-controlled trial. Lancet 2010；376：23-32.

34） CRASH-2 collaborators, Roberts I, et al. The importance of early treatment with tranexamic acid in bleeding trauma patients：An exploratory analysis of the CRASH-2 randomised controlled trial. Lancet 2011；377：1096-101, 1101.e1-2.

35） 日本産科婦人科学会，ほか. 産科危機的出血への対応指針 2017. http://www.fukushihoken.metro.tokyo.jp/iryo/k_isyoku/yuketsu-manual.files/29guideline.pdf

3章　症状・疾患における病態と治療／ 1. ショック

3-1-3 心原性ショック

1 定義

- 心原性ショック（cardiogenic shock）とは，心臓のポンプ機能低下で生じる
ショックをいう．心筋そのものの収縮力が低下した場合だけでなく，不整
脈，弁疾患，シャント性心疾患などのために全身への有効な心拍出量が得ら
れない病態も広く含める（**表1**）．
- 不整脈が原因のものには，一回拍出量は保たれていても徐脈のために1分あ
たりの心拍出量が減少する場合，頻脈や期外収縮のために心室の充満時間が
確保できず一回拍出量が減少する場合，心臓全体として統合された収縮がな
い心室細動などがある．
- 弁疾患には，狭窄のために血液が駆出できない場合と弁逆流のため一度駆出
した血液が逆流する場合がある．
- シャント性心疾患とは，心室中隔穿孔や心室中隔欠損症などのように正常以
外の経路でも血液が流れるために大動脈への拍出量が減少することをいう．
一部の先天性心疾患のように，大血管や心臓の発生異常で正常の循環経路が
形成されていない場合もある．

2 心原性ショックの病態 （図1）

- 他のショックと同様に，末梢組織への血流が減少する．全身の細胞は低酸素
症を呈し，好気性代謝は抑制される．嫌気性代謝は亢進するが，細胞内エネ
ルギーレベルは低下する．細胞および組織の活動は低下し，長引けば細胞壊
死・臓器不全となる．
- 他の多くのショックと異なって心原性ショックで特徴的なことは，心臓の前
負荷が増加することである．直接的な原因は，心室からの拍出量が減少して
心房・大静脈に血液がうっ滞することにあるが，体内への二次的な水分貯留
も大きく関与している．
- 血圧の低下は交感神経の興奮度を高め，末梢の動脈を収縮させて血圧を維持
するとともに心収縮力増強と心拍数増加で心拍出量を増加させるように働
く．腎動脈の灌流圧低下および交感神経刺激は傍糸球体細胞からのレニン分
泌を増加させる．レニン活性の上昇は，アンジオテンシノーゲンからアンジ
オテンシンⅠへの変換を促進する．アンジオテンシンⅠは，肺循環系の内皮
細胞表面にあるアンジオテンシン変換酵素の作用でアンジオテンシンⅡとな
る．アンジオテンシンⅡには強力な血管平滑筋収縮作用があるので，末梢組
織の細動脈収縮はより顕著となる．同時にアンジオテンシンⅡは副腎皮質球
状層でのアルドステロン分泌を促進し，遠位尿細管でのナトリウムと水の再

表1　心原性心不全の分類

心筋収縮力低下

不整脈

- 徐脈
- 頻脈・期外収縮
- 心室細動

弁疾患

- 弁狭窄
- 弁逆流

シャント性心疾患

- 心室中隔穿孔
- 先天性心・大血管疾患

ここがポイント ❗

心原性ショックの特徴は，
ポンプ機能低下による前負
荷増大と体内への水分貯留

122

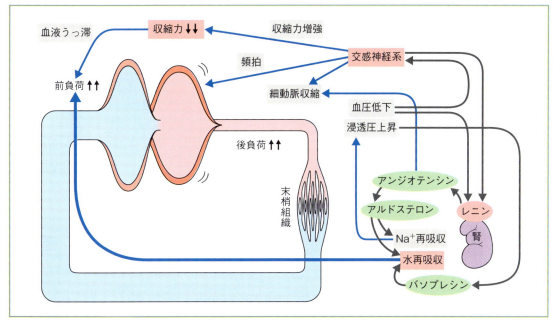

図1　心原性ショックの病態
左室のポンプ機能低下と，それに伴う前負荷の増大・体内水分貯留が特徴である．

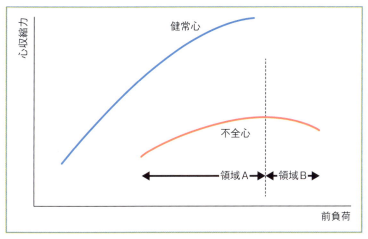

図2　Frank-Starling曲線と心不全の関係
横軸は左室前負荷，縦軸は心収縮力を表す．健常心に比べて不全心では曲線が右下方に偏移する．不全心でも，Aの領域では前負荷に応じて心収縮力が増す領域で，代償性心不全とよばれる．Bの領域は前負荷が増すと心収縮力が低下する領域で，非代償性心不全とよばれる．

吸収を増加させる．ナトリウム再吸収で上昇した血清浸透圧は抗利尿ホルモン分泌を刺激し，腎の集合管および遠位尿細管での自由水再吸収を増加させる．これらの結果，心拍出量減少・前負荷増大・末梢血管収縮（後負荷増大）・体液貯留（循環血液量増加）の病態が完成する．

- 一般に，筋細胞は収縮直前の線維長が長いほど収縮力が強くなる．これは心筋細胞も例外ではなく，心筋の線維長が長いほど，つまり収縮直前の左室容量が大きい（前負荷が大きい）ほど心収縮力は大きくなる（図2の領域A）．心拍出量減少で水分貯留が促進される機序は，この点で合目的性をもった生体の適応反応といえる．しかし，過剰な心拡大は逆に心収縮力の低下を招く

▶1章「1-3 急性循環不全の重症度評価」図2（p.25）も参照

表2　心原性ショックの身体所見

心拍出量減少に伴うもの	・血圧低下 ・脈圧減少 ・毛細血管再充満時間の延長 ・尿量減少 ・意識レベル低下
交感神経系の活動亢進に伴うもの	・頻脈，不整脈 ・末梢冷感，中心-末梢温度較差増加 ・冷汗
うっ血・水分貯留に伴うもの	・頸静脈怒張 ・心拡大 ・全身浮腫 ・肝腫大 ・胸水貯留 ・肺水腫：湿性ラ音，チアノーゼ，泡沫状痰，呼吸困難，努力呼吸 ・起座呼吸

（図2の領域B）．この状態になってもレニン・アンジオテンシン・アルドステロン系は水分貯留を促進し続けるため，さらに前負荷が増大して心収縮力の減弱を加速するという悪循環に陥る．この状態を「非代償性心不全」という．これに対して，心収縮力は低下しているが前負荷は図2の領域Aにあるものを「代償性心不全」という．非代償性心不全になると循環動態を自ら維持することは不可能で，治療介入が必須となる．

3　心原性ショックの身体所見

● 心原性ショックの病態は，心拍出量の減少とそれに伴う交感神経系活動の亢進，うっ血，水分貯留なので，それらに応じた身体所見が観察される（表2）．心拍出量減少と交感神経活動の亢進は他の多くのショックと共通するが，うっ血や水分貯留など前負荷増加に起因した所見は心原性ショックと閉塞性・拘束性ショックに特徴的である．

● まず，重症の非代償性心不全患者は臥位より座位を好む．座位のほうが腹部や下肢に血液が集まるため心臓の前負荷が減少して心拍出量が増加するからで，これを起座呼吸という．起座呼吸は非代償性心不全以外にも呼吸不全でみられる．ショックが進行して血圧低下が著しくなると，頭部の挙上は脳灌流圧を減少させるため，起座呼吸は明らかでなくなる．

● バイタルサインなどの全身所見では，心拍数は増加して脈は微弱となり，脈圧は減少する．収縮期血圧も低下するが，初期には交感神経系の活動亢進で低下しないこともある．呼吸数は増加して呼気ポーズ[★1]が消失する促迫呼吸となり，呼吸補助筋を使用した努力呼吸となる．肺水腫が進行すれば経皮的動脈血酸素飽和度（SpO_2）が低下する．心原性ショックそのもので体温が上昇することはないが，原因が感染性心内膜炎の場合には発熱を認める．精神状態では興奮・不安・不穏・せん妄がみられることもあり，重症化すると意識レベルが低下する．

★1 **呼気ポーズ**

呼気の呼出後，次の吸気が開始されるまでの期間をいう．通常，この時間の長短で呼吸回数が調節される．

▶SpO_2：
percutaneous arterial oxygen saturation

表3　心原性ショックの検査所見

心拍出量減少に伴うもの	・代謝性アシドーシス ・血清乳酸イオン濃度の上昇 ・心拍出量減少（超音波検査，肺動脈カテーテル） ・混合静脈血酸素飽和度低下 ・上大静脈血酸素飽和度低下 ・心収縮力低下，心拡大，左室駆出率低下
交感神経系の活動亢進に伴うもの	・洞性頻拍，頻拍性不整脈 ・脈圧減少 ・中心−末梢温度較差増加
うっ血・水分貯留に伴うもの	・中心静脈圧上昇 ・肺動脈拡張期圧上昇，肺動脈楔入圧上昇 ・心胸郭比上昇，胸水，肺水腫
原疾患によるもの	[虚血性心疾患の場合] 　・心電図異常：ST-T変化，QRS変化，不整脈，分節性の心収縮異常 　・BNP上昇 　・血清トロポニン値上昇，心筋逸脱酵素値上昇 [弁膜症の場合] 　・弁逆流，弁狭窄 　・BNP上昇

BNP：脳性ナトリウム利尿ペプチド.

- 頸部では外頸静脈の怒張が目立つ．軽症の場合は臥位のみでみられる所見だが，重症化すると座位でも視認できる．
- 胸部では，打診で心拡大と肝濁音界の頭側への移動を認める．肝濁音界の移動は胸水貯留や肝腫大による．肺水腫を伴えば全肺野でcoarse crackleが聴取される．心不全の原因が弁膜症の場合は，原疾患に起因する心雑音が聴取される．
- 腹部では肝腫大を認め，腸管の浮腫をきたせば腸蠕動音の低下・消失を認めることもある．
- 四肢では，交感神経系の活動亢進に伴って末梢冷感が著しくなり，冷汗すなわち精神性発汗を認める．毛細血管再充満時間は延長し，下腿に浮腫を認める．末梢のチアノーゼがしばしば観察され，肺水腫が進行すればチアノーゼは全身性となる．

4　心原性ショックの検査所見

- 検査でも，心拍出量の減少とそれに伴う交感神経系活動の亢進，うっ血・水分貯留に応じた所見を呈する（**表3**）．

a―血液ガス分析

- 代謝性アシドーシスがみられる．エネルギーレベル低下でアデノシン三リン酸が分解されて水素イオンを生じること，ミトコンドリアの酸素欠乏で水素イオンが処理されないことによる．
- 乳酸イオン濃度が測定できれば，値の上昇を認める．これは，ミトコンドリ

ア での好気性代謝が抑制されるために細胞内ピルビン酸イオン濃度が上昇し，乳酸イオンへの変換が促進されるからである．

b―血液・生化学検査

● 脳性ナトリウム利尿ペプチド（BNP）の上昇がみられる．これは心不全の程度と相関するので，重症度および経時的評価に用いられる．心拍出量減少に伴う末梢臓器灌流不全の指標としては，細胞逸脱酵素であるAST，ALT，LDH，ALP，CK，Amy，Lipなどが上昇し，腎機能低下でBUN，Crが上昇する．肝逸脱酵素の上昇は，静脈うっ滞によるうっ血肝が主因の場合もある．

● 心原性ショックの原疾患が心筋梗塞の場合は，心筋逸脱酵素であるCK-MB，トロポニンが特徴的に上昇する．原疾患が感染性心内膜炎の場合は，炎症所見である白血球増多やC反応性タンパク（CRP）などの上昇を認め，血液培養が陽性になることもある．

c―心電図

● 交感神経の活動亢進を反映して洞性頻脈が観察される．心房性期外収縮，心房細動/粗動，心室性期外収縮などがみられることもある．心原性ショックの原疾患が虚血性心疾患の場合は，心筋虚血や梗塞部位に応じたST-T波異常がみられる．

d―心臓超音波検査

● 心収縮力低下，左室拡大，左房拡大，右房右室拡大，下大静脈径増大がみられる．虚血性心疾患の場合は，病変に応じた部位の分節性の運動低下がみられる．弁膜症の場合は，該当する弁の逆流や狭窄所見がみられる．

e―胸部X線検査

● 中心陰影拡大，心胸郭比増大，肺動静脈陰影増強，butterfly shadow（蝶形像），Kerley B線，気管支周囲肥厚像（peribronchial cuffing），葉間胸水，胸水，奇静脈陰影の明瞭化などが心不全の程度に応じてみられる．

f―右心カテーテル検査

● 中心静脈圧・肺動脈圧・肺動脈楔入圧の上昇がみられ，心拍出量が減少する．混合静脈血酸素飽和度も低下する．

5 鑑別 （図3）

● まず，ショックを下大静脈径が細く呼吸性変動が大きいものと，下大静脈径が太く呼吸性変動が小さいものに分ける．中心静脈圧を測定すれば，前者では低値，後者では高値を示す．動的指標である1回拍出量変動（SVV）は，前者では高値，後者では低値をとることが多い．下大静脈径が細い場合に

▶BNP：
brain natriuretic peptide

▶AST：
aspartate aminotransferase

▶ALT：
alanine aminotransferase

▶LDH：
lactate dehydrogenase

▶ALP：
alkaline phosphatase

▶CK：
creatine kinase

▶Amy：
amylase

▶Lip：
lipase

▶BUN：
blood urea nitrogen

▶Cr：
creatinine

▶CK-MB：
creatine kinase MB

▶CRP：
C-reactive protein

▶SVVについては2章「2-9 心拍出量モニター」（p.89）を参照

▶SVV：
stroke volume variation

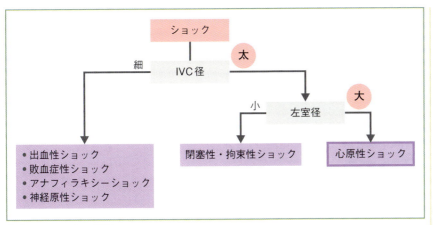

図3　ショックの鑑別
まず下大静脈（IVC）径で大きく2つに分ける．下大静脈径が拡大するのは，閉塞性・拘束性ショックと心原性ショックである．次に左室を観察する．閉塞性・拘束性ショックでは左室径が小さく壁運動は過剰なのに対し，心原性ショックでは左室径が拡大して壁運動は低下している．

は，出血性ショック，敗血症性ショック，アナフィラキシーショック，神経原性ショックなどが疑われる．下大静脈径が太い場合には，閉塞性・拘束性ショックと心原性ショックを疑う．

- 閉塞性・拘束性ショックと心原性ショックは，左室の前負荷で鑑別する．閉塞性・拘束性ショックは，心タンポナーデや肺塞栓のように中心静脈や右心系には十分な血液があるが，左室への血流が阻害されているために拡張終期の左室径が小さい．心原性ショックでは，左室は十分に充満した状態で，左室径の拡大がみられる．また，閉塞性・拘束性ショックでは左室の動きは過剰収縮だが，心原性ショックでは収縮不良である．
- これらの鑑別には，簡便性，迅速性，低侵襲性，確実な診断性の点で超音波検査が優れている．ショックを疑ったらまず心臓・大血管の超音波検査を行うべきである．

> **ここがポイント**
> ショックを疑ったら心臓・大血管の超音波検査をまず行う

6　心原性ショックの原因疾患（表4）

- 心筋収縮力が低下するものには，心筋梗塞や狭心症などの虚血性心疾患，拡張型心筋症，ウイルス性心筋炎のように心筋そのものの障害のほか，ミトコンドリア病や各種の代謝性疾患のように全身疾患の部分症状として心機能が低下する場合がある．敗血症性ショックは血管拡張や末梢でのシャント増大がショックの原因となるが，重症化するとサイトカインなどの作用で心筋収縮力の低下を生じる．
- 不整脈は，虚血性心疾患や電解質異常などで生じる．治療のために投与した抗不整脈薬で誘発される場合もある．
- 心臓弁膜症もポンプ機能低下の原因となる．弁膜症は，リウマチ熱や弁の石灰化によるもののほかに，感染性心内膜炎も原因となる．

▶3章「3-1-4　敗血症性ショック」（p.129）を参照

表4　心原性ショックの原因疾患

心筋収縮力低下	• 虚血性心疾患：狭心症，心筋梗塞 • 拡張型心筋症 • ウイルス性心筋炎 • ミトコンドリア病 • 代謝性疾患 • 敗血症性ショック
不整脈	• 虚血性心疾患 • 電解質異常
心臓弁膜症	• リウマチ熱 • 感染性心内膜炎
シャント性心疾患	• 心室中隔穿孔 • 先天性心・大血管疾患

● シャント性心疾患には，先天性心・大血管疾患以外に心筋梗塞による心室中隔穿孔がある．

7　心原性ショックの治療

● 心原性ショックには必ず原因疾患があるので，その原疾患を確実に診断して治療することが重要となる．

● 原疾患の治療が効果を発揮するまでの対症療法としては，交感神経β受容体刺激作用で心収縮力増強と心拍数増加を期待できるドブタミンやアドレナリンの持続静注を行う．低血圧に対しては交感神経α受容体刺激作用のあるノルアドレナリンの持続静注，過剰な水分貯留に対してはフロセミドなどの利尿薬を投与する．利尿薬に反応しない体液過剰状態に対しては，体外循環を用いた機械的除水を必要とすることもある．臓器循環が維持できるときは，低めの血圧でも少量の血管拡張薬を投与して左室の後負荷を減少させたほうが心拍出量増加を得られる場合もある．

● 薬剤による加療で心機能維持が不可能な場合は，大動脈内バルーンパンピング（intraaortic balloon pumping：IABP）や体外循環による心肺補助（veno-arterial extracorporeal membrane oxygenation：VA-ECMO）が行われる．徐脈に対しては，体外ペーシングを行う場合もある．IABPは，バルーンの膨張による拡張期圧上昇で冠動脈血流増加および末梢臓器灌流の増加効果を得ることと，収縮期の直前にバルーンが収縮することによる大動脈圧低下（後負荷軽減）効果を期待して行う．

● これらの治療は，観血的動脈圧測定と中心静脈圧測定に加えて，必要があれば肺動脈カテーテルを留置して循環動態を評価し，頻回の心臓超音波検査による画像的所見も加味して行う．原疾患が虚血性心疾患でなくても，二次的に心筋虚血を生じることがあるので，モニター心電図に加えて12誘導心電図も定期的に記録して評価する．

（大塚将秀）

ここが ポイント
心原性ショックでは原疾患を確実に診断・治療する

3章　症状・疾患における病態と治療／ 1. ショック

3-1-4 敗血症性ショック

はじめに

- 敗血症（sepsis）の定義は1991年に初めて統一されたが，2001年の改定を経て，2016年にはSepsis-3として新たな定義が提唱された（**図1**）[1].

- 全身性炎症反応症候群（systemic inflammatory response syndrome：SIRS）の概念が削除され，臓器障害の評価にSOFAスコアを用いることで敗血症は臓器障害を伴うものに限定された.

▶SOFA：
Sequential Organ Failure Assessment

- 敗血症は「感染に対する制御不十分な生体反応に起因する生命に危機を及ぼす臓器障害」，敗血症性ショック（septic shock）は「敗血症のサブセットで，循環や細胞機能，代謝の異常により死亡率を増加させるに足る状態」としてそれぞれ定義づけられている[1].

1 敗血症性ショックの病態

- 病原体が生体内に侵入してくると，好中球はそれらを貪食し活性酸素を産生することで殺菌する．また，貪食では太刀打ちできないような病原体に対し

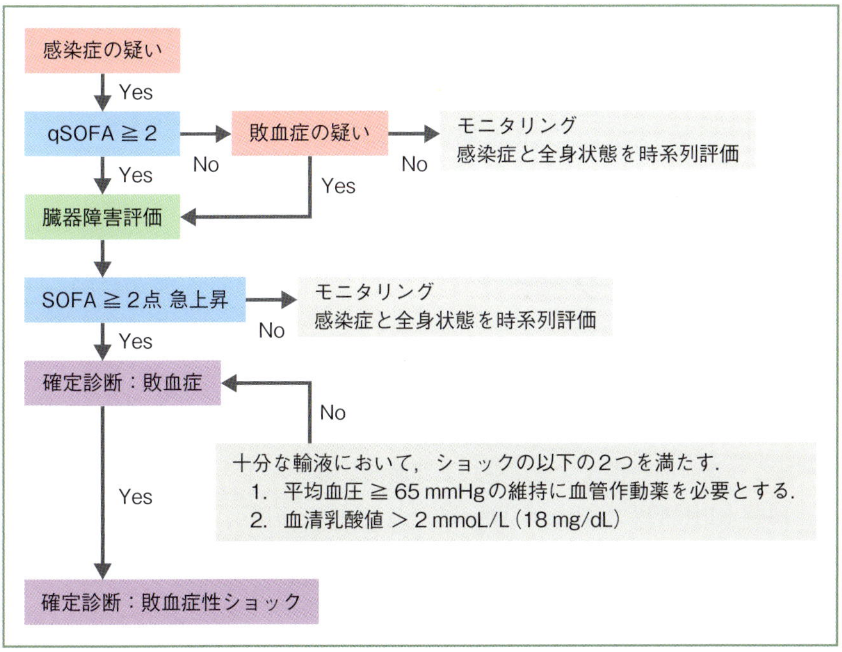

図1　敗血症と敗血症性ショックの診断の流れ
SOFA：Sequential Organ Failure Assessment, qSOFA：quick SOFA.

（Singer M, et al. JAMA 2016；315：801-10[1] より）

129

て好中球は「死」によってクロマチンを細胞外へ網目状に張り，生体内への侵入を防ぐ機構(好中球細胞外トラップ〈neutrophil extracellular traps：NETs〉)が働いている．

- NETs産生の結果，好中球は「死」に至るが，この細胞死の過程はNETosisという新たな細胞死の過程として注目されている[★1]．

- 好中球の過剰な「死」が起きると宿主側に障害を及ぼすこともわかってきている．NETsの構成要素であるヒストンやエラスターゼは細胞内では生体防御機構として働く一方で，細胞外では宿主の組織障害を引き起こすタンパクとしての側面ももち，ダメージ関連分子パターン(damage-associated molecular patterns：DAMPs)とよばれ血管内皮細胞を障害する．

- また，血小板は炎症増強作用を発揮し，自らが細菌処理機能を有する．血小板上にあるパターン認識受容体(病原体関連分子パターン〈pathogen-associated molecular patterns：PAMPs〉)であるTLR-4に炎症性メディエーターが結合することにより血小板は活性化し，好中球と複合体を形成する．遊走能をもたない血小板が炎症部位へと集積し炎症を助長する．一方で，活性化された血小板が接着因子であるPセレクチンを発現させ，好中球の貪食を促進し，さらに核内からNETsを放出させ，このNETsが細菌を捕捉し処理する自然免疫機構が働く．

- また，NETsに含まれるヒストンは血小板を凝集させる作用があり，NETsを足場として血小板血栓が形成される．さらにはNETsに含まれる好中球エラスターゼやカテプシンGは組織因子経路インヒビター(tissue factor pathway inhibitor：TFPI)を分解することによって血液凝固反応を促進し，さらなる血栓の成長を促す．

- このように好中球と血小板には相互作用が存在し，好中球-血小板複合体形成により炎症は遷延し，悪化することがわかる．

- 敗血症性ショックでは血管拡張に伴う相対的血管内容量減少によるショックだけではなく，sepsis-induced myocardial dysfunction(SIMD)とよばれる心機能障害によるショックを呈することもある．

a─末梢血管拡張によるショック (図2)

- 生体に侵襲が加わるとマクロファージや血管内皮細胞に発現される誘導型一酸化窒素合成酵素(inducible nitric oxide synthase：iNOS)によりNOが産生される．

- NO依存性に血管拡張が起こり相対的循環血液量減少により血液分布異常性ショックの様相を呈し，四肢末梢は暖かく(warm shock)，あるいは心拍出量が増加し高心拍出量性ショック(hyperdynamic state)ともよばれる病態を呈する．

b─SIMDによるショック (図3)

- 敗血症性ショックが重篤化すると，血管拡張物質の産生の場であった血管内

[★1]

NETosisのメカニズムは2つに分類できる．一つは好中球が自らの細胞膜を崩壊させながら細胞内から細胞外へとNETsを放出するsuicidal NETosis，もう一つはNETsの成分を小胞の中に包み込んだ状態で核から細胞膜まで輸送し，細胞膜を保持したまま細胞外へとNETsを放出するvital NETosisである．

▶TLR：
Toll-like receptor (Toll様受容体)

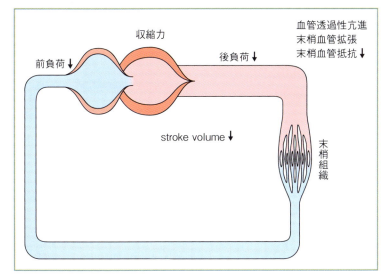

図2 末梢血管拡張によるショックの病態

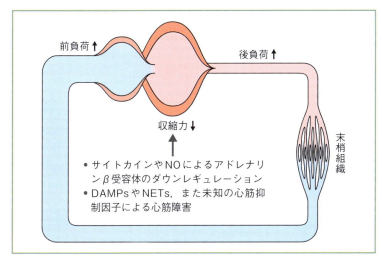

図3 SIMDによるショックの病態
DAMPs：ダメージ関連分子パターン，NETs：好中球細胞外トラップ．

皮細胞の障害が起こり，血管拡張作用は減弱化し後負荷が増大する．この後負荷増大により心収縮力低下が顕在化し，心拍出量が減少する．適正な末梢循環環境は損なわれ，四肢末梢は冷たくcold shockや低心拍出量性ショック（hypodynamic state）とよばれる様相を呈する．

- 中原らのマウスを用いた実験では，マウスにDAMPsであるヒストンH3タンパクを投与することにより著明な心機能障害が生じることが示されている[2]．
- さまざまなメディエーター，とくに腫瘍壊死因子α（TNF-α），インターロイキン1β（IL-1β），などにより接着因子の発現が増加し，好中球の遊走，浸潤により心筋細胞のアポトーシスが誘導される可能性がある．
- また，β受容体のダウンレギュレーションが起こり，β受容体情報伝達系における抑制性Gタンパクの増加や間接的なプロテインキナーゼA活性の抑制

▶TNF-α：
tumor necrosis factor-α

▶IL-1β：
interleukin-1β

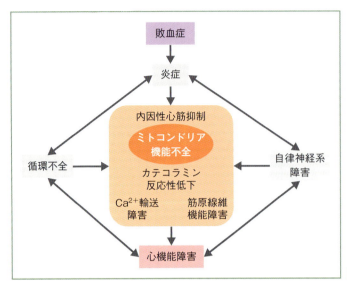

図4　敗血症による心機能障害メカニズム

によるカテコラミン反応性の阻害も報告されている[3]．
- さらに，晩期致死的メディエーターといわれるHMGB-1の関与も指摘されている．HMGB-1とTLR4の相互作用を通じて細胞内活性酸素種産生亢進が生じ，酸化ストレスやリアノジン受容体2におけるCa^{2+}/カルモジュリン依存性プロテインキナーゼⅡ（CaMKⅡ）が増加することが心筋障害の一つの機序として考えられている．
- その他，細胞内ミトコンドリアの障害や細胞内Ca^{2+}濃度調節障害，アセチルコリン作動性の抗炎症性神経伝達経路の抑制など，さまざまな作用メカニズムが提唱されている（図4）．

▶HMGB-1：
high-mobility group box 1 protein

▶CaMKⅡ：
Ca^{2+}/calmodulin-dependent protein kinase Ⅱ

2 敗血症性ショックの治療

- 敗血症の診療ガイドラインとして，2016年版のSurviving Sepsis Campaign Guideline（SSCG）[4]や日本版敗血症診療ガイドライン2016[5]が発表されている．これらのガイドラインをもとに敗血症性ショックの治療に関して述べる．

a─初期蘇生

- 初期輸液としては晶質液を30 mL/kgの投与から開始し，循環動態を評価しつつ組織灌流障害の指標である乳酸値の正常化を図る．
- 初期蘇生時における循環動態では，ベッドサイドで行う心エコー（bedside cardiac ultrasound：BCU）により心機能を評価することが重要である．以下にいくつかのプロトコルに基づく治療指針を示す．

RUSHプロトコル[6]
- ショックの原因検索を迅速に行うための超音波プロトコルである．
- 評価項目として，①ポンプ（Pump），②タンク（Tunk），③パイプ（Pipe）の3段階で評価して，ショックの病態を鑑別する（表1）．

ここがポイント

初期蘇生時の循環動態はベッドサイドで行うBCUにより評価する

▶RUSH：
Rapid Ultrasound in Shock

3-1-4 敗血症性ショック

表1 RUSHプロトコル

RUSH評価	循環血液量減少性ショック	心原性ショック	閉塞性ショック	血液分布異常性ショック
ポンプ	過収縮心 心室内腔縮小	低収縮心 心室内腔拡大	過収縮心 心嚢液 心タンポナーデ 右室負荷 心腔内血栓	過収縮心（早期敗血症） 低収縮心（晩期敗血症）
タンク	下大静脈虚脱	下大静脈拡張	下大静脈拡張	下大静脈正常または虚脱
パイプ	腹部大動脈瘤 大動脈解離	正常	深部静脈血栓症	正常

(Perera P, et al. Emerg Med Clin North Am 2010；28：29-56[6]より)

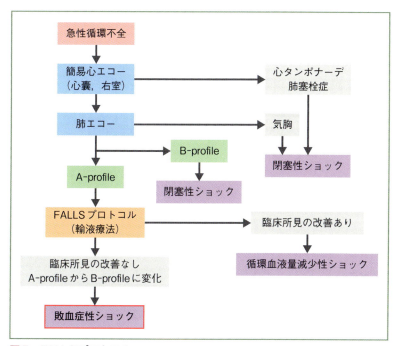

図5 FALLSプロトコル

(Lichtenstein D. Heart Lung Vessel 2013；5：142-7[7]より)

- 左室径と全体的な収縮能を調べ，下大静脈（IVC）径が正常なのか虚脱しているのか，IVCの呼吸性変動の有無はどうかに焦点を当てて血管内容量の状態を評価する．

FALLSプロトコル[7]
- 肺エコーを中心にショックの鑑別を行うプロトコルである（図5[7]）．
- すでにB-profile★2が存在していた際には鑑別を進めていくうえで困難となることがあるため，腹部エコーを必要に応じて組み合わせることもありえる．

輸液反応性の指標
- 初期輸液ではさらに輸液を継続すべきか否かを評価することが必要である．

▶IVC：
inferior vena cava

▶FALLS：
Fluid Administration Limited by Lung Sonography

★2 A-profile, B-profile
A-profile：スライディングサインを伴う両側A line．
B-profile：スライディングサインを伴う両側B line．

133

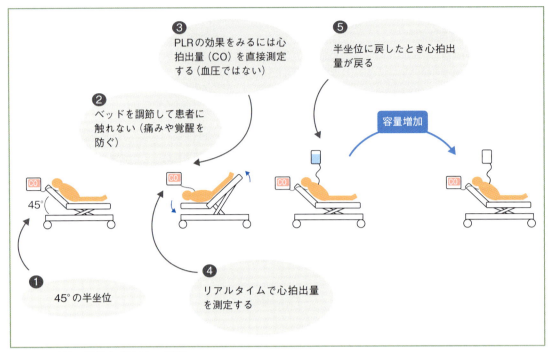

図6 受動的下肢挙上（PLR）の手順

(Monnet X, et al. Crit Care 2015；19：18[8]より)

このためにはいくつかの方法を用いて輸液の反応性を評価する必要がある．以下に輸液反応性を評価する方法について述べる．

受動的下肢挙上（PLR）（図6）[8]

- 受動的下肢挙上（passive leg raising：PLR）は，上体を45°起こした後に下肢を挙上することで約300 mLの血液を右心系に負荷することができ，心拍出量が増えるかどうかを評価する．心拍出量の増加が確認できれば，輸液反応性ありと判断する．
- これは実際に輸液を行わないため過負荷を避けることができる．また，呼吸による心拍出量の変動とは関連しないため，自発呼吸があるときや肺コンプライアンスの低下時，また不整脈があるときにも高い信頼性で行うことができる．

1回拍出量変動（SVV）と脈圧変動（PPV）

- 1回拍出量変動（stroke volume variation：SVV）と脈圧変動（pulse pressure variation：PPV）は，人工呼吸管理中の動脈圧波形の変動により輸液反応性を予測する動的指標として用いられる．
- YangらのシステマティックレビューやCannessonらの報告から，人工呼吸管理中のPPVを測定し検討した結果，PPV＜9％であれば輸液反応性は乏しく，PPV＞13％の場合は輸液反応性があると判断できる可能性が高いとしている[9,10]．

ここがポイント
SVVとPPVは輸液反応性を予測する動的指標

下大静脈（IVC）径と上大静脈（SVC）径
- 人工呼吸管理中の血行動態が不安定な状態ではIVC径よりもSVC径の呼吸性変動のほうが診断精度は高いといわれている．しかし，SVC径の測定には経食道超音波検査が必要であり，簡便に行える検査ではないことが欠点となる．
- IVC径の呼吸性変動の輸液反応性予測能は感度が低いといわれている．人工呼吸中の敗血症を対象に，IVC径の呼吸性変動，SVV，PPVの輸液反応性を比較した検討によると，SVVやPPVに比べIVC径の呼吸性変動の予測能は低い結果となった[11]．

輸液反応性の指標の使い方
- PPVやSVVが輸液反応性の指標に足る条件として，①自発呼吸がなく調節換気中である，②一回換気量が少ない，③肺コンプライアンスが低くない，④洞調律である，⑤右心不全がない，などの条件がある．
- したがって，ICUで自発呼吸のない患者で調節呼吸中であればPPVやSVVをみて判断し，自発呼吸のあるショック患者ではIVC径の呼吸性変動をみるというように，患者の状態に応じて輸液反応性をみるための道具を使い分ける必要がある．

b ― 血管作動薬

- 適切な初期輸液を行ってもショックからの離脱が困難な場合，ノルアドレナリンを第一選択薬として投与する．
- ノルアドレナリンの昇圧効果が不十分な場合は，バソプレシンを併用する．さらに，SIMDを合併し低灌流状態が持続する場合は，重症化との関連が指摘されており[12]，ドブタミンの投与を開始する．
- 腎保護目的での低用量ドパミンの使用は推奨されていない．

c ― 副腎皮質ホルモン

- 敗血症性ショックでは，コルチゾールの分泌不全である相対的副腎不全に加えて，糖質コルチコイド受容体の減少や組織反応性の低下により，糖質コルチコイド活性が低下する重症関連コルチコステロイド障害（critical illness-related corticosteroid insufficiency：CIRCI）が生じる[12]．
- 急性副腎不全の改善や炎症性サイトカインの産生抑制，さらに昇圧薬への反応性改善効果を期待し，ステロイドの補充として低用量ステロイド（ヒドロコルチゾン）の投与を行う．
- 具体的にはショック発生から6時間以内に投与を開始し，ヒドロコルチゾン300mg/日相当量以下の量をショックの離脱を目安に最長7日間程度投与する．
- 十分な輸液と血管作動薬により循環動態の改善が得られない場合にステロイドの投与を考慮すべきであり，循環動態の改善が得られた敗血症性ショックに対する投与は推奨されていない．

▶SVC：
superior vena cava

ここに注意
循環動態が改善した敗血症性ショックへのステロイド投与は推奨されていない

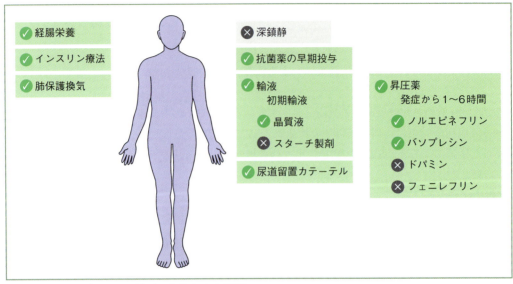

図7 近年のエビデンスに基づいた敗血症の管理
(Gotts JE, et al. BMJ 2016 ; 353 : i1585[16]を参考に作成)

d—赤血球輸血

- 初期蘇生において，心筋虚血や重篤な低酸素血症，急性の出血などでなければ，ヘモグロビン濃度が7g/dL未満になった場合にのみ赤血球輸血を開始する．日本における血液製剤の使用指針[13]では，ヘモグロビン値が7〜8g/dL程度であれば，末梢組織への酸素供給は十分可能とされている．
- また，SSCG 2016[4]では，ProCESS試験の結果からヘモグロビン10g/dL未満と7.5g/dL未満での輸血施行両群での死亡率に差はなく，輸血の有用性を評価はできないものの低いヘモグロビン閾値が好ましいとしている．

▶ProCESS：
Protocolized Care for Early Septic Shock trial

▶4章「4-9 輸血」(p.289)参照

e—血液浄化療法

- 敗血症性ショックにおいて，サイトカインをはじめとするメディエーターが重要な役割を果たすことが知られており，血液浄化療法によるメディエーター除去効果に関する研究はこれまで数多く報告されてきた．
- 敗血症性ショックに対する血液浄化療法の一つであるpolymyxin B-immobilized fiber column direct hemoperfusion (PMX-DHP)の効果を比較検討したRCT[14,15]では，平均血圧の上昇効果はあるものの，生存率の改善はみられなかった．
- 血液浄化療法の施行の是非は，それぞれの立場から確固としたエビデンスは示されていない．今後，臨床使用に対する有効性を明確にするためのさらなる研究が必要とされている．

3 今後の展望

- 現時点での欧米と日本におけるガイドライン[4,5]をもとに敗血症性ショック

の循環管理を中心に述べた.

● エビデンスに基づいた敗血症管理についてGottsらがまとめたものを**図7**に示す[16]. 敗血症の病態解明が進むにつれて，それらに対する治療アプローチが生まれてくる. 病態が明らかになるに伴って治療法が複雑にならぬように，それぞれの角度から予後にどのような影響を与えるのか，十分検討を行っていく必要がある.

● また，現行の治療においても是非が分かれるものは多くあるため，さらなる検討を行って，敗血症診療の足並みをそろえていくことも重要であろう.

（赤塚正幸，升田好樹）

文献

1) Singer M, et al. The Third International Consensus Definitions for Sepsis and Septic Shock (Sepsis-3). JAMA 2016；315：801-10.

2) Nakahara M, et al. Recombinant thrombomodulin protects mice against histone-induced lethal thromboembolism. PLoS One 2013；8：e75961.

3) Zhang C, et al. High-mobility group box 1 (HMGB1) impaired cardiac excitation-contraction coupling by enhancing the sarcoplasmic reticulum (SR) Ca(2+) leak through TLR4-ROS signaling in cardiomyocytes. J Mol Cell Cardiol 2014；74：260-73.

4) Rhodes A, et al. Surviving Sepsis Campaign：International Guidelines for Management of Sepsis and Septic Shock：2016. Crit Care Med 2017；45：486-552.

5) 日本集中治療医学会・日本救急医学会合同 日本版敗血症診療ガイドライン2016作成特別委員会. 日本版敗血症診療ガイドライン2016. http://www.jaam.jp/html/info/2017/pdf/J-SSCG2016_honpen.pdf

6) Perera P, et al. The RUSH exam：Rapid Ultrasound in Shock in the evaluation of the critically ill. Emerg Med Clin North Am 2010；28：29-56.

7) Lichtenstein D. FALLS-protocol：lung ultrasound in hemodynamic assessment of shock. Heart Lung Vessel 2013；5：142-7.

8) Monnet X, Teboul JL. Passive leg raising：Five rules, not a drop of fluid！Crit Care 2015；19：18.

9) Yang X, Du B. Does pulse pressure variation predict fluid responsiveness in critically ill patients？A systematic review and meta-analysis. Crit Care 2014；18：650.

10) Cannesson M, et al. Assessing the diagnostic accuracy of pulse pressure variations for the prediction of fluid responsiveness：A "gray zone" approach. Anesthesiology 2011；115：231-41.

11) Theerawit P, et al. Inferior vena cava diameter variation compared with pulse pressure variation as predictors of fluid responsiveness in patients with sepsis. J Crit Care 2016；36：246-51.

12) Marik PE, et al. Recommendations for the diagnosis and management of corticosteroid insufficiency in critically ill adult patients：Consensus statements from an international task force by the American College of Critical Care Medicine. Crit Care Med 2008；36：1937-49.

13) 厚生労働省医薬・生活衛生局. 血液製剤の使用指針. 平成29年3月. https://www.mhlw.go.jp/file/06-Seisakujouhou-11120000-Iyakushokuhinkyoku/0000161115.pdf

14) Vincent JL, et al. A pilot-controlled study of a polymyxin B-immobilized hemoperfusion cartridge in patients with severe sepsis secondary to intra-abdominal infection. Shock 2005；23：400-5.

15) Cruz DN, et al. Early use of polymyxin B hemoperfusion in abdominal septic shock：the EUPHAS randomized controlled trial. JAMA 2009；301：2445-52.

16) Gotts JE, Matthay MA. Sepsis：Pathophysiology and clinical management. BMJ 2016；353：i1585.

3章　症状・疾患における病態と治療／1．ショック

3-1-5 アナフィラキシーショック

1 定義と診断基準

● アナフィラキシーとは，アレルゲンなどの侵入により，全身性にアレルギー症状が惹起され，生命に危機を与えうる過敏反応をいう．アナフィラキシーにショックや意識障害を伴う場合を，アナフィラキシーショック（anaphylactic shock）という．アナフィラキシーは，アレルゲンへの曝露後に急性に発症する全身性の蕁麻疹や掻痒感，紅潮，眼瞼や口唇の浮腫などの典型的な皮膚・粘膜症状や呼吸器，循環器，消化器症状から診断する．アナフィラキシーの診断基準を**表1**に示す[1]．

● アナフィラキシーの診断に，皮膚・粘膜症状の出現は必須ではなく，アレルゲンへの曝露後の急激な血圧低下のみが出現する場合もある．また，アレルギーやアナフィラキシーの既往がなく，アレルゲンへの曝露の自覚がない場合，その診断は容易ではなく，治療が遅れる場合もある．

> **ここが ポイント** ❗
> アナフィラキシーの診断に，皮膚・粘膜症状の出現は必須ではなく，アレルゲンへの曝露後の急激な血圧低下のみが出現する場合もある

2 アナフィラキシーショックの病態生理

● アナフィラキシーの多くは，免疫グロブリンE（IgE）が関与する免疫学的機序により発症する．最も多くみられる原因は，食物，刺咬昆虫，医薬品であ

▶IgE：immunoglobulin E

表1　アナフィラキシーの診断基準

1	皮膚症状（全身の発疹，掻痒または紅潮）または粘膜症状（口唇，舌，口蓋垂の腫脹など）のいずれかが存在し，急速（数分から数時間）に発現する症状で，かつ下記の少なくとも1項目を満たす	
	a．呼吸器症状	呼吸困難，気道狭窄，喘鳴，低酸素血症
	b．循環器症状	血圧低下，意識障害
2	一般的にアレルゲンと思われるものへの曝露後，急速（数分から数時間以内）に発現する以下の症状のうち2つ以上を満たす	
	a．皮膚，粘膜症状	全身の発疹，掻痒，紅潮，浮腫
	b．呼吸器症状	呼吸困難，気道狭窄，喘鳴，低酸素血症
	c．循環器症状	血圧低下，意識障害
	d．持続する消化器症状	腹痛，嘔吐など
3	当該患者におけるアレルゲンへの曝露後，急速（数分から数時間以内）に発現する血圧低下 収縮期血圧低下の定義：平常時血圧の70％未満または下記を満たす場合	
	a．生後1か月から11か月	<70mmHg
	b．1〜10歳	<70mmHg＋（2×年齢）
	c．11歳から成人	<90mmHg

(Simons FE, et al. World Allergy Organ J 2011；4：13-37[1] より)

表2 アナフィラキシーの発生機序と誘因

IgE が関与する免疫学的機序	食物	鶏卵，牛乳，小麦，大豆，ピーナッツ，ナッツ類，甲殻類，魚，ソバなど
	昆虫	刺咬昆虫（ハチ，アリなど）
	医薬品	βラクタム系抗菌薬，ニューキノロン系抗菌薬，NSAIDs*，生物学的製剤など
	その他	天然ゴムラテックス，職業性アレルゲン，環境アレルゲン，食事＋運動，精液など
IgE が関与しない免疫学的機序	医薬品	デキストラン，生物学的製剤など
非免疫学的機序 （肥満細胞や好塩基球を直接刺激）	身体的要因	運動，低温，高温，日光
	医薬品	オピオイド，NSAIDs*など
	その他	アルコール，造影剤*など
特発性アナフィラキシー （明らかな誘因が存在しないもの）		これまで認識されていないアレルゲンの存在
	肥満細胞症	クローン性肥満細胞異常の可能性

NSAIDs：非ステロイド性抗炎症薬.
*：複数の機序によりアナフィラキシーの誘因となる.

（海老澤元宏．アレルギー 2015；64：24-31[2]より）

り，その他にラテックス，環境アレルゲンなどがある（**表2**）[2].

● IgE が関与しない免疫学的機序では，造影剤，アスピリン，非ステロイド性抗炎症薬（NSAIDs），デキストラン，ヘパリンなどがある．肥満細胞を直接刺激することによる非免疫学的機序や明らかな誘因が存在しない特発性アナフィラキシーもある（**表2**）.

▶NSAIDs：
non-steroidal anti-in-flammatory drugs

● アナフィラキシーショックの主な病態は，血液分布異常性ショック（distributive shock）である．アレルゲンへの曝露により免疫系細胞（肥満細胞や好塩基球など）から，さまざまなケミカルメディエーターが放出された結果，①血管拡張，②毛細血管透過性亢進，③気道平滑筋の収縮，が起こる．血管拡張は，動脈系・静脈系ともに起こり，また毛細血管透過性亢進による血管内容量の低下も加わることで，重篤な血圧低下を引き起こす（**図1**）.

● 心筋や冠動脈にも肥満細胞は存在する．アナフィラキシー反応による肥満細胞の活性化からヒスタミンやロイコトリエン，血小板活性化因子が放出され，冠動脈攣縮による心筋虚血や不整脈を発症する症例もある（Column「Kounis症候群」p.140参照）．また，炎症性サイトカインや高カテコラミン血症からたこつぼ型心筋症を合併する症例もある．このように，アナフィラキシーショックでは，血液分布異常性ショック，循環血液量減少性ショックに加えて，心原性ショックを併発する場合もあり，さまざまなショックの機序が複雑に関与する病態ともいえる.

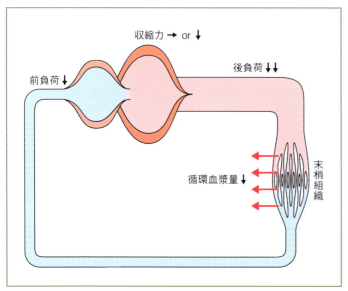

図1 アナフィラキシーショックの病態
①血管拡張，および②毛細血管透過性亢進により重篤な血圧低下を引き起こす．

> **Column** Kounis症候群
>
> Kounis症候群とは，アレルギー反応に伴い急性冠症候群（狭心症，心筋梗塞）をきたす症候群であり，
> - 冠攣縮に起因するタイプ1
> - 冠動脈のプラーク破裂，あるいはびらんに伴う血栓形成に起因するタイプ2
> - アレルギー反応に伴う薬剤溶出性ステント留置後のステント内血栓に起因するタイプ3
>
> がある．アレルギー反応からアナフィラキシーショックとなり，致死的不整脈や心停止に至る症例では，急性冠症候群を合併している可能性もあり，胸部症状や心電図変化などにも注意を払うべきである．

3 アナフィラキシーショックの身体所見

- アナフィラキシーは，肥満細胞や好塩基球の脱顆粒によるケミカルメディエーターにより発症し，さまざまな全身症状を呈する．通常，皮膚・粘膜，呼吸器（上気道・下気道），消化器，心血管系，中枢神経系のうち，2つ以上の器官系に症状を認める．皮膚・粘膜の症状は，アナフィラキシーの80〜90％，呼吸器症状は60〜70％，消化器症状は40〜50％，心血管系症状は40〜50％，中枢神経系症状は15％未満に発症する．各臓器別のアナフィラキシーの重症度評価を**表3**に示す[2]．

- アナフィラキシー症状の出現パターンでは，アレルゲン曝露後30〜60分をピークに，数時間で症状が回復傾向となる単相性のパターンが全体の70〜90％を占める．ただし，アナフィラキシーの症状が回復した後も，数時間後（多くは8時間以内）に再度症状が再発する二相性のパターンが3〜15％程度

表3 アナフィラキシーの重症度分類

	症状	グレード1	グレード2	グレード3
皮膚・粘膜症状	紅斑, 蕁麻疹, 膨疹	部分的	全身性	（同左）
	掻痒	軽い掻痒（自制内）	強い掻痒（自制外）	（同左）
	口唇・眼瞼腫脹	部分的	顔全体の腫れ	（同左）
消化器症状	口腔内・咽頭違和感	口・喉のかゆみ, 違和感	咽頭痛	（同左）
	腹痛	弱い腹痛	強い腹痛（自制内）	持続する強い腹痛（自制外）
	嘔吐・下痢	嘔気, 単回の嘔吐・下痢	複数回の嘔吐・下痢	繰り返す嘔吐・便失禁
呼吸器症状	咳嗽, 鼻汁, 鼻閉, くしゃみ	間欠的な咳嗽, 鼻汁, 鼻閉, くしゃみ	断続的な咳嗽	持続する強い咳き込み, 犬吠様咳嗽
	喘鳴, 呼吸困難	―	聴診上の喘鳴, 軽い息苦しさ	明らかな喘鳴, 呼吸困難, チアノーゼ, 呼吸停止, $SpO_2 \leqq 92\%$, 締めつけ感, 嗄声, 嚥下困難
循環器症状	脈拍, 血圧	―	頻脈（＋15回/分）, 血圧軽度低下, 蒼白	不整脈, 血圧低下, 重度徐脈, 心停止
神経症状	意識障害	元気がない	眠気, 軽度頭痛, 恐怖感	ぐったり, 不穏, 失禁, 意識消失

（海老澤元宏. アレルギー 2015；64：24-31[2] より）

認められる. よって, 循環虚脱や呼吸器症状が重症であった症例では, アナフィラキシー症状が改善しても, 入院のうえ10〜24時間以上は経過観察が必要である. 症状が軽く, 治療への反応が良い症例では4〜8時間の経過観察の後に帰宅も可能である. 一方, 数日間にわたって症状が遷延するパターンはまれである[3].

- 致死的アナフィラキシーの発症頻度は不明であるが, アナフィラキシーの0.2〜2％を占め, 人口100万人あたり0.21〜0.76件程度と報告されている. 原因として, 薬剤関連が58.8％, 原因不明が19.3％, 刺咬昆虫などの毒液によるものが15.2％, 食物が6.2％と報告されている[3]. 致死的アナフィラキシーの進行はきわめて速く, 症状発現から呼吸・循環停止までの時間の中央値は, 薬物の静脈注射では5分, 刺咬昆虫では15分, 食物アレルギーで30分との報告もある[3].
- アナフィラキシーの重症度予測として, 3つの項目があげられる.
  ①アレルゲンの曝露から症状発現までの時間が短いほど, 重症化する可能性が高く生死に関わる危険性がある.
  ②急速に進行するアナフィラキシーでは, 皮膚症状が現れない可能性がある. アナフィラキシーショックが重篤な場合は, 皮下の血管も収縮し, 皮膚症状がマスクされてしまう. 循環動態が回復した後に, 初めて皮膚症状が出現する例もある.

ここが ポイント
アナフィラキシー症状の出現パターンには二相性パターンも存在し, アナフィラキシー症状が改善した後もしばらくは経過観察が必要である

ここが ポイント
一般的に, 薬剤性のアナフィラキシーショックは重篤で進行が早いものが多く, 迅速な対応が求められる

> ## Column Bezold-Jarisch 反射
>
> アナフィラキシーショックでは，初期の反応として，静脈還流量は減少し，圧受容体反射により交感神経緊張と副交感神経抑制が起こり，心拍数，心収縮力，血管抵抗が上昇する．ただし，著しい血管内容量不足で左室内容積が減少した状態では，心収縮が過剰に増大することで左室の下後壁にある感覚受容体が刺激され，迷走神経無髄C線維を介する交感神経抑制と副交感神経刺激が起こり，結果的に徐脈を呈する．このBezold-Jarisch反射によって起きる奇異性徐脈は，心室拡張期の時間を延長し，心室充満を促す効果があり，著しい静脈還流の低下に対する代償機構と考えられている．

③重篤な循環血液量の減少を伴うアナフィラキシーショックでは，頻脈にならず徐脈を呈する症例（奇異性徐脈）がある．この反応は，Bezold-Jarisch反射が関与するとされ，静脈還流量減少に対する代償機構と考えられている．Bezold-Jarisch反射は，外傷による出血性ショック患者の29％，また麻酔中のアナフィラキシーショックの10％に認められるとの報告がある[4]．この場合はアトロピンによる心拍数の増加はかえって心停止の危険性があるため，十分な輸液負荷に続いてアドレナリン投与により対処する[4]（後述）．

4 アナフィラキシーショックの検査所見

a―ヒスタミン

● ヒスタミンは，肥満細胞および好塩基球の顆粒中に貯蔵されている炎症性メディエーターである．血漿ヒスタミンの上昇は，肥満細胞または好塩基球の活性化を意味し，アレルギー性および非アレルギー性機序のどちらでもみられる．ただし，血漿中濃度のピークは症状発現後5〜10分と早く，また血漿ヒスタミンの半減期は15〜20分と非常に短いため，発症後1時間以内には基準値に戻る[3]．よって，救急外来などでは，搬入直後に採血しないと測定できないことが多く，臨床的な実用性は低い．

b―トリプターゼ

● トリプターゼは，肥満細胞に特異的なセリンプロテアーゼであり，αおよびβトリプターゼの2種類が存在する．αトリプターゼやβトリプターゼ前駆体は常時分泌されているが，成熟βトリプターゼは肥満細胞内の顆粒中に貯蔵され，肥満細胞の活性化とともに放出されるため，その濃度から活性化の程度を推測できる．トリプターゼは，アナフィラキシーにより放出されるメディエーターの中では最も化学的に安定しており，アナフィラキシーの診断に有用とされる．とくに，薬物や刺咬昆虫によるアナフィラキシーや他の原因も含めたアナフィラキシーショックで，その上昇を認めることが多い．

3-1-5 アナフィラキシーショック

- 血清トリプターゼ濃度は15分〜1時間後にピークとなり，半減期はおよそ2時間である．血清トリプターゼ測定は，症状発現後1〜2時間以内が望ましいが，6時間後でも検出可能とされる．基準時点との濃度比較が必要であり，発症から少なくとも24時間以上経過した時点または精査を行う時点で新たに検体を採取し比較する．血清トリプターゼ値が11.4ng/mL以上，または基準点より20％以上かつ2ng/mLの上昇の場合にアナフィラキシーと診断できる[5]．
- 血清総トリプターゼ濃度の上昇は肥満細胞の活性化を示唆するが，食物アナフィラキシーや低血圧を呈していないアナフィラキシーでは濃度上昇が認められない場合もある．また，好塩基球介在型のアナフィラキシーでは，トリプターゼの上昇はみられない．よって，トリプターゼ上昇がないことが必ずしもアナフィラキシーの否定とはならないことに注意が必要である．

5 アナフィラキシーショックの治療

- アナフィラキシーは，原因物質への曝露から数分以内に症状が発現し，急速に呼吸・循環不全が進行し，症状発現から数分以内に死に至る可能性のある病態であり，迅速な対応が求められる．

a─初期対応

- 初期対応としては，アレルゲンの除去と全身観察および可及的すみやかにアドレナリンの筋肉内投与を行う．抗菌薬や造影剤，血液製剤の投与中にアナフィラキシーを発症したならば，直ちに投与を中止する．気道，呼吸，循環，意識状態の評価を迅速に行い，アドレナリン投与量決定のための体重測定を行う．危険な臨床徴候としては，急速に進行する臨床症状，呼吸不全徴候（呼吸促迫，喘鳴，呼吸困難，咳の持続，チアノーゼ），腹痛，嘔吐，低血圧，不整脈，胸痛などである．
- 患者の体位は，仰臥位とし下肢挙上によるショック体位をとる．呼吸不全徴候が強い場合や嘔気が強い場合は，患者が楽な姿勢となるようにする．ただし，アナフィラキシーショックでは，血液分布異常性ショックの病態であり，急に起こしたり，立たせたりすると心臓前負荷の急激な減少により心室内の灌流が障害され，数秒で病状が急変する可能性がある[★1]．
- 呼吸促迫に対しては，必要なら酸素投与（酸素マスク6〜8L/分）を行うが，アナフィラキシーによる上気道狭窄は，短時間のうちに窒息に至る危険性があり，早急に気管挿管の準備も行う．上気道狭窄が進行すれば，気管挿管そのものが困難となり，輪状甲状間膜切開による外科的気道確保が必要になる場合もある．
- アナフィラキシーによる急変時には，循環・気道管理の経験が豊富な専門家を含む多くのマンパワーを要するため，院内蘇生チームの応援や集中治療室（ICU）での治療の要請を躊躇すべきではない．

[★1] この急激な循環虚脱は，empty vena cava syndromeまたはempty ventricle syndromeとよばれる．

b—アドレナリン投与

- アナフィラキシーにおいて，最も優先されるべき治療は，アドレナリンの筋肉内投与である．アドレナリンは，α_1（血管収縮，末梢血管抵抗増強，血圧上昇，粘膜浮腫の抑制），β_1（心拍増加，心収縮増強），β_2（肥満細胞および好塩基球からのメディエーター放出抑制，気管支拡張，血管拡張）作用を有するカテコラミンであり，アナフィラキシーに対して，さまざまな効果を期待できる薬物である．

- アドレナリン投与の適応は，アナフィラキシーの重症度評価のグレード3（重症）に相当する場合とされるが，グレード2（中等症）であっても，症状が急速に進行する場合や過去に重篤なアナフィラキシーの既往がある場合では適応となる．

> **ここがポイント ❗**
> アナフィラキシーで最も優先されるべき治療は，アドレナリンの筋肉内投与である．アナフィラキシーにおいて，アドレナリンの絶対的禁忌はない

▌投与法

- 大腿前面中央外側の筋肉内注射が第一選択となる．最高血中濃度の到達は10分程度である．皮下注射では，最高血中濃度到達までに30分以上を要するため選択しない．また，静脈内投与では，アドレナリンの急激な血中濃度の上昇に伴う不整脈や異常高血圧，冠動脈攣縮による心筋虚血などのリスクが高く，その適応は，筋肉内注射による効果が不十分な場合や重篤な循環虚脱の場合などに限られる．

▌投与量

- 成人では0.3〜0.5mg，小児では0.01mg/kgの筋肉内投与を症状に応じて5〜15分ごとに繰り返し投与する．多くの症例では3回までの投与で症状は改善するが，症状の改善がみられない場合は，集中治療室など厳密なモニタリングが可能な場所で，アドレナリンの静脈内持続投与を行う．

▌持続投与

- 成人では1〜10μg/分（50kgの成人で0.02〜0.2μg/kg/分）を目安に調整する．初期投与量として0.1μg/kg/分から開始し，数分ごとに0.05μg/kg/分ずつ投与量を調節する．最大で1μg/kg/分を要する症例もある．小児（40kg未満）では，アドレナリン持続投与量を0.1μg/kg/分から開始し，0.1〜1μg/kg/分で調整する．アドレナリンは強力な血管収縮作用を有するため，血管外漏出により皮膚壊死を起こす危険性がある．アドレナリンの持続投与は，末梢静脈からではなく中心静脈カテーテルを留置して行う．

▌ボーラス投与

- 不整脈や投与量のミスにより重篤な合併症を引き起こす危険性もあり，可能な限りアドレナリンのボーラス投与は避けるべきである．ただし，持続投与にも反応しない場合や循環虚脱が強い場合には，成人ではアドレナリン50μgの静脈注射（アドレナリン1mgを生理食塩液10mLに溶解し，0.5mLを緩徐に静注）を行う．

▌ショックが遷延する場合

- β遮断薬を使用している患者では，アドレナリンの効果が少なく，ショック

が遷延する場合がある．このような場合は，グルカゴンの使用が推奨される．グルカゴンは，β受容体を介さず直接アデニル酸シクラーゼを活性化し，心収縮増強作用，気管支拡張作用，血管収縮作用を発現する．

- 成人では，グルカゴン1～5mgを5分以上かけて緩徐に静脈内投与し，次いで5～15μg/分で持続投与を行う．小児では，20～30μg/kg（最大1mg）を5分以上かけて緩徐に静脈内投与し，次いで5～15μg/分で持続投与を行う．急速に静脈投与すると嘔吐を誘発するため，とくに意識障害のある患者では誤嚥や窒息に注意する．

c─輸液療法

- アナフィラキシーでは，末梢血管抵抗低下と血管透過性亢進により，高度な循環血液量の減少が生じており，アナフィラキシー発症から10分程度で最大35％もの循環血液量が間質へ漏出する[6]．
- 輸液療法の例としては，生理食塩水などの晶質液を使用し，最初の5～10分間に成人で5～10mL/kg，小児で10mL/kgの急速輸液を行い，必要に応じて追加する．輸液の投与量として，成人で1～2L，小児で20mL/kg程度必要とされる．β遮断薬内服患者などでは，4～5Lもの輸液が必要な場合もある．
- 輸液の投与経路は太い留置針での静脈路確保とするが，血管確保が困難な場合は，小児・成人を問わず，骨髄路の確保を考慮する．骨髄路からのアドレナリン投与や急速輸液療法も可能であるが，挿入後24時間以内には，末梢静脈や中心静脈路へ変更し，骨髄路の留置針は抜去する．

d─補助療法

- アドレナリン投与で改善しない気管支攣縮症状（咳嗽，喘鳴，息切れなど）に対しては，サルブタモールなどのβ$_2$刺激薬の吸入療法が推奨される．ただし，粘膜浮腫軽減作用はなく，上気道閉塞症状には効果はないので注意する．
- 抗ヒスタミン薬（H$_1$，H$_2$受容体遮断薬）は，アドレナリンと併用することで，蕁麻疹などの皮膚症状の軽減に有効である．ただし，上気道・下気道の閉塞症状や低血圧・ショックに対して効果はなく，通常使用量では肥満細胞や好塩基球の脱顆粒を抑制する効果もない．また，効果発現までに30～40分を要し，即効性は期待できない．
- 抗ヒスタミン薬の使用例：H$_1$受容体遮断薬ではジフェンヒドラミン25～50mg，H$_2$受容体遮断薬ではラニチジン50mgを使用する．
- ステロイドは効果発現までに数時間を要するため，発症初期の症状緩和には有効ではない．理論的には二相性または遷延するアナフィラキシーの抑制に効果があると考えられるが，アナフィラキシーの二相性反応の抑制効果は証明されていない[7]．
- ステロイドの使用量：メチルプレドニゾロン1～2mg/kg/日程度（例：ソ

ここがポイント
輸液療法は，アドレナリン投与とともに実施するべき重要な処置．高度な循環血液量の減少が生じており，大量の輸液を必要とする

ここに注意
アナフィラキシーに対して，抗ヒスタミン薬やステロイドの使用頻度は高いが，あくまでアドレナリンの補完的薬剤であり，アドレナリンより先に使用されることはない

ル・メドロール®125mg/日）で十分である．

e ― 治療抵抗性のアナフィラキシーショック

- アドレナリンによる治療に抵抗性のアナフィラキシーショックでは，アドレナリンに加えてバソプレシン（0.5〜3U/h）が使用される．バソプレシンは，カテコラミンとは異なり，血管平滑筋のV_1受容体に作用して血管収縮を発現する．また徐脈傾向の患者では，ノルアドレナリンやドパミンの併用を考慮する．
- 薬物治療や輸液療法に反応しない重症のアナフィラキシーショックに対しては，体外式膜型人工肺（extracorporeal membrane oxygenation：ECMO）が有効であったとの報告がある[8]．ECMOを安全に施行できる施設に限定されるが，アナフィラキシーショックは多くの場合，可逆的な病態であり，不可逆的な臓器障害が進行する前にECMO導入の是非を判断すべきである．

6 症例提示

症例：30歳代，男性

- 既往：とくになし．
- 主訴：セファゾリン投与後の低血圧．
- 現病歴：肩関節脱臼整復術にてプロポフォール，フェンタニルにて全身麻酔を導入した．全身麻酔導入後は循環・呼吸ともに安定していた．執刀前より，セファゾリンの静脈内投与が開始された．セファゾリン投与開始5分後

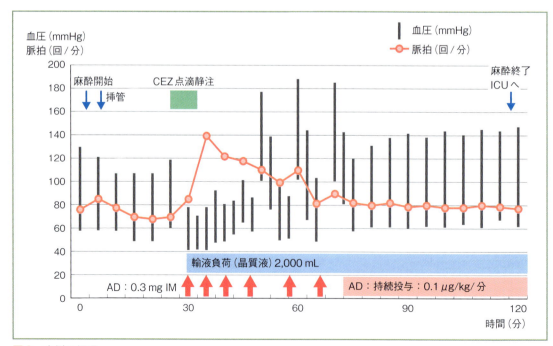

図2　症例の経過
AD：アドレナリン，CEZ：セファゾリン．

から突然ショック状態となった．覆布を外すと，皮膚の紅潮と蕁麻疹を認め，経過からセファゾリンによるアナフィラキシーショックが疑われた．

- 治療：直ちにセファゾリン投与を中止し，アドレナリン0.3mgを筋肉内投与し，同時に晶質液の急速輸液を開始した．アドレナリンの筋肉内投与は5～10分ごとに計3回使用し，晶質液2,000mLを輸液した．中心静脈カテーテルを留置後にアドレナリン0.1μg/kg/分の持続投与を開始したところ，循環動態は安定した．ヒドロコルチゾン（水溶性ハイドロコートン®）500mg，d-クロルフェニラミンマレイン酸塩（ポララミン®）5mgを使用した．手術は中止され，集中治療室（ICU）にて治療を継続した．ICUでの心エコー検査では，心収縮は良好で肺塞栓や心筋虚血を疑う所見はなく，心電図変化もなかった．
- 経過：ICU入室から2時間後にはアドレナリンを中止し，皮膚症状も消失，意識清明となり抜管した．翌日，一般病棟へ転棟した（**図2**）．

おわりに

- アナフィラキシーは，早期診断と早期治療を行うことができれば，決して恐れるべき病態ではないが，アナフィラキシー発症の予測は難しく，ごくまれな頻度で突然やってくるために，対応が遅れがちになる．日ごろからアナフィラキシーの診断および治療法について整理し，アナフィラキシーに遭遇した際には，冷静に対処できるよう準備しておくことが重要である．

（大藤　純）

文献

1) Simons FE, et al. World allergy organization guidelines for the assessment and management of anaphylaxis. World Allergy Organ J 2011；4：13-37.
2) 海老澤元宏．アナフィラキシーガイドライン─初期対応と再発予防の重要性．アレルギー 2015；64：24-31.
3) LoVerde D, et al. Anaphylaxis. Chest 2018；153：528-43.
4) Dewachter P, et al. Anaphylaxis and anesthesia：Controversies and new insights. Anesthesiology 2009；111：1141-50.
5) Simons FE. Anaphylaxis. J Allegy Clin Immunol 2010；125：S161-81.
6) Brown SG, et al. Insect sting anaphylaxis；prospective evaluation of treatment with intravenous adrenaline and volume resuscitation. Emerg Med J 2004；21：149-54.
7) Grunau BE, et al. Emergency Department Corticosteroid Use for Allergy or Anaphylaxis Is Not Associated With Decreased Relapses. Ann Emerg Med 2015；66：381-9.
8) Wang ML, et al. Chlorhexidine-related refractory anaphylactic shock：A case successfully resuscitated with extracorporeal membrane oxygenation. J Clin Anesth 2016；34：654-7.

3-1-6 神経原性ショック

はじめに

- 神経原性ショック（neurogenic shock）とは，脊髄損傷に起因する徐脈，低血圧を伴う組織灌流の低下状態をさし，血液分布異常性ショック（distributive shock）の一群である（図1）．
- 必ずしもその頻度は高くないため，診断を想起することが重要である．
- 早期診断と治療介入が重要であるため，診療にあたりその病態と管理方法を正確に理解する必要がある．

1 定義

- 神経原性ショックとは，一般的に脊髄損傷に伴う自律神経失調によって引き起こされた末梢血管抵抗低下，および徐脈によって起きる血圧低下と組織低

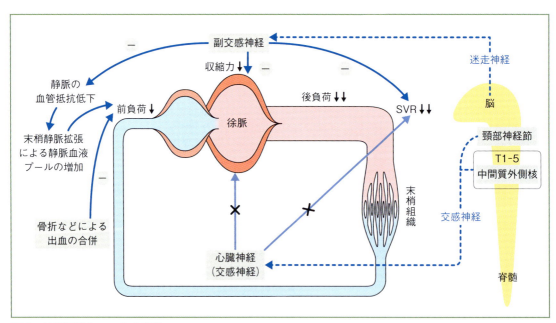

図1　神経原性ショックの病態
神経原性ショックでは，脊髄損傷による心臓交感神経の遮断による不適切な徐脈および血管トーヌスの低下が病態の本態である．心拍出量減少，全身血管抵抗（SVR）低下が起き，その結果，体血圧の低下による微小血管の虚脱が組織酸素供給を破綻させる．
そのため初期にはある程度の細胞外液補充が必要とされる．
血圧の低下は，通常であれば交感神経の興奮度を高め，SVR上昇や心拍数増加を引き起こすことで，血圧を維持し心拍出量を保つ方向に働くが，神経原性ショックの場合はこの機構が破綻しており，血圧低下が遷延することでショックが顕在化する．交感神経刺激によるレニン・アンジオテンシン・アルドステロン系の賦活も起きにくいことが示唆される．

灌流状態をさす．脊髄損傷以外にも，たとえば頭蓋内圧亢進を伴う疾患や，Guillain-Barré症候群などでも血管運動中枢や自律神経が傷害された結果，血圧低下，徐脈が起きることを経験するが，定義上これらは含まれていない．

2 神経原性ショックの病態

- 脊髄損傷で脊髄自律神経中枢が障害され，その結果，副交感神経が優位な状態となることが，その本態である（**図2**）．
- 第1-5胸髄の側角には中間質外側核という交感神経核が存在する．頭頸部の交感神経は，同神経核に由来する線維が交感神経幹内を上行し頸部神経節に至り，節後線維へ連絡することで成り立っている．そして，頸神経節およびT4-5の上部胸髄神経節から心臓神経叢へ向かう節後線維（心臓神経）が出ている．
- 一方で，心臓を含めた臓器を支配する副交感神経の大部分は迷走神経内を下行し，脊髄を走行しない．脊髄損傷により交感神経が主に損傷されることで，血管トーヌス低下による末梢血管拡張が起き，心臓交感神経の障害により不適切な心拍数低下が起きる．
- MAP（平均動脈圧）＝SVR（全身血管抵抗）×CO（心拍出量），CO＝心拍数×一回拍出量の関係式をみると明らかなように，SVR，COがともに低下することで低血圧により臓器灌流が低下する．その結果，組織・細胞レベルの微小循環が保てず，組織への酸素供給が低下しショックをきたす[1]．

▶MAP：
mean arterial pressure

▶SVR：
systemic vascular resistance

▶CO：
cardiac output

3 神経原性ショックの原因

- 脊髄交感神経中枢の損傷が病態の根本であるため，胸髄より高位の脊髄損傷が原因となる．交感神経中枢はT1-2とされているが，実際はT6より高位の胸髄損傷で起きるとされ，それ以下の病変では一般的ではない[2]．システマティックレビューでは，頸髄損傷の19.3%，胸髄損傷の7%，腰髄損傷の3%に発生したとされる[3]．
- 脊髄損傷は外傷によるものだけではなく，脊髄炎，腫瘍など脊髄を直接障害する場合や，非外傷性脊髄硬膜外血腫，硬膜外膿瘍などに合併して脊髄を二次的に圧迫する場合にも生じうる．外傷がない場合にはこれらの可能性も念頭におく．
- また，厳密には神経原性ショックの定義に当てはまらないものの，自律神経をびまん性に侵す疾患（自律神経節の自己免疫病態），血管運動中枢を障害する疾患（脳幹を障害する頭蓋内疾患）などでも，同様の病態でショックをきたしうる．

4 神経原性ショックの診断

- 低血圧および脈拍数減少に加え，ショックを示唆する一般的な所見があり，かつT6より高位の脊髄損傷を疑う所見があれば神経原性ショックを想起すべきである．

3章 症状・疾患における病態と治療／1．ショック

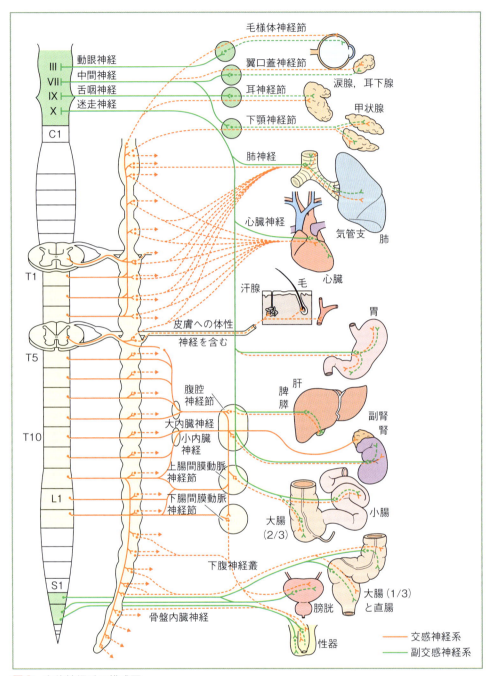

図2　自律神経系の模式図

自律神経系は交感神経系，副交感神経系に分かれており，共通の中枢は視床下部である．
交感神経系は脊髄損傷による神経原性ショックの病態の根幹となる障害部位である．交感神経系の一次ニューロンは胸髄と腰髄レベルの脊髄内（T1-L2の中間質細胞柱）にある．二次ニューロンは椎体前あるいは椎体傍にある神経節鎖（交感神経鎖）に配列する．第1-5胸髄の側角には中間質外側核という交感神経核が存在する．頭頸部の交感神経は，同神経核に由来する線維が交感神経幹内を上行し頸部神経節に至り節後線維へ連絡することで成り立っている．そして，心臓に対して頸神経節およびT4-5の上部胸髄神経節から心臓神経叢へ向かう節後線維（心臓神経）が出ている．
一方で，心臓を含む臓器を支配する副交感神経の大部分は，迷走神経を介して下行し脊髄を走行しない．理論上は頸部〜第5胸髄までの障害は，交感神経節前線維の遮断を引き起こす結果，心臓への交感神経入力が消失し，副交感神経が優位になることで神経原性ショックを引き起こす．
（花北順哉，訳．神経局在診断―その解剖，生理，臨床．改訂第5版．東京：文光堂；2010．p.275より）

- 病態生理から理解できるように臨床現場での即時的な診断は難しく，現実的にはショックを呈する他の鑑別疾患の除外のうえに診断されるべきである．

a―病歴

- 対麻痺など胸髄以上の脊髄損傷を疑う症候，低血圧や徐脈が，神経原性ショックを疑う鍵となる．外傷で対麻痺がある患者に血圧低値が認められる場合，同病態を疑いつつ，他の重篤な臓器損傷・血管損傷などによる出血性ショック，閉塞性ショックの合併は常に除外すべきである．これらは神経原性ショックと治療方針が大きく異なり，治療介入の遅れはいわゆるpreventable deathを引き起こしうるからである．
- 病歴不詳の意識障害で四肢の動きが確認できず，血圧低下を伴っている患者の場合，他のショックの原因が明らかでなければ，脊髄損傷による神経原性ショックを想起すべきである．その場合，肛門括約筋の収縮や球海綿体反射の低下が同疾患を疑う所見となる．
- なお，上記のような意識障害の場合，Le Fort II・III型骨折などの顔面骨骨折，椎骨動脈孔に至る頸椎骨折があれば，椎骨動脈損傷に伴う脳幹虚血による意識障害の可能性もあることには留意したい．状況が許せば，椎骨動脈損傷同定のための造影CTなどの検査も考慮すべきである[4]．

b―バイタルサイン

- 徐脈，低血圧が一般的なサインとされるが，明確な基準はない．心拍数＜80/分，収縮期血圧＜100 mmHgが古くから使われていた指標であるが，最近は心拍数＜50/分，収縮期血圧＜90 mmHgが用いられることが多い．
- しかしながら，交感神経の障害と副交感神経とのバランスに個々の症例でばらつきがあることが示唆されており[5]，ショックを呈する心拍数，血圧も症例により異なることは想像に難くない．臨床では，侵襲の程度に比して相対的に心拍数や血圧が低いときに疑うべきである．
- 心拍数は，脈触知，モニタリングですみやかにわかる指標であるが，β遮断薬内服，高齢などでは，本来頻脈になる病態でも頻脈をきたさず，基準値範囲の心拍数であることをしばしば経験する．そのため，侵襲の程度に比べて心拍数が相対的に徐脈であっても，頻脈をきたしうる他の病態のショックは除外できない．
- 神経原性ショックに伴う徐脈は発症直後には生じず，1〜2時間経過後に顕在化することがある[3]．来院時に認められていなくても，遅発性に起こることを知っておくべきである．
- 神経原性ショックの病態の一つであるSVRの低下を推定しうる指標として，拡張期血圧の低下がある．拡張期血圧は動脈壁コンプライアンス（≒動脈のSVR）の代用変数になるという考えもあり，低下があればごく初期にSVR低下を疑う一歩となるが，敗血症などの全身性疾患や大動脈弁逆流でも起こりうるため，あくまで参考程度と認識しておく[6]．

ここに注意

β遮断薬内服，高齢などでは相対的に徐脈であってもショックは除外できない

- バイタルサインは簡便かつ繰り返し測定できるため，迅速な判断と経時的な変化の把握を可能とする材料になる反面，単独での神経原性ショックの確定診断は困難である．臨床現場では，脊髄病変を示唆する症状から診断を想起し，他のショックを除外したうえで，四肢が血圧に比べて温かいといった所見や，昇圧薬への反応などで病態を推定する必要がある．

c―身体所見

- SVR低下を反映して，四肢末梢は血圧に比べて温かいことはしばしば経験する．
- 胸髄以上の病変を示唆する対麻痺があることが多いが，脊髄の障害部位によっては片麻痺を呈することもある．その場合は脳梗塞や脳出血との鑑別が必要となり，脳神経の所見をとる必要がある．実際は，ショックによる意識障害などの合併などで，正確な所見をとることが難しいこともしばしばある．

5 神経原性ショックの治療

a―管理の目標

▶ ショックの一般的な管理目標

- ショック患者の血圧の初期目標は，全身の臓器，組織灌流を維持するために必要な圧とされるMAP 65 mmHg以上が一般的である．近年の心臓血管外科術後患者を対象とした研究でも，MAP 55 mmHg未満は臓器障害リスク増加と関連する独立因子であり[7]，65 mmHg以上というのが広く普及している妥当な目標値であろう．
- 一方で，平時の血圧が高い患者の場合，来院時血圧が基準値内であっても，相対的に組織低灌流となり，酸素需給バランスが悪化しショックをきたしうる．
- 全身の管理目標としては，簡便でかつ広く普及しているMAPを参考にしつつも，中心静脈血酸素飽和度（ScvO$_2$），乳酸値とそのトレンド，尿量などさまざまな指標を評価して調整すべきである[8]．

▶ScvO$_2$:
central venous oxygen saturation

▶ 神経原性ショックに特異的な管理目標（表1）

- 上記のMAP目標値はあくまで全身の組織灌流の指標であって，各々の臓器にとって至適な値とは限らない．局所の解剖学的異常がある場合には，その局所の灌流を維持するためにより高い圧が必要とされることもある．
- 脊髄が閉鎖空間にあること，障害された脊髄組織には浮腫，出血などによる二次的血流障害が生じ，不可逆的な障害組織周囲に"ペナンブラ"★1に相当する可逆的な組織があることから，灌流圧を高めに保っておいたほうがよいと考えられている．
- MAP 85〜90 mmHgに管理することで急性脊髄損傷の神経学的予後がよくなる可能性があることを示した観察研究が散見され，2013年のアメリカの

★1 脳梗塞でのペナンブラ

血流量が低下しているが細胞死を免れている組織．

3-1-6 神経原性ショック

表1　急性脊髄損傷患者の循環管理

- 集中治療室または同様のモニタリング環境での急性頸髄損傷患者の管理が推奨される
- 急性脊髄損傷後の患者の心血管機能不全および呼吸不全を検出するために，心臓，血行動態および呼吸モニタリング装置の使用が推奨される
- 脊髄損傷の低血圧（収縮期血圧＜90 mmHg）の補正は，できるだけ早く行うことが推奨される
- 急性脊髄損傷後の最初の7日間の平均動脈圧を85〜90 mmHgに維持することが推奨される

いずれもレベルⅢの推奨．
（Ryken TC, et al. Neurosurgery 2013：72 Suppl 2：84-92[9]）のガイドラインより抜粋）

急性脊髄損傷ガイドラインには，収縮期血圧＜90 mmHgにおける低血圧の補正はできるだけ早く行うこと，最初の7日間のMAPを85〜90 mmHgに維持することが推奨されている（いずれもレベルⅢの勧告）[9].

> **ここが ポイント** ❗
> 最初の7日間のMAPを85〜90 mmHgに維持することが推奨されている

b—管理の方法

- ショックの鑑別が進むまで，ショック全般に共通の治療となる細胞外液輸液，昇圧薬併用を病態に合わせて行いながら，並行して原因検索をしていくことになる．
- 神経原性ショックが疑われる症例の場合，まず補液による血管内容量の補充を行い，それでも血圧上昇がなければ，ドパミン，ドブタミン，ノルアドレナリンなどのα刺激薬，β刺激薬を併用する．初期補液に関しては，大部分が外傷症例であるということや，SVR低下により相対的に血管内容量低下状態になっていることを考慮する．
- 実際は，ショックの鑑別を進めている間に輸液負荷を行いつつ，カテコラミンの準備をしていくことが多い．脊髄損傷の場合，損傷組織周囲の浮腫による微小血流低下が起きうる．他のショックでも同じだが，不適切な過剰輸液を行うことは避けるべきである．

c—管理方法の評価

- 一般のショックと同様に，臓器灌流指標，つまり意識，尿量などの身体所見の改善や，$ScvO_2$，乳酸などの血液検査マーカーの改善を指標とする．敗血症領域で用いられる乳酸クリアランス，すなわち2時間ごとに10〜20％の低下がない場合は，追加輸液蘇生が必要と考えるのも一つの方法である．
- 二次的神経損傷が持続する7日目あたりまではカテコラミンの使用によるMAP維持を考慮し，詳細な神経学的所見や，時にMRIなどの画像診断で障害範囲の進行がないかどうかを評価して，カテコラミン投与終了の時期を検討する．

（土井賢治，武居哲洋）

文献

1) Popa C, et al. Vascular dysfunctions following spinal cord injury. J Med Life 2010 ; 3 : 275-85.

2) Taylor MP, et al. Presentation of neurogenic shock within the emergency department. Emerg Med J 2017 ; 34 : 157-62.

3) Guly HR, et al. The incidence of neurogenic shock in patients with isolated spinal cord injury in the emergency department. Resuscitation 2008 ; 76 : 57-62.

4) Harrigan MR, et al. Management of vertebral artery injuries following non-penetrating cervical trauma. Neurosurgery 2013 ; 72 Suppl 2 : 234-43.

5) Summers RL, et al. Characterization of the spectrum of hemodynamic profiles in trauma patients with acute neurogenic shock. J Crit Care 2013 ; 28 : 531.e1-5.

6) Astiz ME, et al. Pathophysiology and treatment of circulatory shock. Crit Care Clin 1993 ; 9 : 183-203.

7) Walsh M, et al. Relationship between intraoperative mean arterial pressure and clinical outcomes after noncardiac surgery : Toward an empirical definition of hypotension. Anesthesiology 2013 ; 119 : 507-15.

8) Joffe I. Circulatory shock. N Engl J Med 2014 ; 370 : 582-3.

9) Ryken TC, et al. The acute cardiopulmonary management of patients with cervical spinal cord injuries. Neurosurgery 2013 ; 72 Suppl 2 : 84-92.

3章 症状・疾患における病態と治療／1. ショック

3-1-7 産科ショック

はじめに

● 産科ショック（obstetric shock）とは，日本産科婦人科学会によると「広義には偶発合併症によるものも含め，妊産褥婦がショック状態に陥った場合のすべてをいうが，一般的には妊娠もしくは妊娠に伴って発生した病的状態に起因するショック」と定義される[1].

1 産科ショックと妊産婦死亡の発生状況

● 2008年に調査された全国救命救急センター114施設のデータによると，1年間に妊産婦ショックの病名で入院した症例は135例であり，そのうち分娩時大量出血が58例を占めており，次いで異所性（子宮外）妊娠15例，常位胎盤早期剥離10例，子宮破裂9例となっている[2].

● 2010〜2016年の妊産婦死亡277例の集計によると，死亡原因は産科危機的出血（23%），脳出血・脳梗塞（15%），心肺虚脱型羊水塞栓症（13%），周産期心筋症や大動脈解離などの心・大血管疾患（10%），肺血栓塞栓症などの肺疾患（8%），感染症（7%）であった．さらに，産科危機的出血によって死亡した64例の原因疾患は子宮型（DIC先行型）羊水塞栓症（49%），子宮破裂（10%），弛緩出血（10%），胎盤早期剥離（8%），子宮内反症（6%）となっていた（図1，2）[3].これらの妊産婦死亡原因となる疾患の多くは，その前段階においてショックをきたしていると考えられる.

> **ここが ポイント ！**
> 産科ショックは多くが出血性ショックであり，いかに出血をコントロールするかがカギである

2 産科ショックをきたす疾患

● 産科ショックの特徴としては出血性ショックの頻度が高いことである．また，急激な出血などで容易に播種性血管内凝固症候群（DIC）などの凝固異常を発症し，止血困難からさらに大量出血を助長することである.

a—主に出血性ショックをきたす疾患

● 各疾患への治療介入はもちろん重要であるが，同時に大量出血に対しては，「産科危機的出血への対応指針2017」[4]，「危機的出血への対応ガイドライン」に従って対応する.

▶ **異所性妊娠**

● 以前は子宮外妊娠とよばれていたが，2009年から学術用語としては「異所性妊娠（ectopic pregnancy）」として統一された.

● 病態：受精卵が子宮内膜以外の部分で着床することをいい，卵管，卵巣，頸管，腹腔などさまざまなところに発生しうるが，最も頻度が高い部位は卵管

> ▶ **DIC：**
> disseminated intravascular coagulation

155

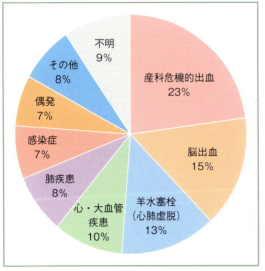

図1　2010〜2016年の妊産婦死亡の原因別頻度（n=277）
（妊産婦死亡症例検討評価委員会，日本産婦人科医会．母体安全への提言2016 Vol.7．2017．p.11[3]より）

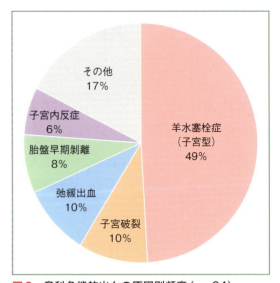

図2　産科危機的出血の原因別頻度（n=64）
（妊産婦死亡症例検討評価委員会，日本産婦人科医会．母体安全への提言2016 Vol.7．2017．p.11[3]より）

（95％）である．妊娠の進行過程において，異所性妊娠は組織の脆弱な部位に着床していることから，破裂を起こした場合には大量出血を起こす危険がある．
- 症状：妊娠初期に発症する．少量の性器出血，下腹部痛などが認められるが，破裂を起こすまでは無症状で経過する場合もあり，診断に難渋することもある[5]．破裂時には急激な腹痛を訴えることが多い．
- 治療：できるだけ早急に妊娠を終結させるために，手術により病変を摘出することが多い．

出産直後の過多出血（PPH）
- 出産直後の過多出血（postpartum hemorrhage：PPH）の定義として，日本では「経腟分娩では，単胎で800mL以上，多胎で1,600mL以上であり，帝王切開術では，単体で1,500mL以上，多胎で2,300mL以上の出血」とされている．
- PPHをきたす可能性が高い産科合併症である前置胎盤，弛緩出血，軟産道損傷，子宮破裂，癒着胎盤，常位胎盤早期剝離，子宮内反症，羊水塞栓症について解説する．

1．前置胎盤
- 病態：妊卵が正常の着床部位（子宮体部）よりも下部の子宮壁に着床し，このため内子宮口の一部を胎盤が覆う状態を前置胎盤（placenta previa）という．多胎の場合には胎盤の面積が大きくなるため前置胎盤になりやすいといわれる．
- 症状：一般的に無症状であるが，妊娠28週以降に腹痛を伴わない性器出血

（警告出血）や突然の大量出血がみられることがある.

●治療：基本的には帝王切開で分娩を行う. 子宮下部や頸管は収縮が悪く, 胎盤娩出時の裂傷などにより大量出血となる可能性がある. 腹部大動脈や総腸骨動脈へのバルーンカテーテル挿入や子宮動脈塞栓により止血を図るが, 子宮摘出を要することもある.

2. 弛緩出血

●病態：胎盤娩出後, 正常では胎盤の剝離面に露出する血管は子宮筋の収縮と退縮により絞扼され, 胎盤剝離面からの出血は減少する. なんらかの原因で子宮筋収縮が不良となり, 胎盤剝離面に開口している血管および子宮静脈洞から大出血をきたすものを弛緩出血（uterine atony）という[★1].

●症状：胎盤娩出後に大量の暗赤色の静脈血が持続的に子宮腔から腟内へ流出することが観察される. また, 柔らかく収縮不良の子宮を触れることが弛緩出血を疑うきっかけになる.

●治療：弛緩子宮に対する治療と出血に対する治療を同時に進めていく必要がある. 弛緩子宮に対しては, 子宮マッサージ, 導尿により膀胱を空にする, 子宮収縮を妨げている子宮内の凝血塊や遺残胎盤組織などを除去することがあげられる. また, 子宮収縮を促進するオキシトシンやプロスタグランジンF_{2a}などの静脈内投与を行う[6].

3. 軟産道損傷

●病態：軟産道損傷（soft tissue injuries of the birth canal）とは主に分娩時に起こりうる頸管裂傷, 腟壁裂傷, 外陰裂傷, 会陰裂傷などをいう. 静脈性の出血であることが多いが, 分娩後大量出血の原因にもなりうる.

●症状：子宮収縮が良好であるにもかかわらず, 持続性出血がみられる場合には軟産道の損傷をまず疑う必要がある. 頸管裂傷が子宮下部まで達して子宮動脈やその分枝を損傷した場合には, 大量出血や後腹膜血腫を形成することがある.

●治療：損傷部位を確認し修復することが基本的治療である. 後腹膜腔や腹腔内出血が疑われる場合には, 開腹手術が必要になることがある.

4. 子宮破裂

●病態：子宮破裂（rupture of the uterus）は妊娠子宮体部に裂傷を起こしたものをいい, 多くは分娩時に起こる. 破裂は突発的に起こり, 急速に大量出血をきたしショックに至る可能性が高い. 以前に施行した帝王切開術の瘢痕部離解によるものが多いが, 外傷などの原因がなく発症することもある.

●症状：腹部の激痛と出血によるショック症状が主なものであるが, 無症状のものもあり破裂の状態によって異なる.

●治療：迅速な単純子宮全摘術が必要である. 全身状態が比較的安定していれば挙児希望の有無なども考慮される. 出血部位の確認や止血が困難な場合には, 内腸骨動脈結紮術が検討されることもある.

5. 癒着胎盤

●病態：癒着胎盤（abnormally adherent placenta）とは児娩出後に胎盤の剝離

[★1]
弛緩出血はアメリカのPPHの原因の70～80％を占めると考えられており, 近年, 発症頻度が増加しているといわれている重要な病態である[6].
日本独自の分類である子宮型羊水塞栓症が弛緩出血様の病態を呈することから, 弛緩出血と診断された中に子宮型羊水塞栓症が含まれている可能性がある.

が不十分であり，絨毛が子宮筋層内に侵入しているために胎盤と子宮が強く
癒着しているものをいう．子宮内膜掻爬や既往帝王切開などによる子宮内膜
発育不全や子宮壁の瘢痕などの存在が癒着胎盤の危険因子となる．

- 症状：児娩出後に胎盤の用手剝離が困難であり，子宮収縮不全と大量出血を
伴うときに癒着胎盤を疑う．子宮内膜掻爬，子宮筋腫核出術，帝王切開の既
往がある場合には念頭におく必要がある．また，前置胎盤の患者で合併する
こともある（前置癒着胎盤）．

- 治療：通常は胎盤の用手剝離は困難であり，強引に剝離を試みた場合には子
宮穿孔や大出血をきたす危険があるため，単純子宮全摘術が原則となる．

6. 常位胎盤早期剝離

- 病態：常位胎盤早期剝離（placental abruption）は正常位置すなわち子宮体部
に付着している胎盤が児娩出以前に子宮壁より剝離することをいう．全妊娠
の1.0％で常位胎盤早期剝離が発生するといわれている[7]が，近年，増加傾
向にあるともいわれている．現在でも妊産婦死亡の主要な原因の一つであ
り，死因の多くは出血に関連するものである．

- 症状：古典的三徴候として下腹部痛，性器出血，子宮の板状硬がみられる．
出血は剝離した胎盤と子宮の間に起こることもあり，その場合は外出血では
わからないこともある．また，常位胎盤早期剝離では，胎盤に豊富に含まれ
る組織因子の母体への流入により凝固系の活性化が引き起こされ，約10％
が重症の凝固障害を合併するといわれる．

- 治療：まずは胎児心拍数モニタリングで胎児の状態を確認する必要がある．
胎児が生存していて心拍に異常をきたした場合には，帝王切開で早急な娩出
が考慮される．一方，すでに胎児が死亡している場合には母体にもすでに凝
固異常が発生していることが多く，娩出方法にかかわらず出血性ショックに
対する治療とDICに対する治療の両方を考慮する必要がある．

7. 子宮内反症

- 子宮内反症（inversion of the uterus）では出血性ショックに加えて，初期に
は腹膜刺激症状により神経原性ショックも合併する．

▶3章「3-1-6神経原性ショック」(p.148) 参照

- 病態：子宮内反症は分娩第3期から産褥初期にかけて発症し，子宮が反転し
子宮内面が腟内または腟外に露出したものを子宮内反症という．主に臍帯の
牽引や胎盤用手剝離に伴って起こり，まれな疾患であるが毎年1〜2名の妊
産婦死亡の原因となっている[8]．

- 症状：子宮支持組織の牽引や腹膜刺激症状による強い腹痛を特徴とする．内
反子宮の絞扼によるうっ血や子宮壁の弛緩のために大量出血を生じることが
多いが，血圧低下には出血だけでなく迷走神経刺激によるものも関与してい
るといわれている．徐脈をきたすこともあり，ショックインデックス（後述）
による出血量予測が困難なこともある．

- 治療：用手的もしくは開腹による観血的な内反子宮の整復を行う．発症から
時間が経過している場合は，整復しても子宮の収縮が得られないため子宮全
摘術も検討される．

表1　日本における臨床的羊水塞栓症の診断基準

1. 妊娠中または分娩後12時間以内に発症した場合

2. 下記に示した症状・病態（1つまたはそれ以上でも可）に対して集中的な医学的治療が行われた場合
　　　A）心停止
　　　B）分娩後2時間以内の原因不明の大量出血（1,500mL以上）
　　　C）播種性血管内凝固症候群（DIC）
　　　D）呼吸不全

3. 観察された所見や症状が他の疾患で説明できない場合

以上の3つを満たすものを臨床的羊水塞栓症とする.

（金山尚裕. 産科と婦人科2009；76：1091-6[10]より）

8. 羊水塞栓症（AFE）

● 羊水塞栓症（aminiotic fluid embolism：AFE）は，2010〜2016年の妊産婦死亡原因の中で，死因が羊水塞栓症（子宮型および心肺虚脱型）と診断されたものが24.9％であり，死因の中で最も多い病態であった[3].

病態：

● 羊水および胎児成分が母体血中へ流入することによって引き起こされる，急性呼吸・循環不全および凝固障害をきたす疾患である. 羊水の母体血中への流入が必要条件であり，破水後に発症する.

● 近年，日本独自の分類として摘出子宮に羊水成分を認めるものを「子宮型羊水塞栓症」とよび，従来の羊水成分による肺血管の機械的閉塞から肺高血圧症，急性肺性心，左心不全をきたす古典的な羊水塞栓症を「心肺虚脱型」とよぶ[9].

● AFEの剖検例では肺血管に肥満細胞の集積が多くみられるという報告もあり，近年ではAFEの症状にアナフィラクトイド反応が関与していることが示唆されている★2.

症状：

● AFEの典型的な三徴は，①突然発症の低酸素血症，②低血圧および③続発する凝固異常であり，すべての症例で分娩時に発症する. 日本では2003年から日本産婦人科医会の羊水塞栓症登録事業が行われており，その診断基準が使用されている（**表1**）[10].

● 子宮型はDIC先行型ともよばれ，分娩後に弛緩出血という形で現れ，大量出血からショックに至る経過をとることが多い（出血性ショック）. 原因不明の弛緩出血，DICと診断されているものの中にこのタイプの羊水塞栓症が含まれていると考えられる.

● 心肺虚脱型では早期から低血圧，低酸素が前面に出る心外閉塞性ショックの形態をとるが，心肺虚脱型においてもDICはかなり早期から合併することが多い.

治療：

● AFEの発症が疑われる場合には即座に成人蘇生のアルゴリズムに従った蘇

★2 C1エステラーゼインヒビター

子宮型羊水塞栓症のアナフィラクトイド反応にC1エステラーゼインヒビターの低下が指摘されており，C1インヒビター補充療法による羊水塞栓症の改善が期待されている[11].

▶3章「3-1-2 出血性ショック」（p.110）参照

▶3章「3-1-1 閉塞性・拘束性ショック」（p.98）参照

生を行うと同時に，産婦人科医，麻酔科医，集中治療医の応援を要請する．

- 心停止にまでは至っていない（とくに心肺虚脱型）AFEにおいては初期には右心不全が特徴的であるが，続発性に左心不全も発症する．ノルエピネフリンで血圧を維持しつつ，ドブタミンやホスホジエステラーゼ（PDE）-III阻害薬を投与し，肺高血圧の改善を目指す[12]．

▶PDE III：
phosphodiesterase III

- 子宮型AFEでは，出血性ショックに対する治療と産科DICに対する治療を迅速に行うが，とくに産科DICでは早期にフィブリノゲンなどの凝固因子が急速に消費されるため，新鮮凍結血漿を含めた輸血を行うと同時に，頸管裂傷などの止血可能な出血に対しては止血を試みる．AFEにおけるDICはAFE発症から数時間遅れて発症するような緩徐な発症ではなく，AFE発症とほぼ同時期に急激に発症することが特徴といわれている[12]．

▶3章「3-1-3 心原性ショック」(p.122)，3章「3-1-4 敗血症性ショック」(p.129) 参照

b─その他のショックをきたす疾患

- 心外閉塞性ショックをきたす肺血栓塞栓症（pulmonary thromboembolism），心原性ショックをきたす周産期心筋症（peripartum cardiomyopathy）が重要である．
- 妊婦に重症の敗血症性ショックをきたす疾患として，劇症型A群溶血性連鎖球菌（group A streptococcus：GAS）感染症が注意喚起されている．
- その他のショックの診断・治療に関しては，それぞれの項を参照されたい．

3 産科DIC

- 一般的に妊婦は凝固が亢進しており，中等量の出血でも容易にDICに至る．前述のように「母体安全への提言2016」の中では妊産婦死亡原因で最多のものが子宮型すなわちDIC先行型羊水塞栓症であった[3]．
- 「産科危機的出血への対応指針2017」においては，産科DICスコア[13]（**表2**）8点以上で産科危機的出血を宣言することになっている．産科DICの特徴としては，突発的な発症であること，非妊娠時のDICに較べて進展が急激であること，DICの原因となった産科合併症によって異なるが，適切に治療されれば比較的早期にDICから離脱できることが指摘されている．その機序としては以下のようなものが考えられている[14]．
  ①HELLP症候群[★3]，子癇[★4]のように血管内皮障害から炎症性サイトカイン放出，さらには組織因子発現により凝固障害に至る．
  ②常位胎盤早期剝離や羊水塞栓症でみられるように，胎児や胎盤由来の組織因子が大量に母体血中に流入することで全身性に凝固が活性化し，DICを発症する．
  ③弛緩出血，癒着胎盤，子宮破裂，重症の頸管・腟裂傷などでみられる急性出血により大量の凝固因子が失われることで，消費性凝固障害からDICを発症する．
  ④HELLP症候群や急性妊娠脂肪肝[★5]などでは，肝障害により凝固因子および抗凝固物質の産生が障害されるためにDICを発症する．

★3 HELLP症候群

1982年にWeinsteinによって提唱されたhemolysis（溶血），elevated liver enzymes（肝酵素上昇），low platelets（血小板減少）を三主徴とする症候群であり，全妊娠の0.2〜0.9％に発症し，妊娠高血圧症候群においては10〜20％に合併するとされる．重篤な合併症として脳出血，DIC，常位胎盤早期剝離などがある．

★4 子癇

妊娠20週以降に初めて痙攣発作を起こし，てんかんや二次性痙攣が否定されるものと定義される．妊娠高血圧症候群の妊婦に起こり，妊娠中，分娩時，産褥期いずれにも発生する．重症例においてDICを合併することがある．

★5 急性妊娠脂肪肝

妊娠後期（平均37週ごろ）に急性発症するまれな肝不全であり，凝固因子産生が不良となるためDICを発症する．症状としては，腹痛，黄疸，高アンモニア血症，低血糖，プロトロンビン時間（PT）延長などであり，治療は凝固因子補充とともにすみやかな妊娠の終結とされる．

表2　産科DICスコア（日本）

I. 基礎疾患	点数	II. 臨床症状	点数	III. 検査項目	点数
a. 常位胎盤早期剥離		a. 急性腎不全		• 血清FDP ≧10 μg/mL	1
• 子宮硬直，児死亡	5	• 無尿（≦5mL/時間）	4	• 血小板数 ≦10×10⁴/μL	1
• 子宮硬直，児生存	4	• 乏尿（5～20mL/時間）	3	• フィブリノゲン≦150mg/dL	1
• 超音波断層および CTG 所見による早剝の診断	4	b. 急性呼吸不全（羊水塞栓症を除く）		• プロトロンビン時間（PT）≧15秒（≦50％）またはヘパプラスチンテスト≦50％	1
b. 羊水塞栓症		• 人工換気または時々の補助呼吸	4	• 赤沈 ≦4mm/15分または≦15mm/時間	1
• 急性肺性心	4	• 酸素放流のみ	1	• 出血時間 ≧5分	1
• 人工換気	3	c. 心・肝・脳・消化管などに重篤な障害があるときはそれぞれ4点を加える		• その他の凝固・線溶・キニン系因子（例，ATIII≦18mg/dLまたは≦60％，プレカリクレイン，α₂-PI，プラスミノゲン，その他の凝固因子≦50％）	1
• 補助呼吸	2	• 心（ラ音または泡沫性の喀痰など）	4		
• 酸素放流のみ	1	• 肝（可視黄疸など）	4	[判定]	
c. DIC型後産期出血		• 脳（意識障害および痙攣など）	4	(i) 7点以下：その時点でDICとはいえない	
• 子宮から出血した血液または採血血液が低凝固性の場合	4	• 消化管（壊死性腸炎など）	4	(ii) 8～12点：DICに進展する可能性が高い	
• 2,000mL 以上の出血（出血開始から24時間以内）	3	d. 出血傾向		(iii) 13点以上：DICと診断する（ただし確認のためには，13点中2点，またはそれ以上の検査成績スコアが含まれる必要がある）	
• 1,000mL 以上2,000mL 未満の出血（出血開始から24時間以内）	1	• 肉眼的血尿およびメレナ，紫斑，皮膚粘膜・歯肉・注射部位などからの出血	4		
d. 子癇		e. ショック症状			
• 子癇発作	4	• 脈拍≧100/分	1		
e. その他の基礎疾患	1	• 血圧≦90mmHg（収縮期）または40％以上の低下	1		
		• 冷汗	1		
		• 蒼白	1		

DIC：播種性血管内凝固，CTG：胎児心拍陣痛図，FDP：フィブリン分解産物，ATIII：アンチトロンビンIII，α₂-PI：α₂プラスミンインヒビター.

（真木正博，ほか．産婦人科治療1985：50：119-24[13]より）

- DICの治療に関しては，DICを引き起こした基礎疾患である産科合併症の治療が大原則である．出産，妊娠の終結が可能であればできるだけ迅速に行う．消費性凝固障害，低フィブリノゲン血症などの凝固異常を改善するため，時期を逸せずに新鮮凍結血漿を投与することが重要である．

ここがポイント

産科DICは敗血症性DICなどと異なり，急速に進行し大量出血に至るので，凝固因子補充などの迅速な対応が必要である

4 産科危機的出血への対応

- 前述のように，妊産婦死亡原因は産科危機的出血（23％）が第1位であり[3]，産科ショックでは大量出血への対応が鍵となる．2010年に5学会から成る関連団体により産科危機的出血に対応するガイドラインが策定され，2017年に一部改訂が行われた（**図3**）[4]．それによると，出血量の推定にはバイタルサインの異常，とくにショックインデックス（SI）を中心に行うことが推奨されている．

- 2017年の変更点としては，分娩時異常出血の検査としてヘモグロビン値だけでなく血小板数と凝固検査も行うことと，出血時の線溶亢進の予防としてトラネキサム酸の投与について記載された．出血が持続し，SIが1.5以上，

▶SI：
shock index

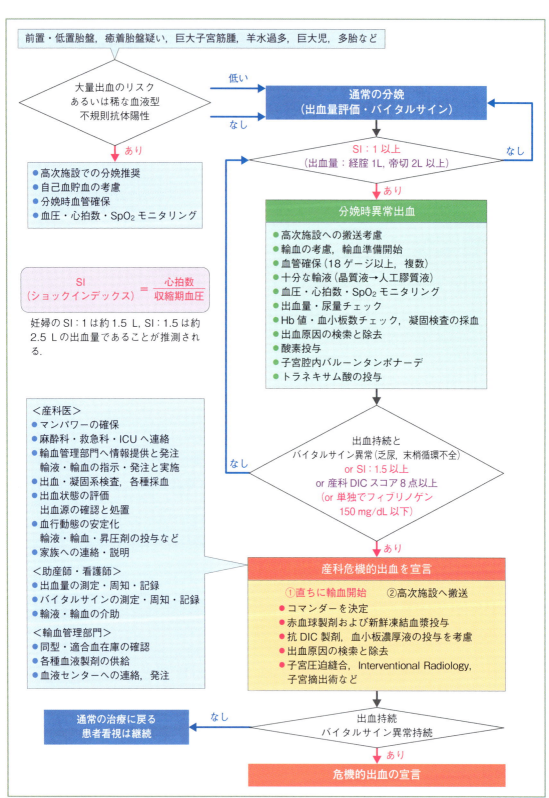

図3 産科危機的出血への対応フローチャート
(日本産科婦人科学会,ほか.産科危機的出血への対応指針2017. p1. http://www.fukushihoken.metro.tokyo.jp/iryo/k_isyoku/yuketsu-manual.files/29guideline.pdf[4] より)

産科DICスコアが8点以上に加えて[13]，単独でフィブリノゲン150mg/dL以下となった場合には産科危機的出血を宣言し，直ちに輸血を開始するとともに，高次施設へ搬送することとなった．輸血を開始するときには，産科出血の特徴を考慮し，赤血球製剤と新鮮凍結血漿を1：1に近い比率で投与することが記載された．これらの治療でも出血が持続する場合，保険適応がないが院内作製クリオプレシピテートやフィブリノゲン濃縮製剤の投与も検討することとなっている．危機的出血へのその他の対応に関しては，「出血性ショック」の項を参照していただきたい．

（安田則久，後藤孝治）

文献

1) 日本産科婦人科学会，編．産科婦人科用語集・用語解説集．改訂第4版．日本産科婦人科学会事務局；2018．p.102.

2) 中堀泰賢，ほか．全国救命救急センターにおける妊産婦入院症例に関する調査—救急部門と周産期部門との連携の現状と課題．日救急医会誌 2011；22：156-64.

3) 妊産婦死亡症例検討評価委員会，日本産婦人科医会．母体安全への提言2016 Vol.7．2017；1-68．http://www.jaog.or.jp/wp/wp-content/uploads/2017/08/botai_2016_2.pdf

4) 日本産科婦人科学会，ほか．産科危機的出血への対応指針2017．http://www.fukushihoken.metro.tokyo.jp/iryo/k_ishoku/yuketsu-manual.files/29guideline.pdf

5) Robertson JJ, et al. Emergency medicine myths：Ectopic pregnancy evaluation, risk factors, and presentation. J Emerg Med 2017；53：819-28.

6) Committee on Practice Bulletins-Obstetrics；American College of Obstetricians and Gynecologists. ACOG Practice Bulletin Number 183, October 2017：Postpartum hemorrhage. Obstet Gynecol 2017；130：e168-86.

7) Oyelese Y, Ananth CV. Placental abruption. Obstet Gynecol 2006；108：1005-16.

8) 妊産婦死亡症例検討評価委員会，日本産婦人科医会．母体安全への提言2011 Vol.2．2012；1-47．http://www.jaog.or.jp/wp/wp-content/uploads/2017/01/botai_2011.pdf

9) Kanayama N, et al. Amniotic fluid embolism：Pathophysiology and new strategies for management. J Obstet Gynaecol Res 2014；40：1507-17.

10) 金山尚裕．羊水塞栓症—DIC型後産期出血との関連について．産科と婦人科 2009；76：1091-6.

11) Todo Y, et al. Therapeutic application of C1 esterase inhibitor concentrate for clinical amniotic fluid embolism：A case report. Clin Case Rep 2015；3：673-75.

12) Pacheco LD, et al. Amniotic fluid embolism：Diagnosis and management. Am J Obstet Gynecol 2016；215：B16-24.

13) 真木正博，ほか．産科DICスコア．産婦人科治療 1985；50：119-24.

14) Erez O. Disseminated intravascular coagulation in pregnancy-Clinical phenotypes and diagnostic scores. Thromb Res 2017；151：S56-60.

3章　症状・疾患における病態と治療／1. ショック

3-1-8 内分泌疾患によるショック

はじめに

● 内分泌関連でショックをきたす代表的な病態としては甲状腺クリーゼ，粘液
水腫性昏睡，副腎クリーゼ（急性副腎機能不全），高血糖緊急症（糖尿病性ケ
トアシドーシス，高血糖高浸透圧症候群）などがあげられるが，症状は非特
異的なことが多く，概して診断は難しい．一般的なショックの治療に反応が
乏しく，他に明らかな原因が判明しない場合，内分泌疾患によるショックを
疑わなければならない．

● いずれの病態も治療開始が遅れると致死的となるため，他のショックと同様
に呼吸・循環を含めた集中的な全身管理を開始し，時間がかかる内分泌的検
査の結果を待たずにホルモンの補充あるいは分泌抑制などの治療を行う．

ここが ポイント ❗

内分泌疾患によるショック
では内分泌学的検査の結果
を待たずに治療を開始する

1 甲状腺クリーゼ

a─定義，リスクファクター

● 『甲状腺クリーゼの診断基準（第2版）』によれば，甲状腺クリーゼとは，甲状
腺中毒症の原因となる未治療ないしコントロール不良の甲状腺基礎疾患が存
在し，これになんらかの強いストレスが加わったときに，甲状腺ホルモン作
用過剰に対する生体代償機構の破綻により複数臓器が機能不全に陥った結
果，生命の危機に直面し緊急治療を要する病態をいう[1]．

b─症状

● 中枢神経症状の合併が多く，不穏，せん妄，精神異常，傾眠，痙攣，昏睡と
多様な症状を示す．

● 末梢血管の血流が増加しているために皮膚は温暖，時に40℃以上の高熱を
伴う．また，多くの患者では140回/分以上の頻脈を認め，末梢血管抵抗低
下，正常以上の心拍出量とうっ血性心不全を伴うことがある．甲状腺機能亢
進症ではなんらかの眼症を合併することが多いが，典型的とされる眼球突出
はバセドウ病患者の10～30％に認めるのみである．

● 下痢，嘔気・嘔吐，黄疸などの消化器症状も多く出現する．

c─診断，鑑別

● 甲状腺機能亢進症を指摘されているが，コントロール不良や未治療の患者が
高熱，大量の発汗，頻脈，興奮・せん妄などの精神症状をきたしていれば積
極的に本症を疑う．現在，日本甲状腺学会が甲状腺クリーゼ診療ガイドライ

表1　甲状腺クリーゼの診断基準（第2版）

- 必須項目
  甲状腺中毒症の存在（FT_3およびFT_4の少なくともいずれか一方が高値）
- 症状
  1. 中枢神経症状：不穏，せん妄，精神異常，傾眠，痙攣，昏睡，Japan Coma Scale（JCS）1以上またはGlasgow Coma Scale（GCS）14以下
  2. 発熱（38℃以上）
  3. 頻脈（130回/分以上）：心房細動では心拍数で評価する
  4. 心不全症状：肺水腫，肺野の50％以上の湿性ラ音，心原性ショックなど重度な症状，New York Heart Association（NYHA）分類4度またはKillip III以上
  5. 消化器症状：嘔気・嘔吐，下痢，黄疸（血中総ビリルビン＞3mg/dL）
- 確実例
  必須項目および以下を満たす
  a. 中枢神経症状＋他の症状項目1つ以上，または
  b. 中枢神経症状以外の症状項目3つ以上
- 疑い例：
  a. 必須項目＋中枢神経症状以外の症状項目2つ，または
  b. 必須項目を確認できないが，甲状腺疾患の既往・眼球突出・甲状腺腫の存在があって，確実例条件のaまたはbを満たす場合

鑑別疾患としては，他の原因疾患で発熱（肺炎，悪性高熱症など），意識障害（精神疾患や脳血管障害，頭部外傷），心不全（急性心筋梗塞，不整脈など），肝障害（ウイルス性肝炎や急性肝不全など）を呈する場合などである．しかし，これらの疾患は甲状腺クリーゼの誘因となることがあるため，鑑別が困難である場合には甲状腺クリーゼとして対応するべきである．

（赤水尚史，ほか．甲状腺クリーゼの診断基準〈第2版〉．2017[1]より）

ンにおいて診断基準第2版を出版している（**表1**）[1]．

- 一般検査：肝機能異常（ビリルビン増加），腎機能異常を伴う．それらの重症度と予後との関連が深い．副腎不全を伴うことがあるので，必ず電解質もチェックしておく．
- 内分泌学的検査：遊離トリヨードサイロニン（FT_3）もしくは遊離サイロキシン（FT_4）のどちらかは高値であり，TSHは感度以下であることが多い．
- 鑑別疾患：他の原因疾患で高熱（肺炎，悪性高熱症など），意識障害（精神疾患や脳血管障害など），心不全（急性心筋梗塞，心筋炎など），肝障害（ウイルス性肝炎や急性肝不全など）を呈する場合である．しかし，これらの疾患も甲状腺クリーゼの誘因となるため，甲状腺クリーゼによる症状なのか単なる併存症なのかの鑑別が困難な場合がある．

▶FT_3：
free triiodothyronine

▶FT_4：
free thyroxine

▶TSH：
thyroid stimulating hormone

d—治療

ここがポイント
甲状腺ホルモンとTSHの値だけでは甲状腺機能亢進症と甲状腺クリーゼを区別できない．必ず急性臓器障害の有無を評価する

- 疑い例でも確実例でも致死率には差がないので，甲状腺クリーゼを疑ったら早期に専門医にコンサルトすると同時に治療を開始することが重要である．

全身管理

- 集中治療室にて他のショックと同じく，多臓器不全症候群の予防・治療を目的として，中枢神経系・呼吸・循環の厳重な管理を行う．
  ①中枢神経系管理：興奮や不穏に対して鎮静・抗痙攣薬を投与する．
  ②循環管理：動脈圧，中心静脈圧などの血行動態をモニタリングする．頻脈性不整脈に対してはβ遮断薬（$β_1$選択性）を投与する．その他，脱水・電

3章　症状・疾患における病態と治療／1. ショック

解質異常の補正を行う．最重症例では経皮的心肺補助装置（PCPS）導入も考慮する．

③体温管理：高体温に対してクーリングブランケットなどを用いて全身冷却，解熱薬の投与を行う．非ステロイド系消炎鎮痛薬は遊離型甲状腺ホルモンの上昇をきたす可能性があるため，その作用が少ないアセトアミノフェンを使用する．

④血液浄化：黄疸を伴う重症急性肝不全に対して，あるいは過剰な甲状腺ホルモン除去を目的として血漿交換を考慮する．

▶PCPS：
percutaneous cardiopul-
monary support

甲状腺ホルモン産生および分泌抑制

①抗甲状腺薬大量投与：甲状腺ホルモン合成抑制
- プロピルチオウラシル（200〜250mg）を6時間ごとに経口投与．
- またはチアマゾール（15〜20mg）を6時間ごとに経口投与．
- 経口投与困難な場合はチアマゾール（1アンプル：10mg/mL）の注射薬を使用する．

②無機ヨード：甲状腺ホルモン分泌抑制（Wolff-Chaikoff効果[★1]）
- ヨードグリセリン6滴またはヨウ化カリウム50mgを6時間ごとに経口投与．

③副腎皮質ステロイド：T_4からT_3への変換抑制
- ヒドロコルチゾン100mgを8時間ごとに静脈投与．

★1 Wolff-Chaikoff効果

ヨウ素は甲状腺ホルモンの材料であるが，多すぎても，つまりヨウ素過剰でも甲状腺機能低下症を引き起こすことがある．この現象はラットの実験で確かめられ，発見者の名前をとって，Wolff-Chaikoff効果とよばれている．その機序は明らかではないが，過剰なヨウ素が甲状腺細胞の中に蓄積されるため，ヨウ素から甲状腺ホルモンを合成する過程が阻害され，その結果，甲状腺ホルモン産生が低下してしまうと考えられる．

2　粘液水腫性昏睡

a ─ 定義，リスクファクター

- 粘液水腫性昏睡とは，甲状腺機能低下症が基礎にあり，その代謝低下の影響が直接あるいはなんらかの誘因（薬剤，感染症など）により惹起された低体温，呼吸不全，循環不全，低ナトリウム血症などにより，中枢神経の機能障害をきたす病態であり，早期に治療を開始しないと致死的となる．

- 粘液水腫性昏睡の原因としては，原発性甲状腺機能低下症，とくに慢性甲状腺炎によるものが多い．続発性としては，甲状腺全摘後や放射性ヨード内服療法後あるいは頸部への放射線療法後，リチウムやアミオダロンによる副作用などがあげられる．粘液水腫性昏睡はこれらの甲状腺機能低下状態になんらかの誘因が加わった結果，生体の代償機能が破綻することによって発症すると考えられている．

b ─ 症状

- 外見としては，粘液水腫様顔貌と腫れぼったい体幹が特徴的である．顔面は全体的に浮腫状で無気力に見え，分厚い口唇，巨舌，皮膚乾燥，毛髪が薄いなどの所見がある．浮腫様の外観は間質に貯留した体液によるものではなく，皮内へのタンパク貯留によるものである[2]．

- 中枢神経症状（意識障害）は粘液水腫性昏睡の症状として必須である．意識

166

3-1-8 内分泌疾患によるショック

表2　粘液水腫性昏睡診断基準（3次案）

- 必須項目
  1. 甲状腺機能低下症
  2. 中枢神経症状（JCSで10以上，GCSで12以下）

- 症候・検査項目
  1. 低体温（35℃以下：2点，35.7℃以下：1点）
  2. 低換気（$PaCO_2$ 48 Torr以上，動脈血pH 7.35以下，あるいは酸素投与：どれかあれば1点）
  3. 循環不全（平均血圧75mmHg以下，脈拍数60/分以下あるいは昇圧剤投与：どれかあれば1点）
  4. 代謝異常（血清Na 130mEq/L以下：1点）

- 確実例；必須項目2項目＋症候・検査項目2点以上
- 疑い例；
  a. 甲状腺機能低下症を疑う所見があり必須項目の1は確認できないが，必須項目の2に加え症候・検査項目2点以上
  b. 必須項目（1，2）および症候・検査項目1点
  c. 必須項目の1があり，軽度の中枢神経系の症状（JCSで1〜3またはGCSで13〜14）に加え，症候・検査項目2点以上

JCS：Japan Coma Scale，GCS：Glasgow Coma Scale.

（田中祐司，ほか．粘液水腫性昏睡の診断基準 第3次案．2010[3]より）

低下から昏睡や痙攣までさまざまな症状がみられるが，「昏睡」という病名に反して，必ずしも昏睡を伴うとは限らない．視床下部における体温調節機能障害や熱産生の低下により，しばしば35℃以下の低体温となる．

- 甲状腺機能低下に対する生体の代償機構が破綻すると，低血圧，徐脈をきたし低心拍出状態となる．甲状腺機能低下症では約30％に心嚢液貯留を認めるが，この心嚢液は徐々に貯留するため，心タンポナーデとなることは少ない．

- 低酸素血症および高二酸化炭素血症に対する呼吸中枢の応答低下や巨舌による上気道閉塞，肥満や胸・腹水による肺容量減少などが原因で呼吸不全をきたす．呼吸性アシドーシスからCO_2ナルコーシスとなることもある．

- 消化管の蠕動運動が低下しているため，麻痺性イレウスや中毒性巨大結腸症を発症することがある．その他，甲状腺機能低下だけでなく，併存する副腎不全によって低血糖を生じる．

C—診断，鑑別

- 粘液水腫性昏睡の診断は，初期の段階では病歴や臨床症状によらざるをえない．甲状腺機能低下症の既往が明らかであれば重要な情報となるが，頸部の甲状腺手術痕や放射線治療痕なども粘液水腫性昏睡を疑う根拠となる．診断基準については日本甲状腺学会が2019年現在策定中である（**表2**）[3]．

- 一般検査：骨格筋細胞膜の透過性が亢進するため，CK-MM分画や乳酸デヒドロゲナーゼ（LDH）の上昇を認める．腎血流低下による自由水クリアランス低下や抗利尿ホルモンであるバソプレシン分泌過剰による，低ナトリウム血症を粘液水腫性昏睡の患者の半数に認める．前述のように低血糖を認める

▶CK：
creatine kinase

▶LDH：
lactate dehydrogenase

167

ことも多い.

- 内分泌学的検査：これらの検査は特殊検査であり，結果が出るのに時間がかかるため，採血を行ったらすぐに後述の治療を開始するべきである．甲状腺機能低下を反映して，通常，FT_3，FT_4 は低値であり，原発性の場合は TSH 値が高値である．二次性（下垂体性）甲状腺機能低下症の場合は TSH が低値から軽度の高値を示す．コルチゾールは副腎不全を併発していれば低値となる.
- 鑑別：粘液水腫性昏睡では意識障害が必発症状であるため，脳血管疾患や重症感染症などの意識障害をきたす他の疾患との鑑別が重要である.

d—治療

▶ 全身管理

- 粘液水腫性昏睡もまた多臓器不全症候群に陥る可能性のある救急疾患である．診断を疑ったら，集中治療室にて中枢神経系・呼吸・循環の厳重な管理を行うようにする.

　①中枢神経系管理：人工呼吸管理となれば一般的な鎮静でよいが，低ナトリウム血症の治療を行う場合は浸透圧性脱髄症候群を起こさないように意識レベルに十分注意する.

　②循環管理：動脈圧，中心静脈圧などの血行動態をモニタリングする．心機能低下，循環血液量減少，末梢血管抵抗増加が組み合わさった病態であることを念頭におく．浮腫を認めても，循環血液量自体は減少しているため，安易に利尿薬を使用してはいけない．輸液療法と甲状腺ホルモン補充療法に循環動態が反応しない場合は，ドパミンなどの昇圧薬投与を考慮する.

　③呼吸管理：意識障害や呼吸筋障害による肺胞低換気からの低酸素血症や高二酸化炭素血症からの呼吸性アシドーシスをきたしている場合は，人工呼吸管理が必要である.

　④体温管理：低体温に対しては，通常のブランケットや室温管理で対応する．保温マットなどによる積極的な復温は末梢血管の急激な拡張からさらなる循環不全を招くことがあるので，できるだけ避けるようにする.

> **ここに 注意** ❗
> 浮腫を認めても安易に利尿薬を使用してはいけない

▶ 甲状腺ホルモン補充

- 甲状腺ホルモン製剤にはレボチロキシンナトリウム（$L-T_4$ 製剤：チラーヂン S®）とリオチロニン（$L-T_3$ 製剤；チロナミン®）の2種類の製剤がある．海外では経静脈的に投与できる甲状腺ホルモンがあるが，わが国では使用できないため，経口薬による投与を行うしかない．粘液水腫性昏睡では一般に意識障害があり，経口薬を散剤にして経鼻胃管や経腸栄養チューブからの投与とする.
- 粘液水腫性昏睡では T_4 から T_3 への変換が抑制されている．T_3 は活性体であり臨床効果が約3時間で現れるため，重症患者では T_3 補充が有用であると考えられる．しかしながら，投与間隔間での半減期が短いために血中濃度の

変動が大きく，L-T$_3$製剤は単独での使用に向いていない．L-T$_4$製剤は効果発現まで約14時間かかるが，通常はこの製剤を中心に投与し，最近では少量のL-T$_3$製剤を併用することが推奨されている．甲状腺ホルモン値は1～2日間隔で測定する．

- レボチロキシンナトリウムを治療開始初日300～500μg，2日目以降50～100μg/日を経口投与．
- リオチロニン12.5～25μg/日を経口投与[4]．

🔹 副腎皮質ホルモン投与

- 甲状腺ホルモンを投与するとコルチゾールのクリアランスが速くなる．また，甲状腺機能低下症は副腎皮質機能低下を合併することがあるので，その併存が否定されるまで，甲状腺ホルモン補充に先立ってヒドロコルチゾンを投与する．
  - ヒドロコルチゾン100mgを8時間ごとに静注．

3 急性副腎不全（副腎クリーゼ）

a—定義，リスクファクター

- 急激な糖質コルチコイドの絶対的または相対的欠乏が生じ，急性循環不全をきたし致死的となる病態である．
- 原発性（副腎が原因）：慢性副腎不全患者に感染・外傷などのストレスが加わり，ホルモンの需要が増加した場合や長期間服用中のステロイド薬が不適切に減量・中止された場合に発症することがある．また，副腎出血（外傷，抗凝固治療，髄膜炎菌感染など）や副腎梗塞（抗リン脂質抗体症候群など）も原因となる．
- 続発性（下垂体が原因）：Sheehan症候群，下垂体出血，頭部外傷などが原因としてあげられる．
- その他の誘発因子：胃腸炎，他の感染症，身体的ストレスだけではなく，精神的ストレスも誘因となりうる．最近の報告では，胃腸炎23％，他の感染症25％，手術16％，精神的ストレス16％と報告されている．また，アルコール中毒，利尿薬使用による脱水，化学療法，スズメバチによる刺傷，妊娠なども誘発因子となることがある[5]．

b—症状

- 非特異的な症状が多く，意識障害（昏迷，昏睡），悪心・嘔吐，腹痛，体重減少，疲労倦怠感，発熱，筋・関節痛など多岐にわたる．慢性副腎不全患者における発症が多いため，色素沈着，恥毛・腋毛の減少，耳介軟骨の石灰化などの身体所見があれば臨床的診断は可能である．また，長期にステロイド薬を服用している場合は，中心性肥満や満月様顔貌などの所見を認める．

c——診断，鑑別

- 初期の段階での臨床症状は非特異的であるため，診断は非常に難しい．
- 一般検査：85〜90％に低ナトリウム血症，60〜65％に高カリウム血症を認める．また，末梢血好酸球増多と低血糖を示す．
- 内分泌学的検査：血中コルチゾール，尿中17-ヒドロキシコルチコステロイド（17-OHCS）が低値となる．早朝コルチゾール値3〜5μg/dL未満は副腎不全を強く疑う[6]．併せて副腎皮質刺激ホルモン（ACTH）を測定し高値であれば原発性，低値であれば続発性と診断できる（ACTH負荷試験については他の成書を参照されたい）．
- 鑑別：腹痛と発熱といった症状により，急性腹症と間違われることがある．

▶17-OHCS：
17-hydroxycorticosteroid

▶ACTH：
adrenocorticotropic hormone

d——治療

- 治療の原則は輸液療法とステロイド補充である．

◗ 全身管理

- 血行動態のモニタリングを行いながら，生理食塩水による輸液，低血糖の補正，電解質補正を行う．ただし，生理食塩水の投与によって低ナトリウムの補正が急激に進み，浸透圧性脱髄症候群を起こさないように注意する．最初の24時間でナトリウムの補正10mEq/24時間以下に抑える．

◗ 副腎皮質ホルモン投与

① ヒドロコルチゾン100mgを最初にボーラス投与し，その後100〜200mg/日を6時間ごとのボーラス投与か持続投与で2〜3日行う．その後，徐々にテーパリングを行う．

② デキサメタゾンはコルチゾール測定に影響しないため，デキサメタゾン4mg投与という報告もある[7]．

Column 副腎クリーゼと胃腸炎

　最近の報告[8]でも過去のいずれの報告でも，副腎クリーゼの誘因としては胃腸炎が多いとされている．胃腸炎の嘔吐や下痢によって，糖質コルチコイドの内服薬が消化管から吸収されなくなることが原因とされている．そのため，海外ではヒドロコルチゾンの自己筋肉内注射が認められているが，2019年現在，日本では認可されていない．わが国におけるAddison病（原発性）患者は約1,600人であるが，続発性によるACTH欠損症患者は10万人あたり4〜7人と推計されており，さらに患者数は多いと考えられる．日本でもエピネフリンやインスリンのように，ヒドロコルチゾンの自己注射が認可されることが望まれる．

4 高血糖緊急症[9]

a— 糖尿病性ケトアシドーシス

定義，リスクファクター

- 糖尿病性ケトアシドーシス（diabetic ketoacidosis：DKA）は典型的には1型糖尿病の急性合併症としてみられ，インスリン作用の極端な欠乏により，高血糖，ケトーシス，アシドーシスをきたす高度の代謝失調状態である．また，DKAが1型糖尿病の初発症状となることもある．
- インスリン作用が極端に低下すると，インスリン拮抗ホルモンであるグルカゴンの過剰分泌が生じ，トリグリセリドから遊離脂肪酸への分解が亢進する．過剰な遊離脂肪酸は肝細胞のミトコンドリアでβ酸化を受けてケトン体（アセト酢酸，β-ヒドロキシ酪酸，アセトン）となり，その蓄積によりアシドーシスとなる．
- インスリン治療中の1型糖尿病患者における感染症の併発，インスリン注射が十分にされなかった場合や自己中断した場合に誘発される．また，アルコール過飲や糖質コルチコイド・向精神薬投与も誘発因子となる．

症状

- 高血糖症状：口渇，多飲，多尿，倦怠感を生じ，これらの症状は早期から出現する．
- 消化器症状：悪心・嘔吐，腹痛などがみられ，急性腹症と間違われることがある．嘔吐は脱水や電解質異常を助長し，脱水が進行すると血圧低下や頻脈を呈するようになる．
- 呼吸器症状：代謝性アシドーシスを代償するために深く速い呼吸（Kussmaul大呼吸）をすることによって，体内に蓄積した二酸化炭素を排出しようとする．呼気に果物が腐ったような臭い（アセトン臭）を伴う．

診断，鑑別

- 血糖値は300mg/dL程度と，高血糖高浸透圧症候群と比べると高血糖が軽度であることが多い．尿中ケトン体は強陽性，血中ケトン体も3,000〜5,000μM以上に上昇する．pHはケトン体の増加に伴い低下する．電解質異常では，インスリン作用の不足によりカリウムの細胞内への流入が低下するために高カリウム血症をきたすことが多い．

治療

（DKAとHHSの治療は共通するため後述）

b— 高血糖高浸透圧症候群 ★2

定義，リスクファクター

- 高血糖高浸透圧症候群（hyperglycemic hyperosmolar syndrome：HHS）は，通常，高齢の2型糖尿病患者にみられ，極度の脱水と高血糖を特徴とする急性合併症である[10]．インスリン欠乏度はDKAに比べて強くなく，脂肪分解

★2

以前は非ケトン性高浸透圧性昏睡（nonketotic hyperosmolar coma：NKHC）と呼称されていたが，ケトーシスを伴うこともあり，さらに必ずしも昏睡とはならないため，現在では高血糖高浸透圧症候群（hyperglycemic hyperosmolar syndrome：HHS）と称されることが多くなっている．

を抑制するためのインスリン分泌は保たれているため，ケトン体の産生も軽度であり，ケトーシスはあっても軽度である．

症状

- 脱水症状：極度の脱水による多飲，体重減少，倦怠感，皮膚や口腔粘膜の乾燥をきたす．
- 中枢神経症状：さまざまな程度の意識障害をきたすが，片麻痺，一側性の腱反射亢進，病的反射などの巣症状を伴うことがある．また，痙攣，振戦，昏睡を認めることもある．

診断，鑑別

- 著明な高血糖をきたし，血糖値は通常600mg/dL以上であり，時に1,500〜2,000mg/dLとなることがある．血漿浸透圧は重度の脱水から350mOsm/L以上となる．尿中ケトン体は陰性か弱陽性で，pHも7.3〜7.4とアシドーシスも認めないことが多い．

治療（DKAおよびHHSに共通）

- DKAおよびHHSによるショックは主として浸透圧性利尿による循環血液量減少性ショックであり，治療内容に本質的な違いはない．したがって，これら高血糖緊急症によるショックを疑った際は両病態の鑑別は後回しにして，直ちに救急処置を開始するべきである．

全身管理

- 意識状態の観察や頻回に動脈血液ガス分析や電解質・血糖値の測定が必要であることから，集中治療室において治療することが望ましい．意識障害が強い場合は気道確保のうえ，人工呼吸管理とする．循環動態が不安定であれば，程度に応じて中心静脈ラインや動脈ラインを確保する．十分な輸液によっても血圧が不安定であれば，心エコーで心機能を評価しながら，昇圧薬を使用する．感染症が誘因になっている場合は，その検索とともに広域抗菌薬の投与も考慮する．

脱水の補正

- 循環動態をモニタリングしながら，最初の1〜2時間は生理食塩液500〜1,000mL/時（10〜20mL/kg/時）の速度で投与する．以後は循環動態や尿量，電解質の値を考慮しながら，200〜250mL/時（4〜5mL/kg/時）程度に調節する．

インスリン療法

- 速効型インスリン0.1U/kg/時で持続静注する．血糖値が300mg/dL以下となれば，インスリン投与量を減らし，以後，血糖値の目標を150〜250mg/dLとする．急激な血糖値低下による血漿浸透圧低下は脳浮腫を引き起こす危険性があるため，血糖値の低下速度は1時間あたり100mg/dL以下とする．血糖値の低下とともにカリウムが細胞内に移行して血清カリウム値が急激に低下するため，血清カリウム値が5mEq/L以下になれば，カリウム製剤を10〜20mEq/時で投与する．

（高橋　完）

文献

1) 赤水尚史，ほか．日本甲状腺学会，日本内分泌学会，編．甲状腺クリーゼの診断基準（第2版）．甲状腺クリーゼ診療ガイドライン2017．東京：南江堂；2017．http://www.japanthyroid.jp/doctor/img/thyroid_storm_or_crisis.pdf

2) Myers L, Hays J. Myxedema coma. Crit Care Clin 1991；7：43-56.

3) 田中祐司，ほか．日本甲状腺学会．粘液水腫性昏睡の診断基準と治療指針の作成委員会．粘液水腫性昏睡の診断基準（3次案）．2010．http://www.japanthyroid.jp/doctor/img/shindan.pdf

4) 小西美絵乃，ほか．難治性甲状腺疾患 粘液水腫性昏睡．日内会誌 2010；99：769-75.

5) Puar TH, et al. Adrenal crisis：Still a deadly event in the 21st century. Am J Med 2016；129：339.e1-9.

6) 柳瀬敏彦，ほか．副腎クリーゼを含む副腎皮質機能低下症の診断と治療に関する指針．日内分泌会誌 2015；91 Suppl September：1-78.

7) Taylor RL, et al. Quantitative, highly sensitive liquid chromatography-tandem mass spectrometry method for detection of synthetic corticosteroids. Clin Chem 2004；50：2345-52.

8) Hahner S, et al. High incidence of adrenal crisis in educated patients with chronic adrenal insufficiency：A prospective study. J Clin Endocrinol Metab 2015；100：407-16.

9) 眞田淳平，ほか．高血糖緊急症．日内会誌 2016；105：690-7.

10) Stoner GD. Hyperosmolar hyperglycemic state. Am Fam Physician 2005；71：1723-30.

3章　症状・疾患における病態と治療／2. 重症心疾患

3-2-1 虚血性心疾患

はじめに

- 虚血性心疾患とは，さまざまな理由（動脈硬化，冠攣縮，塞栓症，血管解離など）から，心筋の酸素需要・供給バランスが崩れ，心筋虚血や梗塞に至る疾患（急性冠症候群〈acute coronary syndrome：ACS〉と安定狭心症），または心筋虚血に伴う心不全や致死性不整脈をきたす疾患を総称する[1].

- 本項では動脈硬化を背景とするACS，心原性ショックを合併するACS，急性心筋梗塞における機械的合併症，また右室梗塞について記載する.

1 急性冠症候群

a─定義

- ACSは冠動脈プラーク破綻，びらんに伴う血栓形成により冠動脈内腔が急速に狭窄・閉塞し急性心筋虚血を呈する臨床症候群であり，ST上昇型急性心筋梗塞，非ST上昇型急性心筋梗塞，不安定狭心症，心臓突然死までを包括する広範な概念である.

- 病理学的研究から，動脈硬化を背景とする冠動脈血栓症の成因として，60〜70％にプラーク破裂（plaque rupture），25〜35％にプラークびらん（plaque erosion），2〜7％に石灰化結節病変（calcified nodule）を認めることが報告されている[2].

- 急性心筋梗塞は，欧州心臓病学会/米国心臓病学会/米国心臓協会/世界心臓連合によりuniversal definitionが提唱され，持続する心筋虚血による心筋障害と定義された. 診断基準には心筋トロポニン値が健常者上限の99パーセンタイル以上の高値を示し，その上昇もしくは低下が確認されることが必須である. また臨床的に心筋虚血を示す所見，すなわち①虚血症状，②新規の虚血性心電図変化，③Q波の進行，④新規の生存心筋消失もしくは局所壁運動異常の画像的診断，⑤冠動脈造影もしくは剖検による冠動脈内血栓の同定のいずれかを要する. なおuniversal definitionでは，心筋梗塞を急性心筋梗塞（Type 1, 2, 3），手技に関連する心筋梗塞（Type 4, 5），陳旧性/無症候性の既知でない心筋梗塞に分類している（**表1**）[3].

b─急性冠症候群の初期診療

- ACSを疑う場合は**図1**に示すフローチャートに沿って診療する. 診断の遅れは致命的な転帰となる可能性があり，迅速な初期診療が求められる.

- 聴診により心不全，弁膜症，心筋梗塞機械的合併症の有無などを推定する.

表1 心筋梗塞の分類 (universal definition)

急性心筋梗塞

Type 1　アテローム血栓性の冠動脈疾患による心筋梗塞．通常はアテローム動脈硬化性のプラーク破綻（プラーク破裂やプラークびらん）によって突然引き起こされる．責任病変におけるアテローム動脈硬化症と血栓症の割合は多様であり，その血栓性成分は末梢冠動脈塞栓による心筋壊死を起こす可能性がある

Type 2　酸素の需要と供給の不均衡を背景とした心筋障害．安定した冠動脈アテローム硬化症，冠攣縮，冠微小血管機能障害，冠動脈塞栓症，冠動脈解離（±冠動脈壁内血腫），頻脈性・徐脈性不整脈，高血圧（±左室肥大），呼吸不全，貧血，低血圧・ショックなどにより起こる．虚血閾値はストレス要因の重症度と基礎心疾患の程度により大きく異なる

Type 3　心筋バイオマーカー未評価だが，心筋虚血による症状，新規の虚血性心電図変化や心室細動を認めた場合の死亡

手技に関連する心筋梗塞

Type 4a　PCI手技に関連する心筋梗塞

Type 4b　ステント/スキャフォールド血栓症に関連する心筋梗塞

Type 4c　ステント内/バルーン血管形成術後再狭窄に関連する心筋梗塞

Type 5　CABG手技に関連する心筋梗塞

陳旧性/無症候性の既知でない心筋梗塞

PCI：経皮的冠動脈形成術，CABG：冠動脈バイパス術．

（Thygesen K, et al. Circulation 2018；138：e618-51[3]）より）

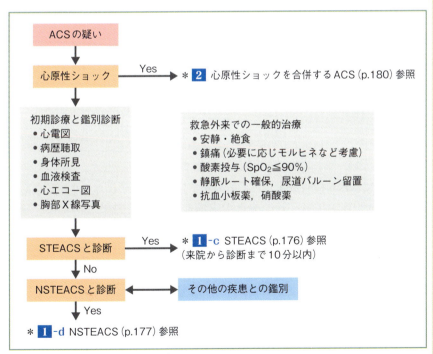

図1　ACS診療のフローチャート
ACS：急性冠症候群，STEACS：ST上昇型急性冠症候群，NSTEACS：非ST上昇型急性冠症候群．

（日本蘇生協議会．JRC蘇生ガイドライン2015．医学書院；2016に基づいて作成）

表2 胸痛の鑑別疾患

心臓	虚血性心疾患，急性心筋炎，急性心膜炎，たこつぼ症候群，肥大型心筋症，大動脈弁狭窄症など
血管	急性大動脈解離，胸部大動脈瘤（破裂，切迫破裂）など
肺・縦隔	肺血栓塞栓症，肺炎，胸膜炎，気胸，肺癌，縦隔気腫など
消化管	逆流性食道炎，食道痙攣，食道破裂，Mallory-Weiss症候群，消化性潰瘍，胆石発作，膵炎など
皮膚・筋骨格	帯状疱疹，肋骨骨折，肋軟骨炎，肋間神経痛など
心因性	心臓神経症，パニック障害，不安神経症など

（日本循環器学会，ほか．循環器病の診断と治療に関するガイドライン〈2007-2008年度合同研究班報告〉．循環器医のための心肺蘇生・心血管救急に関するガイドライン．2009に基づいて作成）

- 心電図により心筋虚血の有無，ST上昇の有無，梗塞部位の確認，徐脈性・頻脈性不整脈の有無などを評価する．
- 心エコー図により虚血・梗塞部位および範囲の推定，心不全，弁膜症，心筋梗塞機械的合併症，心嚢液などの有無を評価する．
- 血液検査により心筋逸脱酵素，腎機能，貧血の有無などを評価する．
- 胸痛を主訴とする代表的な鑑別疾患を**表2**に示す．
- 治療は薬物療法と再灌流療法がある．心電図のST上昇の有無によりST上昇型急性冠症候群（STEACS），非ST上昇型急性冠症候群（NSTEACS）に分類され，再灌流療法の適応や至適時期が異なる．
- 再灌流療法には血栓溶解療法，経皮的冠動脈形成術（PCI），冠動脈バイパス術（CABG）があるが，ACSではPCIによる血行再建術を選択することが多い．

▶薬物療法については，「4章 治療選択」の該当項目（p.296-333）を参照

▶STEACS：
ST-segment elevation acute coronary syndrome

▶NSTEACS：
non ST-segment elevation acute coronary syndrome

▶PCI：
percutaneous coronary intervention

▶CABG：
coronary artery bypass graft

▶TIMI：
thrombolysis in myocardial infarction

c—ST上昇型急性冠症候群（STEACS）

- ST上昇は冠動脈の完全閉塞を意味し，冠動脈の血流途絶が20分以上持続すると心筋壊死が始まる．
- STEACSでは発症から再灌流達成（TIMI 3）までの時間（＝総虚血時間）が梗塞サイズや予後に影響を与えるため，早急に血流を再開させる必要がある．
- 現在の欧米のガイドライン[4,5]では救急隊接触から再灌流療法までの時間，すなわちfirst medical contact-to-reperfusion timeを90分未満とすることが目標である（**図2**）．
- 再灌流療法は短時間で確実に冠動脈の再開通が得られるPCI（primary PCI）が第一選択である．

primary PCIの適応

- STEACSは早期再灌流療法が重要であるが，冠動脈が閉塞し血流が途絶した時間が続くと壊死が進行し，再灌流を行っても心筋のサルベージはできなくなる．そのため原則として症状出現から12時間以内がprimary PCIの適応となる．また12時間以上経過した場合でも，①持続する心筋虚血の症状・所見，②血行動態不安定，③致死性不整脈の出現の場合，primary PCIの適応となる．さらに2017年の欧州心臓病学会ガイドラインから，症状出

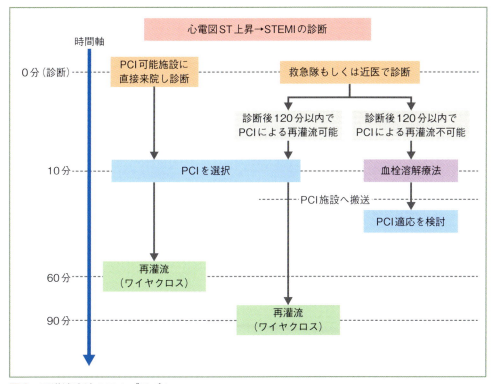

図2　再灌流療法のアルゴリズム
PCI：経皮的冠動脈形成術，STEMI：ST上昇型心筋梗塞．
（Ibanez B, et al. Eur Heart J 2018；39：119-77[4]より）

現から12時間以降48時間以内であれば，無症候性でもprimary PCIを行うことがclass IIa（エビデンスレベルB）となった[4]．
- 症状出現から48時間を過ぎた患者では，ルーチンのPCIは推奨されない．これは発症3～28日後の患者へのPCIと薬物療法併用と，薬物療法単独での予後を比較したOAT試験において，PCIと薬物療法併用は優位性を示すことができなかった結果に基づく[6]．

▶OAT：
Occluded Artery Trial

d─非ST上昇型急性冠症候群（NSTEACS）

- NSTEACSは心筋トロポニン値の上昇の有無により非ST上昇型心筋梗塞（NSTEMI）と不安定狭心症に分けられるが，どちらも患者背景，病態，重症度が多様であり，"broad spectrum"な疾患であることが特徴である．したがって個々の症例のリスク層別化に基づいた治療戦略が重要である．NSTEACSのリスクスコアとしてTIMIリスクスコア（表3）やGRACEリスクスコア（表4）があり，これらのリスクスコアの算出はウェブやアプリ上で計算ができ，病棟でもタブレット端末などで簡単に算出できる．
- 2015年の欧州心臓病学会ガイドラインでは，NSTEACSにおけるリスクの層別化（表5）に基づいた侵襲的治療のタイミングを提唱している[7]．この表においてVery-High-risk criteriaに該当する患者は入院から2時間未満に血

▶NSTEMI：
non ST-segment elevation myocardial infarction

▶GRACE：
Global Registry of Acute Coronary Events

3章　症状・疾患における病態と治療／2.　重症心疾患

表3　TIMIリスクスコア

予測因子	点数
年齢（65歳以上）	1
3つ以上の冠危険因子 （家族歴，脂質異常症，高血圧，糖尿病，喫煙）	1
既知の冠動脈有意狭窄（＞50%）	1
心電図における0.5mV以上のST変化	1
24時間以内に2回以上の狭心症症状の存在	1
7日間以内のアスピリンの服用	1
心筋障害マーカーの上昇	1

14日以内の総死亡，心筋梗塞，緊急血行再建の割合（%）

TIMIリスクスコア（点）	0〜1	2	3	4	5	6〜7
事故率（%）	4.7	8.3	13.2	19.9	26.2	40.9

TIMI：thrombolysis in myocardial infarction.

（Antman EM, et al. The TIMI risk score for unstable angina/non-ST elevation MI： A method for prognostication and therapeutic decision making. JAMA 2000；284：835-42 より）

表4　GRACEリスクスコア

Killip分類		収縮期血圧（mmHg）		心拍数（bpm）		年齢（歳）		血清クレアチニン	
Class I	0	≦80	58	≦50	0	≦30	0	0〜0.39	1
Class II	20	80〜99	53	50〜69	3	30〜39	8	0.4〜0.79	4
Class III	39	100〜119	43	70〜89	9	40〜49	25	0.8〜1.19	7
Class IV	59	120〜139	34	90〜109	15	50〜59	41	1.2〜1.59	10
		140〜159	24	110〜149	24	60〜69	58	1.6〜1.99	13
		160〜199	10	150〜199	38	70〜79	75	2.0〜3.39	21
		≧200	0	≧200	46	80〜89	91	≧4.0	28
						≧90	100		

その他の因子	
入院時心停止	39
ST部分の偏位	28
心筋逸脱酵素の上昇	14

合計点による院内死亡リスク

合計点	≦50	70	80	90	100	110	120	130	140	150	160	170
院内死亡リスク（%）	≦0.2	0.3	0.4	0.6	0.8	1.1	1.6	2.1	2.9	3.9	5.4	7.3

	180	190	200	210	220	230	240	≧250
	9.8	13	18	23	29	36	44	≧52

GRACE：Global Registry of Acute Coronary Events.

（Granger CB, et al. Predictors of Hospital Mortality in Global Registry of Acute Coronary Events. Arch Intern Med 2003；163：2345-53 より）

表5 NSTEACSにおけるリスクの層別化

Very-High-risk criteria

- 血行動態不安定，心原性ショック
- 薬物抵抗性の再発性，進行性胸痛
- 致死的不整脈，心停止
- 急性心不全
- 再発性のST-T変化，とくに間欠的ST上昇

High-risk criteria

- 心筋梗塞に合致する心筋トロポニン上昇または低下
- STまたはT波の変化（症候性の有無は問わない）
- GRACEスコア＞140

Intermediate-risk criteria

- 糖尿病
- 腎機能障害（eGFR＜60mL/分/1.73m^2）
- 左室駆出率＜40%またはうっ血性心不全
- 早期の梗塞後狭心症
- PCI既往
- CABG既往
- GRACEスコア＞109 かつ ＜140

Low-risk criteria

- 上記に該当しない症例

NSTEACS：非ST上昇型急性冠症候群，eGFR：推算糸球体濾過量，PCI：経皮的冠動脈形成術，CABG：冠動脈バイパス術.
（Roffi M, et al. Eur Heart J 2016；37：267-315[7]より）

表6 primary PCIを迅速に行うべき判断が難しい心電図パターン

左脚ブロック合併例のSTEMI	・QRS陽性波においてQRS成分と同じ方向（concordant）へST上昇（1mm以上） ・V1～3誘導のQRS成分と同じ方向（concordant）へST低下（1mm以上） ・QRS陰性波においてQRS成分と反対側（discordant）へ5mm以上ST上昇
心室ペーシング（右室ペーシング）	・左脚ブロック合併例と同様の変化でSTEMIを疑うが，特異性は低い
純後壁梗塞	・V1～3誘導で0.5mm以上のST低下，背側部誘導（V7～9）で0.5mm以上のST上昇
左冠動脈主幹部病変，重症三枝病変	・8誘導以上で1mm以上ST低下およびaVRもしくはV1誘導のST上昇

STEMI：ST上昇型心筋梗塞.
（Ibanez B, et al. Eur Heart J 2018；39：119-77[4]より）

行再建術（immediate invasive strategy），High-risk criteriaの患者は24時間未満に血行再建術（early invasive strategy），Intermediate-risk criteriaの患者は72時間未満に血行再建術を行う（invasive strategy）.

● ST変化のピットフォール

- ST上昇はその誘導から閉塞血管の部位や梗塞範囲の推定が可能である．一方，ST低下はその誘導から虚血部位を同定できない．
- 2017年の欧州心臓病学会ガイドラインでは，ST上昇がない，もしくはST上昇の判断が難しいけれどもSTEACSに準じてprimary PCIを迅速に行うべき心電図パターンについて記載している（**表6**）．脚ブロックとペーシング

Column PCI vs CABG

　STEACSは通常primary PCIによって再灌流を達成するが，NSTEACSはSTEACSと比較して時間的猶予があり，冠動脈病変の解剖学的複雑性が高い場合は，血行再建術にCABGを選択することもある．この冠動脈病変の解剖学的な所見を客観的に評価できる指標として，SYNTAXスコア[8]を用いる．冠動脈造影所見をもとに狭窄病変部位，病変数，病変の複雑性をスコア化し，ウェブ上で算出する（http://www.syntaxscore.com/calculator/start.htm）．

　SYNTAXスコアは低スコア（22点以下），中間スコア（23～32点），高スコア（33点以上）に分類する．SYNTAX試験における5年の追跡結果[9]では，低スコア層の心血管イベント発生率は，CABG群は28.6%であり，PCI群の32.1%と比較して有意差は認めず（$p=0.43$），中間スコア，高スコア層ではPCI群のほうがCABG群よりイベント発生率は高い結果となった（中間スコア：25.8% vs 36.0%，$p=0.008$，高スコア：26.8 vs 44.0%，$p<0.0001$）．欧米のガイドライン[7,10]では，NSTEACSに対する血行再建術の選択において，SYNTAXスコアによる評価とハートチームでの議論を強く推奨している（Class I）．

　その他，周術期リスク評価方法としてEuroSCOREやSTSリスクスコアがあり，ともにウェブ上でリスク評価が可能である．これらの指標や患者の社会的背景を考慮し，総合的評価を行い，最適な冠血行再建術を検討する．

▶SYNTAX：
Synergy between PCI with Taxus and Cardiac Surgery

▶STS：
Society of Thoracic Surgeons

波形はもとより，純後壁梗塞と左冠動脈主幹部・重症三枝病変ではST変化の判断が時に困難である場合があることを忘れてはならない．

2 心原性ショックを合併する急性冠症候群

a─定義

●心原性ショックの定義はMIRUの診断基準において，①収縮期血圧＜90mmHgまたは通常の血圧より30mmHg以上の低下，②低心拍出による臓器灌流障害（四肢冷感，意識障害，尿量＜20mL/時）で規定される[11]．

●急性心筋梗塞の重症度分類は身体所見によるKillip分類（**表7**），血行動態によるForrester分類（**図3**）があり，心原性ショックはKillip IV，Forrester IVとなる．

●心原性ショックを合併する急性冠症候群の病態は，心筋の広範な梗塞や重度の虚血・炎症による左室収縮不全，右室梗塞，また心破裂，心室中隔穿孔，乳頭筋断裂といった機械的合併症などにより急速に心拍出量が低下し，体血圧低下をきたすものである．またポンプ不全による血圧低下以外に，全身性炎症反応症候群（SIRS）による体血管抵抗低下の関与も報告されている．すなわち炎症性サイトカインの影響により，末梢血管が拡張し，血圧低下，ショックが進行・遷延する病態も呈しうる[12]．

▶MIRU：
Myocardial Infarction Research Unit

▶SIRS：
systemic inflammatory response syndrome

表7 身体所見による急性心筋梗塞の重症度分類：Killip分類

Class I	心不全のない例
Class II	湿性ラ音を肺野の50％未満で聴取
Class III	湿性ラ音を肺野の50％以上で聴取
Class IV	心原性ショック

（Killip T 3rd, Kimball JT. Treatment of myocardial infarction in a coronary care unit. A two year experience with 250 patients. Am J Cardiol 1967；20：457-64より）

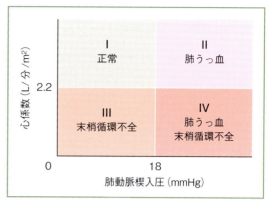

図3 血行動態による急性心筋梗塞の重症度分類：Forrester分類

（Forrester JS, et al. Correlative classification of clinical and hemodynamic function after acute myocardial infarction. Am J Cardiol 1977；39：137-45より）

b — 治療

- 急性冠症候群による心原性ショックを呈する場合，診断・治療は「時間との戦い」である．ショックの原因および病態を病歴，身体所見，心電図，心エコー図，胸部Ｘ線などから迅速に同定するとともに，血管収縮薬，強心薬などによる薬物治療を行う．薬剤抵抗性のポンプ不全，致死性不整脈，機械的合併症などの場合は，大動脈内バルーンパンピング（IABP），VA-ECMO，IMPELLAなどによる補助循環を適正に選択し補助循環サポート下で血行再建を行う．また血行再建後も不安定な血行動態を呈することが多く，肺動脈カテーテル（PAC）留置下での集約的治療が望ましい（Column「肺動脈カテーテル」p.182参照）．

3 急性心筋梗塞に合併する機械的合併症

a — 自由壁破裂（心破裂）[13,14]

▶ 定義

- 心破裂は心筋梗塞後の致死的な合併症である．突然破裂型（blow-out type）と滲出型（oozing type）に分けられ，blow-out typeは致死率が高い．
- 早期再灌流療法施行例の1～2％，再灌流非施行例の3～6％に生じる．発症時期は心筋梗塞後1～14日で，約半数は心筋梗塞後24時間以内に発症する．第二のピークは再灌流施行例では心筋梗塞後3～5日，非施行例では7日前後である．
- 心嚢穿刺や手術により血性心嚢液を確認すれば確定診断となる．
- blow-out typeは急激に血行動態が悪化し，無脈性電気活動（PEA）を呈する．oozing typeは亜急性の経過で心タンポナーデをきたす心嚢液が出現するため，早期の心エコー図による診断が重要である．

アドバイス

機械的合併症など，手術が必要なショックの原因を見逃さないこと

▶IABP：
intra-aortic balloon pumping

▶VA-ECMO：
veno-arterial extracorporeal membrane oxygenation

▶PAC：
pulmonary artery catheter

▶補助循環については，4章「4-6 補助人工心臓：導入と管理のポイント」（p.267）参照

▶PEA：
pulseless electrical activity

> **Column** 肺動脈カテーテル

ESCAPE試験[15]では重症心不全患者へ肺動脈カテーテル(PAC)を使用しても生存率を改善させなかった．この結果は，重症心不全患者でもPACのルーチン使用は推奨されず，症状，身体所見の重要性を再認識させるものであった．一方で，心原性ショック，循環不全の患者，Cre＞3.5mg/dL，DOA(＞3γ)，DOB(＞3γ)，ミルリノン投与患者は除外されており，この研究結果の解釈においては注意を要する．

当センターでは，心原性ショック，組織低灌流所見を呈した症例，治療行為や治療経過により心原性ショックあるいは組織低灌流所見を呈するリスクが高い症例や臨床症状，身体所見，心エコー図所見から血行動態の把握が困難な症例などに積極的にPACを留置し，血行動態を評価して治療に役立てる．またPAC留置中に圧所見と心エコー図所見とを対応させることで，PAC抜去後の血行動態管理に役立つ．

▶ESCAPE：
Evaluation Study of Congestive Heart Failure and Pulmonary Artery Catheterization Effectiveness

▶DOA：
dopamine hydrochloride（ドパミン塩酸塩）

▶DOB：
dobutamine hydrochloride（ドブタミン塩酸塩）

▶危険因子

- 再灌流非施行例もしくは不成功例，初回梗塞，前壁梗塞，高齢者，女性，高血圧の既往，心嚢液の出現，再灌流施行後のST上昇遷延・ST再上昇・陰性T波の陽転化・ST上昇型心筋梗塞，Q波梗塞，側副血行路なし，抗炎症薬・抗凝固薬の使用などがある．

▶治療

- blow-out typeは心肺蘇生(CPR)下でVA-ECMOを挿入し緊急手術を行う．oozing typeは心タンポナーデ徴候がある場合，心嚢ドレナージを行う．ただし，排液が持続する場合は外科的治療を必要とすることが多い．

▶CPR：
cardiopulmonary resuscitation

b─心室中隔穿孔[16]

▶定義

- 心筋梗塞後の致死的な合併症の一つである．
- 早期再灌流療法施行例の1％未満，再灌流非施行例の1～3％に生じる．発症時期は心筋梗塞後1～14日で，心筋梗塞後24時間以内と3～5日目に多い．
- 手術施行例の死亡率は20～80％，手術非施行例の死亡率は90％以上である．
- 胸痛，心原性ショック，肺水腫を呈する．聴診で汎収縮期雑音を聴取し，しばしばthrill(振戦)を伴う．心エコー図での中隔穿孔，シャント血流の所見や右心カテーテル検査での右房から右室での酸素飽和度の上昇により診断できる．

アドバイス
聴診なしで心エコー図を行うと見逃す可能性があるため，必ず聴診を行う

▶治療

- 早急にIABPを挿入する．IABPは後負荷を減らすことで，シャント量を減らすため循環補助に有効である．またショックや心不全合併例は緊急手術の適応である．

c—乳頭筋断裂

定義

- 急性心筋梗塞後の致死的な合併症の一つであり，約1％に合併する．発症時期は心筋梗塞発症後7日以内が多い．
- 前乳頭筋は左前下行枝と左回旋枝の二重支配のため断裂しにくい．後乳頭筋は右冠動脈，左回旋枝のどちらか単独支配のため虚血により断裂が起きやすい．
- 突然の心原性ショック，肺水腫を呈する．聴診で心尖部から左腋窩に放散する汎収縮期雑音とⅢ音を聴取する．心エコー図で，flail mitral leaflet[1]，腱索に付着する断裂した乳頭筋を示す塊状エコー，重症僧帽弁閉鎖不全症を認める．

治療

- カテコラミン，IABPにより血行動態の安定を図り，早期に手術を行う．

[1] flail mitral leaflet

僧帽弁の弁尖先端が対側弁尖との接合を失い，弁輪面より左房側へ翻っているもの．腱索断裂，腱索の延長，乳頭筋断裂などで認められる．

4 右室梗塞

a—定義

- ほとんどは右冠動脈近位部の梗塞により生じる．下壁梗塞の20〜50％に合併するが，臨床的には10〜15％が問題となる．
- 右室梗塞合併例は右室収縮力低下→右室心拍出量低下→左室前負荷低下による左室心拍出量低下，また右室拡張→左室コンプライアンス低下による左室拡張末期圧上昇，左室心拍出量低下をきたす．
- 左室梗塞と異なり，慢性期には自然に壁運動が改善する症例が多い．診断基準を**表8**に示す．

表8 右室梗塞の診断基準

1. 剖検	
2. 臨床指標	
（大基準）	• 心電図V4RのST上昇（0.1mV以上） • 心エコー図で右室akinesisまたはdyskinesis • 平均右房圧≧10mmHgかつ平均肺動脈楔入圧−平均右房圧≦5mmHg • 右房圧のnoncompliant pattern • 肺動脈圧の交互脈または早期立ち上がり
（小基準）	• 下壁梗塞 • 心エコー図で右室拡大 • 平均右房圧≧6mmHg（安静時） • Kussmaul徴候 • ^{99m}Tc−ピロリン酸の右室への集積
診断	
1. 剖検診断：剖検で右室梗塞の存在が確認されたもの 2. 臨床診断 　• 大基準2項目以上 　• 大基準1項目＋小基準2項目以上（心エコー図，平均右房圧の項目は重複不可） 　• 小基準4項目以上	

（後藤葉一．右室梗塞—臨床診断と病態生理．日本臨牀 1987；45〈増刊号〉：735-41 より）

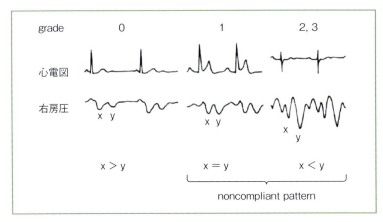

図4 右房圧のnoncompliant pattern
(後藤葉一. 右室梗塞—臨床診断と病態生理. 日本臨牀 1987；45〈増刊号〉：735-41 より)

b ― 治療

- 症状，身体所見，心エコー図などでの血行動態の評価が困難なことが多く，PAC使用下での血行動態の管理が望ましい．治療は，①早期再灌流療法，②右室前負荷の適正化（過去の報告からは右房圧10〜15mmHg目安），③強心薬（②の治療に反応しない場合に使用），④心拍数の適正化（徐脈性不整脈により血行動態が破綻するため一時ペーシングで心拍数を維持する），⑤VA-ECMO（注意：病態からIABPは無効）などがある．

noncompliant pattern

- 右室梗塞における，右室，右房の圧波形は特徴的である．右室圧波形はdip and plateau patternを，右房圧波形は深く急峻なy谷を呈する．この深いy谷は右室コンプライアンス低下あるいは心膜の拡張制限作用のためと考えられ，noncompliant patternとよばれる．noncompliant patternはx谷とy谷の相対的な深さにより図4のように分類され，grade 1以上をnoncompliant patternとする[17]．

（澤田賢一郎，川上将司，安田　聡）

文献

1) Nomenclature and Criteria for Diagnosis of Ischemic Heart Disease. Report of the Joint International Society and Federation of Cardiology/World Health Organization Task Force on Standardization of Clinical Nomenclature. Circulation 1979；59：607-9.
2) Yahagi K, et al. Pathophysiology of native coronary, vein graft, and in-stent atherosclerosis. Nat Rev Cardiol 2016；13：79-98.
3) Thygesen K, et al. Fourth Universal Definition of Myocardial Infarction (2018). Circulation 2018；138：e618-51.
4) Ibanez B, et al. 2017 ESC Guidelines for the management of acute myocardial infarction in patients presenting with ST-segment elevation：The Task Force for the management of acute myocardial infarction in patients presenting with ST-segment elevation of the European Society of Cardiology (ESC). Eur Heart J 2018；39：119-77.
5) O'Gara PT, et al. 2013 ACCF/AHA guideline for the management of ST-elevation

myocardial infarction：A report of the American College of Cardiology Foundation/ American Heart Association Task Force on Practice Guidelines. J Am Coll Cardiol 2013；61：e78-140.

6) Hochman JS, et al. Coronary intervention for persistent occlusion after myocardial in-farction. N Engl J Med 2006；355：2395-407.

7) Roffi M, et al. 2015 ESC Guidelines for the management of acute coronary syndromes in patients presenting without persistent ST-segment elevation：Task Force for the Management of Acute Coronary Syndromes in Patients Presenting without Persistent ST-Segment Elevation of the European Society of Cardiology（ESC）. Eur Heart J 2016；37：267-315.

8) Serruys PW, et al. Percutaneous coronary intervention versus coronary-artery by-pass grafting for severe coronary artery disease. N Engl J Med 2009；360：961-72.

9) Mohr FW, et al. Coronary artery bypass graft surgery versus percutaneous coronary intervention in patients with three-vessel disease and left main coronary disease：5-year follow-up of the randomised, clinical SYNTAX trial. Lancet 2013；381：629-38.

10) Amsterdam EA, et al. 2014 AHA/ACC Guideline for the Management of Patients with Non-ST-Elevation Acute Coronary Syndromes：A report of the American Col-lege of Cardiology/American Heart Association Task Force on Practice Guidelines. J Am Coll Cardiol 2014；64：e139-228.

11) Swan HJ, et al. Hemodynamic Spectrum of Myocardial Infarction and Cardiogenic Shock. A conceptual model. Circulation 1972；45：1097-110.

12) Kohsaka S, et al. Systemic Inflammatory Response Syndrome After Acute Myocardial Infarction Complicated by Cardiogenic Shock. Arch Intern Med 2005；165：1643-50.

13) Figueras J, et al. Left ventricular free wall rupture：Clinical presentation and man-agement. Heart 2000；83：499-504.

14) Honda S, et al. Trends in the Clinical and Pathological Characteristics of Cardiac Rup-ture in Patients With Acute Myocardial Infarction Over 35 Years. J Am Heart Assoc 2014；3：e000984.

15) Binanay C, et al. Evaluation Study of Congestive Heart Failure and Pulmonary Ar-tery Catheterization Effectiveness：The ESCAPE Trial. JAMA 2005；294：1625-33.

16) Birnbaum Y, et al. Ventricular Septal Rupture after Acute Myocardial Infarction. N Engl J Med 2002；347：1426-32.

17) Lopez-Sendon J, et al. Sensitivity and Specificity of Hemodynamic Criteria in the Di-agnosis of Acute Right Ventricular Infarction. Circulation 1981；64：515-25.

3章 症状・疾患における病態と治療／2. 重症心疾患

3-2-2 非虚血性心筋症

はじめに

● 心原性の急性循環不全を診療する際に，まず重要なのは急性期に治療可能な心筋疾患を除外することである．

● 非虚血性心筋症には，さまざまな原因による多種多様な心筋症が含まれる．これらの多くは，急性期のうちに原疾患に対する根本的治療，心機能の改善は見込めない．すみやかに強心薬や大動脈内バルーンパンピング（IABP），経皮的心肺補助装置（PCPS）による必要十分な循環補助を行い，全身の臓器機能を維持することが重要である．短期間のあいだに血行動態を代償できない場合は，心移植申請の検討や補助人工心臓の装着など，次の治療ステップを検討する必要がある．

▶IABP：
intra-aortic balloon pumping

▶PCPS：
percutaneous cardiopulmonary support

1 主な非虚血性心筋症

● 狭義の心筋症とは，冠動脈疾患や心膜疾患，弁膜症，先天奇形など明らかな原因を有さず，心筋に病変の首座がある一連の疾患を包含する概念である．

● 欧州心臓病学会（ESC）や米国心臓協会（AHA）など各学会がそれぞれに心筋症の分類を提唱している．病因究明が不完全であるがために，遺伝子情報や形態，病因論を並列に混在させることになり，統一的で，かつ臨床，治療に汎用性のある分類をつくることが難しくなっているのが現状である．

● 非虚血性心筋症の中で，診断をつけることで比較的急性期から心筋障害そのものに治療介入できる可能性があるのはごく一部である．主なものとしては，心筋炎，サルコイドーシス，甲状腺機能異常や脚気，低リン血症などによる代謝性心筋症があげられる．

▶ESC：
European Society of Cardiology

▶AHA：
American Heart Association

2 非虚血性心筋症の診断

a─病歴

● 心筋症の診断において，詳細な病歴の把握が診断に寄与するところは大きい．発症時期，症状の経過，既往歴やそれに対する治療歴，家族歴，嗜好歴を詳しく把握する．可能であれば，健康診断の胸部X線や心電図などから，心筋が正常であったころの情報も収集することが望ましい．

b─非侵襲的検査

◗ 心電図

● 心電図異常の心不全診断に対する特異度は56％と低いが，感度は89％と高

186

く，心不全の除外に有用であることが報告されている[1]．急性循環不全が心原性によるものかどうかを鑑別するにあたって，簡便かつ有用な検査である．上室性不整脈の発症でも急激に循環不全に陥る心筋症もあり，そのような不整脈を認める場合は発症時期を明確にする．

● 心エコー図検査

- 左室，右室の拡大の有無，心筋肥大の有無や，左室収縮能および拡張能などを評価する．左室駆出率が正常範囲内であっても心拍出量が保たれているとは限らない点に留意する．左室流出路血流速度の時間流速積分値（LVOT-VTI），僧帽弁流入波形（E/A），僧帽弁輪部速度波形（E/e'），三尖弁収縮期圧較差（TRPG）から心拍出量，心内圧を推定する．

▶LVOT-VTI：
left ventricular outflow tract-velocity time integral

▶TRPG：
tricuspid regurgitation pressure gradient

- サルコイドーシスにおける中隔基部の菲薄化や，Fabry病における後側壁基部の菲薄化，壁運動異常など特異的な所見が得られる場合もある．
- 形態異常や心機能障害だけではなく，機能性の僧帽弁逆流の経時的変化や，心室内血栓の合併，心室内の狭窄なども併せて評価する．
- 非虚血性心筋症の治療方針を検討するにあたっては，右室機能の評価も重要である．右室は複雑な三次元構造をもつため駆出率をエコーで正確に測定するのは困難であるが，三尖弁輪の組織ドプラ，および三尖弁輪収縮期移動距離（TAPSE），右室面積変化率（RVFAC）が代替として用いられる．

▶TAPSE：
tricuspid annular plane systolic excursion

● 心筋シンチグラフィ，心臓MRI

- 心筋シンチグラフィや心臓MRIは心筋症の鑑別に有用であるが，循環不全に陥った急性期にこれらの検査をルーチンに行うことは現実的には難しい．

▶RVFAC：
right ventricular fractional area change

C─侵襲的検査

● 右心カテーテル検査

- 右心カテーテルによる血行動態ガイド下の治療は必ずしも予後の改善にはつながらないとされてきた[2]．しかし近年，低血圧を呈する，または強心薬投与を要する急性心不全に対して右心カテーテルを治療に用いたほうが予後改善につながるという報告や[3]，CHAMPION試験[★1]の結果があり，血行動態の不安定な症例には有益と考えられる．あらかじめ留意すれば合併症はさほど多くなく，非侵襲的な検査のみで血行動態を把握できず，治療方針に迷う場合は早めに施行し，カテーテルは不要に長く留置せず抜去することが肝要である．

★1 CHAMPION試験

NYHA IIIの患者に対して，埋込式圧センサーで肺動脈圧をモニタリングするシステムの安全性と有効性を評価した試験．同システムを使用した患者群のほうが，有意に心不全入院率が低下した．

▶CHAMPION：
CardioMEMS Heart Sensor Allows Monitoring of Pressure to Improve Outcomes in NYHA Class III Heart Failure Patients

● 心筋生検

- 冠動脈に有意狭窄を認めない場合，心筋症の鑑別のために施行を検討する．とくに，急性循環不全においては治療可能な急性心筋炎を除外するという点で，臨床的意義は大きい．簡便性と安全性の観点から右室中隔からの施行が一般的である．特徴的な病理所見から確定診断に至ることができる例もあるが，非特異的な所見が得られるのみのことも多く，サンプリングエラーも存在する．侵襲的な検査で心タンポナーデなど致命的な合併症のリスクもあり，非虚血性心筋症においては，循環動態の不安定な急性期に施行するメ

▶NYHA：
New York Heart Association

3章 症状・疾患における病態と治療／2. 重症心疾患

表1 主な心筋症とその特徴

疾患	概要	心電図	
拡張型心筋症	● 罹患率は2,500人に1人 ● 20〜35％が家族性の発症		
肥大型心筋症	● 罹患率は500人に1人 ● 約半数が常染色体優性遺伝の家族性発症 ● 拡張相に至ると予後不良	● R波増高 ● ST−T異常 ● T波陰転化 ● 左室高電位	
拘束型心筋症	● 発症頻度はまれ ● 家族発症例で遠位筋障害を合併する ● 心筋症の中でも予後不良		
サルコイドーシス	● 心病変の割合は5％程度 ● 40歳以下の成人に好発 ● ステロイドの早期開始で心機能と予後は改善 ● 肺・眼病変のスクリーニングが有用	● 脚ブロック ● 房室ブロック	
アミロイドーシス	● 病型により主症状，障害臓器，予後は異なる ● ALアミロイドーシスがとくに予後不良	● 低電位 ● 軸の異常 ● 前胸部誘導のQS pattern	
Fabry病	● X連鎖性遺伝 ● α-ガラクトシダーゼ活性がほぼ欠損した古典型と，わずかに残る亜型，酵素活性が低下しているとは限らないヘテロ接合体（女性）が存在 ● 四肢末端痛，無汗症，白内障，脳梗塞，タンパク尿などを認める ● 酵素補充療法により治療可能	● PQ短縮	
周産期心筋症	● 分娩前1か月から分娩後5か月以内に発症 ● 過半数が1年以内に心収縮能は回復 ● ブロモクリプチンが有効な可能性あり ● 妊娠による再発のリスクあり		
薬剤誘発性心筋症	● 急性毒性と慢性蓄積毒性のタイプがある ● 投与中止で心機能が回復するものから不可逆なものまで薬剤によってさまざまである		

ACE：アンジオテンシン変換酵素，sIL-2R：可溶性インターロイキン2受容体.

　リットがあるかどうか個々の症例で慎重に吟味するべきである．
● 代表的な心筋症の特徴について示す（**表1**）．

3 非虚血性心筋症の治療

● 非虚血性心筋症による急性循環不全においては，多くの場合，低心拍出にそ

心エコー	病理所見	その他
• 左室，または両心室の拡大 • びまん性の壁運動低下	• 心筋線維の変性，萎縮 • 心筋細胞の大小不同 • 間質の線維化（非特異的所見）	
• 壁厚の増大 • 非対称性中隔肥厚（ASH） • 左室流出路狭窄 • 拡張障害	• 心筋細胞の肥大 • 錯綜配列 • 間質の線維化	
• 左室拡大も壁肥厚も認めない • 心房拡大 • 拡張障害 • 左室流入血流速波形に呼吸性変動はない	• 心内膜の肥厚 • 心筋細胞の肥大 • 錯綜配列 • 間質の線維化	• 右心カテーテルでdip and plateau型の心室波形
• 心室中隔基部の菲薄化 • 冠動脈支配領域に一致しない壁運動異常 • 左室拡大	• 非乾酪性類上皮肉芽腫	• 血清ACEとsIL-2Rの上昇 • 縦隔リンパ節腫大 • ^{18}F-FDG PET，^{67}Gaシンチグラフィで心臓に異常集積
• 両心室の壁肥厚 • 左室内腔の狭小化 • 拡張障害 • 左室global longitudinal strain低値とapical sparing	• アミロイドタンパクの沈着	• 免疫グロブリン遊離L鎖 κ/λ 比の異常 • ATTRアミロイドーシスでは ^{99m}Tcピロリン酸心筋シンチグラフィで心筋に集積
• 左室肥大 • 左室後壁基部の菲薄化 • 拡張障害	• 細胞質の空胞変性 • 間質の線維化 • 細胞質内にオスミウム親和性強陽性物質の蓄積	• 血漿や白血球中の α-ガラクトシダーゼ活性の低下
• 拡張型心筋症と類似 • ただし左室拡大は軽度	• 非特異的所見	• 臨床経過以外に診断の決め手はない • 妊娠前からあった心機能障害が妊娠を契機に有症状となった可能性に注意
• 拡張型心筋症と類似	• 非特異的所見	代表的な薬剤は • アントラサイクリン系（ドキソルビシンなど） • アルキル化剤（シクロホスファミドなど） • 代謝拮抗薬（5-フルオロウラシルなど） • 植物アルカロイド（ビンクリスチンなど） • 分子標的薬（トラスツマブなど）

の首座があり，体液量は過剰に傾いている場合が多い．循環血漿量がなんらかの理由で不足している場合は当然ながら適切な補液が必要であるが，ここでは心拍出をサポートする治療について述べる．

a—強心薬

● 心拍出量を増加させるための第一選択として使用されるのはドブタミン，ミルリノンである．血圧が著しく低い場合や腎機能障害を合併している場合は，ミルリノンの使用には注意を要する．

● 筆者らは，心エコーでLVOT-VTIが14 cm以下，右心カテーテル検査でCIが2.5L/分/m²以下，SvO₂が65％以下，といった低心拍出の検査所見に加え，全身倦怠感，食思不振，傾眠などの症状や，脈圧狭小，四肢冷感，低ナトリウム血症，腎機能低下，ACE阻害薬不耐性などの低心拍出量症候群を疑う臨床所見を認めることを，強心薬開始の基準としている．

● 心原性ショックを呈し，α受容体刺激作用による昇圧が必要な場合には，ドパミンよりもノルアドレナリンの併用を第一選択とする．ドパミンのほうが有意に不整脈の出現が多く，とくに心原性ショックにおいては死亡率を上昇させることが示されている[4]．

▸CI :
cardiac index（心係数）

▸SvO₂ :
mixed venous oxygen saturation（混合静脈血酸素飽和度）

▸ACE :
angiotensin converting enzyme（アンジオテンシン変換酵素）

b—経皮的補助循環

● 強心薬を使用しても血行動態が改善しない場合は，IABP，PCPSといった経皮的補助循環を使用する．それぞれの詳細については各項を参照されたい．

● 純粋な左心不全ではまず，導入が簡便なIABPを使用することが多い．しかし，IABPは基本的には圧補助であり，流量補助としての効果は0.8L/分程度[5]と考えられるため，とくに心機能の高度低下例，右心不全合併例が多い非虚血性心筋症では補助が不十分なことも多い．そのような場合には，PCPS，もしくは循環補助用心内留置型ポンプカテーテル（IMPELLA）による流量補助を選択する．右心不全や重篤な換気障害を合併する場合はPCPSを使用するが，PCPS単独では左室の負荷軽減効果はほとんど得られず，むしろ後負荷が増大する．逆に，IMPELLAは左室の負荷軽減効果は強力であるが，右心不全合併例ではむしろ病態を悪化させる可能性がある．IABP，PCPS，IMPELLAを組み合わせ，それぞれの欠点を補う形で使用する方法も有用である．

▸IABP, PCPS, IMPELLAについては，4章「4-4 IABP：導入と管理のポイント」（p.249），「4-5 ECMO：導入と管理のポイント」（p.256），「4-6 補助人工心臓：導入と管理のポイント」（p.267）参照

c—補助人工心臓（VAD）

● 上記のような経皮的補助循環は，一時的な使用に限られる．非虚血性心筋症では，短期間のあいだに心機能そのものの回復が見込める症例は少なく，補助循環を開始しておおむね1〜2週間程度のあいだに血行動態を代償できない場合，もしくは補助循環を離脱できても強心薬に依存する場合，次の治療ステップとして補助人工心臓（VAD）の装着がある．

● VADには「体外設置型」と「植込み型」の2種類がある．2018年現在，日本においては，植込み式VADの適応は移植待機症例に限られている．

● VADの装着適応は，国際的にはINTERMACS，日本ではJ-MACS Profileで規定されている（**表2**）[6]．強心薬依存であるものの，血行動態の安定が得

▸VAD :
ventricular assist device

▸INTERMACS :
Interagency Registry for Mechanically Assisted Circulatory Support

3-2-2 非虚血性心筋症

表2 INTERMACS/J-MACS分類とデバイスの選択

P*	INTERMACS	J-MACS	状態	デバイスの選択
1	Critical cardiogenic shock "Crash and burn"	重度の心原性ショック	静注強心薬の増量や機械的補助循環を行っても血行動態の破綻と末梢循環不全をきたしている状態	IABP PCPS 循環補助用心内留置型ポンプカテーテル** 体外循環用遠心ポンプ*** 体外設置型VAD
2	Progressive decline despite inotropic support "Sliding on inotropes"	進行性の衰弱	静注強心薬の投与によっても腎機能や栄養状態，うっ血徴候が増悪しつつあり，強心薬の増量を余儀なくされる状態	IABP PCPS 体外循環用遠心ポンプ*** 体外設置型VAD 植込み型LVAD
3	Stable but inotrope dependent "Dependent stability"	安定した強心薬依存	比較的低用量の静注強心薬によって血行動態は維持されているものの，血圧低下，心不全症状の増悪，腎機能の増悪の懸念があり，静注強心薬を中止できない状態	植込み型LVAD
4	Resting symptoms "Frequent flyer"	安静時症状	一時的に静注強心薬から離脱可能であり退院できるものの，心不全の増悪によって容易に再入院を繰り返す状態	植込み型LVADを検討（とくにmodifier A★2の場合）
5	Exertion intolerant "House-bound"	運動不耐容	身の回りのことは自ら可能であるものの，日常生活制限が高度で外出困難な状態	modifier Aの場合は植込み型LVADを検討
6	Exertion limited "Walking wounded"	軽労作可能状態	外出可能であるが，ごく軽い労作以上は困難で100m程度の歩行で症状が生じる状態	modifier Aの場合は植込み型LVADを検討
7	Advanced NYHA III "Placeholder"	安定状態	100m程度の歩行は倦怠感なく可能であり，また最近6か月以内に心不全入院がない状態	modifier Aの場合は植込み型LVADを検討

*：profile，**：IMPELLA，***：一時的VAD．
IABP：大動脈内バルーンパンピング，PCPS：経皮的心肺補助装置，VAD：補助人工心臓，LVAD：左心補助人工心臓．
（日本循環器学会，ほか．急性・慢性心不全診療ガイドライン〈2017年改訂版〉．http://www.j-circ.or.jp/guideline/pdf/JCS2017_tsutsui_h.pdf（2019年2月閲覧）p.98[6]より）

★2 modifier A

致死性心室不整脈により植込み型除細動器の適正作動を頻回に繰り返す場合，修飾因子としてmodifier Aとよぶ．

られているprofile 3が植込み型VADの最もよい適応と考えられている．一方，profile 1では植込み型VADの手術成績はきわめて不良であり，適応は消失する．

● 右心不全合併例では，左心補助人工心臓（LVAD）を装着しても，右心系の前負荷ばかりが増加して，かえって右心不全を悪化させる可能性がある．基本的に植込み型VADは左室補助のみの適応となっているため，術前に，体液量の適正化などで可能な限り右心不全のコントロールを行っておくのが望ましい．LVADのみでは血行動態が維持できない場合は，右心系に体外設置型VAD（RVAD）の装着を検討する．

● 65歳未満で，悪性腫瘍や全身疾患などの合併が明らかでない重症例では，早い段階で移植申請の可能性を念頭におき，専門施設へのコンサルトを検討する．

● 非虚血性心筋症においては，bridge to candidacy, bridge to recovery,

▶LVAD：
left ventricular assist device

▶RVAD：
right ventricular assist device

bridge to transplantationのいずれにしても，いったん必要となれば長期に
VADのサポートが必要となる可能性が高い．予後やQOLは植込み型VAD
が体外設置型VADを上回っており，可能な限りprofile 1，2に陥らないよ
う管理を行うことが肝要である．

（坂田泰史，余西智香）

文献

1) Mant J, et al. Systematic review and individual patient data meta-analysis of diagno-
   sis of heart failure, with modelling of implications of different diagnostic strategies in
   primary care. Health Technol Assess 2009 ; 13 : 1-207.

2) Connors AF Jr, et al ; SUPPORT Investigators. The effectiveness of right heart cath-
   eterization in the initial care of critically ill patients. JAMA 1996 ; 276 : 889-97.

3) Sotomi Y, et al. Impact of pulmonary artery catheter on outcome in patients with
   acute heart failure syndromes with hypotension or receiving inotropes : From the
   ATTEND Registry. Int J Cardiol 2014 ; 172 : 165-72.

4) De Backer D, et al. Comparison of dopamine and norepinephrine in the treatment of
   shock. N Engl J Med 2010 ; 362 : 779-89.

5) 水野友裕．IABP．関口　敦．最新にして上々！補助循環マニュアル．大阪：メディカ
   出版；2015．p.33.

6) 日本循環器学会，ほか．日本循環器学会/日本心不全学会合同ガイドライン．急性・慢
   性心不全診療ガイドライン（2017年改訂版）．p.98．http://www.j-circ.or.jp/guideline/
   pdf/JCS2017_tsutsui_h.pdf

3-2-3 重症不整脈

はじめに

- wide QRS頻拍をみたら，重症心室性不整脈を疑う．
- 血行動態が破綻している場合には，直ちに直流通電除細動を行う．
- 発作再発予防には，抗不整脈薬，カテーテルアブレーション，植込み型除細動器などの適応を総合的に考慮する．
- 治療抵抗性の反復性心室頻拍・心室細動（電気的ストーム状態）に対しては挿管・深鎮静が基本である．

> **ここがポイント**
> wide QRSを呈する上室頻拍もあるが，まずは心室頻拍として対処するべきである

1 重症心室性不整脈の病態

- His束分岐部以下の刺激伝導系あるいは心室筋を起源とする調律が連続して出現したものを心室頻拍（ventricular tachycardia：VT）とよぶ．通常，QRS幅120 ms以上のwide QRS波形を呈する．その心拍数は70〜250/分と多様で，出現型式も発作性（突然に始まるもの）や非発作性のものがある．古くは3連発以上連発したものをVTと定義していたが，その程度の連発は健常者でも認められ，直接的な臨床的意義は少ないため，少なくとも6連発（あるいは10連発）以上を臨床的にVTとよぶことが多い．
- 一方，上室頻拍（supraventricular tachycardia：SVT）に脚ブロックや副伝導路経由の心室興奮を伴った場合もwide QRS頻拍を呈するため，その鑑別が重要である．心電図による鑑別が困難な場合や血行動態が不安定な場合にはVTとして対処する．
- 心室細動（ventricular fibrillation：VF）はきわめて速い不規則な心室筋の非同期収縮であり，心室筋は統一した収縮を失い，細かく震えた状態を呈する（図1）．血圧・心拍出量はほぼゼロとなり，失神・痙攣が出現する．ある程度VFが持続した場合，VFが自然停止することはまれで，早期に心肺蘇生術（CPR）を施行しなければ死に至る．
- 持続性VT，VF，血行動態が破綻する非持続性VTを重症心室性不整脈とよぶ．

▶CPR：cardiopulmonary resuscitation

a―分類

- VTの持続時間，QRS波形から以下のように分類されている．

持続性と非持続性VT

- 30秒以内に頻拍が自然停止するものを非持続性VT，30秒以上持続するか，血行動態悪化のために直流通電による頻拍停止が必要であったものを持続性VTとする．たとえ非持続性VTであっても，頻拍周期によっては意識を消

> **ここがポイント**
> 非持続性VTであっても，血行動態が破綻して失神することがある

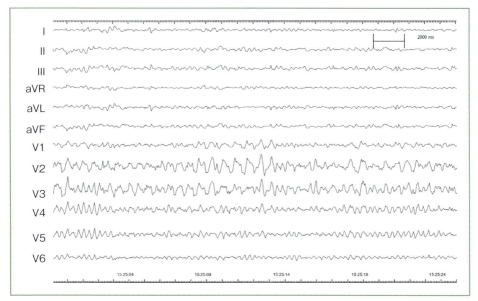

図1 心室細動
陳旧性心筋梗塞患者に認められた治療抵抗性心室細動．経皮的心肺補助装置（PCPS）装着後に記録された心室細動中の12誘導心電図．

失する．また，VT停止後も絶え間なくVTが再発するものをインセサント型心室頻拍とよぶ．

単形性と多形性VT，およびVF

- QRS波形が頻拍中同一である場合を単形性VT（monomorphic VT）とよぶ．単形性VTの場合，R-R間隔はわずかに変動しているがほぼ一定である．室房逆伝導がなければ，VT中に独立した洞調律のP波を認めることがあり，脚ブロックを呈したSVTとの鑑別点に有用である．VT中のQRS波形が一定でないものは多形性VT（polymorphic VT）とよばれ，そのR-R間隔は不定である．とくにQRS波の主棘先端の軸が基線の周囲を捻じれるように変化し形を変えるものをtorsade de pointesとよぶ．QT延長に伴って出現し，多くは非持続性で自然停止することが多いが，VFに進展することもある．polymorphic VTと混同しやすい用語としてpleomorphic VT（複数単形性VT）がある．これは個々のVTは単形性であっても，複数の波形の異なる単形性VTが存在する場合である．

基礎心疾患

- VTには明らかな基礎心疾患を伴わない特発性VTと器質的心疾患に伴うVTとがある．欧米では持続性VTの約10%，日本では約20%が特発性VTであるとされている．
- 特発性VTの予後は一般的に良好であるが，失神，心不全などの症状を引き起こす可能性もあり，適切な対処が必要である．また，カテーテルアブレーションの有効性は器質的心疾患に伴うものよりも高いので，その根治性も期待される．first-line therapyとして患者に情報提供すべきである．特発性

ここがポイント
特発性VTは，機序と起源から分類がなされ，それぞれに特徴的なQRS波形を有している．一方，基礎疾患を伴うVTは，心室筋内に生じた瘢痕が原因であり，さまざまなQRS波形を呈する

- VTはその起源に従って流出路VT，Purkinje関連VT，僧帽弁輪VT，乳頭筋VT，Crux VTの5群に分類できる．
- VTおよびVFの原因となりうる基礎心疾患には陳旧性心筋梗塞，不整脈原性右室心筋症，先天性心疾患（およびその術後状態），弁膜症（およびその術後状態），拡張型心筋症，肥大型心筋症，心サルコイドーシス，心筋炎（および心筋炎後），遺伝性心筋症（ラミン心筋症など），左室緻密化障害などがある．

> **ここがポイント**
> 器質的心疾患に合併するVTは，器質的心疾患を有さない特発性VTに比較して重症度・危険性が高い

b ― 機序

- VTの機序は自動能の亢進とリエントリーに大別できる．機序を判断するには，基礎心疾患の有無，抗不整脈薬の効果，心臓電気生理学的検査などを用いるが，判定困難なものもある．自動能の亢進はさらに，異常自動能（abnormal automaticity）と撃発活動（triggered activity）に分類される．
- 自動能亢進によるVTは心筋虚血急性期に比較的多く認められる．心室プログラム刺激で誘発は不能で，運動負荷やカテコラミン負荷で誘発される．エントレインメント[★1]は不能であるが，心房あるいは心室頻回刺激で一時的にVTが抑制されることがある．
- 撃発活動はQRSの後に生じる異常後脱分極が原因で，早期後脱分極（early afterdepolarization：EAD）と遅延後脱分極（delayed afterdepolarization：DAD）に分類される．いずれも内向き電流により心筋の早期脱分極が生じる．早期後脱分極は徐脈時に生じやすくtorsade de pointesを生じることがある．遅延後脱分極は交感神経刺激により細胞内cAMPが上昇し，筋小胞体からのカルシウム放出により細胞内カルシウムが増大，そのため内向きナトリウム電流が増大し脱分極が生じる．カテコラミン刺激で撃発活動は促進され，心室頻回刺激でも撃発活動は誘発可能である．アデノシンでcAMPによる撃発活動は抑制される．これらの心臓電気生理学的機序は有効薬剤を決定するうえで重要である．

> ★1 エントレインメント
> 頻拍機序がリエントリー性の場合，回路外部から頻拍より早く頻回刺激を加えると，頻拍がリセットされること．

> cAMP：
> cyclic adenosine monophosphate

- 基礎心疾患に伴う単形性VT症例のほとんどはリエントリー機序のVTである．リエントリーの形成には一方向性ブロックと伝導遅延が必要で，一方向性ブロック部位の伝導不応期が伝導遅延部位を含むその他の部位の伝導時間よりも短いことが頻拍成立の条件である．器質的心疾患により心室筋が瘢痕化した部位に挟まれた峡部が伝導遅延を有する共通路となることが多い．

> **ここがポイント**
> 心臓電気生理学的機序の分類は治療方針の決定に役立つ

c ― 臨床上の意義

- 器質的心疾患の種類，心機能，頻拍の持続時間によってその予後は大きく異なる．

自覚症状

- VT中には失神，めまい，動悸などの典型的症状のほか，胸部不快感，胸痛などの非定型的症状を訴える場合がある．夜間のVTや心拍数の遅いVTの場合，無症状のこともある．一方，VFでは意識消失・痙攣などの脳循環不

全の症状で発症する．

血行動態

- VT中には心室充満時間の短縮，心室壁運動異常，僧房弁逆流，房室解離などによりポンプ機能が低下する．VF中には脈拍は触知されず，チアノーゼを呈する．心音は聴取できない．VF発生後直ちに脈拍は消失するが，呼吸はまだ保たれている．適切な治療（CPR）が早期（3～5分以内）に行われないと呼吸停止となり，最終的には死に至る．

突然死の可能性

- 基礎心疾患に伴うVTの場合，その予後はVTだけでなく心機能によっても規定される．心機能が低下した症例では，はじめのVTが抑制されても，別のVTが出現することもある．また，はじめのVTの心拍数が遅く安定していたとしても，予後がすべて良好とはいえない．心機能低下例においては，アブレーションや抗不整脈薬によってVT抑制が可能であったとしても，植込み型除細動器（ICD）の適応である．
- VFから蘇生された患者の予後は，その発生状況により大きく異なる．急性心筋梗塞時におけるVF症例の1年後の再発率は2%未満であるのに対し，陳旧性心筋梗塞に伴ったVFの1年後再発率は30%以上にも上る．基礎心疾患を問わず低心機能患者におけるVFの再発率はきわめて高い．

▶ICD：
implantable cardioverter defibrillator

ここがポイント
心筋梗塞発症急性期のVTやVFに対しては，その後の心機能が良好であれば（左室駆出率35%以上），ICDの適応はない．一方，陳旧性心筋梗塞における持続性VTやVFはすべてICD植込みの適応である

2 重症心室性不整脈の検査

a ― 心電図

- VTと変行伝導を伴ったSVTの鑑別に関しては多くのアルゴリズムが考案されている．そのいずれもが良好な感度と特異性を有しているが，100%とはなりえない．VTの波形パターンより変行伝導のパターンのほうがはるかに少ないため，変行伝導のパターンを熟知することが重要である．

  VTと変行伝導を有するSVTの鑑別点
  - QRS幅：140 ms以上の場合，VTの可能性が高い．160 ms以上では75%はVTである．
  - 房室解離：QRS波数よりP波数が少ないSVTはまれである．洞調律P波による心室捕捉現象はVTであることを示唆する．
  - QRS軸：北西軸（180°から−90°）であればVTである．
  - 前胸部誘導の極性：前胸部誘導の極性一致（concordance）が認められればVTの可能性が高い．
  - 特殊な左脚ブロック型：V1の初期R波幅＞40 ms，QRS開始点からS波最下点＞60 msのものはVTである可能性が高い．
  - 特殊な右脚ブロック型：V6がrS型（R/S比＜1）あるいはQS型のものはVTである可能性が高い．

- VFの心電図所見は，平坦な基線は存在せず，明瞭なQRS波やT波は判別不能である．振幅・周期の不規則な波形を呈するが，時間経過とともに電位波

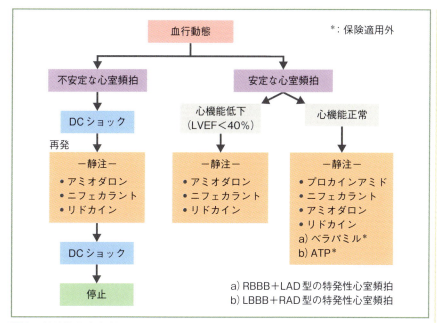

図2 持続性心室頻拍の停止方法
DCショック：直流通電，LVEF：左室駆出率．
（日本循環器学会，ほか．不整脈薬物治療に関するガイドライン〈2009年改訂版〉．http://www.j-circ.or.jp/guideline/pdf/JCS2009_kodama_h.pdf（2019年2月閲覧）p.31[1]）より）

高0.2mV以下の細動波に移行する．心房収縮は独立して維持されていることもあるが，P波を確認することはできない．

b ― 頻拍停止後に必要な検査

- 不整脈が停止し，血行動態が安定した後には，基礎心疾患精査目的で，心エコー図，心臓カテーテル検査（冠動脈造影，心室造影，心筋生検）が必要である．心サルコイドーシスを疑う場合には，Gaシンチグラフィ，PET検査，他臓器のスクリーニングを行う．造影MRIにおける遅延造影部位が，カテーテルアブレーションにおけるVT起源の同定に役立つ場合もある．リエントリー性VTの場合，加算平均心電図は陽性のことが多く，アブレーション後の外来における経過観察にも有用である．

3 重症心室性不整脈の治療

a ― 急性期治療方針（図2）[1-4]

- 末期癌などにおける蘇生拒否症例を除き，すべてのVTおよびVF患者には早急な治療が必要である．意識消失，ショック状態の場合，ACLS心停止アルゴリズムに沿った治療を行う．
- すなわち酸素投与下に直ちにCPRを開始する．直流通電可能な調律（VTあるいはVF）ならば直流通電を施行する．VF発生3分以内の電気的除細動成

▶ACLS：
Advanced Cardiovascular Life Support

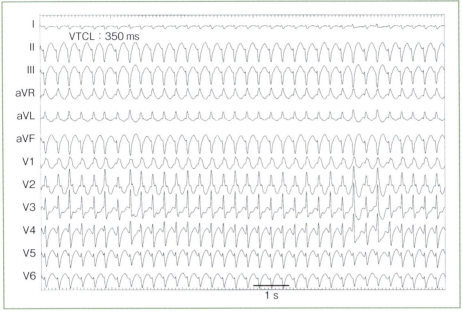

図3 ベラパミル感受性特発性左室脚枝VT
頻拍周期（VTCL）350 msの右脚ブロック型左軸偏位（上方軸）のVT．QRS幅は比較的狭い．

功率は70％以上であるのに対して，6分後では40％以下，9分後では10％以下となってしまうため，より早い診断と除細動治療が必要とされる．
- 数回の通電でも除細動が不成功な場合，あるいは除細動されても短時間内に再びVFが繰り返し出現する場合（電気的ストーム）にはCPRを続け，除細動閾値の低下効果を期待してニフェカラントやアミオダロンなどのⅢ群薬を静脈投与してから除細動を行う．

b ― 薬物療法

- 持続性の特発性VTのなかで最も多くみられるベラパミル感受性左室脚枝VTの徐拍化・停止にはベラパミルの静注が著効するが（図3），他のCa拮抗薬やNaチャネル遮断薬でも同様の効果が期待できる．Ca拮抗薬が伝導遅延や伝導ブロックを引き起こす詳細は不明であるが，VT回路の一部に炎症などのなんらかの病変が生じ静止膜電位が浅くなることでNaチャネルが興奮できなくなり，Caチャネルがこの部位の伝導を担うようになったと考えられている．このVTは主に運動誘発性でもあるので，β遮断薬も有用である．
- 基礎心疾患に伴うVTであっても血行動態が比較的安定している場合には，薬物療法を試みる．アミオダロンあるいはニフェカラントの静注が用いられることが多い．Ⅰ群薬は効果が少なく血圧低下などの副作用が多いためあまり用いられなくなったが，リドカインの静注はアミオダロンやニフェカラントを準備する間に試すべき治療である．アミオダロン使用時には血圧低下に，ニフェカラント使用時にはQT延長に注意する（ただし頻拍時にはQT延長がわかりにくい）★2．

ここがポイント
ベラパミル感受性左室脚枝VTのほとんどは，右脚ブロック型左軸偏位を呈している（図3）．比較的QRS幅が狭いのも特徴である

★2 致死的心室性不整脈に対するリドカインやアミオダロン静注の長期的意義
ROC-ALPS試験[5]によると，致死的心室性不整脈（VFあるいは無脈性VT）に対するリドカイン静注やアミオダロンの静注はその予後に影響しなかった．ただし，目撃者のいるサブグループ（発症から静注までの時間が短い）においては，リドカイン投与群およびアミオダロン投与群はプラセボ群に比べて有意に予後が改善していた．抗不整脈薬治療も行うべき治療と考える．

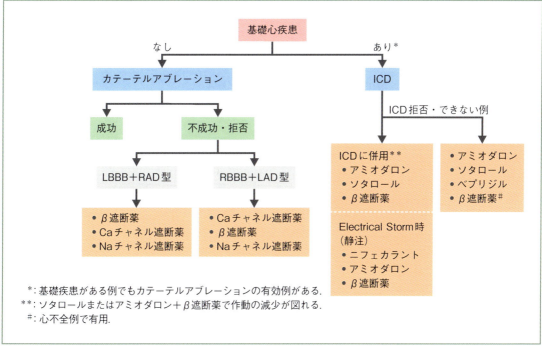

図4　持続性心室頻拍の再発予防
ICD：植込み型除細動器.
(日本循環器学会，ほか．不整脈薬物治療に関するガイドライン〈2009年改訂版〉．http://www.j-circ.or.jp/guideline/pdf/JCS2009_kodama_h.pdf（2019年2月閲覧）p.32[1]）より）

C ― 再発予防治療 （図4[1,3]）

- 急性期治療後は原因疾患の診断と治療が重要である．しかしながら，可能な限り原因疾患の治療を行っても，VT・VF再発の可能性は依然として高い．電解質異常などの可逆性変化や根治可能なWPW症候群などによるものを除き，VFからの生還者はすべてICD植込みのクラスI適応であることを銘記しなくてはならない．
- VTでも器質的心疾患がある場合，ICD植込みが推奨される．とくに低心機能の場合にはアブレーション治療や抗不整脈薬治療でVTが抑制されても，ICD植込みの適応である．一方，ICD植込み後には可能な限りICD作動（とくにショック作動）を減らすため，β遮断薬，III群薬の併用やカテーテルアブレーションの施行が望ましい．反復性の治療抵抗性VTあるいはVF（電気的ストーム）時には深鎮静を行い挿管管理とする．
- また星状神経節ブロックや胸部硬膜外麻酔などの自律神経修飾 (neuromodulation) ★3 が有用との報告もある[6,7]．なおも治療抵抗性の場合にはすみやかに緊急アブレーションを考慮する（Column「アブレーション施行群と非施行群の無作為化比較試験」参照）．

▶WPW：
Wolff-Parkinson-White

★3 重症心室不整脈に対する自律神経修飾術

重症心室不整脈に対する追加治療として自律神経修飾 (neuromodulation) が注目されている．これには星状神経節切除，胸部自律神経硬膜外麻酔，心房心臓神経叢アブレーション，腎動脈交感神経アブレーション，頸部迷走神経刺激などがある[6,7]．Doらは11例の治療抵抗性VT患者に胸部自律神経硬膜外麻酔を行い，6例でVTが抑制されたと報告した[7]．

3章　症状・疾患における病態と治療／2．重症心疾患

> **Column** アブレーション施行群と非施行群の無作為化比較試験
>
> 　SMASH-VT試験は，陳旧性心筋梗塞患者における二次予防ICD植込み後の予防的アブレーション施行群と非施行群の無作為化比較試験である[8]．アブレーション施行群ではICD作動が有意に少なかったが，死亡率には差がなかった．
> 　VANISH試験は，抗不整脈内服にもかかわらずICDが作動した陳旧性心筋梗塞患者において，アミオダロン増量あるいはメキシレチンを追加した群とアブレーションを施行した群との無作為化比較試験である[9]．アブレーション施行群のほうが有意にICD作動を低下させたが，死亡率は低下させなかった．はじめにアミオダロンを服用していなかった群においては，薬物増強治療群とアブレーション群間に差はなかった．

d—カテーテルアブレーション

- 三次元マッピング，イリゲーションカテーテルなどの導入により，アブレーションの成績は格段に向上した．基礎心疾患に伴うリエントリー性VT回路は，洞調律時の詳細なマッピングによっても同定される．ただし，起源が心外膜側であったり心筋層内であったりする場合には，心外膜アプローチやバイポーラーアブレーション，エタノールアブレーションなどを考慮しなくてはならないこともある．

- ICD植込み後にはICD作動（とくにショック作動）を減らすため，β遮断薬，III群薬の併用やカテーテルアブレーションを施行する．SMASH-VT試験[8]やVANISH試験[9]によって二次予防ICD植込み後のカテーテルアブレーションの有用性が示されている．

- 近年，VFのトリガーとなる心室期外収縮が注目されてきている．そのような心室期外収縮にはPurkinje電位が先行することが多く，それを指標にしたカテーテルアブレーションによって一部のVFが抑制されることがわかった．現在までに，陳旧性心筋梗塞をはじめとするさまざまな基礎心疾患に伴うVFに対するカテーテルアブレーションの有効性が報告されている．VFストームに対する電気的bail-outとして有用である．

e—不整脈外科手術

- VT患者で人工弁置換術，冠動脈バイパス術，心室瘤切除術，心臓腫瘍切除術などの手術を行う場合には，同時に不整脈手術も施行すべきである．

f—生活指導

- 基礎心疾患に伴うVTの場合，基礎心疾患の治療が重要である．それぞれの疾患に応じた生活指導を行う．
- 失神既往のある場合，ICDを植込んだ場合，ICD作動が認められた場合など

には，自動車運転に一定期間の制限が生じることを指導する．

(野上昭彦)

文献

1) 日本循環器学会，ほか．循環器病の診断と治療に関するガイドライン（2008年度合同研究班報告）．不整脈薬物治療に関するガイドライン（2009年改訂版）．http://www.j-circ.or.jp/guideline/pdf/JCS2009_kodama_h.pdf

2) Link MS, et al. Part 7：Adult Advanced Cardiovascular Life Support：2015 American Heart Association Guidelines Update for Cardiopulmonary Resuscitation and Emergency Cardiovascular Care. Circulation 2015；132 (18 Suppl 2)：S444-64.

3) 日本循環器学会，ほか．循環器病の診断と治療に関するガイドライン（2010年度合同研究班報告）．不整脈の非薬物治療ガイドライン（2011年改訂版）．http://www.j-circ.or.jp/guideline/pdf/JCS2011_okumura_h.pdf

4) Pedersen CT, et al. EHRA/HRS/APHRS expert consensus on ventricular arrhythmias. Heart Rhythm 2014；11：e166-96.

5) Kudenchuk PJ, et al；Resuscitation Outcomes Consortium Investigators. Amiodarone, Lidocaine, or Placebo in Out-of-Hospital Cardiac Arrest. N Engl J Med 2016；374：1711-22.

6) Bourke T, et al. Neuraxial modulation for refractory ventricular arrhythmias：Value of thoracic epidural anesthesia and surgical left cardiac sympathetic denervation. Circulation 2010；121：2255-62.

7) Do DH, et al. Thoracic epidural anesthesia can be effective for the short-term management of ventricular tachycardia storm. J Am Heart Assoc 2017；6. pii：e007080. doi：10.1161/JAHA.117.007080.

8) Reddy VY, et al. Prophylactic catheter ablation for the prevention of defibrillator therapy. N Engl J Med 2007；357：2657-65.

9) Sapp JL, et al. Ventricular tachycardia ablation versus escalation of antiarrhythmic drugs. N Engl J Med 2016；375：111-21.

3章　症状・疾患における病態と治療／2. 重症心疾患

3-2-4 劇症型心筋炎

1 劇症型心筋炎の病態

a—2つの劇症型心筋炎

● 致死性疾患としての劇症型心筋炎（fulminant myocarditis）は，約1世紀前の Fiedler による記載にさかのぼる[1]．劇症型心筋炎の定義は，「血行動態の破綻を急激にきたし，致死的経過をとる急性心筋炎」とされているが，必ずしも国際的な統一用語ではない．わが国では，「体外循環補助を必要とした」急性心筋炎とするのが慣例である．まず，この定義に当てはまる（当てはまってしまう）重症心筋炎として，2つの病型が含まれる点を確認したい．

● 一つは，血行動態が急速に破綻した劇症型心筋炎であり，多くは急性ウイルス感染によると考えられる．一般的には，この病態を指すことが多い．もう一方は，拡張型心筋症様の形態で，急性心不全発症後に行った心筋生検でなかば偶然に見つかった慢性心筋炎（炎症性心筋症）である．前者は，超急性期を乗り切れば正常に復すことすらある．後者は，徐々に心機能が低下し，心臓死もしくは補助循環・移植といった転帰をたどる．この両者の鑑別は，急性期において時に困難である．重症心筋炎患者を目の前にして，治療戦略を左右する，病態解釈の根幹を成すわけである．

b—心筋炎劇症化の機序

● 感染ウイルスの病原性だけでなく，ホスト側のウイルス排除の免疫機構や分子相同性を経た自己免疫機序が背景とされる．しかし，実験的研究に基づく仮説がほとんどで，ヒトでの実証はほぼない．同様に，ヒトにおける炎症の慢性化機序も明らかにされていない．

Column 心筋炎の定義と疾患概念のズレ

　「劇症型心筋炎は予後がよい」と結論づけられた Johns Hopkins 病院からの McCarthy 報告[2]が，論争を巻き起こしたことがある．当時，わが国での劇症型心筋炎の救命率は6割にすぎなかった[3]が，その報告では死亡例はきわめてわずかとされた．さらに，むしろ血行動態が破綻しない急性心筋炎が，累積的に心イベントを起こし，予後不良とされた．結局のところ，「急性ウイルス感染により血行動態が急速に破綻した心筋炎」と「急性心不全発症後に行った心筋生検で見つかった慢性心筋炎」とを予後比較した報告との解釈がなされた．当然ではあるが，疾患の概念および定義の重要性を思い知らされる出来事であった．

表1 急性心筋炎の診断手引き

1. 心症状に先行して，かぜ様症状や消化器症状，また皮疹，関節痛，筋肉痛などを発現する．無症状で経過し，突然死にて発見されることもある

2. 身体所見では，頻脈，徐脈，不整脈，心音微弱，奔馬調律（Ⅲ音やⅣ音），心膜摩擦音，収縮期雑音などがみられる

3. 通常，心電図は経過中に何らかの異常所見を示す．所見としては，Ⅰ～Ⅲ度の房室ブロック，心室内伝導障害（QRS幅の拡大），R波減高，異常Q波，ST-T波の変化，低電位差，期外収縮の多発，上室頻拍，心房細動，洞停止，心室頻拍，心室細動，心静止など多彩である

4. 心エコー図では，局所的あるいはびまん性に壁肥厚や壁運動低下がみられ，心腔狭小化や心膜液貯留を認める

5. 血清中に心筋構成蛋白（心筋トロポニンTやCK-MB）を検出できる．CRPの上昇，白血球の増多も認める．特に，全血を用いたトロポニンTの早期検出は有用である

6. 上記の第2～5の4項目所見は数時間単位で変動する．被疑患者では経時的な観察が必要である．また，徐脈の出現，QRS幅の拡大，期外収縮の多発，壁肥厚や壁運動低下の増強，トロポニンTの高値，トロポニンT値が持続亢進する患者は心肺危機の恐れがある

7. 最終的に，急性心筋梗塞との鑑別診断が不可欠である

8. 心内膜心筋生検による組織像の検出は診断を確定する．ただし，組織像が検出されなくても本症を除外できない

9. 急性期と寛解期に採取したペア血清におけるウイルス抗体価の4倍以上の変動は病因検索にときに有用である．ウイルス感染との証明にはpolymerase chain reaction（PCR）法を用いた心筋からのウイルスゲノム検出が用いられる．加えて，咽頭スワブ，尿，糞便，血液，とりわけ心膜液や心筋組織からのウイルス分離またはウイルス抗原同定は直接的根拠となる

（日本循環器学会，ほか．急性および慢性心筋炎の診断・治療に関するガイドライン〈2009年改訂版〉．http://www.j-circ.or.jp/guideline/pdf/JCS2009_izumi_h.pdf（2019年2月閲覧）p.3[3]より）

2 劇症型心筋炎の診断

a—急性心筋炎の診断

- 劇症型心筋炎は，急性心筋炎の重症型である．したがって，その基盤は心筋炎の診断にあり，まず以下にこれを確認しておく（**表1**）[3]．

- 症候として，ウイルス感染症状と心症状とが併存する．心症状が出現する数日～1週間ほど前に，発熱を伴う感冒様症状がある．嘔吐・下痢など消化器症状がみられることもある．心症状としては胸痛，呼吸困難，動悸，失神があるが，無症状例も存在する．

- 身体所見としては，低血圧，心ギャロップ音，脈の不整，高熱と乖離する徐脈，手足の冷感に留意する．感冒で受診した症例に対して，症状や身体所見をヒントに，心電図をとろうと思うかが心筋炎発見の分かれ目である．

- 心電図でのST-T異常は，ほぼ全例で出現する．冠動脈支配と一致しない広範誘導のST上昇が典型である．また，心ブロックなどの心伝導異常や心室性不整脈がみられる．

- 血液検査では心筋タンパクの血中流出が重要であり，心筋トロポニン（cTn）の感度が高い．心エコー図では，心収縮能低下と壁肥厚がみられ，多くはび

▶cTn：
cardiac troponin

まん性に分布する．最終的には，心臓カテーテル検査による冠動脈疾患の除外と心筋生検[★1]により診断が確定する．

- 最近では，心臓MRI（CMR）の有用性が強調されつつあるが，T2画像を中心に撮像と読影に一定の修練が求められる．なお，ペア血清によるウイルス抗体価測定は，感度・特異度とも低いため，最近は推奨されていない．

b—心筋炎劇症化の予見

- 劇症化を事前に予見する手法はない．病初期には，「劇症化するかもしれない」とまめに臨床経過を追う態度に尽きる．発症初期から血行動態が破綻する例もあるが，初期には軽微でも急速に劇症化へ向かう場合もある．ショックを含む心不全徴候と不整脈による動悸や失神，長時間続く胸痛が多い．
- 心筋炎の診断にはcTn陽性が必須であるが，cTnの経時的推移がその後の臨床経過を予見できる場合がある．一方向性に低下し陰性化する例では，劇症型でも治癒へ向かう場合が多い．
- 心電図や心エコー図でも，経時的推移が重要である．QRS幅の増大や心室性不整脈の頻発は劇症化の予兆となる．また，完全房室ブロックが劇症化例に多い．著明な求心性肥大は低心拍出の成因となり，予後不良である[4]．
- CMRは，心筋炎診断そのものには有用だが，劇症化の予見に関する検討はない．同様に，心筋生検を用いて，病理学的（ウイルス学的検査を含む）に劇症型を予見する方法もない．ただし，好酸球や巨細胞を検出したら，特異的な臨床経過を念頭におく．
- 劇症型の定義そのものが循環虚脱であり，血行動態評価が診断の要である．血行動態が不安定な場合，Swan-Ganzカテーテルを治療の指標とする．尿量減少は，末梢循環不全の最も鋭敏な臨床指標である．

3 劇症型心筋炎の治療

- 心筋炎は「感冒」の一亜型であり，一定期間を経た後に自然治癒するのが基本である．後述する特殊例を除き，心筋炎に対する確実な根本治療は存在しない．したがって，「炎症極期における循環動態の破綻を的確に補助し，自然治癒を待つ」というのが基本戦略である．
- 状態の如何にかかわらず入院管理とする．さらには，心臓カテーテル検査を行える基幹施設へ搬送することが望ましい．心ポンプ失調と心調律異常に対する徴候管理は，一般的な急性心不全あるいは不整脈への対処となんら変わりがない．多くは，1週間～10日で心筋の炎症が消退し，心機能の回復が図られる．なお，適切なタイミングでの心膜ドレナージが，血行動態の安定化に有効なことがある．
- 末梢循環不全徴候の出現に応じて，静注カテコラミン製剤，大動脈内バルーンパンピング（IABP），経皮的心肺補助（PCPS）と段階的に循環補助法をアップグレードさせる（**図1**）[3]．末梢循環不全の臨床指標として，尿量低下，各臓器不全指標の異常（とくにT-BilとCre），代謝性アシドーシス，血中乳

[★1] 心筋生検

大小単核細胞の浸潤，心筋細胞の融解，間質の浮腫により心筋炎と診断する．

▶CMR：
cardiac magnetic resonance

▶IABP：
intra-aortic balloon pumping

▶PCPS：
percutaneous cardiopulmonary support

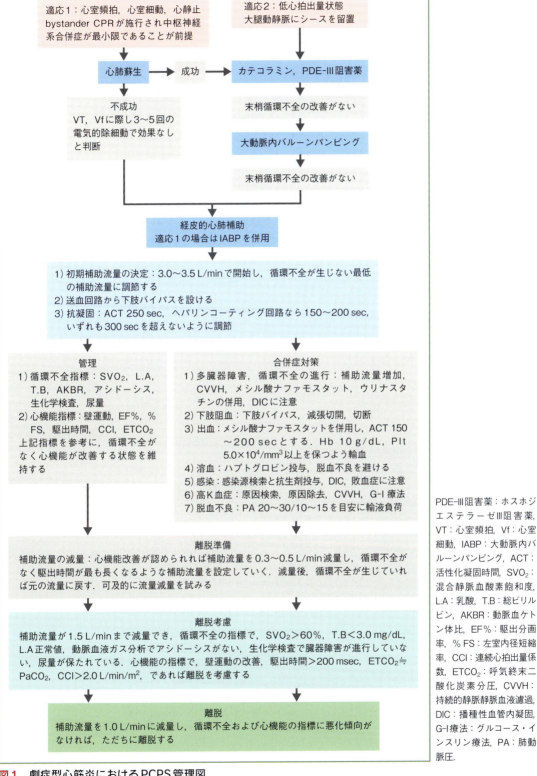

図1 劇症型心筋炎におけるPCPS管理図
(日本循環器学会,ほか.急性および慢性心筋炎の診断・治療に関するガイドライン〈2009年改訂版〉. http://www.j-circ.or.jp/guideline/pdf/JCS2009_izumi_h.pdf(2019年2月閲覧)p.13[3]より)

酸値高値，一回拍出係数の減少（20 mL/m^{2}未満），混合静脈血酸素飽和度（S$\bar{v}$O$_2$）の低下（60％未満）が重要である．PCPSからの離脱指標としては，駆出時間（200 msec 以上）や血行動態指標とともに呼気終末二酸化炭素分圧（EtCO$_2$）★2が有用である[5]．脱血・送血アクセスに起因する下肢阻血を避けるため，カテコラミン使用例ではあらかじめ両鼠径部の動静脈にシースを留置する．また，PCPSの送血ライン側管より足背動脈もしくは後脛骨動脈に，求心方向にカニューラを留置，送血する．なお最近は，左室補助人工心臓を前倒し導入する例が増えつつあるが，両心の循環補助を必要とする場合が多い．なお，最近，臨床現場に導入が開始されたIMPELLA★3は，本症のよい適応として今後の使用拡大が予想される．

● 心筋炎への特異的治療は，エビデンスとして確立しておらず，安易な使用は慎む．回復が遅い劇症型例のみに，「試してみる価値があるかもしれない」治療と位置づける．巨細胞性および好酸球性では，ステロイドが有効である[6]．しかし，リンパ性心筋炎でのステロイド投与は推奨されない．大量免疫グロブリン療法として，完全分子型免疫グロブリン製剤1g/kgを2日間静注する方法が用いられることがある[7]．しかし，有効性は臨床的に立証されておらず，コスト面の問題も絡め，無用な乱用は慎むべきである．

● 急性期を過ぎると，半数例以上は心症状のない状況に回復する．そのような症例に，ACE阻害薬やβ遮断薬などの心不全予後改善薬を投与すべきかどうかは，エビデンスがまったく存在しない★4．

（猪又孝元）

文献

1) Fiedler A. Üeber akute interstitielle Myokarditis. In：Festschrift zur Feier des fünfzigjährigen Bestehens des Stadtkrankenhauses zu Dresden-Friedrichstadt. part 2. Dresden：Wilhelm Baensch；1899. p3.
2) McCarthy RE 3rd, et al. Long-term outcome of fulminant myocarditis as compared with acute（nonfulminant）myocarditis. N Engl J Med 2000；342：690-5.
3) 日本循環器学会，ほか．循環器病の診断と治療に関するガイドライン（2008年度合同研究班報告）．急性および慢性心筋炎の診断・治療に関するガイドライン（2009年改訂版）．http://www.j-circ.or.jp/guideline/pdf/JCS2009_izumi_h.pdf
4) Hiramitsu S, et al. Significance of transient left ventricular wall thickening in acute lymphocytic myocarditis. Heart Vessels 2007；22：25-9.
5) Naruke T, et al. End-tidal carbon dioxide concentration can estimate the appropriate timing for weaning off from extracorporeal membrane oxygenation for refractory circulatory failure. Int Heart J 2010；51：116-20.
6) Cooper LT Jr, et al. Idiopathic giant-cell myocarditis. Natural history and treatment. N Engl J Med 1997；336：1860-6.
7) Kato S, et al. Successful high-dose intravenous immunoglobulin therapy for a patient with fulminant myocarditis. Heart Vessels 2007；22：48-51.
8) Mason JW, et al. A clinical trial of immunosuppressive therapy for myocarditis. The Myocarditis Treatment Trial Investigators. N Engl J Med 1995；333：269-75.

★2 EtCO$_2$

EtCO$_2$（end-tidal carbon dioxide tension）は呼気終末期の呼気中CO$_2$分圧で，正常な換気状態では肺胞内CO$_2$分圧に近似する．心停止患者における蘇生アウトカムを予測する．

★3 IMPELLA

ポンプ内の羽根車を高速回転して左室内から血液をくみ出し，大動脈内へ送り出す補助人工心臓である．治療抵抗性の心原性ショックが適応である．

▶4章「4-6 補助人工心臓：導入と管理のポイント」（p.267）参照

★4 慢性心筋炎

慢性心筋炎に対する治療法には，一定の見解がない．1995年に行われたMyocarditis Treatment Trialでは慢性心筋炎が多数含まれたが，免疫抑制療法の有効性は確認されなかった[8]．しかし，異なる病因の心筋炎を画一的に治療したとの反省から，病因論的にウイルス性と自己免疫性とに大別し，それぞれに抗ウイルス療法または免疫抑制療法を行うべきと提案されてきている．

3章　症状・疾患における病態と治療／2. 重症心疾患

3-2-5 たこつぼ症候群

はじめに

- 1990年当初より"たこつぼ心筋症"とよばれていたが，本疾患が本来の心筋症とは一線を画すこと，さまざまな疾患に伴って発症することなどから，"症候群"として扱うことが妥当であろうという結論に達し[1]，ヨーロッパ心臓病学会（European Society of Cardiology：ESC）からステートメントが報告されるに至った[2]．さらに多くの国を巻き込んだconsensus reportが最近発表された[3]．

- "たこつぼ症候群"の壁運動異常にはさまざまなバリエーションが報告されるようになり，予後不良例も散見されるのが現状である．明確な発症機序は解明されておらず，治療法はいまだに確立されていない．

1 たこつぼ症候群の診断基準

- 2004年にMayo Clinicが提唱し，2008年に改訂された診断基準が広く用いられたが，2016年にESCのワーキンググループ（WG）から7項目の基準が提唱された．新しい基準では，症候群と唱えることから，褐色細胞腫と脳血管疾患を含んでいる．ESCからは診断のアルゴリズムを紹介しているが，冠動脈造影が必須のように見えるものの，冠動脈CTでも代用可能と認識されるようになった．International Takotsubo（InterTAK）Registryが主体となり作成した最新の診断基準（**表1**）には，冠動脈に狭窄があること自体は問題ない旨が記載されている[3]．

2 たこつぼ症候群の病態

- 本症候群は，精神的・身体的ストレスを受けた閉経後女性に好発し，突然の胸痛発作や呼吸困難，心電図変化，左室壁運動異常など，急性冠症候群（acute coronary syndrome：ACS）ときわめて類似した発症形態でありながら，冠動脈に責任病変をもたずに左室収縮不全をきたすことで知られる．本疾患のACS患者に占める割合はおよそ2%とされ[4]，わずかな症状のため見逃されている症例がいるものと考えられる．女性のACS患者に占める割合では約1割となり，決してめずらしい疾患ではないと認識されるようになった[5]．

a─誘因

- たこつぼ症候群の誘因は，**表2**に示すような精神的・身体的ストレスによるものが半数以上を占める．およそ30%の症例では明確なストレスがなく発症することがある．悪性腫瘍や呼吸器疾患に合併して二次的にたこつぼ症候

3章　症状・疾患における病態と治療／2. 重症心疾患

表1　InterTAK Registryが唱える診断基準

1. 一時的なバルーン形成または心室壁，基底壁または焦点壁運動異常として現れる一時的な左室機能不全（低体運動，無動またはジスキネジー）を示す．右室関与が存在しうる．これらの局所壁運動パターンに加えて，すべてのタイプ間の移行が存在しうる．局所壁運動異常は，通常，単一の心外膜血管分布を越えて広がっている．しかし，冠動脈病変が壁運動異常の心筋領域に存在する場合はまれである．
2. 精神的，身体的，または複合的ストレスがたこつぼ症候群発症の引き金となる可能性があるが，先行するストレスは必ずあるわけではない
3. 神経疾患（たとえば，くも膜下出血，脳卒中／一過性虚血発作，てんかん発作）および褐色細胞腫の存在は，たこつぼ症候群の診断から除外しない
4. 新しい心電図異常が存在する（ST上昇，ST低下，T波反転，QTc延長）．時々，心電図変化がないまれなケースが存在する
5. 心臓バイオマーカー（トロポニンおよびクレアチンキナーゼ）のレベルは，ほとんどの場合においてわずかに上昇する．脳性ナトリウム利尿ペプチドの有意な上昇が一般的である
6. 冠動脈に有意狭窄のある患者がたこつぼ症候群に含まれていても矛盾はない
7. 心筋炎の証拠がないこと
8. 閉経後の女性が主に罹患している

（Ghadri JR, et al. Eur Heart J 2018；39：2032-46[3]より）

表2　たこつぼ症候群発症の考えうる誘因

精神的ストレス	• 家族や親しい人，ペットなどの死・重篤な病気・怪我 • 地震，天災，事故 • 金銭損失（投資を含む） • 法廷闘争 • 新居への引越し • 人前での演説など • 悪い知らせ：大病・離婚・出兵 • 激しい口論など
身体的ストレス	• 自殺企図 • コカイン服用，麻薬の禁断症状 • 心臓以外の手術：胆嚢摘出，子宮摘出 • 全身麻酔からの回復過程 • 重篤な疾患：喘息もしくは慢性閉塞性肺疾患，結合織病，急性胆嚢炎，脳炎，クモ膜下出血，偽膜性腸炎，癌，内分泌腫瘍，甲状腺中毒症 • 激痛：骨折，腎結石，気胸，肺塞栓 • 負荷試験：ドブタミン負荷エコー，運動負荷

（Akashi YJ, et al. Stress cardiomyopathy. Annu Rev Med 2010；61：271-86より）

群を発症することが知られている．嬉しいことや喜ばしいことが引き金となり発症するものを"happy heart syndrome"，残念な出来事により発症するものを"broken heart syndrome"と使い分けることがある[6]．

b—疫学

● 2008年に米国大規模データベースから，50歳以上が約90％を占め，女性が90％以上，白人が約70％を占め，アジア系での発症率はわずか1.1％であり，決して日本人特有の疾患ではないことが明らかとなった[5]．
● 最新のconsensus reportで，男性と女性の比率は1：9程度と女性の比率が

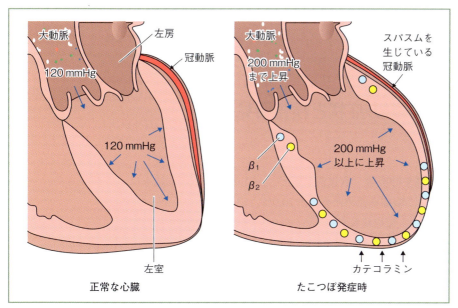

図1 たこつぼ症候群の考えうる発症機序
カテコラミン過多となると，後負荷が増える以外に冠動脈のスパスム（攣縮）を生じるほかに，心筋細胞に存在するGタンパク質共役型受容体の中で，カテコラミンβ_2受容体（黄色）に代表されるGiタンパク質共役型受容体にアゴニストが結合すると，Giタンパク質を介してアデニル酸シクラーゼ産生を抑制する．心尖部にβ_2受容体（黄色）が多く分布していることが動物実験からわかっており，たこつぼ症候群におけるカテコラミン著増時，心尖部は無収縮となり，この理論で一元的に説明がつく．
(Akashi YJ, et al. Nat Rev Cardiol 2015；12：387-97[1]より)

高く，なかでも高齢女性に生じやすいと報告されている[3]．

C ― 発症機序（図1）

- 心筋細胞に存在するGタンパク質共役型受容体の中で，カテコラミンβ_1受容体に代表されるGsタンパク質共役型受容体にアゴニストが結合すると，Gsタンパク質は活性型となり，アデニル酸シクラーゼを活性化する．その結果cAMPが増え，タンパク質がリン酸化され，心収縮が増大する．逆にカテコラミンβ_2受容体に代表されるGiタンパク質共役型受容体にアゴニストが結合すると，Giタンパク質を介してアデニル酸シクラーゼ産生を抑制する．心尖部にβ_2受容体，心基部にβ_1受容体が多く分布していることが動物実験からわかっており，たこつぼ症候群における血漿中カテコラミン著増時，心尖部は抑制的に，心基部は過収縮気味に動くこととなる．ただし，血漿中カテコラミンが増加しない症例については，この理論だけでは説明できない．アドレナリン作動性受容体は心尖部に多く，反応性は心尖部で高い，と考えられている[1]．
- 本症候群急性期において，血漿中のカテコラミン濃度は心筋梗塞患者の約3倍の値に上昇するといわれ，カテコラミン自身が心室壁運動障害に影響を及ぼしている可能性が唱えられている[7]．たこつぼ症候群でみられる心筋病理

▶cAMP：
cyclic adenosine monophosphate

ここに注意
壁運動にはいくつかのバリエーションが認められるが，心尖部の動きが保たれ，心室中部や心基部が動かなくなるパターンについての機序は解明されていない

所見としては，「空胞変性」，「急速に進行する間質の線維化」，「収縮帯壊死」が知られており，褐色細胞腫を合併したカテコラミン心筋症のそれときわめて類似している．壁運動障害の機序として心筋細胞膜におけるCa^{2+}チャネルの活性化と，Ca^{2+}過負荷とが考えられている[8]．

3 たこつぼ症候群の症状と検査所見

a—症状

- 発症時の症状は，胸痛や呼吸苦，意識消失など，ACSと類似した症状を呈する．最近の論文では，胸痛を認めた症例が75.9%，呼吸困難は46.9%に認めたと報告されている[9]．無症状もありうる．

b—検査所見

- 採血検査上はACSと類似した心筋逸脱酵素の上昇を認めるが，壁運動異常の広がりの割には軽度な上昇にとどまることが多い．CK上昇はACS患者よりも有意に低いものの，トロポニンやBNPの上昇パターンはACSと似た経過を示し，BNPは著明に高値となることが多く，診断的意義が高いと考えられている[10]．血中カテコラミンは著明な上昇例もあれば，上昇していない例も存在する[11,12]．臨床現場で実用的な本疾患群特有のバイオマーカーについては解明されていない．

  ▶CK：
  creatine kinase

  ▶BNP：
  brain natriuretic peptide

- 発症急性期の12誘導心電図では，前胸部誘導にとどまらないST上昇を認めることが多い．典型例では，心電図で高率に前壁心筋梗塞と鑑別できるとされている[13]．陰性T波を用いても，心筋梗塞再灌流後の亜急性期とたこつぼ症候群の鑑別が可能との報告がある[14]．その他，新規の左脚ブロック，異常Q波形成，巨大陰性T波とそれに引き続き著明なQT延長が発症48時間までに生じることが多い．著明なQT延長はハイリスクである[2]．

- リスク評価のために，心エコーによる壁運動異常のバリエーション評価，左室流出路閉塞の有無，僧帽弁逆流の有無，右室を巻き込む収縮形態か否か，心室内血栓や心破裂の有無，を観察する必要がある．心エコーは壁運動の回復過程をモニタリングするのに最も適している．

- 冠動脈造影は，心電図でST上昇を伴い，胸痛を訴えている場合，ACS否定のためには行うべきであるが，検査それ自体がリスクになる場合は控えるべきである．冠動脈の走行と左室の壁運動異常との関与が確かなのか否かを見極める必要がある．冠動脈CTによる狭窄病変の有無を調べることも許容されている．

- 左室造影では，さまざまな壁運動のバリエーションが報告され，それぞれを①心尖部バルーニング型が8割以上を占めているが，②心室中部バルーニング型と③心基部バルーニング型，④局所バルーニング型を合わせて2割弱といわれている[9]．心臓MRI（CMR）を用いることで，心筋梗塞よりも，心筋炎よりも，たこつぼ症候群の診断一致率が高いことが報告されている[15]．造

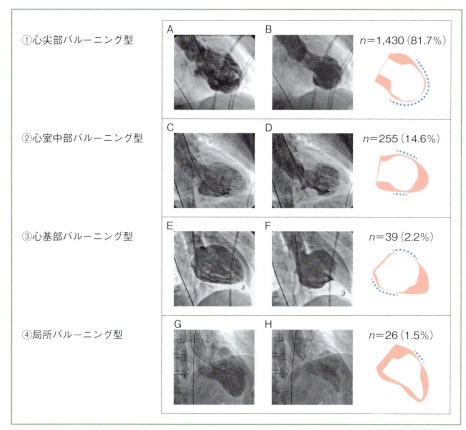

図2 たこつぼ症候群のさまざまな収縮形態
(Templin C, et al. N Engl J Med 2015；373：929-38[9] より)

影遅延所見は約1割の患者で認められる（図2）.
- 心臓核医学検査では，血流シンチグラフィよりも ^{123}I-BMIPPや^{123}I-MIBGのほうが欠損は強くみられることが知られている．FDG-PETでも同様な欠損像が散見されるほか，アンモニアPETによる解析結果からは，たとえ血流SPECTで心尖部がblack outする症例であっても，実際には心尖部血流は保たれていると報告されている[16]．^{123}I-MIBG心筋シンチグラフィを用いた報告はごくわずかにあり，筆者らは過去に急性期のH/Mはとくに後期像で低下し，WRが著明に亢進するものの，無投薬にて3か月の経過でH/MとWRが改善することを報告した[17]．その後にも，たこつぼ症候群亜急性期に交感神経の機能亢進が存在することが報告されている[18,19]．

4 たこつぼ症候群の治療

- 数多くの報告が発信されている一方で，患者を対象とした治療法については，無作為割り付け二重盲検試験が1つもないため，明らかではない．図3に示すとおり，心不全合併時にはACE阻害薬などを躊躇せず用いることができるが，心不全合併のないときの有効性に関するエビデンスは不詳である．理論上，β遮断薬が効果的と考えられるが，発症前に投与していた患

▶BMIPP：
β-methyl-p-iodophenyl-pentadecanoic acid

▶^{123}I-MIBG：
I(iodine)-123 metaiodo-benzylguanidine

▶FDG-PET：
18F-2-fluoro-2-deoxy-D-glucose-PET

▶H/M：
heart-to-mediastinum (rate)

▶WR：
washout rate

▶ACE：
angiotensin-converting enzyme

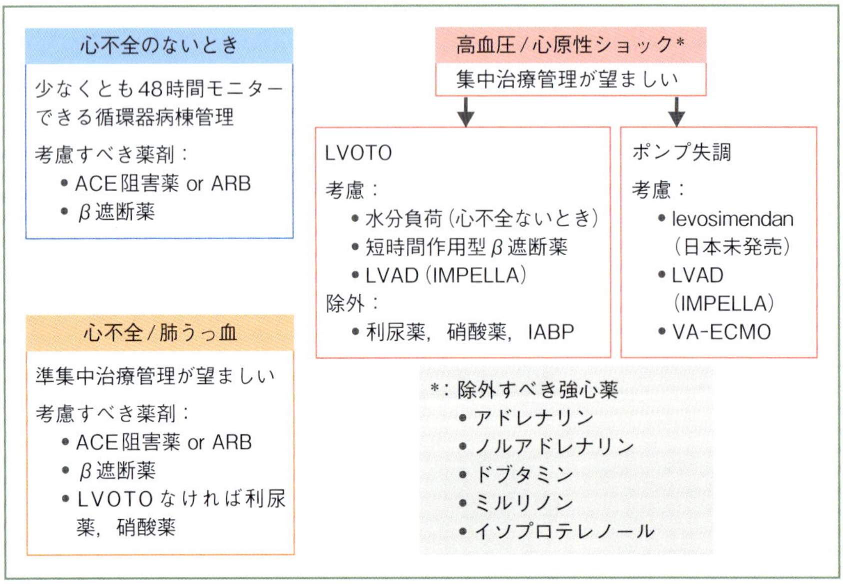

心不全のないとき

少なくとも48時間モニターできる循環器病棟管理

考慮すべき薬剤：
- ACE阻害薬 or ARB
- β遮断薬

心不全/肺うっ血

準集中治療管理が望ましい

考慮すべき薬剤：
- ACE阻害薬 or ARB
- β遮断薬
- LVOTOなければ利尿薬，硝酸薬

高血圧/心原性ショック*
集中治療管理が望ましい

LVOTO
考慮：
- 水分負荷（心不全ないとき）
- 短時間作用型β遮断薬
- LVAD (IMPELLA)

除外：
- 利尿薬，硝酸薬，IABP

ポンプ失調
考慮：
- levosimendan（日本未発売）
- LVAD (IMPELLA)
- VA-ECMO

*：除外すべき強心薬
- アドレナリン
- ノルアドレナリン
- ドブタミン
- ミルリノン
- イソプロテレノール

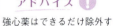

アドバイス
強心薬はできるだけ除外するべきである

図3 心不全や循環不全合併時の治療法
ACE阻害薬：アンジオテンシン変換酵素阻害薬，ARB：アンジオテンシンⅡ受容体遮断薬，LVOTO：左室流出路閉塞，LVAD：左心補助装置，IABP：大動脈内バルーンパンピング，ECMO：体外膜型人工肺．

(Ghadri JR, et al. Eur Heart J 2018；39：2032-46[3]より)

者[20]と，発症後直ちに投与された患者[21]で，予後には差を認めなかったと報告されている．動物実験では$αβ$遮断薬やエストロゲンが有効とされているが，ヒトでは証明されていない．

- 流出路圧格差を生じる症例には，β遮断薬が効果的である．壁運動障害が右室を含む症例が1/4ほど存在し，著明な低心拍出への対応が予後を左右する[22]（図3）．

- 左室内圧格差を伴わない心原性ショック例には大動脈内バルーンパンピングや経皮的心肺補助装置が有効であるが，左室流出路閉塞症例に対する大動脈内バルーンパンピング装着は後負荷増大につながる恐れがあり，注意を要する（図3）．

- 不整脈は比較的多く合併するが，致死性不整脈発現には十分な観察を要する．QT延長をきたす薬剤は除外すべきである（図4）．

- 左室内血栓からの塞栓症が問題となることがあり，急性期の抗凝固薬は考慮するべきである（図4）．

- 慢性期では再発を予防することと，ストレス起因性であればストレスに対する応答をコントロールする．ACE阻害薬が再発予防に有効とする報告があるが[23]，これを支持するエビデンスは強くない．ACE阻害薬とβ遮断薬を併せて投与することが再発予防に効果的とあるが[24]，エビデンスは同様に強くない（図5）．

- 二次性たこつぼ症候群では基礎疾患の治療が重要である．

- 治療アルゴリズムは確立されており，集中治療室に収容すべき状態か否かの

不整脈
（VT, VF, Tdp, AV-Block, QTc延長）

考慮すべき薬剤：
- β遮断薬
- AVブロック時，一時的ペースメーカ
- ライフベスト

除外すべきもの：
- QT延長をきたす薬剤
- 徐脈時のβ遮断薬，QTc＞500 ms
- permanent devices

血栓症/塞栓症

考慮すべき薬剤：
- ヘパリン/VKA/DOAC（初回フォローまで）
- EF＜40％で心尖部の広範な壁運動異常
- 左室内血栓症
- 血栓塞栓症

図4 合併症発生時の治療法
VT：心室頻拍，VF：心室細動，Tdp：torsade de pointes，AV-Block：房室ブロック，VKA：ビタミンK阻害薬，DOAC：直接経口抗凝固薬，EF：駆出分画．

(Ghadri JR, et al. Eur Heart J 2018；39：2032-46[3] より)

退院3か月もしくは壁運動回復まで
考慮すべき薬剤：
- ACE阻害薬 or ARB

原疾患の治療
冠動脈疾患：
- アスピリン
- スタチン

うつ/不安：
- 心臓と心のリハビリ

再発防止
考慮すべき薬剤：
- ホルモン補充
- ACE阻害薬 or ARB

図5 慢性期の治療法
ACE阻害薬：アンジオテンシン変換酵素阻害薬，ARB：アンジオテンシンⅡ受容体遮断薬．

(Ghadri JR, et al. Eur Heart J 2018；39：2032-46[3] より)

層別化が鍵となる．

5 たこつぼ症候群の予後

- 数多くの合併症報告がなされるようになった．心破裂症例は全症例の0.2％に生じうる．日本におけるDPCデータ★1から抽出された3,719名のたこつぼ症候群患者において，院内発症が約11％を占め，院内発症の死亡率（17.9％）が院外発症の死亡率（5.4％）よりも高いことを報告している[25]．
- 海外では心尖部の無収縮な壁運動パターン症例において，超急性期のイベントが多く，予後に影響していることが報告されている[26]．
- 再発率は国によって異なるが，数％程度と考えられている[1]．

おわりに

- たこつぼ症候群は，当初は予後良好な疾患と考えられていたが，さまざまな合併症が出現し，心臓突然死をきたしうる疾患として，高リスクの場合は心筋梗塞急性期と同様に厳重なモニタリングが必要である．院内死亡率は基礎

★1 DPCデータ

DPC（diagnosis procedure combination）データとは，日本における医療費の支払い制度に用いられる評価から得られたデータ．

ここがポイント

happy heart syndromeとbroken heart syndromeとの予後を比較すると，かかるストレスによる壁運動異常パターンや予後へ与える影響に差はない[6]

ここに注意

右室の壁運動異常を合併すると容易に低心拍出となり，重症化するため予後が悪い[22]

疾患に由来することが多いものの，決して予後良好なものばかりではない．
いまだに解明すべきことが多い症候群である．

(明石嘉浩)

文献

1) Akashi YJ, et al. Epidemiology and pathophysiology of Takotsubo syndrome. Nat Rev Cardiol 2015；12：387-97.
2) Lyon AR, et al. Current state of knowledge on Takotsubo syndrome：A Position Statement from the Taskforce on Takotsubo Syndrome of the Heart Failure Association of the European Society of Cardiology. Eur J Heart Fail 2016；18：8-27.
3) Ghadri JR, et al. International Expert Consensus Document on Takotsubo Syndrome – PART I：Clinical Characteristics, Diagnostic Criteria, and Pathophysiology. Eur Heart J 2018；39：2032-46.
4) Akashi YJ, et al. Takotsubo cardiomyopathy：A new form of acute, reversible heart failure. Circulation 2008；118：2754-62.
5) Deshmukh A, et al. Prevalence of Takotsubo cardiomyopathy in the United States. Am Heart J 2012；164：66-71. e1.
6) Ghadri JR, et al. Happy heart syndrome：Role of positive emotional stress in takotsubo syndrome. Eur Heart J 2016；37：2823-9.
7) Wittstein IS, et al. Neurohumoral Features of Myocardial Stunning Due to Sudden Emotional Stress. N Engl J Med 2005；352：539-48.
8) Frustaci A, et al. Catecholamine-induced cardiomyopathy in multiple endocrine neoplasia. A histologic, ultrastructural, and biochemical study. Chest 1991；99：382-5.
9) Templin C, et al. Clinical Features and Outcomes of Takotsubo (Stress) Cardiomyopathy. N Engl J Med 2015；373：929-38.
10) Randhawa MS, et al. Diagnostic utility of cardiac biomarkers in discriminating Takotsubo cardiomyopathy from acute myocardial infarction. J Card Fail 2014；20：377. e25-31.
11) Akashi YJ, et al. Reversible ventricular dysfunction takotsubo cardiomyopathy. Eur J Heart Fail 2005；7：1171-6.
12) Morel O, et al. Importance of inflammation and neurohumoral activation in Takotsubo cardiomyopathy. J Card Fail 2009；15：206-13.
13) Kosuge M, et al. Simple and accurate electrocardiographic criteria to differentiate takotsubo cardiomyopathy from anterior acute myocardial infarction. J Am Coll Cardiol 2010；55：2514-6.
14) Kosuge M, et al. Differences in negative T waves between takotsubo cardiomyopathy and reperfused anterior acute myocardial infarction. Circ J 2012；76：462-8.
15) Pathik B, et al. Troponin-positive chest pain with unobstructed coronary arteries：Incremental diagnostic value of cardiovascular magnetic resonance imaging. Eur Heart J Cardiovasc Imaging 2016；17：1146-52.
16) Hasbak P, et al. Preserved myocardial blood flow in the apical region involved in takotsubo cardiomyopathy by quantitative cardiac PET assessment. J Nucl Cardiol 2012；19：169-71.
17) Akashi YJ, et al. 123I-MIBG myocardial scintigraphy in patients with "takotsubo" cardiomyopathy. J Nucl Med 2004；45：1121-7.
18) Burgdorf C, et al. Regional alterations in myocardial sympathetic innervation in patients with transient left-ventricular apical ballooning (Tako-Tsubo cardiomyopathy). J Nucl Cardiol 2008；15：65-72.
19) Christensen TE, et al. (123) I-MIBG Scintigraphy in the Subacute State of Takotsubo Cardiomyopathy. JACC Cardiovasc Imaging 2016；9：982-90.

20) Palla AR, et al. Pretreatment With Low-Dose beta-Adrenergic Antagonist Therapy Does Not Affect Severity of Takotsubo Cardiomyopathy. Clin Cardiol 2012；35：478-81.

21) Isogai T, et al. Early beta-blocker use and in-hospital mortality in patients with Takotsubo cardiomyopathy. Heart 2016；102：1029-35.

22) Kagiyama N, et al. Impact of right ventricular involvement on the prognosis of takotsubo cardiomyopathy. Eur Heart J Cardiovasc Imaging 2016；17：210-6.

23) Singh K, et al. Systematic review and meta-analysis of incidence and correlates of recurrence of takotsubo cardiomyopathy. Int J Cardiol 2014；174：696-701.

24) Brunetti ND, et al. Combined therapy with beta-blockers and ACE-inhibitors/angiotensin receptor blockers and recurrence of Takotsubo (stress) cardiomyopathy：A meta-regression study. Int J Cardiol 2017；230：281-3.

25) Isogai T, et al. Out-of-hospital versus in-hospital Takotsubo cardiomyopathy：Analysis of 3719 patients in the Diagnosis Procedure Combination database in Japan. Int J Cardiol 2014；176：413-7.

26) Stiermaier T, et al. Prognostic Usefulness of the Ballooning Pattern in Patients With Takotsubo Cardiomyopathy. Am J Cardiol 2016；118：1737-41.

4章

治療選択

4章　治療選択

4-1 呼吸管理

はじめに

- ●「陽圧換気を開始したら血圧が低下した」というのは誰しも経験するところである．とくに心機能の低下した患者ではその低下度は非常に大きくなることがあり，医療者をしばしばヒヤッとさせる．気管挿管時に使用した麻酔薬などの血管拡張作用は大きな要因である．また，人工呼吸の開始による低酸素血症やアシドーシスの改善，および陽圧換気による呼吸仕事量の軽減が患者のストレスを低下させ，交感神経活動を抑制して血管拡張から血圧を低下させる作用は大きい．これらに対しては必要に応じて輸液負荷や血管収縮薬の投与が必要となる．

- ● しかし，周知のとおり心臓と肺の関連は非常に大きく，気管挿管＋人工呼吸開始そのものが循環系に与える影響を知らなければならない．まず，本項では呼吸と最も関連が深い右心機能に呼吸がどのような影響を与えるかを解説し，次に人工呼吸が心機能にどのように作用するかを述べる．

1 右心機能と呼吸

- ● 肺循環を担うのは右室であり，右心には肺へ血流を送り出し，左心系の前負荷を維持するという重要な働きがある．心機能は一般的には心筋収縮力，前負荷，および後負荷の3つによって決まるとされるが，肺循環を担う右心系には左心系と異なった特徴がある．肺動脈圧は胸腔内圧や肺静脈圧に比べて高くなく，肺，心臓ともに同じ胸腔という殻のあるボックス内に存在するため，胸腔内圧の影響を考えることが非常に重要である（**表1**，**図1**）．

a─右心収縮能

- ● 右室と左室は構造が異なる（**表2**）．右室はコンプライアンスが高く，形態が変わるので静脈還流圧に対する反応が左心と異なり，ある閾値以上に還流圧を上げても前負荷の増加にはつながらない（**図2**）．また，低圧系であるため後負荷（＝肺血管抵抗）の上昇への対応には限界があり，右心系は肺血管抵抗の影響が大きい．

b─右心前負荷：静脈還流と胸腔内圧

- ● 右室への前負荷では腹腔内などの容量血管の血液リザーバーにどれだけ血液が満たされているかに影響される．静脈圧[★1]と右房圧の差が還流圧となる．リザーバー容量が血管収縮や腹腔内圧上昇によって減れば同じ循環血液量でも静脈圧は高くなり，右心への還流圧は増加して静脈還流は増加する．逆に

★1　静脈圧

血流の止まった状態を想定して循環血液量を全身の血管内容量で割った値となる．
静脈圧＝循環血液量/全身血管内容量

表1 肺循環と体循環の違い

体循環(mmHg)	圧差		圧差	肺循環(mmHg)
90 ⋙ 30 ∨ 10 ∨ 2	60 20 8	動脈 細動脈 毛細血管 静脈 心房	6 4 3	17 ∨ 13 ∨ 9 ∨ 6

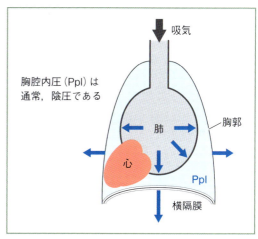

図1　胸腔内圧の重要性
肺，心臓は同じ胸腔内に存在しており，循環系は呼吸による胸腔内圧変化の影響を大きく受ける．

表2 右室と左室の違い

	右室	左室
形態	三日月形，三角錐	円形，回転楕円体
心筋重量 (g/m^2)	17〜34	64〜109
心筋壁厚 (mm)	2〜5	7〜11
心筋構造の特徴	2層（表層筋＋縦走筋）	3層（表層筋＋輪状筋＋縦走筋）
収縮様式	・深層の縦走筋による長軸方向の収縮が主体 ・左室収縮が右室の収縮に寄与	・らせん状の斜走筋がねじれや回転を伴った複雑な収縮様式
ポンプ機能	・容量ポンプ ・後負荷の上昇に弱い	・高圧ポンプ ・後負荷の上昇に強い
コンプライアンス	高	低

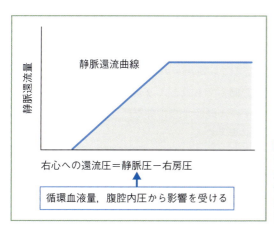

図2　右房圧と静脈還流量
静脈圧（＝循環血液量/全身血管内容量）と右房圧の差が静脈還流圧となる．静脈還流量には閾値があり，ある一定以上輸液しても右心の拍出量は増えないことや循環血液量が減ると，心拍出量が突然低下することの要因となっている．

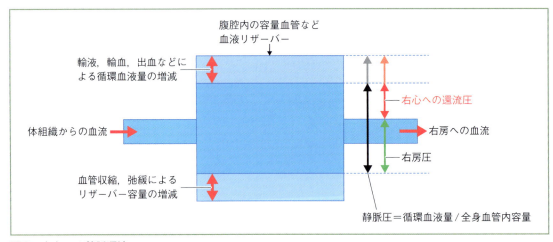

図3　右心への静脈還流
腹腔内などの容量血管の血液リザーバーにどれだけ血液が満たされているか，静脈圧＝循環血液量/全身血管内容量と右房圧の差が静脈還流圧となる．右心系への静脈還流では血液リザーバー容量も重要な点となる．

- 血管拡張などでリザーバー容量が増加すれば同じ循環血液量でも静脈圧は低下し，右心への還流圧は減少して静脈還流は減少する．このように右心系への還流圧はもちろん，出血や輸液・輸血負荷の影響を受けるが，血液リザーバー容量も大事な点となる（図3）．
- さて，呼吸は静脈還流にどのように影響するであろうか．安静時呼吸では胸腔内圧は陰圧であり，右房圧は陰圧の中に存在するため低値である．このことは右心系の静脈還流を維持するために非常に重要なポイントである．呼気終末持続陽圧（PEEP）や陽圧換気では胸郭の弾性に対して肺/胸郭を拡げる仕事をする必要があるため，基本的には胸腔内圧は陽圧となる．陽圧換気による胸腔内圧の陽圧化は右房圧を上昇させ，右房への還流圧を低下させる．このことが陽圧換気による血圧の低下の大きな要因となっており，対処には適切な血管収縮薬と輸液負荷が必要となる．
- 陽圧換気の静脈還流への影響は1回の呼吸サイクルの中でも発生するため，陽圧人工呼吸中のstroke volume variation（SVV：1回拍出量変動）やpulse pressure variation（PPV：脈圧変動）といった輸液指標にも使用されている[1]．しかし，人工呼吸の開始前後で右室の大きさを計測してもほとんど差がないという報告もある[2]．陽圧換気が横隔膜を押し下げ，腹腔からの静脈還流を増やす場合もあり，患者の状態に応じた判断が必要となる．

C—右心後負荷：肺血管抵抗

- 体循環の血管抵抗は細動脈の収縮によって決まるのに対し，肺循環では肺動脈，毛細血管，肺静脈レベルのそれぞれで血管抵抗が決まる．肺胞の拡張によって血管は圧迫されるため，毛細管レベルの血管抵抗は肺胞内圧や肺胞容量に影響される．肺容量の増加に従って血管抵抗は増加する．逆に肺動脈や

▶PEEP：
positive end-expiratory pressure

ここが ポイント
胸腔内圧の陽圧化は右房圧を上昇させ，右房への還流圧を低下させる

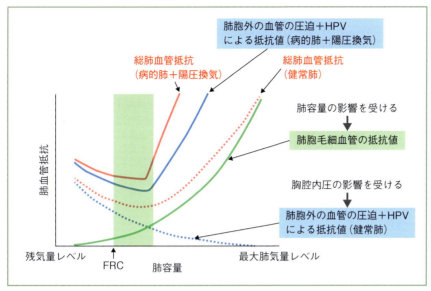

図4 肺容量と肺血管抵抗（健常肺，病的肺＋陽圧換気）
健常肺では機能的残気量（FRC）レベルで肺血管抵抗が最小になる．陽圧換気では肺気量の増加に従い肺血管抵抗は上昇するが，肺胞の虚脱を防ぐように適切な換気設定（緑帯の範囲を基準に換気条件を設定する）とすれば肺血管抵抗の増加を最小限とすることも可能である．
HPV：低酸素性肺血管収縮．

肺静脈の血管抵抗は血管周囲の胸腔内圧が作用する．自発呼吸時の胸腔内圧の陰圧は肺血管を広げるように作用するため，通常は肺気量が多いほど胸腔内圧は低下し肺血管抵抗は小さくなる．肺全体の血管抵抗はこの両者の和であり，健常肺では機能的残気量（FRC）レベルで肺血管抵抗が最小になる（図4）．肺細動脈レベルでは動脈壁平滑筋への神経，液性因子やPO_2による血管収縮（低酸素性肺血管収縮〈HPV〉★2）が肺血管抵抗への影響が大きい．

- 肺胞の虚脱がある病的肺では，低酸素性肺血管収縮は虚脱肺への血流を減少させ，肺内シャントが減少し肺酸素化能を改善するが，肺血管抵抗は上昇する．重症の急性呼吸窮迫症候群（ARDS）では，肺血管抵抗の上昇から右心不全が問題になることもある．病的肺に適度な陽圧（PEEP）をかけ虚脱した肺胞を開存できれば，肺血管抵抗を下げることが可能である．
- 胸腔内圧が上昇する陽圧換気では肺気量の増加に従い肺血管抵抗は上昇するが，肺胞の虚脱を防ぐように適切な換気設定とすれば肺血管抵抗の上昇を最小限とすることも可能もある（図4）．また，肺血管抵抗の上昇による右室の拡大は同じ心腔内にある左室を圧迫するため，右心不全は左室機能低下につながる可能性のあることにも留意が必要である（図5）．

2 陽圧換気と胸腔内圧

- このように胸腔内圧は右心への静脈還流と肺血管抵抗に大きく影響している．「胸腔内圧＝肺気量/胸郭コンプライアンス」の関係があるため，腹腔内圧が上昇する腹部疾患や胸郭の外傷や浮腫など胸郭コンプライアンスが低

▶FRC：
functional residual capacity

★2 低酸素性肺血管収縮（HPV）
PaO_2が低下した場合に，その肺胞に隣接する細動脈の血管平滑筋が収縮すること．換気の低下した肺胞への血流を低下させ，肺内シャントを減少させ，低酸素血症の増悪を抑制する．

▶HPV：
hypoxic pulmonary vasoconstriction

▶ARDS：
acute respiratory distress syndrome

ここがポイント
肺血管抵抗の上昇による右室拡大は左室を圧迫する

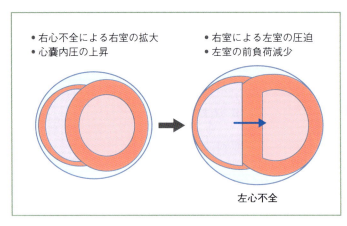

図5　左室と右室は隣り合わせ同じ心嚢内にある（左心右心連関）

肺血管抵抗が上昇することによる右心不全では右室の拡大が起こり，拡大した右室による左室の圧迫が起こり左心機能を抑制する．また，左室と右室は同じ心嚢内にあるため，右心系の拡大は心嚢内圧を上昇させ左室の前負荷を減少させる．

下した患者で陽圧換気をするには胸腔内圧を上昇させる必要がある．胸腔内圧の上昇は心機能の低下した患者では問題となることも多い．とくに腹腔内大量出血，後腹膜血腫，腸管浮腫などによって腹腔内圧が上昇することで呼吸・循環障害を生じる病態は腹部コンパートメント症候群★3とされる．

- 逆に肺の状態は胸腔内圧にどのように影響するであろうか．傷害肺や肺水腫肺では肺コンプライアンスが低下するため，肺胞を開存させるには「経肺圧＝気道内圧－胸腔内圧」を保つことが必要である．肺の状態が悪くなるほど肺胞の開存に必要な経肺圧は大きくなる．傷害肺の動物モデルを用いた実験では，肺気量が増加するに従って，傷害肺では健常肺よりも経肺圧は大きくなる[3]．しかし，胸腔内圧や心嚢内圧は健常肺，傷害肺ともに膨らませた肺気量に比例しており2者に差はない（**図6**）．近年，傷害肺において食道内圧によって胸腔内圧を測定し，気道内圧，PEEPを調整することによって経肺圧を適切な範囲に保つ肺保護換気を行う換気法が提唱されている．循環への影響は主に胸腔内圧によるものが大きいため，食道内圧測定によって胸腔内圧を推定できれば，循環に影響の少ない人工呼吸が可能となる可能性もある．今後の研究が待たれる．

- 慢性閉塞性肺疾患（COPD）でみられるような内因性PEEPの発生が人工呼吸中に起こることがあり，胸腔内圧を大きく上昇させ循環に影響する要因となる．内因性PEEPとはdynamic hyperinflationともよばれ，肺胞が呼気相にガスを呼出できず膨らんだ状態のままとなることである．このときの呼気終末肺胞内圧が内因性PEEPとよばれる．原因として呼気時の気道抵抗が大きいこと（細い気管内チューブ，COPD，喘息など），呼気時間が短いこと，大きな一回換気量や過大な吸気圧設定があり，適切な換気設定とすることが重要である．しかし，内因性PEEPの測定は自発呼吸のない状態で呼気終末に気道閉塞で行えるが，通常の口元での換気状態の測定ではわかりにくい．人工呼吸器のグラフィックモニターの圧，流量波形の観察や食道内圧測定で内因性PEEPの発生を診断できるので，これらを利用した換気条件設定が必要な場合もある（**図7**）．

★3 **腹部コンパートメント症候群**

腹部コンパートメント症候群では腹部臓器における血流減少，心臓への静脈還流の低下と血管圧迫による末梢血管抵抗上昇による心拍出量の低下，腎実質，腎静脈圧迫による乏尿，さらには横隔膜挙上による呼吸障害などが起こる．膀胱内圧測定が検査として有用であり，膀胱内圧25 mmHg以上での減圧開腹を推奨している[4]．

▶COPD：
chronic obstructive pulmonary (lung) disease

　ここがポイント

内因性PEEPは胸腔内圧を大きく上昇させ，循環に影響する

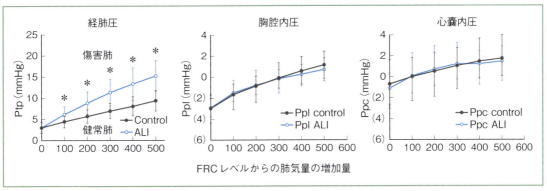

図6 陽圧換気中の胸腔内圧，心嚢内圧を決めるのは肺気量である
肺傷害モデルと正常肺モデルで肺気量と経肺圧（Ptp），胸腔内圧（Ppl），心嚢内圧（Ppc）の関係を調べた．肺気量による経肺圧の上昇程度は傷害肺でより大きいが，胸腔内圧と心嚢内圧は肺気量に従って上昇し両者に差はない．
ALI：急性肺傷害，FRC：機能的残気量，＊：$p<0.001$．

（Romand JA, et al. Chest 1995；108：1041-8[3] より）

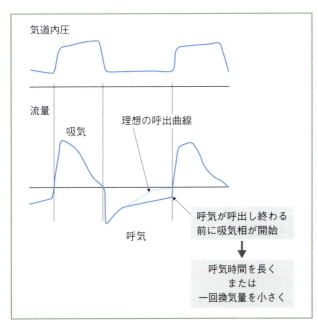

図7 内因性PEEPの発生が疑われるグラフィックモニター波形
呼気が呼出し終わる前に吸気相が開始している波形では内因性PEEPの発生が疑われる．呼気時間を長くしたり，一回換気量を減らすことも考慮する．

3 肺水腫とPEEP

- 左心不全による左房圧の上昇からくる肺毛細管圧上昇性の肺水腫に対して，PEEPを含む陽圧換気は肺胞虚脱を防止し酸素化能の改善に効果がある．PEEPは肺水腫により低下した肺コンプライアンスを改善し，機能的残気量を増やし，呼吸仕事量を軽減する．しかし，上述のように陽圧換気には循環抑制作用があるため，肺酸素化能を改善するためにどの程度のPEEPを必要とするかはわかりにくい．
- 健常な心の左房圧上限を10 mmHg，一般的な左心不全の左房圧の閾値を

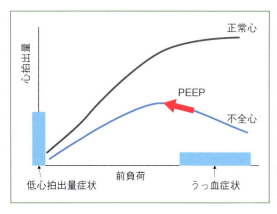

図8 PEEPの心不全に対する効果（前負荷の軽減）
不全心では，PEEPによる前負荷低下によって低心拍出量症状やうっ血症状から脱し，血行動態の改善につながる．

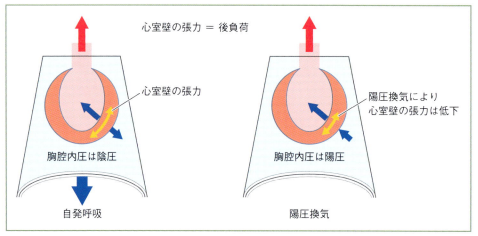

図9 PEEPによる後負荷の軽減，心室壁張力の低下
心室壁の内外圧差＝心室内圧－心室の外側の圧（＝胸腔内圧）であり，Laplaceの法則では，半径がrの球において，内外圧差をP，球の壁にかかる張力をTとするとP＝2T/rの関係がある．陽圧換気による胸腔内圧の上昇によって心室壁の内外圧差は小さくなり，心室壁の張力は低下する．後負荷の軽減は左心不全において血行動態を改善する．

18mmHgとして，左房圧の上昇に見合ったPEEPが必要と考えれば（18－10）×13.6＝11cmH$_2$Oとなり，10cmH$_2$O程度のPEEPでも効果があることが予測できる．もちろん，心不全の原因，進行速度にもよるはずであり，患者の症状の改善がみられるレベルに設定すべきである．

4 左心不全とPEEP

- 胸腔内圧の上昇は，陽圧換気による循環への影響を理解するうえでの一つのポイントである．胸腔内圧の上昇による前負荷と後負荷の低減効果がある．通常，前負荷低下は人工呼吸による心拍出量低下や血圧低下の主な原因となるが，不全心では必ずしもそうはならず，逆に血行動態の改善につながることもある（図8）．また，左心不全において後負荷の軽減は血行動態を改善する（図9）．

5 非侵襲的陽圧換気（NPPV）

- 心不全患者では意識清明である場合も多く，気道確保は必ずしも必要ではない．むしろ，気管挿管時に必要な鎮静薬による循環抑制のほうが問題となる．このためNPPVは急性心不全に伴う呼吸不全患者でまず，試みられるべき人工呼吸法である[5]．前述のように10cmH$_2$O程度のPEEPでも十分効果が期待できる．NPPVには自発呼吸努力に合わせて吸気相に換気補助のために吸気圧をPEEPレベルまで上昇させる二相性気道内陽圧（BiPAP）と，PEEPのみをかける持続性気道内陽圧（CPAP）がある．CPAPと比較してBiPAPが予後を悪くする可能性も指摘されているが[6]，現在のところ両者に明らかな差はないとされている[7]．二酸化炭素の貯留を認めたり，呼吸困難が強い場合には換気補助効果のあるBiPAPモードを試してみる価値がある．
- HFNCが急性呼吸不全の治療法として，NPPVに代わる呼吸補助法として注目されている[8]．急性心不全に対する効果は証明されてはいないが，閉口状態で3cmH$_2$O程度のPEEP効果があるとされており，低いレベルではあるがPEEP効果が認められることから患者によっては適応となる可能性も考えられる[9]．
- NPPVやHFNC使用時に忘れてはならない点がある．これらは吸入酸素濃度を100％まで上げることが可能であるため，かなり重症の低酸素血症においても見かけの酸素飽和度を高くすることができる．しかし，高い酸素濃度を用いて気管挿管を遅らすことはむしろ予後を悪化させる可能性が示されており，do not intubate（DNI）患者以外では用いるべきではない．筆者の施設では酸素濃度60％程度を上限としている．また，急性心筋梗塞や蘇生後などでは過剰な酸素投与の問題点が指摘されており，SpO$_2$はせいぜい95％程度を目標にすればよい．

6 侵襲的呼吸管理

- NPPVでは管理しきれない重症心不全においては，「どの段階で侵襲的人工呼吸へ移行するか？」が問題となってくる．日本循環器学会/日本心不全学会合同ガイドライン「急性・慢性心不全診療ガイドライン（2017年改訂版）」では，気管挿管への移行基準として，①患者の状態が悪化，②動脈血ガス分圧が改善しない，または悪化，③気胸，痰の滞留，鼻梁のびらんなどの新たな症状，または合併症の出現，④症状が軽減しない，⑤意識レベルの悪化，が示されている[10]．
- 病態別にも呼吸不全を伴う急性冠症候群（acute coronary syndrome）や心原性ショックでは，NPPVよりも気管挿管下の侵襲的呼吸管理を考慮するべきである．一般的には，急性心不全におけるNPPVから気管挿管への移行は肺酸素化能や呼吸困難が改善しない場合となる．判断を誤ると予後を悪化させる可能性もあり，NPPVには限界があることを知って，侵襲的人工呼吸への移行時期を逃さないことにも注意が必要である．

▶NPPV：
noninvasive positive pressure ventilation

▶BiPAP：
bilevel positive airway pressure

▶CPAP：
continuous positive airway pressure

▶HFNC：
high-flow nasal cannula

ここに注意
NPPVやHFNCを用いることで気管挿管を遅らせてはならない

4章　治療選択

- 気管挿管には気道確保だけでなく肺水腫の水様痰の吸引が可能であったり，呼吸仕事量のさらなる軽減が可能であったりという利点がある．しかし，最大の利点は十分な気道陽圧を掛けられるという点であり，「適切なPEEPレベルについてどのように考えたらよいか？」が問題となる．open lung strategy[★4]が傷害肺における肺保護換気において提唱され，できるだけ肺胞虚脱を少なくするPEEPレベルでの換気が推奨されている．同じように肺水腫においても肺胞をできるだけ開いた状態とすることが肺酸素化能を改善しつつ，しかも人工呼吸器関連肺傷害の発生を最小にできる換気条件となる可能性がある．傷害肺では経肺圧測定が適切なPEEPレベルの決定に役立つという報告がある．胸腔内圧をモニタリングできれば理論的には経肺圧を目標値に保ちつつ，胸腔内圧を最適レベルとするPEEP値とすることも可能である．胸腔内圧測定は食道内バルーンを用いた食道内圧測定によって測定できるが，バルーンの空気量や位置などの測定上の問題点および食道内圧が胸腔内圧とどのような関係となるのかという未解決の問題もある．

> **ここが ポイント** ❗
> 気管挿管による十分な気道陽圧は肺胞の虚脱を少なくし，肺酸素化能を改善する
>
> **[★4] open lung strategy**
>
> 肺胞の虚脱，再開通が人工呼吸による肺傷害の発生と大きく関連している．できるだけ肺胞虚脱を起こさないことを目的とする換気方針．

7 換気量の設定をどうするか？：肺保護換気について

- ARDSなどの傷害肺における人工呼吸では低一回換気量，もしくはドライビング圧（気道内圧のプラトー圧 − PEEP）を低く保つ肺保護換気がほぼ確立されている[11]．術中の人工呼吸のような健常肺に対する人工呼吸においてもこのセオリーの有効性が報告されている[12]．

- さて，肺コンプライアンスの低下した肺水腫患者はどうであろうか．胸腔内圧を過度に上昇させずに肺機能を改善させる程度のPEEPの適応はよいとしても，換気量を制限する肺保護換気は，肺傷害そのものには有効と考えられるが，高二酸化炭素血症による呼吸性アシドーシスを招く．二酸化炭素自体は血管拡張作用をもつが，高二酸化炭素血症ではアシドーシスによる交感神経刺激の結果，血管収縮が起こる．頭蓋内血管が拡張して脳圧は亢進し，冠血管収縮によって狭心症が悪化する可能性がある．また，腎血管収縮により尿量が減少し，肺動脈収縮によって肺高血圧となる．

- 肺保護換気は気道陽圧を低くすることで胸腔内圧が低くでき有利な点もあるが，循環管理には不利な点もある．重症心不全患者では病態ごとに高度な判断が必要な場合も多い．

8 人工呼吸からのウィーニングと循環

- 陽圧人工呼吸は心機能にプラスとなる部分も多いが，逆に人工呼吸器からのウィーニング（離脱；weaning）に際しては呼吸と心機能との相互作用に留意が必要である．とくに胸腔内圧が低くなることによる静脈還流の増加と後負荷の増大に心機能が耐えられるかということがポイントとなる．また，ウィーニング時には鎮静レベルが浅くなるため，血管収縮によって後負荷がさらに増大する．呼吸仕事量の増加により，呼吸筋への血流量も増加する．

このような理由で人工呼吸からの離脱失敗の原因が心不全であることも多い.

● ウィーニング失敗患者では自発呼吸テスト中から混合静脈血酸素飽和度の低下がみられるという報告や, weaning induced pulmonary edema 発生の報告もある[13]. 人工呼吸の離脱に際しての脳性ナトリウム利尿ペプチド（BNP）の測定など循環系モニタリングを行い, 血管内容量を調整することが心不全患者の人工呼吸からの離脱成功への一助となる可能性がある[14].

（内山昭則）

▶BNP：
brain natriuretic peptide

文献

1) Huang CC, et al. Prediction of fluid responsiveness in acute respiratory distress syndrome patients ventilated with low tidal volume and high positive end-expiratory pressure. Crit Care Med 2008；36：2810-6.

2) van den Berg PC, et al. Effect of positive pressure on venous return in volume-loaded cardiac surgical patients. J Appl Physiol 2002；92：1223-31.

3) Romand JA, et al. Cardiopulmonary effects of positive pressure ventilation during acute lung injury. Chest 1995；108：1041-8.

4) Ivatury RR, et al. Intra-abdominal hypertension after life-threatening penetrating abdominal trauma：Prophylaxis, incidence, and clinical relevance to gastric mucosal pH and abdominal compartment syndrome. J Trauma 1998；44：1016-21.

5) Peter JV, et al. Effect of non-invasive positive pressure ventilation（NIPPV）on mortality in patients with acute cardiogenic pulmonary oedema：A meta-analysis. Lancet 2006；367：1155-63.

6) Mehta S, et al. Noninvasive ventilation in patients with acute cardiogenic pulmonary edema. Respir Care 2009；54：186-95.

7) Rochwerg B, et al. Official ERS/ATS clinical practice guidelines：Noninvasive ventilation for acute respiratory failure. Eur Respir J 2017；50：pii：1602426.

8) Frat JP, et al；FLORALI Study Group；REVA Network. High-flow oxygen through nasal cannula in acute hypoxemic respiratory failure. N Engl J Med 2015；372：2185-96.

9) Parke R, et al. Nasal high-flow therapy delivers low level positive airway pressure. Br J Anaesth 2009；103：886-90.

10) 日本循環器学会, ほか. 日本循環器学会/日本心不全学会合同ガイドライン. 急性・慢性心不全診療ガイドライン（2017年改訂版）. http://www.asas.or.jp/jhfs/pdf/topics20180323.pdf

11) Amato MB, et al. Driving pressure and survival in the acute respiratory distress syndrome. N Engl J Med 2015；372：747-55.

12) Serpa Neto A, et al；PROVE Network Investigators. Protective versus Conventional Ventilation for Surgery：A Systematic Review and Individual Patient Data Meta-analysis. Anesthesiology 2015；123：66-78.

13) Liu J, et al. Cardiac dysfunction induced by weaning from mechanical ventilation：Incidence, risk factors, and effects of fluid removal. Crit Care 2016；20：369.

14) Chien JY, et al. Changes in B-type natriuretic peptide improve weaning outcome predicted by spontaneous breathing trial. Crit Care Med 2008；36：1421-6.

4-2 カテコラミン

はじめに

- カテコラミン（catecholamine）とは，カテコール核を有する芳香族アミンであり，生体内で交感神経作動薬として作用する．生体内で生合成される内因性カテコラミンであるドパミン，ノルアドレナリン，アドレナリン，さらに合成カテコラミンであるドブタミン，イソプロテレノールを併せてカテコラミンと称する．

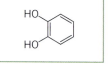

カテコール核の一般構造式

1 カテコラミンの生合成および代謝

a ― 生合成

- 内因性カテコラミンの生合成経路を示す（図1）．チロシンからドーパを経てドパミンが合成される．さらにドパミン水酸化酵素の働きでノルアドレナリンが合成され，その後，アドレナリンへの転換はフェニルエタノールアミン-N-メチル基転移酵素の触媒により行われる．

b ― 代謝

- カテコラミンはモノアミン酸化酵素（MAO）およびカテコール-O-メチル基転移酵素（COMT）により代謝される．ドパミンはホモバニリン酸（HVA）へ，

▶MAO：
monoamine oxidase

▶COMT：
catechol-O-methyltransferase

▶HVA：
homovanillic acid

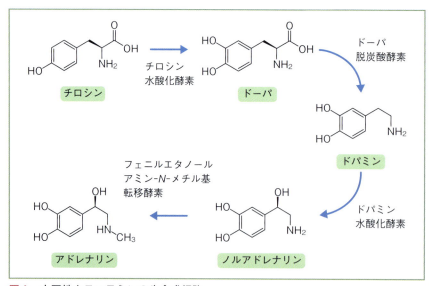

図1 内因性カテコラミンの生合成経路

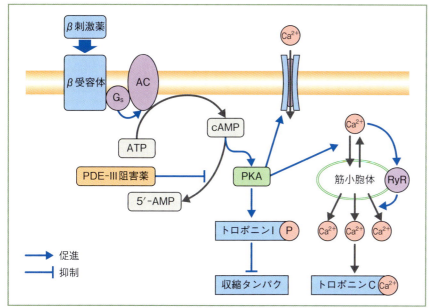

図2 心臓に対するカテコラミンの作用：β受容体を介した心筋収縮調節機構
β受容体刺激により，G_sタンパク，ACの活性化を経てcAMPが増加する．cAMPによるPKAの活性化が，細胞内Ca^{2+}を増加させ，RyRを介するCICRにより細胞内のさらなるCa^{2+}濃度上昇を引き起こす．Ca^{2+}とトロポニンCの結合がアクチン-ミオシンのクロスブリッジ形成に関与し，心収縮力が増強する．
一方で，PKAは筋小胞体へのCa^{2+}の取り込みを促進し，トロポニンIのリン酸化による収縮タンパクのCa^{2+}感受性低下を生じさせ，心筋弛緩を促進し拡張能も改善する．
AC：アデニル酸シクラーゼ，cAMP：環状アデノシン一リン酸，PKA：プロテインキナーゼA，RyR：リアノジン受容体，CICR：カルシウム誘発性カルシウム放出．

ノルアドレナリン，アドレナリンはそれぞれノルメタネフリン，メタネフリンへと代謝され，一部はバニリルマンデル酸（VMA）となり尿中へ排泄される[★1]．

2 カテコラミンの生理作用

- カテコラミンは交感神経のα受容体，β受容体を介し，さまざまな部位に作用する．またドパミンにはD受容体を介した作用もみられる．これらの作用は危機的状況での闘争・逃避反応（fight or flight response）[★2]として働く．

a — 心血管系への作用

- カテコラミンは主としてα受容体，β受容体を介して心血管系への作用を発揮する．

■ 心臓に対する作用（図2）

- カテコラミンは$β_1$受容体を介し作用することで，心拍数が増加（陽性変時作用）し，心収縮力が増強（陽性変力作用）する．また刺激伝導速度増加（陽性変伝導作用），心筋弛緩速度増加作用を発揮する．

▶VMA：
vanillylmandelic acid

★1 褐色細胞腫の診断

褐色細胞腫はカテコラミン産生腫瘍であるため代謝産物が増加する．スクリーニングで随時尿中のメタネフリン，ノルメタネフリン，VMAを測定し，確定診断では24時間尿中のメタネフリン，ノルメタネフリンの高値を確認する．

★2 闘争・逃避反応

動物が危機的状況に陥ったとき，自己防衛反応として交感神経系が活性化され，カテコラミンが分泌される．その結果，心拍数増加，血圧上昇，骨格筋血流増大，消化器運動および血流減少，呼吸促進，血糖上昇などが起こり，戦うか逃げるかに備えた反応がみられる．

4章 治療選択

β受容体を介した心筋収縮調節機構[1]

- β受容体にアゴニストが作用すると，G_sタンパクを介してアデニル酸シクラーゼ（AC）が活性化され，アデノシン三リン酸（ATP）から環状アデノシン一リン酸（cAMP）が産生される．

- cAMPがプロテインキナーゼA（PKA）を活性化することで，L型カルシウム（Ca）チャネルからCa^{2+}の流入が促進され，筋小胞体からCa^{2+}の遊離が促進される．増加したCa^{2+}は，リアノジン受容体（RyR）を介するカルシウム誘発性カルシウム放出（CICR）を引き起こし，細胞内Ca^{2+}濃度をさらに上昇させる．Ca^{2+}はトロポニンCに結合することでアクチン–ミオシンのクロスブリッジ形成に関与し，心収縮力が増強する．

- 一方で，PKAは筋小胞体へのCa^{2+}の取り込みを促進し，トロポニンIのリン酸化による収縮タンパクのCa^{2+}感受性低下を生じる．それにより心筋の弛緩が促進され拡張能も改善する．

$α_1$受容体，$β_2$受容体を介した作用

- $β_1$受容体刺激による作用が最も強力であるが，$α_1$受容体，$β_2$受容体刺激によっても陽性変力作用，陽性変時作用がみられる．

▶ 末梢血管平滑筋に対する作用（図3）

- カテコラミンには，主に$α_1$受容体を介する収縮作用と$β_2$受容体を介する拡張作用がある．

$α_1$受容体を介する収縮作用（図3a）

- α受容体にアゴニストが作用すると，G_qタンパクを介してホスホリパーゼC（PLC）が活性化される．

- PLCがホスファチジルイノシトール二リン酸（PIP_2）を分解し，イノシトール三リン酸（IP_3）とジアシルグリセロール（DAG）が産生される．

- DAGはプロテインキナーゼC（PKC）を活性化し，Ca^{2+}チャネルをはじめ種々のタンパク質をリン酸化し細胞内Ca^{2+}濃度を調整する．

- IP_3は筋小胞体に作用しCa^{2+}の遊離を促進させ，さらに筋小胞体からのCa^{2+}放出は細胞膜から流入するCa^{2+}と併せてリアノジン受容体を介するCICRを引き起こし，細胞内Ca^{2+}濃度を上昇させる．

- Ca^{2+}はカルモジュリンと結合しミオシン軽鎖キナーゼ（MLCK）を活性化し，ミオシン軽鎖（MLC）をリン酸化する．リン酸化されたMLCはアクチンと作用してアクチン–ミオシンのクロスブリッジにより平滑筋は収縮する．

$β_2$受容体を介する拡張作用（図3b）

- β受容体にアゴニストが作用すると，G_sタンパクを介してACが活性化され，ATPからcAMPが産生される．

- cAMPがPKAを活性化すると，心筋細胞とは異なり，平滑筋細胞外へのCa^{2+}汲み出しと筋小胞体へのCa^{2+}取り込みが促進され平滑筋細胞内のCa^{2+}濃度が低下する．また，MLCKのリン酸化，MLCの脱リン酸化により収縮機構の不活性化を生じ平滑筋が弛緩する．

▶AC：
adenylate cyclase

▶ATP：
adenosine triphosphate

▶cAMP：
cyclic adenosine monophosphate

▶PKA：
protein kinase A

▶RyR：
ryanodine receptor

▶CICR：
calcium-induced calcium-release

▶PLC：
phospholipase C

▶PIP_2：
phosphatidylinositol-4,5-bisphosphate

▶IP_3：
inositol-1,4,5-trisphosphate

▶DAG：
diacylglycerol

▶PKC：
protein kinase C

▶MLCK：
myosin light chain kinase

▶MLC：
myosin light chain

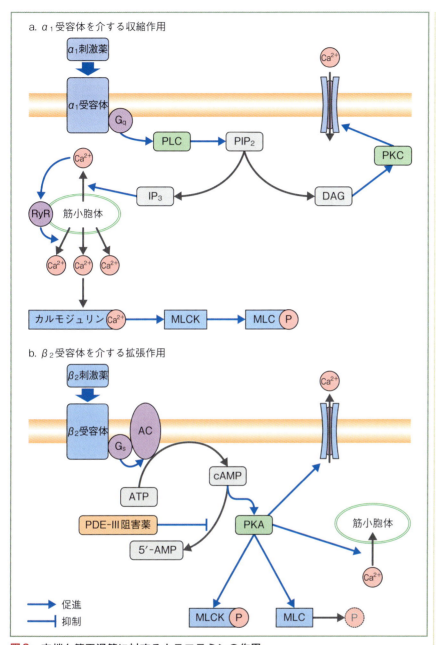

図3　末梢血管平滑筋に対するカテコラミンの作用

a：$α_1$受容体刺激により，G_qタンパクを介してPLCが活性化される．PLCがPIP$_2$をIP$_3$とDAGに分解する．DAGはPKCを活性化し，細胞内Ca^{2+}濃度を調整する．IP$_3$は筋小胞体に作用し細胞内Ca^{2+}を増加させ，RyRを介するCICRにより細胞内のさらなるCa^{2+}濃度上昇を引き起こす．Ca^{2+}はカルモジュリンと結合しMLCKを活性化し，MLCをリン酸化する．リン酸化されたMLCはアクチンと作用してアクチン-ミオシンのクロスブリッジにより平滑筋は収縮する．

b：$β_2$受容体刺激により，G_sタンパク，ACの活性化を経て，cAMPが増加する．心筋細胞とは異なり，cAMPによるPKAの活性化が細胞内のCa^{2+}濃度を低下させる．また，MLCKのリン酸化，MLCの脱リン酸化により収縮機構の不活性化を生じ平滑筋が弛緩する．

PLC：ホスホリパーゼC，PIP$_2$：ホスファチジルイノシトール二リン酸，IP$_3$：イノシトール三リン酸，DAG：ジアシルグリセロール，PKC：プロテインキナーゼC，RyR：リアノジン受容体，CICR：カルシウム誘発性カルシウム放出，MLCK：ミオシン軽鎖キナーゼ，MLC：ミオシン軽鎖．

D_1受容体への作用

- 腎臓および腸間膜血管床に発現しているD_1受容体に作用すると、G_sタンパクを介してACが活性化され、cAMPが増加し血管を拡張させる。

b—代謝に及ぼす作用

- カテコラミンは低血糖の際に糖を動員するために放出され、また脂肪組織からの遊離脂肪酸の動員にも関与し、生体にエネルギーが供給されるように働く。
  ①β受容体刺激により肝臓や筋肉内のグリコーゲン分解促進、脂肪組織における脂肪分解促進、肝臓での糖新生促進、グルカゴン分泌促進が起こる。
  ②α_2受容体刺激によりインスリン分泌が抑制される。

c—その他の作用

- 呼吸器系：呼吸中枢への中枢性刺激および気管支拡張作用により換気量が増加する。
- 腎臓の傍糸球体装置：β_1受容体刺激によりレニンが分泌され、レニン・アンジオテンシン・アルドステロン系が活性化される。
- 中枢神経系、感覚器系などに作用する。

3 各種カテコラミン（表1）

- 循環不全・ショックは、循環血液量減少性、血液分布異常性、心原性、閉塞性に起こりうる。カテコラミンは循環不全の治療薬として使用されるが、いずれの場合も原因への対処を最優先する。

a—ドパミン（イノバン®）★3

- ノルアドレナリンおよびアドレナリンの代謝前駆体である。α, β, D受容

★3

内因性ドパミンは中枢神経の神経伝達物質であるが、合成ドパミンは血液脳関門を通過しないため中枢神経作用をもたない。

表1 カテコラミン類の用量依存性反応

薬物	受容体	持続投与速度
アドレナリン	β_2 $\beta_1+\beta_2$ α_1	$1\sim2\,\mu g$/分 $2\sim10\,\mu g$/分 $>10\,\mu g$/分[*1] （ボーラス$2\sim10\,\mu g$；$0.5\sim1.0$mg[*2]）
ノルアドレナリン	α, $\beta_1\gg\beta_2$	$4\sim12\,\mu g$/分[*1]
ドパミン	ドパミン作動性 β α_1	$0\sim3\,\mu g$/kg/分 $3\sim10\,\mu g$/kg/分 $>10\,\mu g$/kg/分[*1]
ドブタミン	$\beta_1\gg\beta_2$, α	$2.5\sim10\,\mu g$/kg/分[*1]
イソプロテレノール	$\beta_1>\beta_2$	$0.5\sim10\,\mu g$/分

[*1]：臨床的にはより高用量で使用されている。
[*2]：アナフィラキシーあるいは心停止に対して使用される。

（村田寛明、ほか．周術期循環管理．克誠堂出版：2011. p.228[1]より）

体に作用し，さらに交感神経終末でノルアドレナリン放出作用をもつ直接的
および間接的交感神経作動薬である．用量により作用する受容体が異なると
いう特徴をもつ．

作用

- 低用量投与（$3\mu g/kg/$分以下）：主に腎臓，腸間膜血管床のD_1受容体に作用
  し血管拡張をきたす．腎においては腎血流，糸球体濾過率を増加させ利尿効
  果を認める．また，腎尿細管への直接作用によりナトリウム排泄を促進す
  る．

> **ここが ポイント** ❗
> ドパミンは用量により作用する受容体が異なる

- 中等量投与（$3\sim10\mu g/kg/$分）：主に心臓および末梢血管のβ受容体に作用
  し，心収縮力および心拍数を増加させ，末梢血管拡張を生じる．また，間接
  的なノルアドレナリン遊離作用はこの用量でみられる．
- 高用量投与（$10\mu g/kg/$分以上）：主にα受容体に作用し，血管収縮をきた
  し，末梢血管抵抗を増加させる．

> **ここが ポイント** ❗
> 循環作動薬は，薬剤感受性の個人差が大きく，効果を確認しながら使用すべき

- 薬剤感受性の個人差は大きく，効果を確認しながら使用する必要がある．こ
  れは以下のすべての循環作動薬に当てはまるので留意されたい．

適応

- 急性循環不全，急性循環不全状態．

臨床効果

- 心悸亢進作用および末梢血管収縮作用の両方が必要なときがよい適応であ
  る．
- 高用量では全末梢血管抵抗が増加し，肺血管抵抗も増加するため右心不全患
  者には注意を要する．また腎血流も減少する．
- 心筋酸素消費量が増加するため，心筋虚血の危険性がある．
- 腎保護目的でのドパミンの有用性は臨床的に否定されており，各種ガイドラ
  インでもその目的では使用しないよう推奨されている（grade 1A）[2,3]．
- 敗血症性ショックでの位置づけ：2012年にSSCGガイドラインが改訂されて
  以降，敗血症性ショック時の第一選択薬としては推奨されていない．ドパミ
  ンはノルアドレナリンと比較して28日死亡率，合併症が有意に高率である
  ため，きわめて限られた患者（頻脈の低リスク患者や絶対的/相対的徐脈患
  者など）においてのみ考慮する（grade 2C）[2]．

▶ SSCG：
surviving sepsis campaign guideline

b─ノルアドレナリン（ノルアドリナリン®）

- 生体内では交感神経終末で放出される神経伝達物質である．一部は副腎髄質
  で合成され，分泌される．α，β両受容体に対し強力な刺激作用を有する直
  接的交感神経作動薬である．

作用

- α_1受容体に作用し，用量依存性に末梢血管収縮を起こし血圧を上昇させる．
- 末梢性α_2受容体への刺激で，末梢血管平滑筋の収縮に弱く作用する．
- β_1受容体に作用し，心収縮力を増加させる．心拍数への影響はさまざまで
  あるが，血圧上昇に伴う反射性徐脈のほうが顕著となることが多い．

4章　治療選択

- β_2受容体への作用はほとんどみられないため，アドレナリン反転（後述参照）は生じない．

適応
- 各種疾患もしくは状態に伴う急性低血圧またはショック時の補助治療．

臨床効果
- 通常，強力なα受容体刺激作用に伴う血圧上昇を期待して使用される．敗血症性ショック時の第一選択薬である（grade 1B）[2]．
- 肺血管抵抗が増加するため，肺高血圧患者への投与は慎重を期する必要がある．

> **ここが ポイント**
> ノルアドレナリン，アドレナリンは肺血管抵抗を増加させる

- 腎臓，腸間膜血管床などの収縮作用により腎血流低下，腸間膜虚血，末梢循環不全などを起こしうる．敗血症性ショック時には灌流圧上昇に伴い腎機能は保たれるとの報告[4,5]があり，腎機能を悪化させることはないとされる．
- 静脈還流量は血管収縮作用により増加するが，心拍出量は変化しないか，減少する．
- 心筋酸素消費量が著しく増加するため，心筋虚血の危険性がある．

C ─ アドレナリン（ボスミン®）

- 副腎髄質ホルモンであり，α，β両受容体に対し強力な刺激作用を有する直接的交感神経作動薬である．

作用
- 心臓に対しては，β_1受容体刺激により心収縮力が増強，心拍数が増加し，心拍出量は増大する．さらに伝導系促進作用ももつ．
- 末梢血管に対しては，低用量～中等量（$10\,\mu g$/分以下）ではβ_2受容体を活性化し血管を拡張させる．高用量（$10\,\mu g$/分以上）ではα_1受容体刺激作用により血管は収縮する．
- β_2受容体刺激により気管支拡張作用をもつ．また，肥満細胞からのメディエーター放出抑制作用をもつ．

適応
- 気管支痙攣．
- 各種疾患もしくは状態に伴う急性低血圧またはショック時の補助治療[★4]．
- 心停止の補助治療．

> **★4**
> アナフィラキシーショックの治療においては第一選択薬．3章「3-1-5 アナフィラキシーショック」（p.138）参照

臨床効果
- 他のカテコラミン不応性のショック，心停止など生命が危機的状況のときに使用される．
- 心収縮力増強作用および心拍数増加作用により心筋酸素消費量が著明に増加するため，心筋虚血の危険性がある．
- ノルアドレナリン同様，肺血管抵抗が増加するため，肺高血圧患者への投与は慎重を期する必要がある．
- 代謝作用により血糖値，乳酸値が上昇する．
- α受容体遮断作用のある薬を使用している際のアドレナリン反転（後述参照）

には注意を要する.

- 肥満細胞からのメディエーター放出抑制作用をもち，アナフィラキシーショック治療の第一選択薬である.

d — ドブタミン(ドブトレックス®)

- 合成カテコラミンであり，主として直接的 β_1 受容体刺激作用をもつ． β_2, α_1 受容体にも弱く作用する.

作用

- β_1 受容体に作用し，心収縮力が増強する．心拍数も増加するが，低用量では軽度である.
- 軽度であるが，血管の β_2 受容体に作用し末梢血管抵抗を軽減する.

適応

- 急性循環不全における心収縮力増強.

臨床効果

- 低心拍出量状態での強心薬として使用される．陽性変力作用をもつが，通常は血圧を上昇させない(昇圧薬ではない).
- 全身血管抵抗は減弱し，心拍出量は増加する.
- 他のカテコラミンと比較し，心筋酸素消費量の増大は軽度であるが，心筋虚血を増悪させる可能性があるので慎重な投与を要する.
- 敗血症性ショックにおいて，心機能不全が示唆される場合，十分な血管内容量と灌流圧が維持されているにもかかわらず組織低灌流の徴候が持続する場合に使用を考慮する(grade 1C)[2]．しかし，アドレナリンとの比較試験において優位性は認められていない.
- 72時間以上の使用で耐性がみられる(後述の「ダウンレギュレーション」参照).

e — イソプロテレノール(プロタノール®)

- 合成カテコラミンであり，強力な直接的非選択的 β 受容体刺激作用をもつ． α 受容体刺激作用はほとんどない.

作用

- β_1 受容体に作用し，心収縮力が増強し，心拍数が増加する.
- β_2 受容体に作用し，末梢血管抵抗を減少させる．また強力な気管支拡張作用をもつ.

適応

- Adams–Stokes症候群(徐脈型)の発作時，あるいは反復発作時.
- 心筋梗塞や細菌内毒素などによる急性心不全.
- 手術後の低心拍出量症候群.
- 気管支喘息の重症発作時.

臨床効果

- 現在，臨床の現場での使用頻度は激減している.

- チルト試験など失神の検査の際の交感神経刺激薬として使用される．

4 薬物-受容体相互作用

a ― 受容体数，結合親和性の増加と減少

- 薬物，疾患などにより受容体数および結合親和性が増加（アップレギュレーション）したり，減少（ダウンレギュレーション）したりすることがある．

アップレギュレーション
- β遮断薬を長期投与中に突然休薬した場合やβ遮断薬投与中の患者にβ刺激薬を使用すると，著明な高血圧，頻脈，心筋虚血を生じることがあり，注意を要する．

ダウンレギュレーション
- 慢性心不全などの内因性カテコラミン過剰状態や喘息に対する長期β刺激薬使用患者では，β刺激薬の作用が減弱することがある．その際はホスホジエステラーゼ（PDE）-III阻害薬の使用を考慮する．

▶PDE：phosphodiesterase

b ― アドレナリン反転

- $α_1$遮断薬投与後にアドレナリンを静脈内投与すると，$β_2$受容体刺激作用による末梢血管拡張が優位となり，アドレナリンの血圧上昇作用が血圧降下作用に反転する現象．
- 抗精神病薬であるブチロフェノン系（ハロペリドール〈セレネース®〉，チミペロン〈トロペロン®〉など），フェノチアジン系（クロルプロマジン〈ウインタミン®〉など），ゾテピン（ロドピン®），リスペリドン（リスパダール®）などは$α_1$受容体遮断作用をもつため，アドレナリンとの併用は禁忌である．

ここに注意
$α_1$受容体遮断作用をもつ抗精神病薬はアドレナリンとの併用禁忌

5 PDE-III阻害薬[★5]

- 現在日本ではミルリノン（ミルリーラ®），オルプリノン（コアテック®）が使用可能である．

作用（図1，図2b）
- β受容体を介さずにcAMPを増加させ，β刺激薬と同じ作用を発揮する．
  ① cAMPを分解するPDE-IIIを阻害し，5'-AMPへの経路を抑制する．
  ② cAMPの増加によりPKAが活性化される．
  ③ 心臓ではCa^{2+}が増加し，心収縮力が増強する．
  ④ 末梢血管平滑筋ではCa^{2+}が減少し，血管拡張に働く．

★5
PDE-III阻害薬はinotropes（強心作用）およびdilator（拡張作用）を併せ持つためinodilatorと称される．

特徴
- β受容体を介さないため，β受容体ダウンレギュレーションの影響を受けない．
- 心拍数増加が軽度であり，末梢血管抵抗軽減作用が強いため，心筋酸素消費量の増加が少ない．
- 虚血性心疾患を有する急性心不全症例，肺高血圧症例では良い適応となる．

Column カテコラミンとPDE-III阻害薬

　PDE-III阻害薬はカテコラミンと比較して作用発現が遅く，半減期が長いため調節性に欠ける．早期の作用発現を期待した初期ローディングを行う際は血圧低下に注意を要する．一方で，β受容体のダウンレギュレーションやβ遮断薬の影響を受けず，また心筋酸素需給バランスの観点からはカテコラミンより優れる．また硝酸薬と比べ耐性を生じにくい特徴ももつ．

　ミルリノンはオルプリノンと比較して低用量で強心作用が発現し，高用量で血管拡張作用が発現する．オルプリノンは，逆に低用量で血管拡張作用が発現し，強心作用はより高用量で得られる．現在，日本で使用可能なこの2剤の使用法に関する明確な指針はなく，作用機序・状況に応じた使用が求められる．

- ●ミルリノンと比較しオルプリノンにおいては血管拡張作用が強く，腹腔内臓器血流増加作用が報告[6]されている．
- ●血管拡張作用による血圧低下が認められることがあり，初期ローディングを行わないか，初期ローディング量を減量することが推奨されている．
- ●半減期はミルリノンで50分，オルプリノンで60分程度であるが，いずれも腎排泄型の薬剤であり，大部分が未変化体のまま尿中に排泄される．
- ●腎機能障害患者では血漿中濃度が高くなる可能性があるため低用量から開始し，血行動態および患者の状態を十分管理しながら過量投与とならないよう注意する．

（松本聡治朗，原　哲也）

文献

1) 村田寛明，ほか．循環薬理．澄川耕二，編．周術期循環管理．東京：克誠堂出版；2011. p.225-33.
2) Dellinger RP, et al；Surviving Sepsis Campaign Guidelines Committee including the Pediatric Subgroup. Surviving sepsis campaign：International guidelines for management of severe sepsis and septic shock：2012. Crit Care Med 2013；41：580-637.
3) AKI（急性腎障害）診療ガイドライン作成委員会，編．AKI（急性腎障害）診療ガイドライン2016．東京：東京医学社；2016. p.49-51.
4) Martin C, et al. Renal effects of norepinephrine used to treat septic shock patients. Crit Care Med 1990；18：282-5.
5) Redl-Wenzl EM, et al. The effects of norepinephrine on hemodynamics and renal function in severe septic shock states. Intensive Care Med 1993；19：151-4.
6) Iribe G, et al. Effects of the phosphodiesterase III inhibitors olprinone, milrinone, and amrinone on hepatosplanchnic oxygen metabolism. Crit Care Med 2000；28：743-8.

4章 治療選択

4-3 輸液療法

はじめに

● 循環不全を呈したとき，末梢組織循環を是正・維持することが治療の目標となる．このためには平均動脈圧（MAP）を維持する必要があり，MAP＝CO×SVRと示される平均動脈圧を改善させるために，輸液療法ではどういった介入ができるかを考えていく．心拍出量は心収縮力，前負荷，後負荷の要素で決定されるが，前負荷が心拍出量の重要な規定要素となるため，適切な前負荷への介入を行うことが輸液療法の重要な戦略となる．

● 本項では，循環不全に対する輸液療法に関して，体内分布をふまえた初期輸液の考え方，晶質液（crystalloid）と膠質液（colloid）の選択，輸液反応性などを考えた投与法，といった内容を説明する．

▶MAP：
mean arterial pressure（平均動脈圧）

▶CO：
cardiac output（心拍出量）

▶SVR：
systemic vascular resistance（全身血管抵抗）

1 初期輸液の考え方

● 急性な循環不全を呈した病態は多くの場合，高度のストレス侵襲が生じ，血管透過性が亢進した状態を合併している．その状態では間質への水分の移動（血管内→血管外）が生じ，血管内の容量維持にとっては不利な条件となっている．最初に生じるこの状態を「①蘇生期」と定義すれば，その後，原疾患への治療により病態が改善し血行動態が安定し，「②安定期」を経て，血管透過性がさらに改善し間質から血管内への水分移動が生じ，「③利尿期」に移る[1]．この3段階のphaseを経て体液移動が生じることを理解したうえで，どのように輸液を行うのかという考え方が必要である．

● これには輸液製剤の投与後の体内分布を考える必要がある．この理解はStarlingの法則が基礎となり，輸液製剤の血漿浸透圧に対する張度の違いで体内分布が変化する．低張電解質液（5％ブドウ糖液など）は細胞内液として分布し，等張電解質液（0.9％生理食塩液〈生食液〉や乳酸リンゲル液など）は細胞外液（血管内や間質）として分布（図1[2]）する．

● 循環不全を呈した状態での初期輸液は，先ほど定義した3つのphaseでは「①蘇生期」に対する輸液となるが，末梢組織循環を改善するには，前負荷つまりは血管内容量を増加させる必要があり，等張電解質液を選択することが基本となる．

ここがポイント

初期輸液では，前負荷を増加させるために等張電解質液を選択する

2 輸液製剤の選択

a—晶質液

● 血管内容量の増加に寄与する等張電解質輸液製剤は，0.9％生食液と乳酸リ

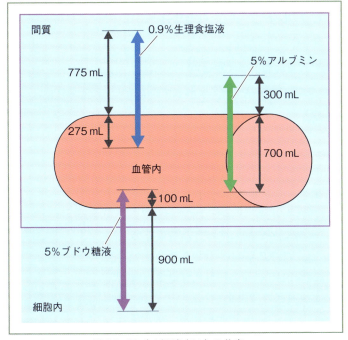

図1 Starlingの法則に基づく輸液（1L）の分布
0.9%生食液，5%アルブミン，5%ブドウ糖液は血漿浸透圧に対する張度の違いで体内分布が変化する．グリコカリックス層を考慮に入れた修正Starling式に基づく解釈は後述する．
（Imm A, et al. Crit Care Clin 1993；9：313-33[2]に基づいて作成）

表1 0.9%生理食塩液が考慮される病態

Case 1	頭部外傷・頭蓋内圧亢進での蘇生輸液（血漿より浸透圧が高く脳浮腫を悪化させない）
Case 2	低ナトリウム血症での蘇生輸液
Case 3	利尿薬などに伴うCl反応性代謝性アルカローシス補正での輸液
Case 4	糖尿病性ケトアシドーシス・高浸透圧性昏睡での初期輸液

ンゲル液を代表とするbalanced crystalloidに分類される．後者には酢酸リンゲル液，乳酸リンゲル液，Plasma-Lyte Aなどがあるが，日本では乳酸リンゲル液が使用されることが多い．そして集中治療において，現時点ではbalanced crystalloidを選択することの妥当性が高い．

- その理由として，0.9%生食液の大量輸液では高クロール（Cl）性代謝性アシドーシスを生じ，急性腎障害（AKI）発症や死亡のリスクを増加させる懸念[3]がある点があげられる．ただ表1に示すような病態では，0.9%生食液を使用することも考慮される．

▶AKI：
acute kidney injury

- しかし表1のような病態以外には，本当に0.9%生食液は使用すべきではないのであろうか？　この疑問に対しては，0.9%生食液とその他の等張晶質液での比較において予後に違いは生じないとする報告[4]も存在する．その後の2つの報告[5,6]でも，等張電解質液の違いは死亡リスクには影響しないとの結果が示されている．しかし，これらの報告でも有意差はなかったものの，腎障害が0.9%生食液群で多い傾向があり，かつ輸液量が多くなると高クロール（Cl）血症や重炭酸濃度に差が生じる点が指摘されている．

- これらをふまえ，現時点では晶質液の使用に関して，乳酸リンゲル液を代表とする非0.9%生食液の使用を第一選択とし，病態と輸液量を考慮して0.9%生食液を使用するという戦略を立てることが妥当と考える．

ここがポイント
晶質液の第一選択としてはbalanced crystalloidの乳酸リンゲル液を使用する

b—人工膠質液：ヒドロキシエチルデンプン（HES）・デキストラン

▶HES：
hydroxyethyl starch

- ブドウ糖多糖類を浸透圧物質として利用した輸液製剤で，膠質浸透圧の維持にメリットがあると考えられた製剤であるが，既報のデータを統合すると，蘇生期の初期輸液としてのメリットは乏しい．

- 分子量の大きさにより浸透圧を維持する作用時間が長くなり，およそ6〜24時間効果が持続し，アミラーゼで分解され腎から排泄される．分子量が大きいほど，凝固因子（第VII因子やvon Willebrand因子）に対する阻害作用や血小板凝集阻害作用を示し，出血傾向を呈する副作用があり，投与量も添付文書上10〜20mL/kgと制限がある．

- HES・デキストランの蘇生輸液としての治療効果に関しては，晶質液との比較が行われている．代表的な報告として，VISEP study[7]では乳酸リンゲル液とHESで比較が行われ，28日間死亡率・AKIの発症・腎代替療法の導入というendpointのすべてにおいてHESが劣勢の結果を示した．その後，乳酸リンゲル液とHESでの比較試験として，6S study[8]で90日死亡率・腎代替療法の導入率がHESで高くなった報告がなされ，CHEST試験[9]で90日死亡率には差がないものの腎代替療法の導入率がHESで高くなったことが報告された．

▶VISEP：
Efficacy of Volume Substitution and Insulin Therapy in Severe Sepsis

▶CHEST：
Crystalloid versus Hydroxyethyl Starch Trial

- また晶質液と膠質液（人工膠質液とアルブミンの両者を含めた）を比較したCRISTAL study[10]では，28日死亡率には有意差がなく，晶質液で90日死亡率が増加し，膠質液で昇圧薬と人工呼吸器の使用が増加したと報告されている（**表2**）．

▶CRISTAL：
Colloids Versus Crystalloids for the Resuscitation of the Critically Ill

- こうした報告から人工膠質液を使用する優位性はないという結論となり，現時点では集中治療における人工膠質液の使用は勧められない．

表2 人工膠質液の治療効果

試験名	対象患者数	治療	primary endpoint	結果	secondary endpoint	結果
VISEP[7]	537	HES vs 乳酸リンゲル液	28日死亡率	有意差なし	• AKIの発生率 • 腎代替療法の導入率	• ともにHESで増加
6S[8]	798	HES vs 乳酸リンゲル液	90日死亡率 透析導入率	HESで透析導入率が増加	• 28日死亡率	• 有意差なし
CHEST[9]	7,000	HES vs 乳酸リンゲル液	90日死亡率	有意差なし	• AKI発生率 • 腎代替療法の導入期間 • 人工呼吸器の使用期間	• HESで腎代替療法の導入期間が増加
CRISTAL[10]	2,857	膠質液（HESに加えアルブミンも含む）vs 晶質液	28日死亡率	有意差なし	• 90日死亡率 • 腎代替療法の施行期間 • 人工呼吸器の使用期間 • 昇圧薬の使用期間	• 晶質液で90日死亡率が増加 • 膠質液で人工呼吸器と昇圧薬の使用期間が増加

HES：ヒドロキシエチルデンプン製剤，AKI：急性腎障害．

C—膠質液：アルブミン

- 生理的な膠質浸透圧の維持が可能であり，輸液後数時間は投与量の約70％が血管内にとどまるとされ，血管内容量を増加させることが効果として期待される．しかし，これまでに行われたICU患者を対象とした多くの研究では，アルブミン製剤の明らかな有用性は示されていない．また，ヒトの血漿成分から精製されるため感染のリスクがあり，その使用には医療経済および医療資源的な観点も考慮しなければならない．

- 晶質液とアルブミン製剤はどちらが優れるのかという点での検討は，2004年に発表されたSAFE study[11]が代表的な報告である．この研究はICU入室となった重症患者6,997例を対象にしたRCTで，0.9％生食液群と4％アルブミン製剤群で比較がなされ，死亡率やICU滞在期間，透析導入率，人工呼吸器使用期間などに両群で有意差を生じないとの結果が報告された．また輸液量に関しては，0.9％生食液群がアルブミン製剤群に比べ1.4倍投与量が多いとの結果で，Starlingの法則で想定された輸液量の差とは異なるものであった．ただこのstudyでは，重症敗血症においてはアルブミン群で予後が良くなる可能性が示され，その他のメタ解析[12]でも敗血症におけるアルブミン投与の有用性を示唆する結果が報告された．

▸SAFE：
Saline versus Albumin
Fluid Evaluation

- 上記のため，重症感染症や敗血症においてはアルブミン使用の意義があるかもしれないと考えられてきたが，この問題に対しては，大規模RCTであるALBIOS study[13]で一定の結論が出たと考えられる．この研究は，多施設オープンラベルで行われ，ICU入室となった重症感染症患者1,818例を対象とし，アルブミン群はAlb 3.0 g/dL以上を目標に晶質液に加えてアルブミンが投与され，対照群は晶質液単独での管理がICU退室または入室後28日間で継続された．結果は，サブグループ解析でショック患者における90日後死亡を比較するとアルブミン群で有意差をもって死亡率が低下していたものの，primary endpointである28日後死亡に関しては両群で有意差は認めなかった．このことから感染症を背景とした循環不全の病態でも，初期輸液としてアルブミンを使用することの優位性は乏しいと考えられる．現に2016年に発表されたSurviving Sepsis Campaign Guideline[14]においても，敗血症におけるアルブミン製剤は初期輸液製剤としては推奨されず，相当量の晶質液が必要になったときに使用することが提案されている（弱い推奨，低いエビデンスレベル）．

▸ALBIOS：
Albumin Italian Outcome
Sepsis

- ただ肝硬変・ネフローゼ症候群における体液管理などではアルブミン製剤が効果を示すことも報告[15]されており，病態を選んで使用すべきである（**表3**）．

4章　治療選択

表3　製剤ごとのメリット・デメリット

	メリット	デメリット
0.9%生食液	• 安価	• 高Cl性代謝性アシドーシスの懸念 • 高Clによる腎血流低下による腎障害の懸念
バランス輸液	• 安価，生理的な電解質組成	• 0.9%生食液より高価 • 血漿浸透圧が低い
人工膠質液	• アルブミンより安価	• 腎障害，凝固異常の懸念
アルブミン製剤	• 血管内皮障害がなければ，血漿量増加作用が強い	• 高価，未知の感染の懸念

3 輸液の生理学

a―修正Starlingの法則

● 血管内と血管外の水分移動に関しては，Starlingの法則に従い，主にアルブミンによって構成される膠質浸透圧の差で規定されると考えられてきた（図2a）．つまり血管内外の静水圧差（$Pc-Pi$）により水分は血管外に移動し，アルブミンにより構成される膠質浸透圧差（$\Pi p-\Pi i$）で血管内に移動する．そのため，血漿アルブミン濃度が高ければ，血管内により多くの水分を維持しやすいと考えられてきたのである．

● しかし，前述のSAFE study[11]における輸液量の結果（0.9%生食液：アルブミン製剤＝1.4：1）はStarlingの法則では説明ができず，この矛盾は修正Starlingの法則・グリコカリックス（endothelial glycocalyx layer：EGL）モデルという概念で説明されるようになった[16,17]．

● EGLは血管内皮細胞膜に結合した糖タンパク質とプロテオグリカンで構成され，血管内皮細胞の血管内腔表面に厚さ100nmのゲル状の層として存在（図3a）し，血管内→間質への水移動に関与している．

● 図2bはEGLを含めた水分移動の原理を説明したモデルである．アルブミンは正常なEGLを通過できず，血管内皮細胞を通過（large pore systemを利用）して間質に拡がるが，毛細血管圧と細胞間質圧の差（以下，静水圧差：$Pc-Pi$）が大きくなるとグリコカリックスを通過する水分量が増え，グリコカリックス直下のアルブミン濃度（Πo）は希釈される．すると血管内とグリコカリックス直下の膠質浸透圧差（$\Pi p-\Pi o$）は大きくなる．静水圧差が小さくなった場合はその逆のことが生じる．静水圧差の大小で膠質浸透圧差の大小も変化しており，アルブミンによる膠質浸透圧差の形成自体に静水圧が大きく影響している．つまり血管内と間質の水分移動，血管内と間質での体液分布は，膠質浸透圧よりも静水圧がより大きな規定要素となっている．結局のところ，水分は静水圧差の大小に伴い血管内→間質への一方向で移動し，間質からリンパ管を通じて血管内に戻ることになる．この体液分布の概念が修正Staringの法則である．

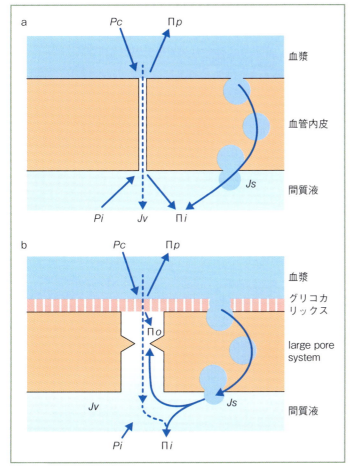

図2 血管内外の水移動を規定する要素・モデル図
a：Starlingの法則に基づく水移動の原理.
b：修正Starlingの法則の水移動の原理.
Pc：毛細血管圧, Pi：細胞間質圧, Πp：血漿膠質浸透圧, Πi：細胞間質の膠質浸透圧, Πo：グリコカリックス直下の膠質浸透圧, Jv：濾過流, Js：アルブミン拡散.
(Levick JR, et al. Cardiovasc Res 2010；87：198-210[16]より, 一部省略)

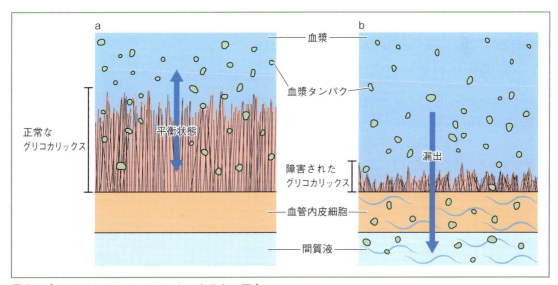

図3 グリコカリックスモデルによる水分布の概念
a：正常な血管内皮表層. 正常なグリコカリックス(EGL)により血管外漏出が起こらない状態.
b：障害された血管内皮表層. EGLの構造が壊れ, 水の他に血漿タンパクも血管外に漏出する状態.
(Myburgh JA, et al. N Engl J Med 2013；369：1243-51[17]を参考に作成)

b ― グリコカリックスの障害と体液分布

- グリコカリックスは炎症や高サイトカイン状態，静水圧変化でもダメージが生じ，その機能破綻から間質への水分漏出が増加すると考えられている（図3b）．
- 静水圧変化によるEGLへのダメージを示す臨床データとして，手術患者では平均血圧が低いほど投与した晶質液の血管外漏出が遅くなったとする報告[18]や，速度を落として輸液を行った場合に比べボーラス投与で間質への漏出が増えたとする報告[19]もある．こうしたことからは，投与量や投与速度といった点を考慮すべきという示唆があるのかもしれない．

4 輸液方法

a ― 投与速度

- 輸液の急速投与は，血行動態が不安定で末梢循環不全を生じている大量出血や脱水に伴う循環血液量減少性ショックでよく行われる．ただグリコカリックスへのダメージを考慮した際には，その投与法を再考すべきかも知れない．
- これはアフリカの小児熱性疾患を対象としたFEAST study[20]での報告が参考になる．輸液方法としてボーラス投与群とそれをしない維持輸液群で死亡率などが比較され，ボーラス投与群で48時間後の死亡率が50％上昇したとの結果が出た．そしてボーラス投与群の予後悪化の理由にグリコカリックスの破綻の関与が示唆されている．
- 輸液速度が生命予後に与える影響を検討した質の高い研究はないが，グリコカリックスへの影響をも考慮した輸液を行うことが，今後，重要になるのかもしれない．

▶FEAST：
Fluid Expansion as Supportive Therapy

b ― 輸液反応性とその限界

- 輸液を行うかどうかの判断は，輸液反応性を参考にして行うべきであるが，それは過剰輸液による弊害を回避するためである．修正Starlingの法則・グリコカリックスモデルでは，過剰輸液による静水圧の変化だけでEGLを障害し有害となることが示された．それを避け有効な輸液療法を行うためには，輸液反応性の評価が大切であり，その判断材料として多種の評価方法が提示されてきた（表4[21]）．
- 静的指標の代表である中心静脈圧（CVP）や肺動脈楔入圧（PAWP）は，人工呼吸管理下の敗血症患者を対象として輸液反応性を検討したところ，有効性に否定的な結果[22]であった．動的指標である一回拍出量変動（SVV）や脈圧変動（PPV）に関しては，Yangらがメタ解析によりPPVが輸液反応性の予測能として非常に高い診断性能をもつことを示した[23]．しかしSVVやPPVが有用性を示すのは，表5[24-29]に示すような条件が揃った状況であり，実臨

ここがポイント

輸液反応性を参考にしてEGLに有害な過剰輸液を避ける

▶CVP：
central venous pressure

▶PAWP：
pulmonary artery wedge pressure

▶SVV：
stroke volume variation

▶PPV：
pulse pressure variation

表4 輸液反応性予測の方法とROC解析による診断能のまとめ

静的パラメータ（ROC 〜0.5-0.6）

- 中心静脈圧（CVP）
- 肺動脈楔入圧（PAWP）
- IVC/SVC径
- corrected flow time（FTc）
- 右室拡張終期容量
- 左室拡張終期容量

人工呼吸管理中のheart-lung interactionを用いた動的パラメータ（ROC 〜0.7-0.8）

- IVC/SVC径の呼吸性変動
- 脈圧変動（PPV）
- 1回拍出量変動（SVV）
- 脈波変動指標（PVI）
- 大動脈血流（ドプラエコー法または心エコー）

リアルまたはバーチャルの輸液チャレンジ法（ROC 〜0.9）

- 受動的下肢挙上試験（PLR）
- 急速輸液チャレンジ（100〜250mL）

ROC：receiver operating characteristic.
（Marik PE, et al. Br J Anaesth 2014；112：617-20[21]より）

表5 PPV・SVVが輸液反応性の指標として有効な条件

- 自発呼吸がなく調節換気中であること[24]
- 同調律であること[25]
- 1回換気量が少なくないこと（8mL/kg以上）[26]
- 心拍数/呼吸回数比が3.6未満であること[27]
- 肺コンプライアンスが低くないこと（肺コンプライアンス＞30mL/cmH$_2$O）[28]
- 右心不全がないこと[29]

（Soubrier S, et al. Intensive Care Med 2007；33：1117-24[24]／Durairaj L, et al. Chest 2008；133：252-63[25]／De Backer D, et al. Intensive Care Med 2005；31：517-23[26]／De Backer D, et al. Anesthesiology 2009；110：1092-7[27]／Monnet X, et al. Crit Care Med 2012；40：152-7[28]／Wyler von Ballmoos M, et al. Crit Care 2010；14：R111[29]より）

床においては非常に困難な条件であるといわざるをえない[30].

- つまり静的指標や動的指標に基づいて正確な輸液反応性を評価することは難しく，現在は輸液ミニチャレンジや受動的下肢挙上試験（PLR test）を利用することが多い.

- 輸液ミニチャレンジでは晶質液100mLを1〜2分で急速輸液し，心拍出量（CO）や一回拍出量（SV）が10％以上上昇することで輸液反応性ありと判断する．またPLRの具体的方法は，患者に45°の半坐位をとらせた後，頭部を下げ下肢を挙上させる．その際，ベッドのリクライニング機能を使用し用手的に挙上を行わないことがポイントである．半坐位で測定したCOやSVと下肢挙上時に測定したそれらを比較するが，下肢挙上をやめ半坐位に戻した際に，最初の半坐位と同値のCOやSVであることを確認することも重要である．上記によりCOやSVが15％上昇することで輸液反応性ありと判断する（図4）[31]．輸液ミニチャレンジは少容量ではあるが輸液負荷であることには変わりなく，PLRのデメリットとしては頭蓋内圧亢進が疑われる状態では禁忌であり，腹腔内圧が上昇した状況では検査能が低下する可能性がある．ただ，どちらも測定や評価が簡便にでき，比較的高い診断性能をもつため，臨床で最も利用されるべき評価方法と考えられる.

- ただ輸液反応性からわかることは，輸液負荷が有効な静脈還流量の増加となり心拍出量の改善に繋がる可能性があるかどうかを評価するという点に限定される．つまり輸液反応性ありの判断であっても輸液が無効となる場合もありうるし，また追加輸液の量や投与速度を具体的に決める指標は存在しな

▶PLR：
passive leg raising

▶SV：
stroke volume

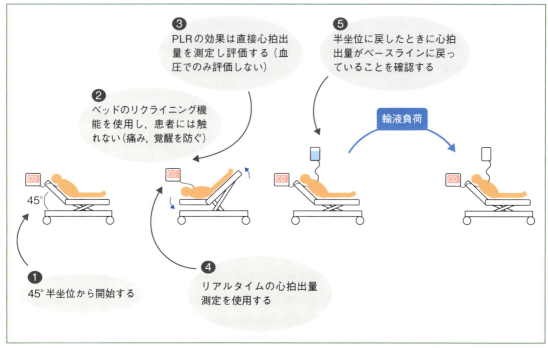

図4 受動的下肢挙上試験（PLR test）の具体的な方法

(Monnet X, Teboul J-L. Crit Care 2015；19：18[31] より)

い．これが現在の輸液に関する知見の一つの限界ともいえる．

おわりに

- 急性循環不全の患者の治療を行う際は，晶質液で初期輸液をスタートし同時に輸液チャレンジとしての輸液反応性を評価する．そして病歴や身体所見，ルーチン検査などを参考に体液過剰の有無を評価し，輸液の継続の可否を判断していく．その後は，蘇生輸液の目的である組織循環の改善の有無を継続的に評価し，適宜，輸液チャレンジを行いながらメリハリの効いた輸液管理を目指すのがスタンダードな方法となるだろう．
- たとえば，敗血症性ショックを対象とした場合は，初期輸液として晶質液 30 mL/kg を治療開始3時間で投与するのが目安であるが，その経過中も平均動脈血圧，尿量，乳酸値など組織循環の指標となりうる項目を評価し，輸液の増減や中止を検討することが推奨[14]されている．
- ただ蘇生輸液に関して，とくに輸液速度を含めた投与方法や投与量に関する知見は十分ではない．これらに確立した方法論はなく，各担当医の総合的な判断で決定されるのが実情であり，輸液速度や輸液量に関して新たな知見が出てくることが期待される．

（渡邉誠之，讃井將満）

文献

1) 大野博司. ICU/CCUの薬の考え方, 使い方ver.2. 東京：中外医学社；2016. p.109-17.

2) Imm A, Carlson RW. Fluid resuscitation in circulatory shock. Crit Care Clin 1993；9：313-33.

3) Raghunathan K, et al. Association between the choice of IV crystalloid and in-hospital mortality among critically ill adults with sepsis. Crit Care Med 2014；42：1585-91.

4) Semler MW, et al. Balanced Crystalloids versus Saline in the Intensive Care Unit. The SALT Randomized Trial. Am J Respir Crit Care Med 2017；195：1362-72.

5) Semler MW, et al. Balanced Crystalloids versus Saline in Critically ill Adults. N Engl J Med 2018；378：829-39.

6) Self WH, et al. Balanced Crystalloids versus Saline in Noncritically ill Adults. N Engl J Med 2018；378：819-28.

7) Brunkhorst FM, et al. Intensive insulin therapy and pentastarch resuscitation in severe sepsis. N Engl J Med 2008；358：125-39.

8) Perner A, et al. Hydroxyethyl starch 130/0.42 versus Ringer's acetate in severe sepsis. N Engl J Med 2012；367：124-34.

9) Myburgh JA, et al. Hydroxyethyl starch or saline for fluid resuscitation in intensive care. N Engl J Med 2012；367：1901-11.

10) Annane D, et al. Effects of fluid resuscitation with colloids vs crystalloids on mortality in critically ill patients presenting with hypovolemic shock. The CRISTAL randomized trial. JAMA 2013；310：1809-17.

11) Finfer S, et al. A comparison of albumin and saline for fluid resusicitation in the intensive care unit. The SAFE study investigators. N Engl J Med 2004；350：2247-56.

12) Delaney AP, et al. The role of albumin as a resuscitation fluid for patients with sepsis：A systematic review and meta-analysis. Crit Care Med 2011；39：386-91.

13) Caironi P, et al. Albumin replacement in patients with severe sepsis or septic shock. N Engl J Med 2014；370：1412-21.

14) Rhodes A, et al. Surviving Sepsis Campaign：International Guidelines for Management of Sepsis and Septic Shock：2016. Crit Care Med 2017；45：486-552.

15) Karvellas CJ, Subramanian RM. Current evidence for extracorporeal liver support systems in acute liver failure and acute-on-chronic liver failure. Crit Care Clin 2016；32：439-51.

16) Levick JR, Michel CC. Microvascular fluid exchange and the revised Starling principle. Cardiovasc Res 2010；87：198-210.

17) Myburgh JA, Mythen MG. Resuscitation fluids. N Engl J Med 2013；369：1243-51.

18) Li Y, et al. The kinetics of Ringer's solution in young and elderly patients during induction of general anesthesia with propofol and epidural anesthesia with ropivacaine. Acta Anaesthesiol Scand 2007；51：880-7.

19) Chappell D, et al. A rational approach to perioperative fluid management. Anesthesiology 2008；109：723-40.

20) Maitland K, et al. Mortality after Fluid Bolus in African Children with Severe Infection. N Engl J Med 2011；364：2483-95.

21) Marik PE, Lemson J. Fluid responsiveness：An evolution of our understanding. Br J Anaesth 2014；112：617-20.

22) Osman D, et al. Cardiac filling pressures are not appropriate to predict hemodynamic response to volume challenge. Crit Care Med 2007；35：64-8.

23) Yang X, Du B. Does pulse pressure variation predict fluid responsiveness in critically ill patients？ A systematic review and meta-analysis. Crit Care 2014；18：650.

24) Soubrier S, et al. Can dynamic indicators help the prediction of fluid responsiveness in spontaneously brething critically ill patients？ Intensive Care Med 2007；33：1117-24.

25) Durairaj L, et al. Fluid therapy in resuscitated sepsis：Less is more. Chest 2008；133：252-63.

26) De Backer D, et al. Pulse pressure variations to predict fluid responsivenesss：Influence of tidal volume. Intensive Care Med 2005；31：517-23.

27) De Backer D, et al. Influence of respiratory rate on stroke volume variation in mechanically ventilated patients. Anesthesiology 2009；110：1092-7.

28) Monnet X, et al. Passive leg-raising and end-expiratory occlusion tests perform better than pulse pressure variation in patients with low respiratory system complication. Crit Care Med 2012；40：152-7.

29) Wyler von Ballmoos M, et al. Pulse-pressure variation and hemodynamic response in patients with elevated pulmonary artery pressure：A clinical study. Crit Care 2010；14：R111.

30) 増山智之, 讃井將満. 輸液必要性と輸液反応性―その考え方と指標について. Intensivist 2017；9：311-26.

31) Monnet X, Teboul JL. Passive leg raising：Five rules, not a drop of fluid！Crit Care 2015；19：18.

4-4 IABP：導入と管理のポイント

1 背景

- IABP（intra-aortic balloon pumping）とは大動脈内バルーンパンピングのことをさす．バルーンカテーテルを患者の胸部下行大動脈に留置し，心臓の拍動に同期してバルーンを拡張・収縮させることで心臓の圧補助を行う補助循環装置である．駆動装置の自動化やIABPカテーテル細径化による挿入合併症率の減少もあり，日本で年間2万件以上駆動されている．現在，治療抵抗性のある急性心不全や心原性ショックを併発した冠動脈疾患に対し，最も使用頻度の高い機械的補助循環装置として多くの施設で使用されている．

2 IABPの原理

- IABPの効果は，diastolic augmentation（拡張期におけるバルーン拡張）とsystolic unloading（収縮期直前におけるバルーン収縮）によるもので，圧補助である（図1）．ここでは各々の効果を解説する[1]．

a—diastolic augmentation：拡張期におけるバルーン拡張

- 一般にIABPを要する急性循環不全では，他臓器灌流が低下すると同時に冠血流の低下を併発し，心筋虚血状態に陥っている．IABPは拡張期にバルーンを急速拡張させることで拡張期血圧を上昇させる．冠血流の大部分は拡張

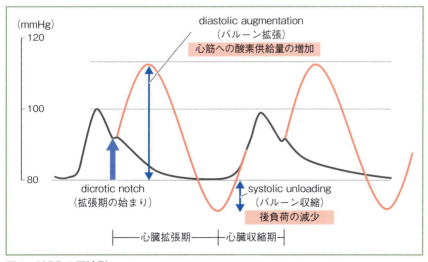

図1　IABPの圧波形

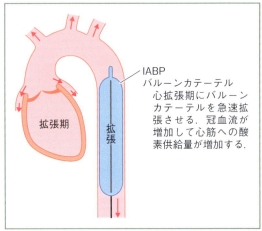

図2　diastolic augmentationの原理

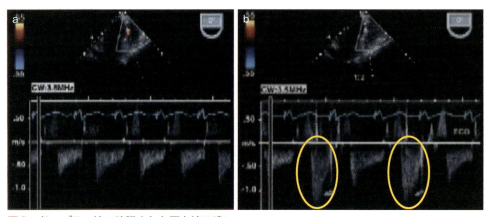

図3　ドップラー法で確認された冠血流の違い
a：IABP補助なし，b：IABP 2：1（黄色丸：IABP駆動時）．

期に流れるため，冠血流が増加し心筋への酸素供給量が増加する．また平均大動脈圧を上昇させることで臓器灌流を増加させることができる（図2）．実際の冠血流をドップラー心臓超音波検査で測定した波形を図3に示す．明らかにIABP駆動時に冠血流が増加していることが確認できる．

b—systolic unloading：収縮期直前におけるバルーン収縮

- 心収縮直前にバルーンを収縮させることで後負荷を低下させ，心筋酸素消費量を減少させる（図4）．
- IABPは圧補助であり流量補助としては効果が少ないため，導入後に血行動態が改善しない場合は補助循環用ポンプカテーテル（IMPELLA）や体外式膜型人工肺（ECMO）・心室補助人工心臓（VAD）が必要となる．その判断が遅くなってはならない．

▶ECMO：
extracorporeal membrane oxygenation

▶VAD：
ventricular assist device

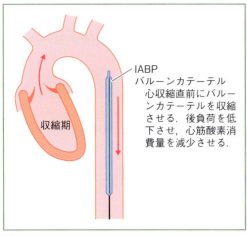

図4 systolic unloadingの原理

表1 INTERMACS分類

	INTERMACS profile
1	重症心原性ショック
2	進行性衰弱
3	強心薬依存で安定
4	安静時症状あり
5	運動不耐容あり
6	軽労作可能
7	安定

IABPは1, 2の重症心不全に対して適応がある.
(Stevenson LW, et al. J Heart Lung Transplant 2009 ; 28 : 535-41[3] より抜粋)

3 IABPの導入：適応

- IABPの適応は一般に心原性ショック，治療抵抗性心不全，劇症型心筋炎，治療抵抗性不安定狭心症，心筋梗塞後機械的合併症，ハイリスクな経皮的冠動脈形成術に対する圧補助というように，低灌流の改善または冠血流の維持と考えてよい．臨床試験ではIABP-SHOCK II試験において，IABPの使用によって急性心筋梗塞による心原性ショックの予後が改善しなかったという報告[2]があり，ルーチンによる使用は推奨されていないが，前述の作用機序から心原性ショックを伴う冠動脈疾患にとくに効果的であると考えられている．

- 2018年に改訂された「急性・慢性心不全診療ガイドライン（2017年改訂版）」ではINTERMACS/J-MACS分類（**表1**[3]）のprofile 1・2に属する重症心不全に対して適応があるとされている[4]．ただし，IABP-SHOCK II試験をはじめとした臨床試験でIABPの優位性が証明されていないのにもかかわらず，IABPが現在使用されている背景として心原性ショックに対して簡便に導入できる機械的補助装置がIABP以外にないことが考えられる．今後，IMPELLAを含むその他の補助循環装置が普及した際にはIABPの適応が変わる可能性があり，エビデンスの集積が待たれる．

- 導入を検討する臨床的指標として尿量<0.5 mL/時/kgまたは末梢循環不全を示唆する所見（四肢冷感・チアノーゼ），血行動態的指標では収縮期血圧<80 mmHg，肺動脈楔入圧>20 mmHg，心係数<2.0 L/分/m^2とされているが，実臨床では患者の病態に合わせて早期に導入されることもしばしばある．

- ただし，IABPには限界があることを忘れてはならない．圧補助で心拍出量は10〜20%程度の増加しか見込めず，血行動態が改善しない場合にはすみやかにECMO/VADへの移行を検討するべきである．

ここがポイント
IABPは心原性ショックを伴う冠動脈疾患にとくに効果的である

ここに注意
IABPには限界があり，血行動態が改善しなければすみやかにPCPS/VADへ移行する

4 IABPの禁忌

- IABPは補助循環装置の中では比較的容易に導入が可能であるが，以下に禁忌を記す．

胸腹部大動脈瘤

- 穿刺部から中枢側に大動脈瘤を認める場合はカテーテル挿入による瘤の破裂リスクが非常に高いため禁忌となる．また，バルーンの拡張・収縮によって大動脈壁の応力が変化し，カテーテル挿入が可能であったとしても破裂リスクが上がるため，ステントグラフト挿入後も同様に禁忌と考えるのが妥当である．

大動脈解離

- IABP駆動によって解離腔が進展する可能性が高いため禁忌とされている．

閉塞性動脈硬化症/大動脈蛇行

- バルーンカテーテルが通過できず，無理に挿入することで穿孔の危険が高いことから禁忌となる．また，高度な閉塞性動脈硬化症の場合，挿入に成功したとしても穿刺側の下肢虚血を認めることがあり注意が必要である．

高度な凝固異常

- 高度な凝固異常は穿刺部からの出血を引き起こすため，原則禁忌である．

高度な大動脈弁閉鎖不全症

- 高度な大動脈弁閉鎖不全症がある場合，IABP使用下では拡張期に左室に血液が逆流するため冠血流が増加せず，左室拡張期圧が上昇するため左室仕事量の増加と酸素消費量の増加により心負荷となる．どの程度の大動脈弁閉鎖不全症が禁忌となるかについて明確な基準はなく，実臨床ではそれぞれのケースに委ねられているのが実情である．

5 管理上のポイント

a——バルーン拡張・収縮のタイミング

- いつバルーンを拡張させ，いつ収縮させるかで大きく効果が変わってくる．大動脈弁の閉鎖時に拡張期へ移行するため，このタイミングでのバルーン拡張が望ましい．大動脈弁閉鎖によって動脈圧が一時的に上昇するタイミング（dicrotic notch）に拡張を合わせるとよい．

拡張が早すぎる場合

- 大動脈弁の閉鎖前にバルーンが拡張しており，dicrotic notchよりも前にdiastolic augmentationが開始となる（図5）．大動脈弁の早期閉鎖の可能性があり，左室拡張終期容積（LVEDV），左室拡張終期圧（LVEDP），肺毛細管楔入圧（PCWP）の上昇の可能性がある．左室壁ストレス，後負荷の増加と大動脈弁逆流の増悪，それに伴う心筋酸素需要量の増加を認める．アシスト比を1：1でIABPを駆動するとdicrotic notchを確認することが難しいこともあるので，2：1で駆動することでdicrotic notchの位置を確認できる．

ここがポイント

IABPバルーン拡張のタイミングはdicrotic notchに合わせる

▶LVEDV：
left ventricular end-diastolic volume

▶LVEDP：
left ventricular end-diastolic pressure

▶PCWP：
pulmonary capillary wedge pressure

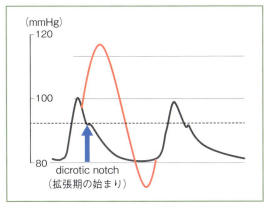

図5 diastolic augmentationが早い例

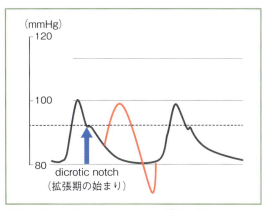

図6 diastolic augmentationが遅い例

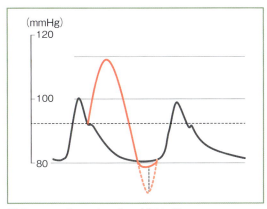

図7 systolic unloadingが早い例

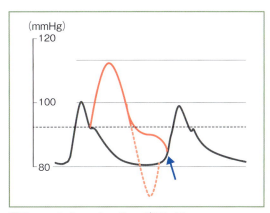

図8 systolic unloadingが遅い例

拡張が遅すぎる場合
- バルーンの拡張が大動脈弁の閉鎖より顕著に遅い状態での圧波形ではdicrotic notchよりも著明に遅くdiastolic augmentationが開始されるため（図6），冠血流の灌流が不十分となる．

収縮が早すぎる場合
- 心拡張期におけるバルーンの早期収縮で，不十分なdiastolic augmentationと，IABP駆動下の大動脈拡張末期圧は駆動していない時の大動脈拡張末期圧と同等かそれよりも若干低い程度となる（図7）．冠動脈灌流が不十分となり，冠動脈，頸動脈の逆流が起こる可能性がある．後負荷の軽減が不十分であり，逆に心筋酸素需要量が増加することもある．

収縮が遅すぎる場合
- 大動脈弁が開き始めたときにバルーンが収縮するため，圧波形では1：2のとき，IABP補助下での大動脈圧はIABP駆動下で拡張末期圧と同じ，または上昇するため，尖って見えることがある（図8，→）．後負荷の軽減がまったく得られず，左室駆出抵抗が増し，等容性収縮期が延長することから心筋

酸素需要量が増加する．時にはバルーンが左室の駆出の妨げとなり後負荷が
かえって増加することもある．

b―合併症

● 血管性と非血管性に大別される．本項では主な合併症について解説する．

血管性合併症

● 血管性合併症では下肢阻血が最も頻度が多い合併症である．昨今カテーテル
サイズが縮小化してきているため頻度は低下しているが，注意が必要であ
る．最も重要なことは足背動脈と後脛骨動脈のドップラー聴取であり，どち
らか一方でも聴取可能であれば壊死のリスクは低いとされている．逆に両動
脈の聴取ができない場合は壊死のリスクが高く，対側への入れ替えを検討す
べきである．予防としてシースレスでのIABPの挿入があげられ[★1]，閉塞
性動脈硬化症があるなど下肢虚血のリスクが高い症例では考慮すべきであ
る．

● また，血管性で重篤な合併症としてアテローム塞栓症があげられる．アテ
ロームがある付近でバルーンを拡張させることでアテロームが末梢側の臓器
虚血を引き起こし，予後が非常に悪い病態である．とくに冠動脈疾患では，
アテローム性動脈硬化がある患者が多いので注意を要する．胸部大動脈は腹
部大動脈に比較して動脈硬化が少ないとの報告もあり，その観点からも弓部
大動脈直下にバルーンを留置させることが必要と考えられている．

非血管性合併症

● IABP挿入部からの出血はしばしば問題となることがあり，出血量が多い場
合は抜去し，抜去不可能な場合は対側への入れ替えを検討する必要がある．
IABP挿入中はヘパリン使用が必要とされていたが，ヘパリン使用が出血イ
ベントを増やすのみでその他の合併症頻度に寄与しないと報告している文献
[5]もあり，患者の背景に合わせて使用していくべきである．

● バルーン穿孔は初期対応を誤ると侵襲的な処置が必要となるため注意が必要
である．バルーン内にはヘリウムガスが送り出される．ヘリウムガス閉塞は
まれであるが，ヘリウムガスが血液を乾燥させて非常に硬い血塊を形成する
ことが問題となる．穿孔後すぐにバルーンを抜去すれば問題となることは少
ないが，時間経過とともに血塊量が増え，バルーン抜去に抵抗が出現する．
無理に抜去することで総腸骨動脈が損傷し，出血性ショックを引き起こすた
め外科的処置によって抜去する必要が生じる．早期発見にはエアーチューブ
内の血液混入が指標となり，頻回にチェックすることが望ましい．

6 IABPの離脱

● 臨床所見として心不全の改善や不整脈の消失を認めれば，離脱（ウィーニン
グ）に向けてIABPの駆動を1：1から2：1，3：1と減らしていく．それでも
臨床症状の増悪がなければ抜去可能である．

● Swan-Ganzカテーテルが挿入されている場合，PCWPや肺動脈圧（PAP）の

[★1]
シースレスで挿入した場合
シース分細くなるため，末
梢循環を確保しやすい．

▶PAP：
pulmonary artery pres-
sure

確認が可能であり，より安全にウィーニングが行える．

● 一般に離脱の血行動態的指標として，収縮期血圧＞90mmHg，肺動脈楔入圧＜20mmHg，心係数＞2.2L/分/m^{2}とされるが，実臨床では患者の病態に合わせて，離脱を図ることもしばしばある．

（那須崇人，森野禎浩）

文献

1) Krishna M, Zacharowski K. Principles of intra-aortic balloon pump counterpulsation. Continuing Education in Anaesthesia, Critical Care & Pain 2009；9：24-8.

2) Thiele H, et al；IABP-SHOCK II Trial Investigators. Intraaortic balloon support for myocardial infarction with cardiogenic shock. N Engl J Med 2012；367：1287-96.

3) Stevenson LW, et al. INTERMACS profiles of advanced heart failure：The current picture. J Heart Lung Transplant 2009；28：535-41.

4) 日本循環器学会，ほか．日本循環器学会/日本心不全学会合同ガイドライン．急性・慢性心不全診療ガイドライン（2017年改訂版）．http://www.asas.or.jp/jhfs/pdf/topics20180323.pdf

5) Pucher PH, et al. Is heparin needed for patients with an intra-aortic balloon pump？ Interact Cardiovasc Thorac Surg 2012；15：136-9.

4章 治療選択

4-5 ECMO：導入と管理のポイント

はじめに

- ECMO（extracorporeal membrane oxygenation）とは体外式膜型人工肺のことであり，体外循環に組み込まれた膜型人工肺を用いて血液の酸素化と二酸化炭素除去を行いながら，体内から動脈または静脈を介して送脱血を行い，呼吸・循環を維持し生命維持を行う装置である．ECMOにはいくつかのパターンが存在するが，循環不全の場合には基本的にVA-ECMO（veno-arterial ECMO）を使用することが多い．VAとは静脈から脱血し，動脈に送血することを意味する．ECMOを使用して行う心肺蘇生をECPR（Extracorporeal CardioPulmonary Resuscitation）という．

- ELSO（Extracorporeal Life Support Organization）ガイドラインによると，VA-ECMOは，循環不全や呼吸不全に対する一時的な生命維持を目的として使用する場合に導入すると記載がある．VA-ECMOは治療ではなく，原疾患治療を行うまでのあいだの生命維持を目的とした管理方法である．そのため大口径カニューレの導入時や管理中の合併症を回避することが鉄則である．VA-ECMOは両心不全に対して対応することができるが，逆行性送血となるために大動脈基部や左室内血栓のリスク，抗凝固療法による出血性合併症，左室後負荷増大による心筋酸素需要量の増大などのリスクがある．

- 本項では，導入に関しては穿刺手技からカニューレの位置などの実際の臨床に必要な情報を記載した．管理に関しては標準的な管理方法を記載した．

- また，近年ではVA-ECMOを使用しても改善できない心原性ショックに対してIMPELLAを導入するケースが増えてきている．IMPELLAの使用は海外とは保険適用の差で使用方法が若干違うが，現在の知見を解説する．

Topics　PCPSとVA-ECMO

　PCPSという単語が循環補助を示し，ECMOという単語が呼吸補助にのみ使用されるという印象をもつ時期も存在した．PCPS（percutaneous cardiopulmonary support）という単語はVA-ECMOと同義語である．この表記は1999年以降では日本と韓国からの英語論文のみに使用されており，国際的には使用されていない．日本の医学雑誌や実際の医療現場でもPCPSという表記が散見されているが，決して間違いではない．VA-ECMOは末梢（peripheral）からカニューレを挿入することを指す．central ECMOと表記される場合は，開胸し右房脱血，上行大動脈送血を行い，順行性送血を行うことをさす．central ECMOは劇症型心筋炎などで左室が拡張してしまう場合などに，順行性送血を目指して使用することが多い．

1 ECMOの適応

- VA-ECMOを導入する場合は，心原性ショック，心肺蘇生（主に心室細動），敗血症性ショックが主な適応である．

a─心原性ショック

- 心原性ショックに関しては日本循環器学会と日本救急医学会からECMOの適応についての記載がある．心肺停止もしくは重篤な心原性ショックでは，クラスIとなっている．重篤な心原性ショック（refractory shock）とは，原疾患治療を行っているが，大量輸液・カテコラミン投与・人工呼吸器や大動脈内バルーンパンピング（IABP）を含めた機械的サポートを行っても生命維持が困難な病態である．ECPRについてはクラスIIbの記載となっている．ECPRを導入する場合は，心停止の目撃がありかつbystander CPRを施行しており，薬物的および電気的除細動に抵抗性がある症例である．時間的制約があり，心停止してから40～60分程度が限度とされている．ECPRは蘇生方法であり本項では割愛する．

▸IABP：
intra-aortic balloon pumping

b─敗血症性ショック

- 成人敗血症性ショックに対するVA-ECMOの明確な導入基準を記載したガイドラインはない．"Red Book"[1]によれば，①原疾患治療を行い，$1\mu g/kg/$分を超えるアドレナリン（AD）投与またはそれと同等のカテコラミン投与を行い（VIS＞100）★1，十分な輸液負荷を施行しているが反応しない場合，②急激に進行する多臓器不全および循環不全が継続する場合，③敗血症性ショックに重度の心機能低下（敗血症性心筋症）を合併した場合とされている．敗血症性ショックにおけるVA-ECMO導入のエビデンスに関しては，小規模study[2-6]が散見されるのみである．

★1 Vasoactive-Inotro-pic Score（VIS）

ドパミン用量（μg/kg/min）＋ドブタミン用量（μg/kg/min）＋100×エピネフリン用量（μg/kg/min）＋10×ミルリノン用量（μg/kg/min）＋10,000×バソプレシン用量（U/kg/min）＋100×ノルエピネフリン用量（μg/kg/min）．

c─ガイドラインにおけるVA-ECMOの適応

- VA-ECMOの適応についてのガイドラインは日本には2種類あり★2，海外では，ELSOによるガイドラインがあり，適応に関して記載されている[7]．また，米国心臓協会（AHA）や欧州心臓病学会（ESC）では原疾患ごとに推奨度の記載をしている．

★2 VA-ECMOの適応

VA-ECMOの適応については，日本では日本循環器学会の『急性・慢性心不全診療ガイドライン（2017年改訂版）』と日本救急医学会ホームページ"医学用語解説集"に記載されている．

2 VA-ECMOの導入方法

a─穿刺方法

- ①Seldinger法（経皮的穿刺），②cut down法，③semi-opened法がある．現在ではデバイスの向上もあり，経皮的に行うSeldinger法が一般的である．しかし，肥満が高度の場合，動脈硬化が非常に進行してエコーガイド下でも穿刺できない場合には外科的な方法を行う．

▸AHA：
American Heart Association

▸ESC：
European Society of Cardiology

4章　治療選択

- cut down法とは，開創し血管を露出させ直接カニュレーションする方法である．semi-opened法は，血管を露出し遠位側の皮下から穿刺を行う方法である．緊急時には露出した部分から穿刺を行うしかない場合もあるが，固定方法に工夫が必要であることやカニューレ侵入部の脇漏れからの出血がコントロールできない懸念がある．semi-opened法であれば，創部を閉じれば経皮的に挿入した場合と変化はないため，出血管理や固定方法などに工夫は必要ない．

b─穿刺部位

- VA-ECMOの導入に関しては緊急時に行うことが多く，基本的には大腿動静脈を使用する．穿刺を行う箇所は原疾患治療を妨げない箇所を使用する．右側大腿動静脈を使用することが多い．ただし，劇症型心筋炎などで心機能が著しく低下し，回復に十分な時間を要する場合には，脱血管にはより太く短いカニューレが必要であり，右内頸静脈から挿入する場合もある．

3　導入時の3段階

a─アクセスルートの確保：シースを挿入して確保することを推奨

- 大口径のECMOカニューレを挿入するには血管のアクセスルートの確保が必要となる．ECMOカニューレの穿刺キットから直接挿入することを考慮してもよいが，必ず動静脈に穿刺できるわけでもない．また，いきなり長いワイヤーを操作することは煩雑でもあり，シースを使用して血管確保してから，ECMOカニューレ用の長いワイヤーを用いたほうがワイヤーが抜けてしまうことや穿刺針の外筒が外れてしまうなどのミスが少ない．
- 方法としては，可能であれば透視室を利用しながらエコーガイドを併用することが推奨される．ただし，透視室を使用できる環境が望めないのであればエコーガイド下に挿入できる方法に習熟する必要がある．
- アクセスルートの確保では4Frまたは5Frのショートサイズのシースを挿入する．透視室を使えないときはアングルタイプのワイヤーではなく，Jタイプのワイヤーを選択する．アングルタイプであれば，選択性をもって進めることができるので透視室があれば有効であるが，盲目的にワイヤーを進めることにより小血管に迷入する可能性が高く，血管損傷やワイヤー穿破の危険性が高い．しかし，Jタイプであれば先端直径は約7mm程度あるため迷入しにくい．また，ワイヤー挿入後に，再度，エコーにて血管内にワイヤーがあることを確認する．頭側に進まず尾側に挿入されていることや，回旋動脈などに迷入していることもまれではあるが存在する．
- エコーガイドにより血管位置の同定および血管径のサイズの測定をし，導入可能なカニューレサイズを決定する．動脈穿刺位置は総大腿動脈の位置に挿入する必要があり，エコーにて深大腿動脈と浅大腿動脈の分岐部の位置を確

アドバイス ❗
アクセルルートの確保には
Jタイプのワイヤーが迷入
しにくい

Column Dirty double

Dirty doubleとよばれるキーフレーズがある．これは"ショック時には総大腿動静脈を確保しましょう"ということである．動脈にシースを挿入できればA-lineとして使用することができ，静脈にシースを確保すれば，中心静脈にルート（CVC）を確保することができる．万が一，心停止した場合でもA-lineをみながら胸骨圧迫が有効であるか確認もでき，ECPRのための第1段階が終了しているので，VA-ECMOを導入しやすくなる（図1）．

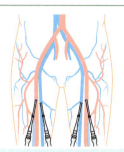

図1 Dirty double
REBOA：resuscitative endovascular balloon occlusion of the aorta,
CVC：central venous catheter.

認する必要がある．分岐後であれば血管径が狭くなるため，十分な太さの送血カニューレを留置できないこともあり，十分に留意する必要がある．

b—ECMOカニューレの挿入

- 基本的にはどのカニューレでも付属キットの複数のダイレーターを使用して，徐々に血管口を広げていき，最後にECMOカニューレを挿入する．まずシースを抜去し，専用のガイドワイヤーを挿入する．ガイドワイヤーが右房を通過していることや下行大動脈にあることは心エコーにて確認することができる．

- 次にFr数の少ないダイレーターを挿入していく．このときに，ワイヤーのキンクがないか★3を確認するためにダイレーターを挿入したまま，ガイドワイヤーを前後に動かす．スムーズに動けば，ガイドワイヤーを把持し，次のダイレーターを挿入する．最後にECMOカニューレを挿入する．ECMOカニューレを挿入するときがいちばんキンクしやすいため注意する．

★3
キンク（kink：折り曲がる）をしていればダイレーターは皮下組織などの血管外に留置されているためにワイヤーがスムーズに動かなくなる．

4章 治療選択

▶ 動脈

● 送血カニューレに関しては13〜15Frを使用することが多い．カニューレは根本まですべて挿入する．前述したように，このときに穿刺の位置が適切な場所でないとキンクしやすく，血管径とカニューレサイズが合わず血管損傷を生じたり挿入に時間がかかることが多い．

▶ 静脈

● 脱血カニューレに関しては，21〜25Frを使用することが多い．脱血カニューレ（**図2**）はsingle stageかmulti stageかによって先端位置が異なる．single stage cannulaはサイドホールがなく先端に脱血量が依存しているため，先端を右房内に留置する必要がある．multi stage cannulaは先端を上大静脈（SVC）に留置する必要がある．multi stage cannulaは実際には，先端よりやや遠位側にて脱血しているため，SVCまで留置しないと腹部以下から還流される静脈血のみ脱血してしまう．先端を右房内にしてしまうと下大静脈（IVC）以下の比較的細い部位での脱血量が多くなり，静脈がカニューレに貼り付いて，脱血不良の原因となってしまう．脱血管の位置に関しては心エコーにてカニューレの先端を確認する．また，可能であれば経食道エコーを使用する方法もある．

▶SVC：
superior vena cava

▶IVC：
inferior vena cava

c ― ECMO ポンプの駆動

● カニュレーションが終了すれば，最後はプライミングされた回路の接続である．大事なことは，送血側での空気混入を防ぐことである．脱血側は空気混入しても人工肺にて吸収されるため，送血側よりは優先度が下がる．ECMO側をクランプし，患者側のクランプを解除し，シリンジを使用して混入した空気を除去する．シリンジが挿入される回路をいちばん高くしたほうが空気が集まりやすいが，その際に，留置した位置からカニューレが抜けないように気をつける必要がある．

● VA-ECMO導入時のプロトコールを**図3**に示す★4．

ここがポイント

回路を接続するときは送血側の空気混入を防ぐ

★4

これは「ED ECMO」サイト（https://edecmo.org/page/2/）から抜粋している．このサイトにはVA-ECMO導入時の動画もあり，参考にしていただきたい．

Column 鼠径部の穿刺

鼠径靱帯（上前腸骨棘と恥骨結合のあいだ）の中点から約3cm遠位部（約2横指）の位置が血管穿刺点となる位置を選ぶ．透視では大腿骨頭の下1/3〜1/4の位置で穿刺できるとよい．中枢側の穿刺では鼠径靱帯を貫いて止血困難となる場合や，後腹膜腔への出血をきたす可能性がある．遠位側の穿刺では深大腿動脈に迷入しやすく，大腿骨頭よりも尾側では圧迫止血も難しくなる．大腿骨頸部〜小転子の位置では動脈背側に静脈が回り込み，動静脈瘻形成の危険性がある．

4-5 ECMO：導入と管理のポイント

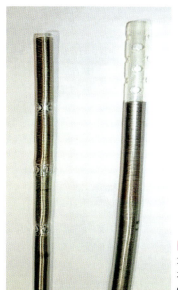

> **Column** 各社カニューレの特徴
>
> テルモ社のキャピオックス®カニューレは非常に材質が硬く，内筒と外筒との段差が少なく穿通力があるため，カニューレの挿入は比較的スムーズである．Maquet社のHLSカニューレやMedtronic社のBio-medicus®などのいわゆるコイルなどで補強されているカニューレは前者と比較すると内筒と外筒との段差がやや大きく，内筒先端が鈍であるために表皮切開や皮下組織の十分な剝離などの手技が必要となる．

図2 脱血カニューレ
左側はmulti stage cannula，右側はいわゆるsingle stage cannulaである．

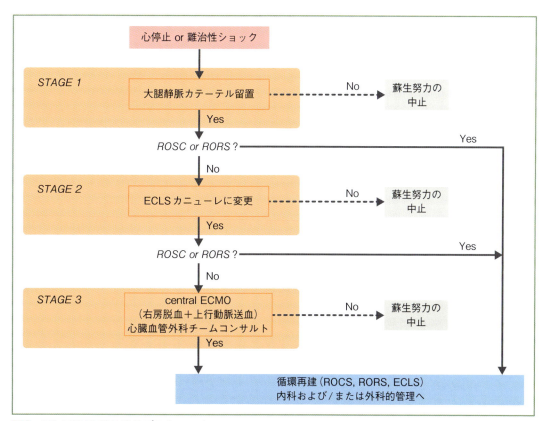

図3 VA-ECMO導入時のプロトコール
ROSC：return of spontaneous circulation, RORS：resolution of refractory shock, ECLS：extracorporeal life support.

（https://edecmo.org/page/21より）

4 導入後

流量

- 成人であれば60mL/kg/分を目指す．脱血管が体格と比較して小径であれば2L/分程度しか獲得できないことがある．導入後に脱血圧の測定を行い，−50mmHg程度までは許容される．それ以上の陰圧がかかるようであれば溶血やキャビテーションを生じる．多くの施設は遠心ポンプを使用しており，回転数は必要流量を得るまで上昇させるべきである．溶血すれば，無駄な貧血や高カリウム血症を生じるので注意する．

sweap gas ★5

- F_1O_2：1.0で，血流量とガス流量は1：1がよく用いられる．その後はPaCO$_2$：35〜45torr，pHが7.3〜7.4程度になるように設定を行う．

循環不全の指標

- まずは多臓器不全にならないように静脈血酸素飽和度≧70％，乳酸値＜4mmol/L，平均血圧（MAP）≧60mmHgなどのパラメータを指標にECMO流量を保持し，輸液量やカテコラミン量を調節する．この際，心機能低下が著明であれば定常流となるが，循環不全が進行しなければそのままでも可能である．拍動流がよいか定常流がよいかについて，現時点ではエビデンスはない．

抗凝固

- 導入時からヘパリンを投与するが，出血性合併症が生じている場合は慎重に検討する．出血部位が止血可能（圧迫，アンギオシール，外科的）であるかを確認する．止血をしてから抗凝固導入を検討すべきである．少なくとも流量が2L/分程度保持可能であれば，24時間程度は抗凝固薬投与がなくともECMO管理可能である★6．
- 管理中の指標としてはACT，APTTのどちらかを用いる．ACTであれば150〜200秒を指標とし，APTTであれば60〜80秒程度を指標とする．ヘパリン血中濃度が低い際にはAPTTのほうが相関しているデータがあるが，どちらを用いても凝固系の合併症を生じる率に有意差はない．
- 測定回数にも決まったものはないが，回路内合併症を早期発見するには少なくとも1日2回は測定するほうが好ましい．

下肢阻血

- 送血カニューレを導入した同側遠位部位で総大腿動脈に十分な血管径がない場合には阻血状態となる．送血管が13Fr程度であれば阻血を起こす確率は少ないが，15Fr以上となると高率になるため，5〜6Frシースを浅大腿動脈に挿入し，送血する．
- 挿入方法はエコーガイド下が主流である．シースは通常のタイプでもよいが，シースの挿入角度や出血合併症によっては折れ曲がることもあり，耐キンクシースを用いたほうが安全である．待機的にVA-ECMOが可能な場合は，先に順行性にシースを挿入すると穿刺が非常に容易になる（図4）．

★5 sweap gas

人工肺を通って膜全体に吹き付けるガス．

▶MAP：
mean arterial（blood）pressure

★6

ヘパリンは導入時に50単位/kg投与し，維持量としては25単位/kg/時間とする．

▶ACT：
activated clotting time（活性化凝固時間）

▶APTT：
activated partial thromboplastin time（活性化部分トロンボプラスチン時間）

4-5 ECMO：導入と管理のポイント

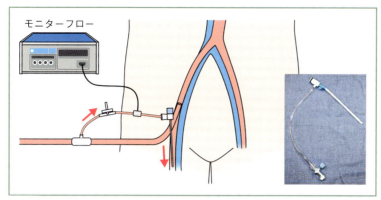

図4　distal perfusion catheter挿入時の完成図

IABP併用
- 目的としては，後負荷の軽減および拍動流にすることである．理論的には有効なはずであるが，IABPを併用したほうがECMO離脱に有用であることや院内死亡率が低下したとの小規模study[8-12)]があるのみである．IABPの流量補助は0.5～1.0L/分程度であることに留意したい．

人工呼吸器設定
- 冠血流は自己心血流が70％程度を占めるとの報告があり，自己肺からの酸素化を考慮する必要がある．SpO_2が100％であったとしてもVA-ECMO血流の酸素飽和度を示しているだけであり，冠血流を反映していない．自己肺の人工呼吸器設定に関しては，ある程度PEEPを高くし，F_IO_2を0.6程度の設定にしておくと自己肺の酸素化を保持しやすい．このようにVA-ECMOを導入しても人工呼吸器設定にも気を配る必要がある★7．

5　VA-ECMO特有の合併症

a — 左室拡張

- ECMOは左室負荷を軽減できない．ECMO回路内には静脈血貯蓄槽は存在せず，すべての静脈血を回路に取り込むことはできない．残りの静脈血は右室に流入し，肺循環を通して左室に流入する．
- 左室内血液は大動脈弁を通り，動脈循環へ駆出されなければならない．左室の十分な駆出がなければ，左室内の血液は左室内圧が全身の動脈圧と等しくなるまで左室内に蓄積していくこととなる．心室細動時や後負荷に打ち勝てないほど心収縮能が低下している場合には，左室から血液を駆出することができなくなる．
- 対応としてはIABPの併用，強心薬，血管拡張薬の投与，循環保持ができる最小限のECMO流量を維持することである．上記の治療を行っても改善が困難であればcentral ECMOや体外式の補助人工心臓（VAD）治療を考慮する必要がある．近年ではIMPELLAが対応策の一つとなる．

▶PEEP：
positive end-expiratory pressure（呼気終末陽圧）

★7
右内頸静脈から中心静脈（CV）カテーテル挿入時にガイドワイヤーが血管内に引きずり込まれ，ECMO回路内に迷入した報告もある．SVCや右房内まで脱血管があり，ECMO挿入時にCVラインを挿入する場合には十分な注意が必要である．

▶CV：
central venous

▶VAD：
ventricular assist device

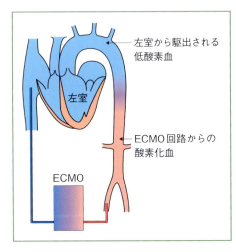

図5 North-South syndrome
North-South syndromeとよばれる状態であり，心機能が回復しても自己肺での酸素化不良があれば図のように低酸素血が脳に流れることがあり，留意が必要である．

b — 大動脈基部血栓

- 大腿動静脈からのアプローチでECMOを施行している場合，ECMOの送血血流は左室から駆出された血液とぶつかるまで下行大動脈内を通常の循環とは逆行して送られる（図5）．左室の駆出が極度に低下している場合，ECMO回路からの血流は，閉鎖したままの大動脈弁の付近まで送られることになる．たとえECMO施行のためにしっかりと抗凝固を施行したとしても，大動脈基部で血液のうっ滞が生じるために，その付近に血栓が形成されうる．

- この血栓は，とくに心臓収縮能が回復してくる時期に脳卒中やその他の血栓による合併症のリスクとなる．左室が通常駆出している状態であれば，乱流が生じ大動脈基部に血液の流れを生じさせることができるので，この合併症は回避できる．心エコーで血栓が検出されれば，抗凝固療法を可能な限り積極的に行うべきである．

6 離脱

- VA-ECMOの離脱に関しては，さまざまな指標を用いるため，総合的評価となる．一般的に中止テスト（off test）を行い，その際の血行動態パラメータを指標とする．約3～5分程度，送脱血を中断するためヘパリンを追加投与することもある．その前段階として，約1L/分程度の流量まで低下させ，6時間以上血行動態が安定していれば，中止テストを行う．明確な離脱規準はなく，心エコーであれば大動脈弁開放時間が0.2秒以上であることや，LVOT-VTIが10～12あることを目安にする．CI>2.0L/分/m^2・PAWP<22mmHg・MAP>60mmHgなどを指標にしている施設もある．また，カテコラミン反応性をみて，離脱後循環不全に陥ってもカテコラミンを増量できる余力があるかを試行することも大事である．

▶LVOT-VTI：
left ventricular outflow tract-velocity time integral（左室流出路血流速度の時間流速積分値）

▶PAWP：
pulmonary artery wedge pressure（肺動脈楔入圧）

7 IMPELLA

- IMPELLAは左室内に留置したカテーテルタイプの補助循環装置である．Inlet口から超小型軸流ポンプにより血液を吸い出し，上行大動脈に位置するOutlet口から非拍動性・順行性の血流を駆出する．

- 心原性ショックに対する機械的補助はIABP，ECMOと2種類しかなかった．IABPからECMOに変更すると侵襲の程度が格段に違う．IMPELLAの出現により心原性ショックに対して機械的サポートの手段を一つ得た．最大の特徴はIABP以上に後負荷軽減ができ，生理的な血流によって高用量の流量補助も可能となることである．

- 日本では，心原性ショック例のうち，あらゆる内科的治療抵抗性の急性左心不全を主体とする循環不全が遷延する症例で，IABP・VA-ECMOによる補助循環のみでは救命困難が想定される場合に使用する．海外ではハイリスクPCIによる待機的使用も保険適用がある．

- また，低侵襲冠動脈バイパス術（MIDCAB）やオフポンプ冠動脈バイパス術（OPCAB）での術中における補助循環や，LVADまでのbridge thrapyとしても行われる．

- 日本では経皮的大腿動脈アプローチが可能なIMPELLA 2.5®と外科的大腿動脈・腋窩動脈・上行大動脈アプローチが可能なIMPELLA 5.0®の2タイプがある．それぞれの数字は最大送血量（L/分）を示す．他にも2.5と5.0の中間規格のIMPELLA CP®，右心補助を行うIMPELLA RP®が存在する．

- 使用上の注意として下記があげられる．
  ①挿入シースはピールアウト式であり，他のデバイスと入れ替えはできない．
  ②VA-ECMOの呼吸補助はできない．
  ③挿入したIMPELLA規格以上の流量を出すことはできない．
  ④体動や電気ショックなどで留置位置が容易に変更されてしまう．
  ⑤経皮的に13Frシースを使用するため，同側下肢虚血を生じる可能性がある．

（竹田晋浩，大山慶介）

ここが ポイント

IMPELLAは，IABP以上の後負荷軽減と，生理的な血流による流量補助が可能

▶4章「4-6 補助人工心臓：導入と管理のポイント」（p.267）参照

▶PCI：
percutaneous coronary intervention（経皮的冠動脈インターベンション）

▶MIDCAB：
minimally invasive direct coronary artery bypass

▶OPCAB：
off-pump coronary artery bypass

文献

1) Annich GM, et al, eds. ECMO Extracorporeal Cardiopulmonary Support in Critical Care. 4th ed. "Red Book". ELSO；2012.

2) Huang CT, et al. Extracorporeal membrane oxygenation resuscitation in adult patients with refractory septic shock. J Thorac Cardiovasc Surg 2013；146：1041-6.

3) MacLaren G, et al. Central extracorporeal membrane oxygenation for refractory pediatric septic shock. Pediatr Crit Care Med 2011；12：133-6.

4) Ko WJ, et al. Extracorporeal membrane oxygenation support for adult postcardiotomy cardiogenic shock. Ann Thorac Surg 2002；73：538-45.

5) Maclaren G, Butt W. Extracorporeal membrane oxygenation and sepsis. Crit Care Resusc 2007；9：76-80.

6) Bréchot N, et al. Venoarterial extracorporeal membrane oxygenation support for refractory cardiovascular dysfunction during severe bacterial septic shock. Crit Care

Med 2013；41：1616-26.

7) Extracorporeal Life Support Organization. ELSO Guidelines for Cardiopulmonary Extracorporeal Life Support. Version 1.3. Ann Arbor, MI, USA；November 2013. https：//www.elsonet.org

8) Gass A, et al. Peripheral venoarterial extracorporeal membrane oxygenation in combination with intra-aortic balloon counterpulsation in patients with cardiovascular compromise. Cardiology 2014；129：137-43.

9) Takayama H, et al. Clinical outcome of mechanical circulatory support for refractory cardiogenic shock in the current era. J Heart Lung Transplant 2013；32：106-11.

10) Petroni T, et al. Intra-aortic balloon pump effects on macrocirculation and microcirculation in cardiogenic shock patients supported by venoarterial extracorporeal membrane oxygenation*. Crit Care Med 2014；42：2075-82.

11) Ma P, et al. Combining ECMO with IABP for the treatment of critically Ill adult heart failure patients. Heart Lung Circ 2014；23：363-8.

12) Cheng R, et al. Lack of Survival Benefit Found With Use of Intraaortic Balloon Pump in Extracorporeal Membrane Oxygenation：A Pooled Experience of 1517 Patients. J Invasive Cardiol 2015；27：453-8.

参考文献

- Extracorporeal Life Support Organization（ELSO）. Guidelines for Adult Cardiac Failure. https：//www.elso.org/Portals/0/IGD/Archive/FileManager/e76ef78eabcusersshyerdocumentselsoguidelinesforadultcardiacfailure1.3.pdf
- Extracorporeal Life Support Organization（ELSO）. Ultrasound Guidance for Extra-corporeal Membrane Oxygenation Veno-Arterial ECMO specific guidelines. https：//www.elso.org/Portals/0/Files/elso_Ultrasoundguidance_vvecmo_guidelines_MAY2015.pdf

4-6 補助人工心臓：導入と管理のポイント

はじめに

- 心原性ショックにおける機械的補助循環として体外設置型補助人工心臓（ventricular assist device：VAD）または体外循環用遠心ポンプが使用可能である．
- その適応にはbridge to decision（BTD），bridge to recovery（BTR），bridge to bridge（BTB）などの治療戦略がある．
- 管理面では，最近は長期化することは少ないが，依然として感染と血栓の対策が重要である．

1 体外設置型VADの適応

- 植込み型左室補助人工心臓（LVAD）が保険償還された2011年以降，体外設置型VADの適応範囲は限定されてきているが，現在でも必要とされる場面は多い．急性心不全に対する，とくにde novoで発症した場合のアルゴリズムを図1に示す．急性期にVADの適応を検討するのは心原性ショックであるprofile 1の場合がほとんどである．静注強心薬と大動脈内バルーンパンピング（IABP）では血行動態を維持できない場合，体外式膜型人工肺（ECMO）または経皮的VAD（IMPELLA）を検討する．

▶LVAD：
left ventricular assist device

▶IABP：
intra-aortic balloon pumping

▶ECMO：
extracorporeal membrane oxygenation

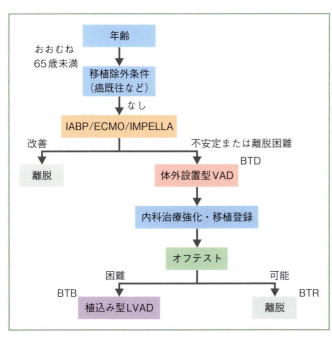

図1　心原性ショックにおける体外設置型VADの適応判断
IABP：intra-aortic balloon pumping, ECMO：extracorporeal membrane oxygenation, VAD：ventricular assist device, LVAD：left ventricular assist device, BTD：bridge to decision, BTB：bridge to bridge, BTR：bridge to recovery.
（日本循環器学会，ほか．急性・慢性心不全診療ガイドライン〈2017年改訂版〉，p.100[1]に基づいて作成）

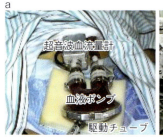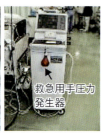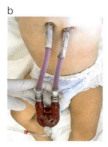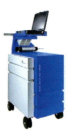

図2　体外設置型補助人工心臓
a：Nipro-TOYOBO（ニプロ），b：EXCOR®（カルディオ）．

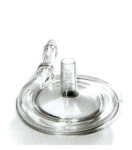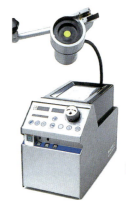

図3　体外循環用遠心ポンプ：ロータフロー
（ゲティンゲグループ・ジャパン）

- VADの適応疾患として代表的なものは，劇症型心筋炎や広範囲前壁中隔急性心筋梗塞による心原性ショックである．未診断の拡張型心筋症が急性増悪した場合もありうる．ECMOやIMPELLAを挿入して血行動態が改善してくればよいが，1週間程度たっても心機能が回復しない場合，経皮的デバイスでは血管合併症や出血傾向などにより，循環補助を継続できないこともある．
- また，経皮的補助循環は補助流量がせいぜい4L/分程度であり，臓器障害の改善が見込みにくいこともある．そのような際に体外設置型VADによるbridge to decision（BTD）とよばれる戦略を検討する．拍動流タイプはNipro VADだけではなく，小児用ではEXCOR®も使用可能である（図2）．
- 体外式空気駆動拍動流ポンプは院外使用が認められていないため，退院不可能である．心尖部から脱血し，空気駆動されるポンプ本体を経て上行大動脈に送血する．空気駆動のため駆動チューブにより駆動装置に接続されている．また体外循環用遠心ポンプを左心バイパスとして使用することもあり，連続流タイプのロータフロー（図3），メラ，GyroPumpなどが使用可能である．
- 体外循環用遠心ポンプはVADとして保険償還されておらず，経皮的心肺補助としてしか算定できないが，その割安感と抗血栓性および若干補助流量が多いなどの利点から，開胸して左心バイパスに使用して，最近は体外設置型VADに取って代わる勢いである．適応はほぼ同様なので，本項に関し

ここがポイント
体外循環用遠心ポンプの適応は，体外設置型VADとほぼ同様に使用できる

4-6 補助人工心臓：導入と管理のポイント

表1 LVAD術後の合併症と薬物治療

合併症	薬物治療
• 血栓塞栓症	ワルファリン＋低用量アスピリン
ポンプ内血栓	上記治療の強化，血栓溶解療法
• 消化管出血	抗凝固薬・抗血小板薬の減量または中止
• ドライブライン感染	抗菌薬
• 右心不全―周術期	NO，ドブタミン，静注PDE-III阻害薬
• 肺高血圧―遠隔期	PDE-5阻害薬，エンドセリン受容体拮抗薬
• 心室性不整脈	アミオダロン，β遮断薬（ランジオロールも）

ては体外設置型VADとだけ記載していてもわざわざ別途表記していないときは体外循環用遠心ポンプを含むものと理解されたい．bridge to decision（BTD）は，移植適応を取得するdecision（bridge to transplantaion：BTT），循環補助により心機能が回復しVADを離脱するまでのdecision（bridge to recovery：BTR），または終末期医療への移行のdecision（bridge to bridge：BTB）の3つがある（**図1**）．

●**図1**では，おおむね移植登録の範囲内でVADを使用するという比較的穏健なフローを描いている．もちろん，リカバリーの自信があれば年齢や移植除外条件を問わず体外設置型の装着に至ることもあろうが，不慣れな施設にはお勧めしない．したがって，年齢65歳未満で移植除外条件なく，VADから離脱できなくても移植登録をすれば植込み型LVADに移行できるという条件をあらかじめ検討しておくことが一般的である．そのうえで他の補助循環から離脱困難な場合，まず体外設置型VADを装着することをBTDとよぶ．その中で，後述するように心機能が回復してきて，離脱に向かえるようならBTRとして薬物治療の強化や離脱可能性の判定を行う．しかし，多くの場合は離脱困難であり，移植適応を取得のうえ，3〜4か月後に植込み型LVADにコンバートすることが多く，bridge to bridge（BTB）とよんでいる．

2 体外設置型VAD挿入後の予防的管理（表1）

●血栓のコントロールは主としてワルファリンで行うが，INRの目標値は2.5〜3.5にする．食事や感染の合併に伴うINR値の変動幅もかなり大きくなる．体外設置型では血栓は直視下に観察可能である．ワルファリンに加えて，ほぼすべての症例でアスピリン100mgを併用する．また，それでも血栓形成傾向が持続する場合はジピリダモール300mgやシロスタゾール200mgを併用する場合もある．クロピドグレルは，もし出血が起きた場合の止血がきわめて困難となるため一般には使用しないが，血栓形成傾向の著しい症例では併用することもある．

▶INR：
international normalized ratio（国際標準比）

●体外設置型VAD装着患者のリハビリテーションはエルゴメータによる有酸素運動が基本である．レジスタンストレーニングを併用すると運動耐容能の

269

改善が早いことも知られてきている．できる限り心肺機能検査を定期的に施行して，最適な運動量の処方をするように心がけるべきである．

●体外設置型VADの送脱血管貫通部の感染は数か月後にはほぼ必発である．入院しているため，医療者が消毒や監視培養などを行う．消毒方法・観察のポイント・ドライブラインの固定方法・シャワー浴の方法などの詳細はここでは割愛する．

a—合併症とその管理（表1）

●血栓塞栓症は小さなものは抗凝固療法の見直し，大きなものはむしろ抗凝固を一時停止して出血性脳梗塞のリスクを回避する．脳出血やくも膜下出血の際は小さなものは保存的に，大きなものはいったん抗凝固療法をリバースする．大きな脳合併症は開頭術を要することもあり，しばしば致命的である．

●感染は主として送脱血管周囲に起こるが，菌血症になった場合にのみ培養結果から最適な抗菌薬を使用する．多くはグラム陽性球菌であるが，多剤耐性緑膿菌なども長期の補助後には出現してくる．

b—右心不全

●きわめて重症な劇症型心筋炎の場合，とくに留意すべきは右心機能不全の有無である．LVAD装着のみでは十分な流量が得られない場合の多くは右心不全の合併がある．術前から右心不全を予想することはかなり難しいが，劇症型心筋炎の場合にはたいてい右心不全があると考えて対応したほうが無難である．右心のサポートに体外循環用遠心ポンプを一時的に使用することが増えてきている．一度LVADだけでなんとか人工心肺から離脱した後，結局，右心不全で再手術となるより，右心のサポートを早めに導入したほうがむしろ結果が良いと考えられる．多くの場合，右心サポートは数日で離脱可能であるが，もし長期にわたり右心不全が持続する場合はNipro-TOYOBOポンプ等への付け替えとなる．この場合，1年を超えて両心VADの管理を安全に行うことはきわめて困難であり，予後不良である．

●劇症型心筋炎でなくてもprofile 1で臓器障害が著しい場合は，全身の炎症を反映して，血中に肺血管抵抗を上げるサイトカインや血管作動物質が増加していると想定される．このような場合，LVAD単独では高い肺血管抵抗に抗して右室から拍出することが十分できない場合がある．静注強心薬（ドブタミン，PDE-III阻害薬）と一酸化窒素吸入を中心とした治療でなんとかLVADの脱血を保つことができる場合が多いが，臓器障害が著しく肺血管抵抗が高いときには右心補助人工心臓（RVAD）を装着する．

●図4に示すように，術前において肺血管抵抗と右室1回仕事量の組み合わせで右室に対する機械的補助が必要かどうか判別できる[2]．術後遠隔期にわたる場合には経口のPDE-III阻害薬（ピモベンダン）やPDE-5阻害薬（シルデナフィル，タダラフィル）が長期に使用されることもある．右心系のうっ血による症状緩和のため，利尿薬を使用することもあるが，少量にとどめるべ

ここが ポイント ❗
LVAD装着で十分な流量が得られない場合は右心不全の合併を考える

▶PDE：
phosphodiesterase（ホスホジエステラーゼ）

▶NO：
nitric oxide

▶RVAD：
right ventricular assist device

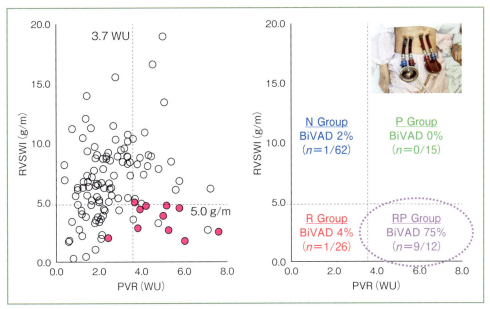

図4　周術期右心補助の必要な血行動態
右心補助人工心臓（RVAD）の必要性はhigh PVR ＋ low RVSWIでほぼ判別可能である．
RVSWI：右室1回仕事係数，PVR：肺血管抵抗，WU：Wood単位，BiVAD：biventricular assist device.

（Imamura T, et al. J Artif Organs 2016：19：44-53[2]より）

きであり，LVADへの血流を維持するだけの右心系の前負荷を維持する必要がある．

C ― 心室性不整脈

- LVAD術後に血行動態が改善しても心室性不整脈が生じることがある．時としてLVADの脱血管による物理的刺激が原因の場合もあるが，内因性の場合もある．術前に投与されていたアミオダロンをLVAD術後に中止した場合，1～2か月後に組織内濃度が低下して心室性不整脈を再度生じることもある．

- 持続性心室頻拍や心室細動により血行動態が破綻している場合，原則として（体外式または植込み型除細動器〈ICD〉による）電気的除細動が第一選択であり，除細動後，β遮断薬やアミオダロンにより予防効果を狙うこともある．難治性の場合，β遮断薬（ランジオロール）やアミオダロンの静注を使用することもある．

▶ICD：
implantable cardioverter defibrillator

- 術前からICDが挿入されている場合，ICDの作動停止（deactivation）に関してはまだ一定の見解がない．しかし，LVAD術後の心室性不整脈は発症しても直ちに死亡することはほとんどないうえ，むしろ意識が保たれていることが普通であり，意識下のICD作動による患者のトラウマは想像を超えるものであることから，抗頻拍ペーシング（ATP）にとどめる設定がよいのではないかと思われる．

▶ATP：
anti-tachycardia pacing

d—その他

- 低心拍出量はバソプレシンの分泌刺激となり，重症心不全症例においては低ナトリウム血症をしばしば合併する．バソプレシン受容体拮抗薬であるトルバプタンをVAD術前に使用することにより，うっ血をコントロールしながら低ナトリウム血症も改善させることができる可能性がある．しかし，LVAD術後は心拍出量の改善により血漿バソプレシン濃度は大部分の症例で低下するため，血清Na濃度が急激に上昇することによる浸透圧性脱髄症候群も危惧される．しかし，術後難治性右心不全例では引き続きバソプレシン分泌が保たれ，胸水（右側）貯留や下腿浮腫の治療にトルバプタンが有効である[3]．

- LVAD術前に高い肺血管抵抗（PVR）を合併していた症例の多くは，LVAD装着により肺血管抵抗（PVR）が低下することが知られている．しかし，LVADによる血行動態改善のみではPVRの低下が十分に得られない症例に対し，PDE-5阻害薬やエンドセリン受容体拮抗薬（ボセンタン）の追加投与が有効である可能性が報告されている[4]．

▶PVR：
pulmonary vascular resistance

3 心機能回復への試み

- LVADの後負荷増大（すなわち体血圧上昇）は循環効率の低下を招くのみならず，脳血管障害のリスクを増大させるので，平均体血圧を80mmHg以下に保つべく，アンジオテンシン変換酵素（ACE）阻害薬，アンジオテンシンII受容体拮抗薬（ARB），β遮断薬，アルドステロン拮抗薬の組み合わせで適切に対処する．

▶ACE：
angiotensin converting enzyme

- LVAD術後に心機能の回復をみる症例があり，その治療戦略はbridge to recovery（BTR）とよばれている．この間の薬物療法としてはβ遮断薬を高用量投与することや，β_1選択的遮断薬とβ_2刺激薬を併用することの有用性が報告されている．しかし，心機能の回復に向け確立されたプロトコルはまだ存在しない．術前の心不全罹患歴が短い症例，β遮断薬治療が不十分であった症例などが術後の心機能回復を得られやすいと報告されている[5]．また拍動流であるほうが心機能の回復例が多いことも知られている[5]．

▶ARB：
angiotensin II receptor blocker

a—離脱の目安

- 抗心不全治療とリハビリテーションの組み合わせ（以下の①～④）で術後1～2か月経過すると，自己心機能の回復する症例では，次のようにさまざまな指標が改善してくる．

①LVAD補助下でも毎心拍自己大動脈弁開放

②脳性ナトリウム利尿ペプチド（BNP）＜100pg/mL

③最大酸素摂取量＞正常の60％

④左室駆出率（LVEF）＞35％

▶BNP：
brain natriuretic peptide

▶LVEF：
left ventricular ejection fraction

4-6　補助人工心臓：導入と管理のポイント

▶ LVAD補助下でも自己大動脈弁の開放がみられる

- これは心エコーのMモードで何心拍に何回開放しているかをみるとよい. 自己心機能が改善してくれば開放頻度は増す. 離脱可能な症例では標準的なLVAD設定の下でもたいてい毎心拍開放が認められる.

▶ BNP値の減少

- LVAD装着後, BNPが100 pg/mL以下になる場合には自己心機能が相当程度回復している指標となる.

▶ 運動耐容能の改善

- リハビリに伴って心肺機能検査を施行する. 最大酸素摂取量 (peak $\dot{V}O_2$) が増加してくるが, 正常の60%程度または16 mL/kg/分が離脱可能な一つの目安になる.

▶ LVEFの改善

- 拍動流と連続流ではLVEFのとらえ方が異なる可能性はあるが, 少なくともLVEFが35%程度までに改善していない症例の離脱は困難と思われる[★1].

b — LVADウィーニングとオフテストによる離脱基準

- 拍動流の離脱 (ウィーニング; weaning) では, 以下の3点が離脱の最低条件である.
  - ①5回/週ずつ拍動回数を減らす.
  - ②オフテストは水負荷と運動負荷を施行する.
  - ③負荷後変化PAWP＜10 mmHg, peak $\dot{V}O_2$＞12 mL/kg/分.

▶ 離脱へ向けたウィーニングとオフテスト

- ウィーニングは血行動態の安定した状況で行うことはもちろんであるが, 感染症や栄養状態, リハビリの進行状況なども勘案して慎重に進める必要がある. 通常, 1分間の拍動回数を1週間毎に5回ずつ減らしていく. 下限は1分間55回の拍動回数にとどめるのがよい. それ以上減らすとポンプ内血栓の恐れがある. ％systoleや駆動圧については離脱に際して大きく変化させる必要はない. この間, 自己大動脈弁の開放度合い, BNP値, LVEF, peak $\dot{V}O_2$を経時的に測定観察し, 上述した離脱の目安に到達したらオフテストに移行する.

- 拍動流のオフテストは送気球による手押しの状態とする. 右心カテーテルを挿入し, 手押しの状態でまず15分間観察し, 血行動態の測定を行う. この時点でPAWPの上昇, 血圧低下, 心拍増加, めまいなどが生じる例はまず離脱困難であり, 負荷をする必要はない.

- 手押しの状態で問題がなければ生理食塩液10 mL/kgを15分間で投与する水負荷およびエルゴメータによる運動負荷と心肺機能検査を行う (両方の負荷を同日に行うのは負担が大きいので, 通常, 別の日に施行する).

- 運動負荷中は圧データの基線が動揺して正確でない可能性があるが, 水負荷の場合は右心カテーテルによる血行動態が正確に評価できる. 水負荷によりPAWPが10 mmHg以上増加する場合は, 拡張機能障害が強く残っていると

[★1]
ここではLVEFの低下した拡張型心筋症様の病態を主体に考えていることを付記しておく. 上述したように, その他の病態では離脱の見込みはきわめて低い.

▶ **PAWP**:
pulmonary artery wedge pressure (肺動脈楔入圧)

▶ **Peak $\dot{V}O_2$**:
peak oxygen consumption (最大酸素摂取量)

4章 治療選択

Column LVAD装着後のリバースリモデリングとは？

　重症心不全においてLVAD治療はほとんど最終兵器のようなものであり，そこに至る過程を考えると左室のリバースリモデリング，すなわち左室の収縮力が回復して左室の内腔が縮小することなどありえないように思われるかもしれない．実は心筋炎でなくても10％程度はLVADから離脱することは知られている．LVEF＞35％に術後回復するという基準で見ると25％程度の症例が一定のリバースリモデリングを達成している．これは術後に血行動態をしっかり支持しつつ心筋保護薬を十分投与できる環境が大きく貢献していると考えている．逆に，術前に数年以上にわたり十分な心筋保護薬の治療を受けたにもかかわらず，徐々に進行して最終的にLVAD装着となったような症例は術後のリバースリモデリングも期待できない．

考えられ離脱困難である．

- また，水負荷により心拍出量が少しでも増えることが必要であり，まったく増えない，または減少するような場合はPAWPが上昇しなくても右心不全が強く残っている可能性があるため離脱困難である．そのような場合は右房圧上昇の有無を見るとよい．手押し状態での心肺機能検査では，peak $\dot{V}O_2$が12mL/kg/分を上回ることが離脱の指標と考えられる．

（絹川弘一郎）

文献

1) 日本循環器学会，ほか．日本循環器学会/日本心不全学会合同ガイドライン．急性・慢性心不全診療ガイドライン（2017年改訂版）．http://www.j-circ.or.jp/guideline/pdf/JCS2017_tsutsui_h.pdf

2) Imamura T, et al. High pulmonary vascular resistance in addition to low right ventricular stroke work index effectively predicts biventricular assist device requirement. J Artif Organs 2016；19：44-53.

3) Kimura M, et al. Successful Treatment of Intractable Fluid Retention Using Tolvaptan After Treatment for Postoperative Mediastinitis in a Patient With a Left Ventricular Assist Device. Int Heart J 2015；56：574-7.

4) Imamura T, et al. Bosentan improved persistent pulmonary hypertension in a case after implantation of a left ventricular assist device. J Artif Organs 2013；16：101-4.

5) Imamura T, et al. Preoperative beta-blocker treatment is a key for deciding left ventricular assist device implantation strategy as a bridge to recovery. J Artif Organs 2014；17：23-32.

4章　治療選択

4-7 一時ペーシングと ペースメーカー植込み

1 一時ペーシング

- 直ちに改善しなければ生命に危険な，徐脈に基づく心不全，Adams-Stokes発作が認められた場合，緊急一時ペーシングが行われる．torsade de pointes型多形性心室頻拍など，頻脈性不整脈の予防のために行われることもある．また，ペースメーカー植込み前のペーシングの効果判定のために行われることもある．

a—徐脈に対する緊急対応

▶ 緊急処置

アトロピン1 mg（2A）静注

- 少量投与は一過性迷走神経刺激により，かえって徐脈を助長することがあるので注意を要する．治療を要するHis束以下のブロックは無効であるばかりか，心房心拍数の上昇によりブロックがかえって悪化することがある．

イソプロテレノール点滴静注

- 希釈して（たとえば2 mgを5％ブドウ糖液500 mLに薄め），心拍数が70～90/分程度になるような速度で点滴する．必要量は一定ではなく，その調節は必ずしも容易ではない．

緊急一時ペーシング

- 薬物療法は，効果が不確実なうえに不快感を伴うので，一時ペーシングを準備するまでのつなぎと考えたほうがよい．鎖骨下静脈，内頸静脈，大腿静脈，肘静脈などから，静脈穿刺法もしくは静脈カットダウン法によりリード先端を右室心尖部に挿入する．穿刺法の進歩により静脈カットダウン法が行われることはまれになってきている．鎖骨下静脈を用いた場合は気胸の合併症を起こすことがある．先端にバルーンの付いた一時ペーシング用リードが開発されており，右室に容易に挿入できる．側面にてリード先端が前方を向

> ### Column 生理的ペースメーカーと非生理的ペースメーカー
>
> ペーシングは心房・心室の協調性の有無により生理的ペーシングと非生理的ペーシングに分けられる．心房の心拍出量に対する寄与は20～30％であり，心房心室協調性のない非生理的ペースメーカーではこの部分が失われ，心房心室協調性の保たれた生理的ペースメーカーにより心機能は改善する．緊急時の一時ペーシングでは，とりあえず心室ペーシングを優先させるべきであるが，心房用J型一時ペーシング・リードを留置することにより安定した生理的一時ペーシングが得られる．

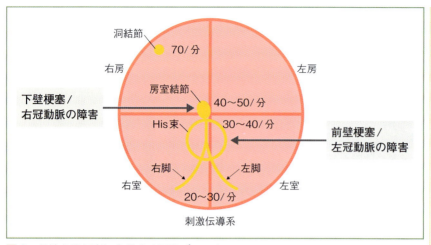

図1　急性心筋梗塞に合併する房室ブロック
下壁心筋梗塞にはしばしば房室ブロックが合併する．下壁心筋梗塞は右冠動脈の障害で起こる．右冠動脈は後下行枝と房室結節枝に分岐する．したがって，房室結節枝もしくは分岐前の右冠動脈の障害により，房室結節への血行に障害をきたす．下壁心筋梗塞に合併する房室ブロックはHis束より上の房室結節におけるブロックで，通常，数日以内に改善し，永久ペースメーカーの植込みが必要なことはほとんどない．
一方，前壁中隔心筋梗塞は左冠動脈前下行枝の障害で起こる．左冠動脈の障害に伴う房室ブロックは第一中隔枝より中枢の障害で，広範な心筋障害の存在を意味する．したがって，心筋梗塞そのものが重篤で，ブロック部位はHVブロックである．しばしば高度の心停止をきたし，補充調律も20～30/分程度である．補充調律はもはや正常の刺激伝導系を伝わることはできないので，QRSの幅は広くなり心機能は低下する．

いているほうが固定がよい．閾値が良好な部位を探す（できれば1mAもしくは1V以下）．また，皮膚パッチ電極による経皮的体外ペーシングも可能である．緊急時には有用であるが，意識のある症例においては苦痛を伴うので長時間の施行は困難である．

- 一時ペーシングに伴う合併症として，感染，気胸，血気胸，心房心室壁の穿孔，塞栓などがあげられる．

b―基礎心疾患と一時ペーシング

- 急性心筋炎に合併した房室ブロックや洞停止，洞房ブロックは回復することがあり，一時ペーシングを施行しながら，しばらく経過をみる必要がある．病歴，炎症所見，心筋逸脱酵素の値が参考になる．交代性脚ブロック，新たに発生した2枝ブロック・左脚ブロック，MobitzⅡ型2度房室ブロック，1度房室ブロックを伴う右脚ブロックを認めた場合は，予防的に一時ペーシングを施行する★1．
- 急性下壁心筋梗塞にはしばしば房室ブロックを合併するが，基本的にはAHブロックであり，数日以内に改善する[1,2]．急性前壁中隔心筋梗塞に房室ブロックを合併することはまれだが，合併した場合，左冠動脈前下行枝の近位部の病変であり，心筋梗塞は広範で重症である．この場合，房室ブロックは改善せず，急性期を乗り超えてもペースメーカー植込みが必要となることが多い（図1）[1,2]．

★1　ブロック部位による差

房室ブロックは，His束より上部のAHブロックと，His束より下部のHVブロックに分けられる．房室結節接合部には40～50/分前後の，His束には30～40/分前後の，His束より下部のHis-Purkinje系には20～30/分前後の固有の自動能があり，房室ブロックを起こしたとき，それより下部の補充調律になる（図1）．ブロック部位が下部にいくほど，固有心拍数が少なく，また確実性が低下するので重篤になる．

c ─ 緊急一時ペーシングの設定

● 出力は閾値の2倍以上に設定する．電池寿命のことは考慮する必要がないので，十分ゆとりをもって設定できる．ペーシング心拍数は，予防的一時ペーシングであれば40〜50/分のバックアップでもよいが，徐脈が存在する場合は70/分を標準に考える．心拍出量はある程度心拍数に依存するので，心不全がある場合には80〜90/分の心拍数設定を考慮してよい．ただし，ペーシング心拍数をあまり高く設定しすぎると，かえって心機能が低下してしまう．

2 永久ペースメーカー植込み

● ペースメーカー植込み適応のある症例に対する薬物療法はむしろ危険であり，確実な治療方法は現状ではペースメーカー植込みしかない．

a ─ ペースメーカーの植込み手技

● ペースメーカーの植込みには，大きく分けて，心筋電極を用いる方法と経静脈的に心内膜電極を用いる方法がある．植込み型のペースメーカー開発当初は心筋電極が用いられた．現在では，成長期の小児や，外科手術時同時にペースメーカーの植込みを行う場合を除いては，経静脈的に心内膜電極を用いるのが一般的である．一方，胸腔鏡を用いて留置することも可能である．

b ─ 経静脈的心内膜電極の挿入

● 経静脈的心内膜電極の挿入方法には，静脈のcut down法と穿刺法とがある．

▶ 橈側腕頭皮静脈（cephalic vein）のcut down法

● 最も優れた方法である．橈側腕頭皮静脈は大胸筋三角筋溝の脂肪組織のあいだを通り，小胸筋の上縁を越えて腋窩静脈に合流する（**図2**）．大胸筋三角筋溝のあいだには脂肪組織があるので，これを見つけたら脂肪組織を分けていくと橈側腕頭皮静脈が見つかる．橈側腕頭皮静脈を遊離したら，糸を近位と遠位に2本掛ける．遠位側を結紮し，その少し近位側を眼科用などの小はさみで静脈径の1/3程度の小切開を加える．vein lifter（pick）をこの切開から静脈内に挿入し，隙間からリードを静脈内に挿入する．エラスター針を利用してガイドワイヤーを挿入してから，穿刺に用いるシースを利用してリードを挿入する方法がある．リードを静脈に固定するにはスリーブを静脈内に挿入し，静脈の外側からスリーブごと結紮する．

▶ 鎖骨下静脈穿刺法

● 鎖骨下静脈穿刺法は簡単ではあるが，リードの断線などのトラブルが多い．鎖骨と第一肋骨のあいだは狭く，肋鎖靱帯が張っており，リードが大きなストレスを受ける．肋鎖靱帯は内側ほど厚く，鎖骨と第一肋骨のあいだは内側ほど狭い．そこで，この方法を用いる場合，できるだけ外側から穿刺する必要がある．

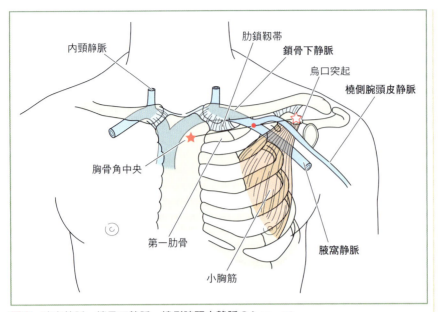

図2 腋窩静脈，鎖骨下静脈，橈側腕頭皮静脈のシェーマ
橈側腕頭皮静脈は大胸筋三角筋溝の脂肪組織のあいだを通り，小胸筋の上縁を越えて腋窩静脈に合流する．胸骨角中央（★）と烏口突起（☆）を結ぶ直線と第一肋骨の交点（●）が胸郭外穿刺の目安とされる．

- まず，カテラン針を用いて麻酔をかけながら，鎖骨下静脈を探る．ピストンに穿刺針を付け，内筒を引きながら穿刺針を進めていく．逆流が認められたらガイドワイヤーを挿入する．穿刺針を抜き，ダイレーターとシースを挿入する．ダイレーターを抜いてからリードを挿入する．シースは裂いて外すことができるようになっている．リードの固定はスタイレットを抜いてから，必ずスリーブの上から行う．リードに直接糸を掛けると，その部分で断線を起こす危険性がある．

胸郭外穿刺法[3,4]

- 腋窩静脈は第一肋骨の上縁を越えて胸腔内に入り，鎖骨下静脈となる．この腋窩静脈に穿刺法でリードを挿入するのが胸郭外穿刺法である（**図2**）．胸郭内で穿刺する鎖骨下静脈穿刺法と異なり，リードにストレスがかからず，断線などのリードトラブルが少ない．腋窩静脈は太いので複数のリードを挿入することが可能である．気胸をつくることがないという利点もある．腋窩静脈は太く，また確実に存在するので，鎖骨中線上から外側に向かって試験穿刺をしていくと腋窩静脈にあたる★2．

C — リードの設置

心室リードの留置

- 心室リードは通常，右室心尖部に留置する（**図3a**）．スタイレットの先を曲げて，三尖弁を通過させ，右室心尖部に進める．

★2 穿刺の指標
穿刺を行うポイントに確実な指標がないことが胸郭外穿刺法を難しくしている．胸骨角中央と烏口突起を結ぶ直線と第一肋骨の交点が目安とされている（**図2, 3**）[3,4]．ガイドワイヤーを挿入して第一肋骨との交点を目標とすることもできる．

アドバイス
右室リードの留置部位として右室中隔が推奨された時期もあったが，右室心尖部より優れているというエビデンスはなく，こだわる必要はない

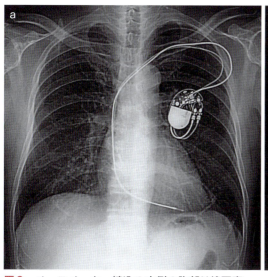
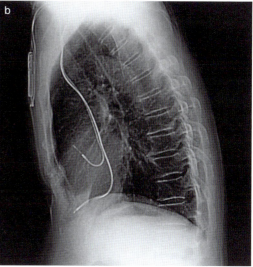

図3 ペースメーカー植込み症例の胸部X線写真
a：正面，b：側面．
通常，心室リードは右室心尖部に，心房リードは右心耳に留置する．右心耳は前方にあるので，側面から見ると先端が前を向く．先端が右心耳に固定されると先端が左右に動くので容易に認識できる．

心房リードの留置

- 心房リードは通常，右心耳に留置する（**図3b**）．プリシェイプされたtined型Jリードを用いる場合，右房内でスタイレットを抜きJの字形を作る．右心耳は前方にあるので，側面を見ると，先端が前を向く．右心耳に固定されると先端が左右に動く．
- 真直ぐのscrew-inリードを用いる場合，右房内に挿入後，J型のスタイレットを入れて右心耳に留置する．プリシェイプされたscrew-inタイプの心房Jリードは，日本人，とくに高齢の女性では穿孔の危険が高いといわれ，日本では販売されていない．

tinedリードとscrew-inリードの固定方法

- リード先端の固定方法により，先端に付いた羽根で固定するtinedリードとねじ込み式のscrew-inリードがある★3．リードには，screwが電極内に格納されていて，手前のコネクター部分を時計方向に回転させるとscrewが先端から出て，逆に回すと先端から引っ込むタイプと，血液中で溶解する物質で先端を被ったタイプの2種類がある．

d—左上大静脈遺残[5]

- 左上大静脈遺残の頻度は0.3％と報告されている．さまざまな型があるが，最も多いのは左上大静脈が右上大静脈に交通なく冠静脈洞に流入する型である．右側胸部からリードを挿入する場合には問題とならず，左側胸部からリードを挿入する場合に問題となる．

★3 screw-inリードの閾値

screw-inをねじ込んだ直後は閾値が高く，数分以内に低下してくることが多いので，閾値が安定するまで待つ必要がある．

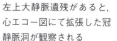

左上大静脈遺残があると，心エコー図にて拡張した冠静脈洞が観察される

e ― ペースメーカーポケットの作成

- 前胸部皮下大胸筋筋膜上に，ポケットを作成する．筋膜下や筋層内のほうが安定性が高いという意見もある．あまり浅い層に作成すると皮膚圧迫壊死の原因となる．リードとジェネレーターを接続してポケット内に収納する．

f ― ペースメーカー手術の合併症

- ペースメーカー手術の合併症としては，出血，気胸，感染，リードの穿孔，鎖骨下静脈狭窄・閉塞，上大静脈症候群，肺塞栓などがある．感染の原因となるので，十分止血する必要がある．術後の問題としてリードのdislodgementとペーシング閾値の上昇などがある．

▶ ペースメーカー感染

- 新規植込みより交換のほうが感染のリスクが高い．感染を起こした場合，ペースメーカー・システムを抜去しないと完治できない[★4]．

▶ リード穿孔

- リードによる穿孔を起こすと胸痛を訴えることが多い．聴診で胸膜摩擦音を聴取する．ペーシング閾値，センシング閾値が上昇する．心エコーで心嚢液を認めることがある．胸部X線写真やCTで，リードが心陰影の外に出ていることが確認できることもあるが，判断が難しいこともある．リードの抜去は，外科医のバックアップのもとで行ったほうが安全である．

（石川利之）

★4 抗菌薬の投与時期

手術直前に抗菌薬の静注を行い，手術開始までに投与を終了させることにより，血中濃度を高めた状態で手術を行う．術後の抗菌薬投与には，あまり意味がない．

 アドバイス

術後に胸痛の訴えがあった場合，リード穿孔の有無を確認する

文献

1) Behar S, et al：SPRINT Study Group. Prognostic significance of second-degree atrioventricular block in inferior wall acute myocardial infarction. Am J Cardiol 1993；72：831-4.
2) Kimura K, et al. Comparison of results of early reperfusion in patients with inferior wall acute myocardial infarction with and without complete atrioventricular block. Am J Cardiol 1999；84：731-3.
3) Bryd CL. Clinical experience with the extrathoracic introducer insertion technique. Pacing Clin Electrophysiol 1993；16：1781-4.
4) Magney JE, et al. A new approach to percutaneous subclavian venipuncture to avoid lead fracture or central venous catheter occlusion. Pacing Clin Electrophysiol 1993；16：2133-42.
5) Cha EM, Khoury GH. Persistent left superior vena cava. Radiologic and clinical significance. Radiology 1972；103：375-81.

4-8 植込み型除細動器(ICD)・着用型自動除細動器(WCD)

はじめに

- 急性心筋梗塞，慢性心不全急性増悪，急性心筋炎などに代表される急性循環不全をきたす病態においては，突発的な致死的心室性不整脈（心室頻拍〈VT〉/心室細動〈VF〉）による突然死が少なからず発生しうる．集中治療室における持続的なモニタリングによって，VT/VFが致死的なイベントとなる機会は激減したが，急性期を脱した症例でも，器質的基礎病態を有する症例，とくに左心機能が低下した症例は，比較的高い突然死のリスクに曝されている．

- 器質的疾患を有する症例の突然死予防には，植込み型除細動器(implantable cardioverter defibrillator：ICD)が有用であり，とくに左心機能の低下した症例では生命予後を改善するというエビデンスが蓄積されている．しかし，それらのエビデンスは急性期治療後の安定期に達した症例において認められるものの，急性期症例にICDを適用しても予後が改善されないという逆説的な報告もある．

- 着用型自動除細動器(wearable cardioverter defibrillator：WCD)は，接触型のモニタ電極と除細動パッチを着用して，VT/VFを感知した場合には自動的に除細動する機能を有したデバイスであり，ICDに匹敵する除細動率を示している．着脱が容易である点から，突然死リスクのある症例がICD適用の確定まで橋渡しとして用いるのに有用であり，一方，ICDの適用でないと判断されれば，安全かつ容易に治療を中止できるという利点がある．

- 本項では，急性循環不全を呈する症例の突然死リスクと，その管理におけるICDとWCDの利用について概説する．

▶VT：
ventricular tachycardia

▶VF：
ventricular fibrillation

ここがポイント

大規模試験で使用されているICDという概念は，心臓再同期療法(CRT)機能を含んだCRT-Dの適用も含んで検討されている

▶CRT (-D)：
cardiac resynchronization therapy (-defibrillator)

1 器質的疾患を有する症例の突然死リスクとICD

- 致死的不整脈であるVT/VFのリスク因子ならびにVT/VFを生じうる基礎疾患を**表1**にまとめた[1]．これらの病態のうち，VT/VF既往例の突然死予防を「二次予防」，これまでVT/VFを確認されていない症例の突然死予防を「一次予防」とよぶ．Myerburgらによれば[2]，米国の心臓突然死の93％が一次予防症例，すなわち初めてVT/VF発作を呈した症例に占められ，VT/VF既往症例や左心機能低下例など，高リスク症例の実数は限定的とされている（Column「突然死の一次予防と二次予防の疫学」p.283参照）．

- 器質的疾患に伴うVT/VFの二次予防については，アミオダロンを中心とする抗不整脈薬で不整脈基盤を修飾してVT/VFの発生自体を予防する方法と，発生したVT/VFを植込み型除細動器(ICD)により停止することで突然死を

4章 治療選択

表1　VT/VFのリスク因子と基礎疾患

VT/VF発生のリスク因子（病態）	VT/VFを生じうる基礎疾患
・VT/VFの既往→二次予防 ・心肺蘇生の既往 ・左心機能低下（LVEF＜30〜35％） ・原因不明の失神既往 ・心室性不整脈（NSVT/PVC） ・冠動脈リスク因子 ・心筋梗塞後 ・冠動脈形成術後 ・心臓手術後 ・VT/VFを生じうる基礎疾患の有病（右参照）	・虚血性心疾患 ・症候を伴う心不全（NYHA＞II度） ・肥大型心筋症 ・特発性拡張型心筋症 ・催不整脈性右室心筋症 ・先天性心疾患術後 ・川崎病既往 ・大動脈弁狭窄症 ・僧帽弁逸脱症 ・人工弁置換例 ・Brugada症候群 ・QT延長症候群 ・WPW症候群 ・カテコラミン感受性多形性心室頻拍（CPVT）

VT/VF：心室頻拍/心室細動，LVEF：左室駆出率，NSVT：非持続性心室頻拍，PVC：心室期外収縮，WPW症候群：Wolff-Parkinson-White症候群．
（日本循環器学会，ほか．心臓突然死の予知と予防法のガイドライン．Circ J 2005[1]）に基づいて作成）

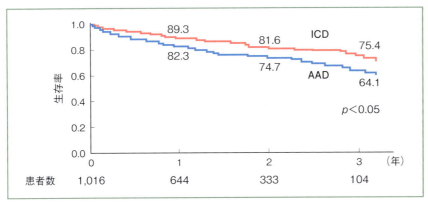

図1　AVID研究における抗不整脈薬治療群とICD治療群の予後比較
失神既往またはVT/VF既往の症例において，ICDとIII群抗不整脈薬（AAD：アミオダロンが主体）に無作為に割り付け，生命予後を比較した．ICD群の予後が良好であった．
AVID：Antiarrhythmic Versus Implantable Defibrillator，ICD：植込み型除細動器，VT/VF：心室頻拍/心室細動．

（AVID investigators. N Engl J Med 1997；337：1576-83[3]）より）

予防する方法が比較されている（AVID研究：Antiarrhythmic Versus Implantable Defibrillator Study；図1）[3]．結果的にICD群の生命予後が抗不整脈薬群に優っており，これを根拠として各国のガイドラインがVT/VFの二次予防ではICDを標準治療とするに至った[4]．しかし頻回のICD作動は，患者のQOLを下げるのみならず，長期的に心筋傷害を助長して心機能や予後を低下させるため，抗不整脈薬やカテーテルアブレーションによる予防治療は，ICDの作動を調節する補助治療としての意義がある．

- VT/VFによる突然死の一次予防については，虚血性心疾患，左心機能低下例，非持続性心室頻拍（NSVT）を含む心室性不整脈の頻発などがリスク因

ここがポイント
ICD治療はVT/VFを停止して突然死を防止するが，VT/VFの頻度自体を抑制するわけではない．頻回に発作が出現する場合は予防治療の追加が必要となる

▶NSVT：
nonsustained ventricular tachycardia

4-8 植込み型除細動器（ICD）・着用型自動除細動器（WCD）

表2 VT/VFによる突然死一次予防に関する主な試験

研究名	対象と主な結果
MADIT I (1996)[5] (Multicenter Automatic Defibrillator Implantation Trial)	• 心筋梗塞後40日以降，LVEF＜35％，NSVT（＋），心臓電気生理学的検査でVT誘発可，プロカインアミドが無効の症例を，ICD群と経験的治療群に無作為割り付け • ICD群が経験的治療群より予後良好
MADIT II (2002)[6] (Multicenter Automatic Defibrillator Implantation Trial II)	• 心筋梗塞後30日以降または冠動脈形成術（PCI）後90日以降，LVEF＜30％の症例を，ICD群と経験的治療群に無作為割り付け • ICD群が経験的治療群より予後良好
MUSTT (1999)[7] (Multicenter Unsustained Tachycardia Trial)	• 心筋梗塞後30日以降，LVEF＜30％，心臓電気生理学的検査でVT誘発可能症例を薬物治療群（EPSガイド）とICD群と無治療群に無作為割り付け • ICD群が他の2群より予後良好
SCD-HeFT (2005)[8] (Sudden Cardiac Death in Heart Failure Trial)	• 虚血性＋非虚血性の心不全症例，急性期から3か月以上経過，β遮断薬とACEIによる標準治療実施，LVEF＜35％，NYHA II～III度の症例を，アミオダロン群，ICD群，無治療群に無作為割り付け • ICD群が他の2群より予後良好

LVEF：左室駆出率，NSVT：非持続性心室頻拍，VT：心室頻拍，ICD：植込み型除細動器，EPS：電気生理学的検査，ACEI：アンジオテンシン変換酵素阻害薬．
（Moss AJ, et al. N Engl J Med 1996；335：1933-40[5]／Moss AJ, et al. N Engl J Med 2002；346：877-83[6]／Buxton AE, et al. N Engl J Med 1999；341：1882-90[7]／Bardy GH, et al. N Engl J Med 2005；352：225-37[8]に基づいて作成）

子として検討されている．**表2**にVT/VFによる突然死一次予防に関する主な試験をまとめた[5-8]．MADIT I & II試験では，主に心筋梗塞後の左心機能低下例を対象にICD使用の是非を検討し，いずれもICDによる介入が経験的な治療より予後を改善することを示した．MUSTT試験では，陳旧性心筋梗塞後のNSVT症例に心臓電気生理学的検査（EPS）を行い，VT/VFの誘発できる例で各種の治療を比較した．EPSガイド治療（VT/VF誘発を阻止できる薬物を有効と判断する方法）の，少なくとも一次予防への有用性が否定される一方で，ICDによる介入が生命予後改善に有用であることを示した．SCD-HeFT試験では，基礎疾患を問わず，左心機能の低下した症例におけるICDが予後を改善することを示した．

● これらのエビデンスをもとに，欧米および日本のガイドラインでは，VT/

▶MADIT：
Multicenter Automatic Defibrillator Implantation Trial

▶MUSTT：
Multicenter Unsustained Tachycardia Trial

▶EPS：
electrophysiological study

▶SCD-HeFT：
Sudden Cardiac Death in Heart Failure Trial

Column 突然死の一次予防と二次予防の疫学

Myerburgらによれば[2]，米国の心臓突然死は年間30万人を超え，VT/VF既往例の33％，心肺蘇生既往例の24％，心不全症状を伴う左心機能低下例（LVEF＜30％）の16％に認められるが，一般成人においては0.02％にすぎない．突然死リスクを有する症例が，低リスク症例よりも高頻度にイベントを起こすことがわかるが，高リスク集団の母数が限られているため，突然死に関わる実人数としては限定的である．事実，VT/VF既往例の突然死は3万人を超えず，残りの突然死の93％が一次予防症例，すなわち初めてVT/VF発作を呈した症例に占められることになる．突然死をより効率的に予防するには，この突然死一次予防をいかにするかが焦点となる．

▶LVEF：
left ventricular ejection fraction（左室駆出率）

表3 日本循環器学会（JCS）ガイドラインにおけるVT/VFによる突然死一次予防に対するICDの適応

適用クラス	症例の基準
Class I	1. 冠動脈疾患または拡張型心筋症に基づく慢性心不全で，薬物治療下でもNYHAクラスII～IIIの心不全症状を有し，かつLVEF＜35％以下で，NSVTを有する場合 2. 冠動脈疾患または拡張型心筋症に基づく左室機能低下（LVEF＜35％以下）とNSVTを有し，EPSでVT/VFが誘発される場合
Class IIa	1. 冠動脈疾患または拡張型心筋症に基づく慢性心不全で，薬物治療下でもNYHAクラスII～IIIの心不全症状を有し，かつLVEF＜35％以下の場合

LVEF：左室駆出率，NSVT：非持続性心室頻拍，EPS：電気生理学的検査，VT/VF：心室頻拍/心室細動.
（日本循環器学会，ほか．不整脈の非薬物治療ガイドライン〈2011年改訂版〉．p.16[10]に基づいて作成）

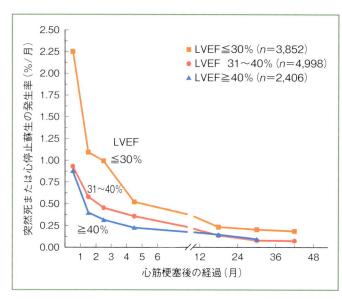

図2 VALIANT研究における急性心筋梗塞発生後の心機能と心イベント発生の時間推移

急性心筋梗塞発症後の突然死ないし心停止蘇生イベントは，左心機能が低いほど多かった．いずれの群でも，発症後3か月以内の早期にとくにイベントが多く，時間経過とともにイベント発生率は低下した．
LVEF：左室駆出率．
（Solomon SD, et al. N Engl J Med 2005；352：2581-8[11]より）

VF一次予防目的のICD植込みは，器質的疾患の急性病態を脱した症例を対象とするように定められた[9,10]（**表3**）．

2 急性期病態における突然死リスクと除細動デバイス

- VT/VFによる突然死の一次予防において，ICDが有用な効果を示すのは亜急性期以降であることが示されているが[5-10]，突発的な心イベントは急性期により多いことが報告されている．VALIANT研究[11]では，急性心筋梗塞後の左心機能と心イベント（心臓突然死ないし心停止蘇生）の関係を継時的に示した（**図2**）．左心機能が低いほど心イベントの発生率が高いことが示されているが，同時にそのイベントは発症後3か月以内と比較的早期により多いことが示された．

- しかし，発症早期から心機能低下例にICDを適用した試験では必ずしも肯定

▶VALIANT：
Valsartan in Acute Myocardial Infarction

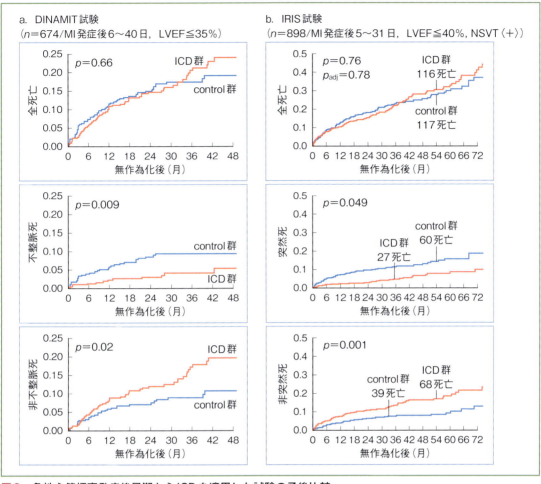

図3 急性心筋梗塞発症後早期からICDを適用した試験の予後比較
急性心筋梗塞発症後の比較的早期から植込み型除細動器（ICD）を適用したDINAMIT試験およびIRIS試験では，発症後6か月以内の突然死ないし不整脈死はICD群で少なかったが，全死亡には差を認めなかった．
MI：心筋梗塞，LVEF：左室駆出率，NSVT：非持続性心室頻拍．
（a：Hohnloser SH, et al. N Engl J Med 2004；351：2481-8[12]／b：Steinbeck G, et al. N Engl J Med 2009；361：1427-36[13]より）

的な結果が得られていない．DINAMIT試験[12]，IRIS試験[13]では，いずれも左心機能低下例に対して発症後5〜6か月以降という早期からICDを適用している．結果的に，いずれも不整脈死ないし突然死を有意に抑制するものの，全死亡の低下には寄与しなかった（図3）．このデータ乖離の機序は明確でないが，発症早期の左心機能低下例にはICDによる恩恵を受けない症例も含まれていることを示している（Column「心筋梗塞発症後早期のICD使用」p.286参照）．
● 亜急性期までICD適用の判断を待機することは，ICDが有用な症例を弁別するのに有用と考えられるが，個々の症例を安全に待機させる方法には一考を要する．入院監視下で経過観察する方法は，医療経済の観点から見ても倫理的観点から見ても現実的とはいえない．

▶DINAMIT：
Defibrillator in Acute Myocardial Infarction Trial

▶IRIS：
Immediate Risk Stratification Improves Survival

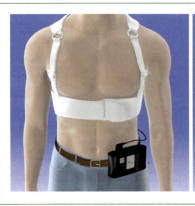
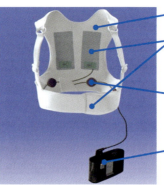

ベスト（伸縮性あり，5サイズ）

セルフジェリング除細動電極 × 3
通常はドライで，除細動前に電解質ジェルが放出される．

心電図電極（ドライ）× 4
（直行二軸ベクトル心電図）
心拍監視用．

コントローラ（重量：640 g）
不整脈検出と除細動の制御．
バッテリーを含む．

図4　着用型自動除細動器（WCD, Life Vest）のシステム
着用型自動除細動器は，上半身にフィットするベスト内に心電図電極，除細動用電極を有し，腰に取り付けるコントローラで心拍監視と自動除細動の制御を行う．着脱が容易で，無侵襲であり，治療の開始・中止が容易である．除細動成功率は植込み型除細動器（ICD）に匹敵し，放電キャンセル機能もあるため誤作動がきわめて少ない．

（写真：旭化成ゾールメディカル社より提供）

3 着用型自動除細動器（WCD）とその適応

- 着用型自動除細動器（wearable cardioverter defibrillator：WCD, LifeVest：旭化成ゾールメディカル社）は，着用型ベスト内に接触型心電図電極と除細動パッドを有し，有線で接続されたコントローラで致死的不整脈を感知して自動的に除細動するという医療機器である（図4）．すべての処置を体表面から行うという簡易なシステムでありながら，ICDに劣らぬ診断精度と治療精度を示している．

- WCDの着脱は容易で，適正に使用すればICDに匹敵する治療成果を上げられることから，リスクが一過性である可能性のある症例にも適用できる（bridge to therapy）．欧米のガイドラインでは，急性心筋梗塞や急性心不全

ここがポイント
WCD使用者の基礎病態が経過中に改善してICDの適応とならなくなれば，WCDの使用を中止するだけでよい．ICD適応またはICD不要の判断までのbridgeとしての役割を担うことができる

Column　心筋梗塞発症後早期のICD使用

MADIT研究などで，左心機能の低下した心不全を有する症例では植込み型除細動器（ICD）が突然死を予防して生命予後を改善するというエビデンスが示されている一方，DINAMIT試験[12]やIRIS試験[13]では，心筋梗塞後早期からのICD使用が予後改善に繋がらないというデータがある．この乖離の要因は明確ではないが，急性期病態の突然死の要因が多様であることが一因と考えられる．発症後早期に左心機能低下を示しても，その後回復する，すなわちICDの恩恵を受けていない症例を含んでいる可能性がある．また，急性期における死亡にはVT/VF以外にも，心不全死，原疾患の再増悪などが関与している可能性がある．亜急性期まで待機することは，このような境界症例を弁別することに役立っている．

表4　日本のWCDの臨床使用ステートメントにおけるWCDの使用を考慮する病態

- 左室駆出率35％以下で，NYHAクラスⅡもしくはクラスⅢの心不全症状を有する急性心筋梗塞発症後40日以内の症例
- 左室駆出率35％以下で，NYHAクラスⅡもしくはクラスⅢの心不全症状を有する冠動脈バイパス後または経皮的冠動脈インターベンション（PCI）後90日以内の症例
- 左室駆出率35％以下で，非虚血性急性心不全発症後90日以内の症例
- 心移植待機条件を満たす非可逆性重症心不全症例
- ICDの適応があるが，他の身体的状況により直ちに手術を行えない症例
- ICDによる心臓突然死二次予防を考慮するが，臨床経過観察や予防治療の効果判定が優先される症例
- 感染などの理由で一時的にICDを抜去する症例

WCD：着用型自動除細動器，ICD：植込み型除細動器.
（日本不整脈心電学会WCD ワーキンググループ．着用型自動除細動器〈WCD〉の臨床使用に関するステートメント〈2018年2月改訂〉[16]より）

など急性病態で心機能低下を示す症例の経過観察にWCDが適していると記載している[14, 15]．

- 日本でも，日本不整脈心電学会がWCDの臨床使用に関するステートメントを提唱しており[16]，その中でWCDの使用を考慮する病態としてあげられている項目を**表4**に示した．基本的に欧米における提唱を網羅しており，ICD適応が確定していない症例の院外管理に活用できる．

- 近年のWEARIT-II研究では[17]，約2,000例のWCD症例の前向き観察の経過が報告された．約3か月の経過中，VT/VFの発生率は5％で，MADIT-RIT[18]でのイベント率3％より高かった．基礎疾患別では，虚血性心疾患と先天性心疾患術後が非虚血性心疾患より多かった．死亡率は0.2％，不適切作動は0.5％で，いずれも一般的なICD症例の経過より良好であった．

- 日本では，入院症例（中等度以上のリスクがあるが集中治療室での管理ができなくなった症例）やICD治療を決心できない症例での使用など，実臨床での使用の報告が蓄積しつつある[19, 20]．現在，日本でのWCD使用の保険適用は3か月以内と定められているが，遺伝性不整脈疾患の低リスク症例における管理希望者，治療を確定できない段階の低リスク例など，長期の使用を視野に入れた適応判断が必要となる[21]．

（庭野慎一）

▶WEARIT II：
Prospective Registry of Patients Using the Wearable Cardioverter Defibrillator-II

▶MADIT-RIT：
Multicenter Automatic Defibrillator Implantation Trial-Reduce Inappropriate Therapy

文献

1) 日本循環器学会（班長：相澤義房），ほか．循環器病の診断と治療に関するガイドライン（2003-2004年度合同研究班報告）．心臓突然死の予知と予防法のガイドライン．Circ J 2005；69 Suppl Ⅳ：1253.

2) Myerburg RJ, et al. Sudden cardiac death. Structure, function, and time-dependence of risk. Circulation 1992；85 Suppl 1：I2-10.

3) AVID investigators. A comparison of antiarrhythmic-drug therapy with implantable defibrillators in patients resuscitated from near-fatal ventricular arrhythmias. N Engl J Med 1997；337：1576-83.

4) Epstein AE, et al. 2012 ACCF/AHA/HRS focused update incorporated into the ACCF/AHA/HRS 2008 guidelines for device-based therapy of cardiac rhythm abnormalities：A report of the American College of Cardiology Foundation/American Heart Association Task Force on Practice Guidelines and the Heart Rhythm Society. Circulation 2013；127：e283-352.

5) Moss AJ, et al. Improved survival with an implanted defibrillator in patients with coronary disease at high risk for ventricular arrhythmia. Multicenter Automatic Defibrillator Implantation Trial Investigators. N Engl J Med 1996；335：1933-40.

6) Moss AJ, et al. Prophylactic implantation of a defibrillator in patients with myocardial infarction and reduced ejection fraction. N Engl J Med 2002；346：877-83.

7) Buxton AE, et al. A randomized study of the prevention of sudden death in patients with coronary artery disease. Multicenter Unsustained Tachycardia Trial Investigators. N Engl J Med 1999；341：1882-90.

8) Bardy GH, et al. Amiodarone or an implantable cardioverter-defibrillator for congestive heart failure. N Engl J Med 2005；352：225-37.

9) Epstein AE, et al. 2012 ACCF/AHA/HRS focused update incorporated into the ACCF/AHA/HRS 2008 guidelines for device-based therapy of cardiac rhythm abnormalities：A report of the American College of Cardiology Foundation/American Heart Association Task Force on Practice Guidelines and the Heart Rhythm Society. Circulation 2013；127：e283-352.

10) 日本循環器学会（班長：奥村　謙），ほか．循環器病の診断と治療に関するガイドライン（2010年度合同研究班報告）．不整脈の非薬物治療ガイドライン（2011年改訂版）．www.j-circ.or.jp/guideline/pdf/JCS2011_okumura_h.pdf

11) Solomon SD, et al. Sudden death in patients with myocardial infarction and left ventricular dysfunction, heart failure, or both. N Engl J Med 2005；352：2581-8.

12) Hohnloser SH, et al. Prophylactic use of an implantable cardioverter-defibrillator after acute myocardial infarction. N Engl J Med 2004；351：2481-8.

13) Steinbeck G, et al. Defibrillator implantation early after myocardial infarction. N Engl J Med 2009；361：1427-36.

14) Pedersen CT, et al. EHRA/HRS/APHRS expert consensus on ventricular arrhythmias. Heart Rhythm 2014；11：e166-96.

15) Klein HU, et al. Risk stratification for implantable cardioverter defibrillator therapy：The role of the wearable cardioverter-defibrillator. Eur Heart J 2013；34：2230-42.

16) 日本不整脈心電学会WCD ワーキンググループ（庭野慎一，ほか）．着用型自動除細動器（WCD）の臨床使用に関するステートメント（2018年2月改訂）．http://new.jhrs.or.jp/pdf/guideline/statement20180215.pdf

17) Kutyifa V, et al. Use of the wearable cardioverter defibrillator in high-risk cardiac patients：Data from the Prospective Registry of Patients Using the Wearable Cardioverter Defibrillator（WEARIT-II Registry）. Circulation 2015；132：1613-9.

18) Moss AJ, et al. Reduction in inappropriate therapy and mortality through ICD programming. N Engl J Med 2012；367：2275-83.

19) Sasaki S, et al. Usefulness of the wearable cardioverter-defibrillator in patients at high risk for sudden cardiac death. Circ J 2014；78：2987-9.

20) Kishihara J, et al. An appropriate shock of the wearable cardioverter-defibrillator in outpatient setting. J Arrhythmia 2016；32：67-9.

21) Niwano S, et al. Clinical Usefulness of Wearable Cardioverter Defibrillator（WCD）and Current Understanding of Its Clinical Indication in Japan. Circ J 2018；82：1481-6.

4章 治療選択

4-9 輸血

はじめに

● 輸血は重症患者管理においては一般的な治療法であり，ICU の重症患者の 30％の患者が ICU 入室中に血液製剤の投与を受ける[1]．輸血の合併症である輸血関連急性肺障害（TRALI），輸血関連循環過負荷（TACO），transfusion-related immunomodulation（TRIM）などの存在のために，赤血球輸血のあり方が近年再考されるようになった．1999年に発表された TRICC trial にて[2]，重症患者でヘモグロビン（Hb）濃度を9g/dL 未満で輸血を行った患者と7g/dL 未満で行った患者とを比較し死亡率を含めた予後に違いを認めなかったとの報告がなされた．他にも類似した研究結果が得られている．これらの研究結果を受け赤血球輸血に積極的な態度を取れなくなってきている．

▶TRALI：
transfusion-related acute lung injury

▶TACO：
transfusion-associated circulatory overload

▶TRICC：
transfusion requirements in critical care

● 一方で，ICU の患者に貧血が合併することと患者予後の悪化との関連性も指摘されている．大規模な北米のデータベースによると，ICU 患者の28％は入室時に貧血があり，入室中の患者の平均 Hb 濃度は9.4g/dL であると報告されている．

● 複数の研究で重症患者における貧血の発生と予後悪化との関係が指摘されている．CRIT study では，ICU 内で記録された最低 Hb が9g/dL 未満であった患者では死亡率上昇と ICU 在室日数の増加が報告されている[1]．心臓外科術後患者を対象とした研究では，術前の貧血は感染症の合併，人工呼吸期間，ICU 在室日数の延長，死亡との関連性が報告されている[★1]．人工呼吸を要する慢性閉塞性肺疾患（COPD）患者でも Hb 濃度12g/dL 未満の貧血と死亡との関連が指摘されている[★2]．

★1

Hung M, et al. Anaesthesia 2011 ; 66 : 812-8.
Kim C, et al. Perfusion 2015 ; 30 : 277-83.

▶COPD：
chronic obstructive pulmonary disease

★2

Rasmussen L, et al. Clin Epidemiol 2010 ; 3 : 1-5.

1 輸血の危険性

● 不十分な酸素運搬は臓器障害を引き起こすと考えられており，輸血は貧血によって予備能の低下した患者の酸素運搬を輸血によって改善できると考えられている．しかし実際に組織の低酸素症が発生していない状況では，輸血によって酸素運搬を増やしたからといって必ずしも組織の酸素摂取は増えない．重症患者とりわけ敗血症患者では，赤血球の変形能の変化により赤血球からの酸素の取り出しが低下している．さらに，輸血による血液粘性の上昇によって心拍出量が低下することもある．輸血は感染症の伝播，溶血反応，輸血に関連して生じる免疫能の変化とも関係する．複数の観察研究で，輸血は独立した死亡の危険因子であることが報告されており，臨床研究で輸血を受けた患者での予後悪化が報告されている[1,2]．

289

- どの患者で輸血が有益であり，あるいは有害であるのかを見極めることが重要であるが，輸血の効果を適切に評価するための組織酸素化の有効な測定法がないことが大きな問題点である．混合静脈血や中心静脈血の酸素化は貧血では低下することが多いが，これは必ずしも組織が貧血に耐えられなくなっていることを示すものではない．また，組織の低酸素症があっても血中乳酸値が上昇するには時間を要する．すでに心電図上で心筋虚血の徴候を認めている患者を除けば，心臓が貧血を許容できていることを正確に評価する方法はない．

- 微小循環や組織酸素化の測定法の開発は試みられているが，臨床的に有用となるにはさらなる研究が必要である．したがって現時点では輸血の有効性を客観的に正確に判断できるようになるまでは，輸血の是非は個々の患者ごとにそのつど判断せざるをえない．その結果として集中治療室の多様な重症患者を対象とした輸血閾値の高低を問う無作為化臨床試験では，研究群間で結果が同じになる傾向にある．このことは，最近のHolstによる多施設研究で，敗血症性ショック患者における輸血閾値としてHb濃度7g/dLと9g/dLとした場合に両者のあいだで差を認めなかったことの一つの説明になっている[3]．

2 restrictive strategy（制限輸血），liberal strategy（非制限輸血）の是非

- TRICC trial[2]では，ICUの重症患者でHb濃度7g/dLを下回るときに輸血し目標Hb濃度を8〜9g/dLで管理する制限輸血群と，Hb濃度9g/dLを下回るときに輸血して目標Hb濃度10〜12g/dLで維持する非制限輸血群とに分けて検討を行った．30日死亡率は両群間で差はなかった．制限輸血群のほうがAPACHE IIスコアが20以下の患者，55歳未満の軽症患者，若年患者で予後が良好であった．近年行われたメタ解析でも，制限輸血群で同等あるいはより良い予後が達成されるとの報告がある．これらの研究の結果が現在のガイドラインにおける輸血閾値の設定に大きな影響を与えている．

- TRICC[2]，FOCUS[4]，TRISS[3] trialのうちTRICC, TRISSでは7g/dL以下，FOCUSでは8g/dL以下での制限輸血の基準が設定されていた．これらの研究では合併症の少ない患者がリクルートされる傾向がある．合併症のある患者（心血管系の問題がある患者，外傷性脳障害のある患者など）が研究に含まれなかったり積極的に除外されている．そのため，これらの研究結果をすべての患者に一般化することへの懸念が依然としてある．

- より特定の患者集団を対象として，制限輸血によって臨床予後が悪化する可能性を示唆した研究が最近になって複数発表された．心臓外科手術患者を対象としたTITRe2 trialでは，制限輸血で高い合併症罹患率と死亡率を示していた[5]．癌の手術患者を対象とした研究でも，制限輸血によって高い死亡率がみられた．さらに高齢患者の股関節手術でも30日死亡率で制限輸血群で高い死亡率が認められた．周術期患者を対象としたメタ解析では，非制限輸血群のほうが良い結果であった．

▶APACHE II：
Acute Physiology and Chronic Health Evaluation II

▶FOCUS：
Transfusion Trigger Trial for Functional Outcomes in Cardiovascular Patients Undergoing Surgical Hip Fracture Repair

▶TRISS：
Transfusion Requirements in Septic Shock

▶TITRe2：
Transfusion Indication Threshold Reduction

- 以前と相反するこれらの結果により，輸血閾値としての7g/dL Hb濃度は安全であるといいきることは難しい．この基準は，若年であったり合併症がなければ問題なく安全な輸血戦略であろう．その一方で，少なくとも現時点では高い閾値を設定したほうがよいと考えられる患者群が存在する．それらには急性期の敗血症患者，心血管疾患合併患者，頭部外傷患者が含まれる．

a―敗血症患者に対する輸血

- Surviving Sepsis Campaign Guidelineでは，敗血症の患者で一般的にはHbが7g/dLを下回るときに輸血することが推奨されている．一方でRiversらは有名なearly-goal directed therapy（EGDT）の臨床研究でヘマトクリット値30（Hb値にして約10g/dL）を達成する輸血法を含めた敗血症の管理プロトコールを提唱した．この研究が与えた影響は大きく，敗血症患者では非制限輸血が採用される傾向となった[6]．

- 近年に改めてEGDTの有効性の検証を目的としたARISE trialを含む3つの臨床試験が行われ，EGDTの効果は証明されなかった[7]．これらの研究では輸血を受けた患者の割合も最初のRiversらの研究と比べて減少していた．Riversらの最初の研究とこれらの研究との乖離についていくつかの説明がなされている．Riversらの研究が発表されて10年間の集中治療の変化は大きい．通常の敗血症治療もRiversらの研究が発表された10年前とは様変わりした．たとえばARISE研究の通常治療群の患者は発症24時間時点での患者重症度がRiversらの研究と比べて低く，抗菌薬はより早期に投与されている．通常治療群もEGDT群も以前と比べて輸液量は少なくなっており，血清乳酸値も低くなっている．つまり敗血症患者でも以前と比べ安定した状態を得られているため，これらの研究で輸血を受けた患者は減っている．最新の敗血症の初期蘇生法の下では，組織の低酸素症が悪化した状況になることが減っていて，結果として輸血の頻度が低下するようになったのである．

▶ARISE：
Australasian Resuscitation in Sepsis Evaluation

- 敗血症での輸血閾値に関する研究であるTRISS trialは，発症初期の蘇生を対象とした研究ではない．患者は発症21時間後の時点でリクルートされている．また酸素受給の是正のプロトコールを基礎とした研究でもない．この研究は，重症患者をリクルートしてHb濃度7g/dL，9g/dLの閾値で輸血を行った場合の90日死亡率を比較し，結果として死亡率に差を認めなかった．

- 以上から，現時点では敗血症の初期の輸血を7g/dLの閾値で行うに足るエビデンスはそろっていないが，最新の敗血症の管理法を用いることで輸血の必要性は以前よりは減っている．

b―心血管疾患の合併患者に対する輸血

- 心筋は，嫌気性代謝を用いることができず，冠動脈からの絶え間ない血流と酸素の供給に強く依存している．安静時でも心筋は250mL/分の血流量を必要とし，これは心拍出量の総量の5%に相当している．冠血管では血液からの酸素の分取率は75%であり，酸素需要の増加に対して酸素取り込みをこ

4章　治療選択

れ以上増やす余地はない.

- 貧血は心血管疾患患者の予後の悪化と関係している. 虚血性心疾患, 慢性心不全, 不整脈, 急性冠症候群(ACS)の死亡率や主要な心血管合併症に関する報告がある[★3]. さらに貧血が心血管合併症をもつ患者の外科手術後の死亡率の悪化と関わるという報告もある[★4]. これらの現象は, 貧血による心筋に対する負荷の増大と代償の破綻を生じる可能性を示唆している.

- ACSの管理ガイドラインは2つの予備的なRCTの結果に基づいて, Hbを8〜10g/dLに維持することを現時点では推奨している(NICEガイドライン). 一方で, 3,500人の患者をリクルートした, ACSの診療時における輸血開始閾値に関する大規模試験であるMINT trialが現在進行中である.

- 一方で, 心血管疾患を有し心血管疾患以外の病態の治療を受ける患者に関するエビデンスはもっと少ない. このような患者は輸血閾値に関わる研究からは除外されてしまう傾向がある. 文献の系統的レビューにより輸血閾値に関わる11の研究において, 心血管疾患をもつ患者を研究群かサブグループとして含むことがわかっている. 少なくともこれらの研究では, 制限輸血群と非制限輸血群で30日死亡率における有意差は認めていない. さらに心血管疾患をもつ患者群が制限輸血でACSを起こす危険が高まることが見出されている. ただこれらの研究では, 輸血制限群は8g/dLでの輸血閾値の設定がなされており, 7g/dLのHb濃度を輸血閾値とした輸血法のエビデンスを強化できているかは疑問が残る.

- 近年, 心臓外科手術の術中および術後管理における制限輸血と非制限輸血の比較が行われた(TRICS 3 trial)[8]. この研究は, 中程度以上のリスクをもつ心臓外科手術患者の輸血を, Hb濃度7.5g/dL未満で行う群と, 9.5g/dL未満(一般病棟では8.5g/dL未満)で行う群で比較した多施設研究である. 制限輸血群は非制限輸血群に対して主要評価項目について非劣性であった.

C─頭部外傷患者に対する輸血

- 重度の頭部外傷は院内予後が悪く死亡率は30〜50%に及び, 生存者も神経学的異常が残存する. 酸素化が十分ではない状況で代償的に作用する嫌気的代謝経路が脳にはないため, 脳は低酸素に対して脆弱である. 脳にはさまざまな変化に対しても脳への酸素供給を維持するために複雑な自己調節メカニズムがある. さらに血液脳関門の存在は, 外界からのさまざまな影響から脳を保護している.

- 重度の頭部外傷によってこのような脳血流の自己調節や血液脳関門が破綻すると, 貧血の存在は酸素運搬能を低下させ脳障害に影響する可能性がある. 頭部外傷の臨床研究の系統的レビューによって6つの輸血閾値に関係する報告が見出されるが, 多くはバイアスを除外できていない. 現時点では, 頭部外傷時における輸血閾値の予後への影響を調べたエビデンスレベルの高い研究はまだ乏しく, 制限輸血あるいは非制限輸血の優劣を論じるのは難しい.

▶ACS：
acute coronary syndrome

★3
Sabatine, MS, et al. Circulation 2005；111：2042-9.

★4
Carson JL, et al. Lancet 1996；348：1055-60.

▶NICE：
National Institute for Health and Care Excellence

▶MINT：
Myocardial Ischemia and Transfusion

▶TRICS 3：
Transfusion Requirements in Cardiac Surgery III

3 大量輸血

● 大量出血に対する管理で重要なのは大量輸血プロトコール（massive transfusion protocol：MTP）の利用と輸血関連部署のトレーニングである．大量輸血プロトコールは血液製剤の利用法にとどまらず，臨床検査，輸血関連部署のスタッフ，輸血の補助治療など，輸血の周辺要素を包含すべきである．ここでは大量輸血プロトコールにおける血液製剤の利用法を中心に述べる．

a—大量輸血の定義

● 以下のように定義される．
  ①24時間以内に20単位以上の赤血球輸血がなされる状況をいう．20単位の赤血球は通常成人の循環血液量に相当する．
  ②1時間以内に8単位以上の継続的輸血が必要とされる状況．
  ③3時間以内に循環血液量の50％以上を血液製剤で補う状況．
● 大量輸血が必要となる主たる原因は，外傷，産科的問題，大手術などである．外傷による死亡原因の40％を大量出血が占めている．産科的問題も大量出血の大きな原因であり，産科ショックの最大要因は大量出血である．一般的に24時間以内の輸血量が20単位以内にとどまる場合は患者予後は悪くはないが，それ以上では死亡率は悪化する．

b—大量出血と大量輸血の病態生理

● 大量出血の病態生理の理解は外傷に伴う出血の動物実験と成人の外傷患者での臨床経験に基づいている．大量出血の止血異常は，early trauma-induced coagulopathy（ETIC），赤血球製剤と晶質液の投与などに関係すると考えられている．
● 従来は，ETICは血漿製剤，血小板製剤などの投与をせずに晶質液や赤血球製剤を投与することで発生すると考えられてきたが，近年では晶質液や赤血球製剤が投与されたごく早期からETICが発生することが報告されている．ETICの発生は大量輸血患者の予後悪化と関係している．さらに外傷の場合，ETICと線溶系の亢進に加えて，晶質液や赤血球製剤の投与，貧血による血小板の凝血塊形成不全，希釈性の凝固異常，代謝異常による凝固障害の悪化，低体温などが関わるため，止血異常の様相は複雑である．

c—大量輸血の管理

● 大量輸血を受ける患者では組織灌流を維持することが重要である．従来は，輸血を受ける患者は輸血が開始されるまでに2,000mLの輸液を受け，10g/dLのHb値，50,000/dL以上の血小板数，PT-INR<1.5といった臨床検査値を基準として輸血がなされてきた．しかし，この基準を用いた輸血によって出血量が増えることが知られるようになった．蘇生や輸血の解析，軍事分野の輸血の実践とETIC理解の進歩に伴って，大量出血の発症早期からの晶質

▶PT-INR：
prothrombin time-international normalized ratio（プロトロンビン時間国際標準比）

液輸液を減らし，血漿製剤と血小板製剤を含む血液製剤の積極的利用が行われるようになってきた．
- 過去の輸血データの統計的解析から赤血球製剤，新鮮凍結血漿，血小板製剤の投与単位比率を1：1：1で投与する試みが行われた．これは米軍で最初に行われ，次に一般人を対象とした研究に拡大された．これらの研究から，外傷の発症早期から赤血球製剤，新鮮凍結血漿，血小板製剤の投与比率を1：1：1で投与する方法の有効性が示唆された[★5]．
- 近年，外傷患者での死亡率と血液製剤の利用比率の関係を調査した大規模な前向きコホート研究（PROMMTT study）が行われ，最初の6時間以内の赤血球/血漿製剤と赤血球/血小板製剤の投与比率を2：1未満にすることで院内死亡率が低下したことが示された[9]．
- 次に，PROMMTT研究のフォローアップを兼ねた研究（PROPPR trial）では，赤血球製剤，新鮮凍結血漿，血小板製剤の投与比率を2：1：1（high群）と1：1：1（low群）の投与法とし，予後の検討が行われた．24時間死亡率や30日死亡率は両群で変わらなかったが，24時間の時点での止血はlow群のほうが高頻度に達成されていた[10]．

d — 大量輸血プロトコール(MTP)の利用

- 大量輸血を効率化するもう一つの方法は，施設における大量輸血プロトコールの利用である．MTPの利用によって医療チーム間の連携強化，遅滞ない血液製剤の準備・投与，輸血に関わる臨床検査・患者ケアが円滑化される．大量輸血プロトコールの採用によって大量輸血の予後が改善されたとの報告も発表されている[★6]．

e — 大量輸血に対する補助治療

遺伝子組換え活性型第7因子(rFVIIa)
- 米国FDAによって先天性第7因子欠乏と血友病AおよびBの患者での使用が承認されている．一方で，大量輸血患者でのrFVIIaの利用の有効性を示唆する報告がある[★7]．しかし臨床試験による予後改善が証明されてはいない．また血栓塞栓症合併の発生リスクが報告されている．

プロトロンビン複合体濃縮製剤(prothrombin complex concentrate)
- 第2・7・10因子，プロテインC，プロテインSを含む．現在のところ，本製剤を大量輸血の追加治療とする価値を検証した前向き研究は存在しない．

濃縮フィブリノゲン製剤
- 米国では先天性フィブリノゲン欠乏症に対しては適応があるが，大量出血に対して追加治療として用いることは認可を受けていない．血栓塞栓症リスクを考慮した慎重な使用が求められる．

トラネキサム酸
- 大量出血の死亡率を低下させるという複数の研究がある[★8]（CRASH-2 trial）．使用する場合は出血早期（発症3時間未満）での使用が薦められる．価

★5
Borgman MA, et al. J Trauma 2007；63：805-13.
Johansson PI, Stensballe J. Transfusion 2010；50：701-10.
Holcomb JB, et al. JAMA Surg 2013；148：127-36.
Holcomb JB, et al. JAMA 2015；313：471-82.

▶PROMMTT：
Prospective, Observational, Multicenter, Major Trauma Transfusion

▶PROPPR：
Pragmatic, Randomized Optimal Platelets and Plasma Ratios

ここがポイント
MTPの利用によって，大量輸血の効率化を図ることができる

★6
Cotton BA, et al. J Trauma 2009；66：41-8.

★7
Perkins JG, et al. J Trauma 2007；62：1095-9.

★8
Shakur H, et al. Lancet 2010；376：23-32.
Roberts I, et al. Lancet 2011；377：1096-101.

▶CRASH-2：
Clinical Randomisation of an Antifibrinolytic in Significant Haemorrhage-2

格も安価であるので費用対効果は大きいと考えられる.

（大田典之）

文献

1) Corwin HL, et al. The CRIT Study : Anemia and blood transfusion in the critically ill--Current clinical practice in the United States. Crit Care Med 2004 ; 32 : 39-52.

2) Hébert PC, et al. A multicenter, randomized, controlled clinical trial of transfusion requirements in critical care. Transfusion Requirements in Critical Care Investigators, Canadian Critical Care Trials Group. N Engl J Med 1999 ; 340 : 409-17.

3) Holst LB, et al. Lower versus higher hemoglobin threshold for transfusion in septic shock. N Engl J Med 2014 ; 371 : 1381-91.

4) Carson JL, et al. Liberal or restrictive transfusion in high-risk patients after hip surgery. N Engl J Med 2011 ; 365 : 2453-62.

5) Murphy GJ, et al ; TITRe2 Investigators. Liberal or restrictive transfusion after cardiac surgery. N Engl J Med 2015 ; 372 : 997-1008.

6) Rivers E, et al. Early goal-directed therapy in the treatment of severe sepsis and septic shock. N Engl J Med 2001 ; 345 : 1368-77.

7) ARISE Investigators ; ANZICS Clinical Trials Group, Peake SL, et al. Goal-directed resuscitation for patients with early septic shock. N Engl J Med 2014 ; 371 : 1496-506.

8) Mazer CD, et al. Restrictive or Liberal Red-Cell Transfusion for Cardiac Surgery. N Engl J Med 2017 ; 377 : 2133-44.

9) Holcomb JB, et al. The prospective, observational, multicenter, major trauma transfusion (PROMMTT) study : Comparative effectiveness of a time-varying treatment with competing risks. JAMA Surg 2013 ; 148 : 127-36.

10) Holcomb JB, et al ; for the PROPPR Study Group. Transfusion of plasma, platelets, and red blood cells in a 1 : 1 : 1 vs a 1 : 1 : 2 ratio and mortality in patients with severe trauma : the PROPPR randomized clinical trial. JAMA 2015 ; 313 : 471-82.

4章 治療選択

4-10 利尿薬

はじめに

● 利尿薬は，急性期の病態への使用においては，主に循環血液量が過剰となっている状態で，水・ナトリウムの排出を促し，循環動態を改善させることを目的に使用される．この目的で使用頻度が高いのはループ利尿薬であり，サイアザイド系利尿薬や，抗アルドステロン薬が追加される形で投与される．また，腎血流量の減少により腎機能が低下する病態で，腎臓への血流分布を増加させ，腎機能を維持することを目的として投与される薬剤として，ヒト心房性ナトリウム利尿ペプチド（hANP）の使用が，臨床経過において奏効することがある．

▶hANP：
human atrial natriuretic peptide

1 ループ利尿薬

a—適応

● 心不全，腎不全に伴い，循環血液量が過剰となっている病態で，水・ナトリウムの排出を促す目的で使用される．末梢の浮腫，頸静脈の怒張や肺水腫を伴う病態で使用することで，投与後早期に尿量が増加し，循環の改善が期待できるが，死亡率の低下をはじめ，エビデンスによる裏づけは得られていない[1]．

b—作用機序

● 糸球体で濾過されたNa^+はHenle係蹄上行脚における$Na^+/K^+/2Cl^-$共輸送体で尿細管上皮に取り込まれ，Na^+/K^+ATPaseの作用で間質へと送られ，再吸収される（図1）．ループ利尿薬は，この$Na^+/K^+/2Cl^-$共輸送体を阻害し，Na^+とK^+の再吸収を抑制する．これに伴い，尿細管細胞間を通して行われるCa^{2+}とMg^{2+}の再吸収は，Na^+の移動に伴う受動的なプロセスのため，抑制される．$Na^+/K^+/2Cl^-$共輸送体の阻害は，内耳におけるアイソフォームに対しても作用するため，ループ利尿薬を高用量で使用した際に，まれにみられる耳毒性の原因であるとも考えられている．

c—投与法

● 非代償性の急性心不全など，迅速な処置が必要な場合には，フロセミド20〜40mgの静注投与を行い，反応を見る．反応に乏しい場合には増量する．糸球体濾過量が正常域に維持されていれば，40〜80mgまでの投与で反応することが期待できるが，糸球体濾過量が減少している場合，160〜200mgま

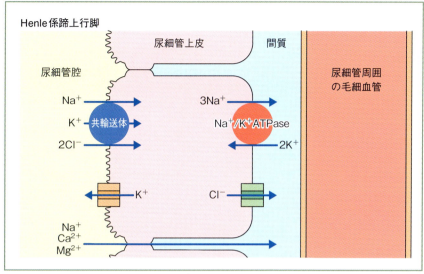

図1　Henle係蹄上行脚におけるNa⁺の再吸収
糸球体で濾過されたNa⁺はNa⁺/K⁺/2Cl⁻共輸送体（フロセミド感受性共輸送体）で尿細管上皮に取り込まれ，Na⁺/K⁺ATPaseの作用で間質へと送られ，再吸収される．Na⁺の移動に伴う受動的なプロセスとして，尿細管細胞間を通してCa²⁺とMg²⁺が再吸収される．ループ利尿薬は，このNa⁺/K⁺/2Cl⁻共輸送体を阻害し，Na⁺とK⁺の再吸収を抑制する．

表1　内服所要量に応じた段階的利尿薬投与プロトコール

段階	フロセミド投与量		
	以前の経口処方量	初回1回静注	持続静注
1	≦80 mg	40 mg	5 mg/時
2	81〜160 mg	80 mg	10 mg/時
3	161〜240 mg	80 mg	20 mg/時
4	>240 mg	80 mg	30 mg/時

1日あたりの尿量が3〜5Lとなることを目標とする．3Lに達しない場合には段階を上げる．
40 mgのフロセミドは，1 mgのブメタニドや20 mgのトラセミドと等価である．

(Ellison DH, et al. N Engl J Med 2017；377：1964-75[1]より抜粋)

で増量してみる．もともとフロセミドなどのループ利尿薬を処方されていた患者では，内服処方量と同量から2.5倍量のフロセミドを静注してみる．反応がある場合には1日2〜3回のボーラス投与を行うか，持続静注（5〜20 mg/時）を行う．

- 表1のように，内服処方量に応じて，段階的に初回1回静注と持続静注を組み合わせるプロトコールも提案されている．ボーラス投与を1日複数回行う方法と持続静注の間の差は明らかではない．症状が落ち着いてきたら，内服薬に切り替えることが望ましい．

Column 利尿薬への抵抗性を形成する要因（表2）

ループ利尿薬の効果は糸球体濾過後に尿細管に到達する利尿薬の量に依存する．また，ループ利尿薬は，タンパク質との結合率が高く，近位尿細管において，有機アニオントランスポーターを介した分泌によって，尿細管腔に移行する．非ステロイド性抗炎症薬（NSAIDs）はこの有機アニオントランスポーターを介する反応で競合するため，ループ利尿薬の効果を減弱させる．内服投与では，腸管からの吸収効率が影響し，静注を行った場合でも，腎血流量や近位尿細管への分泌量が減少すると，効果が減弱する．さらに投与後一定の時間を経過すると，Na利尿の量は減少するといわれている．これは，Na利尿により，循環血液量が減少すると，それ自体が糸球体濾過量を減少させることに加え，レニン・アンジオテンシン・アルドステロン系が活性化され，利尿効果を減少させるためと考えられている．

表2　利尿薬への抵抗性を形成する要因

- 利尿薬の投与量の不足
- 服薬に関する問題（不履行など）
    - 服薬不履行
    - Naの過剰摂取
- 薬物動態関連因子
    - 消化管浮腫に伴う吸収遅延
    - 利尿薬の尿細管への分泌量の低下
        - 慢性腎臓病（chronic kidney disease）
        - 加齢
        - 薬剤（NSAIDs，プロベネシド）
- 低タンパク血症
- 低血圧
- ネフローゼ症候群
- NSAIDs，降圧薬
- 腎血流量の低下
- 腎組織のリモデリング
- 神経・ホルモンを介する反応の活性化

（Ellison DH, et al. N Engl J Med 2017；377：1964-75[1]より）

- ループ利尿薬の効果が不十分な場合には，抗アルドステロン薬の併用を考慮する．サイアザイド系利尿薬の併用が奏効することもある．

2　抗アルドステロン薬

a—適応

- 収縮不全による心不全患者では抗アルドステロン薬の使用が推奨されている．NYHA II度の心不全で左室駆出率（LVEF）が30％以下の者やNYHA III〜IV度の心不全でLVEFが35％未満の者，ST上昇を伴う心筋梗塞後にLVEFが40％以下で，心不全症状を有するか糖尿病（DM）を合併している症例では，抗アルドステロン薬により，①血清K値が正常域で維持され，②機能が低下した心臓の局所で産生されるアルドステロンの心筋組織への直接作用をブロックし，③心肥大や心筋の線維化，不整脈閾値の低下などの悪影響を断ち切ることが期待できる．血清K濃度は5mEq/L以下で，算定糸球体濾過量（eGFR）が＜30mL/分/1.73m^{2}であることが投与の条件となる．

b—作用機序（図2）

- アルドステロンはアルドステロン受容体と結合し，上皮性Na$^+$チャネル（ENaC）の開存率を増加させ，Na$^+$の再吸収を促進する．スピロノラクトンやエプレレノンは集合管にあるアルドステロン受容体を阻害して，Na$^+$の再吸収を抑制するほか，K$^+$の排泄を抑制する．また，遠位尿細管における

▶NSAIDs：
nonsteroidal anti-inflammatory drugs

 アドバイス
ループ利尿薬の効果が不十分な場合は，他の利尿薬の併用を考慮する

▶NYHA：
New York Heart Association

▶LVEF：
left ventricular ejection fraction

▶DM：
diabetes mellitus

▶eGFR：
estimated glomerular filtration rate

▶ENaC：
epithelial Na$^+$ channel

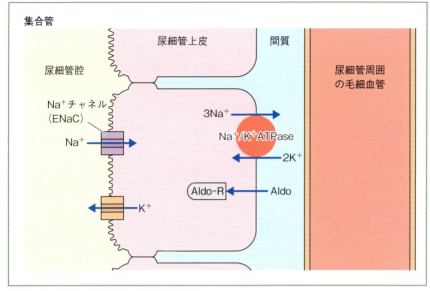

図2 集合管におけるNa⁺とK⁺の輸送
尿細管腔側のNa⁺は上皮性Na⁺チャネル（ENaC）を通過する形で上皮細胞に取り込まれ，基底膜側に発現するNa⁺/K⁺ATPaseによって，毛細血管側に排出される．このNa⁺の動きによって，電気的な勾配が発生し，K⁺がK⁺チャネルを通じて，尿細管側に分泌される．アルドステロンは，アルドステロン受容体（Aldo-R）に結合して，Na⁺チャネルの開存率を上げて，Na⁺/K⁺ATPaseの数を増加させ，Na⁺の再吸収と尿細管へのK⁺の分泌を促す．スピロノラクトンは，アルドステロン受容体に競合的に結合することによりアルドステロンに拮抗する．

Na⁺/Cl⁻共輸送体への阻害作用も有するとされている．スピロノラクトンやエプレレノンはNa⁺の再吸収を1～2%減少させるといわれており，単独でのNa排泄促進作用は強くないため，通常はループ利尿薬やサイアザイド系利尿薬と併用する形で投与される．

> **ここがポイント**
> スピロノラクトンやエプレレノンによるNa⁺再吸収の減少率は1～2%程度である

c ― 投与法

- スピロノラクトンとして，25～50 mg/日を処方する．エプレレノン（25 mg/日）はスピロノラクトンと比較して，アルドステロン受容体に特異的に結合するため，女性化乳房などの副作用が少ない．
- eGFRが>50 mL/分/1.73 m²の症例では，スピロノラクトンは12.5～25 mg/日で開始し，4週間後に倍増する．eGFRが30～49 mL/分/1.73 m²の症例では12.5 mg/日で開始し，4週間後に12.5～25 mg/日とする．血清K値が上昇し，5.5～6.0 mEq/Lになれば減量し，6.0 mEq/Lを超えたら中止する．

3 サイアザイド系利尿薬

a ― 作用機序と適応

- サイアザイド系利尿薬は遠位尿細管においてNa⁺/Cl⁻共輸送体を阻害し，Na⁺再吸収を抑制する．その際，Na⁺とCa²⁺の交換が阻害され，Ca²⁺を保

持する方向に働く．集合管におけるNa⁺再吸収により，効果が減弱してしまうということもあり，糸球体で濾過されたNa⁺の再吸収を抑制する割合は，3〜5％であるといわれている．心不全などによる浮腫の治療としては，単独で用いられることはなく，ループ利尿薬への反応がよくない症例で，ループ利尿薬に加える形で投与することで，ループ利尿薬の増量よりも効果的な利尿が得られることがある．

> **ここがポイント**
> サイアサイド系利尿薬によるNa⁺の再吸収抑制は3〜5％であるといわれている

b ― 投与法

- ヒドロクロロチアジド（1回25〜100mg，1日2回）を，ループ利尿薬の1回静注の4〜5時間前に内服させる．

4 ヒト心房性ナトリウム利尿ペプチド（hANP）

a ― 適応

- hANPは，血管拡張作用，Na利尿効果，レニン・アンジオテンシン・アルドステロン合成抑制作用により，心臓に対して減負荷効果を発揮する．添付文書上の効能は急性心不全であり，肺毛細血管圧を低下させ，心拍出量を増加させるが，心拍数が増加しない傾向があり，心不全における有用性は高い．そのような背景から，難治性心不全に対し，カテコラミンなどの強心薬と併用される場合が多い．腎保護作用との関連では，hANPによって心臓血管手術後の腎代替療法への移行率が低下するなどのデータが示されている[2]．

> **ここがポイント**
> hANPは，難治性心不全に対し強心薬と併用することが多いが，腎保護作用に関するデータも示されている

b ― 作用機序

- hANPは受容体であるナトリウム利尿ペプチド受容体A（natriuretic peptide receptor A）に結合し，環状グアノシン一リン酸（cGMP）を増加させて，血管拡張作用をはじめとするさまざまな作用を発揮する．腎臓においては，糸球体から尿細管・集合管に至るまでさまざまな場所で産生され，近位尿細管，Henle係蹄上行脚・集合管では，活性化酵素の発現も認められ，腎臓における機能と深くかかわっていると考えられている．

▶cGMP：
cyclic guanosine monophosphate

- 尿細管における作用としては，尿細管上皮の受容体に結合すると，尿細管側でENaCをはじめとするイオンチャネルに働いてNa⁺の流入を抑制するとともに，Na⁺/K⁺ATPaseを抑制してNa⁺再吸収を抑え，Na⁺の排出を促す．糸球体への作用としては，糸球体輸入細動脈を拡張し，輸出細動脈を収縮させることで，糸球体濾過量を増加させることが知られている．さらに，レニン・アンジオテンシン・アルドステロン系の抑制，抗線維化，細胞保護など多彩な働きをもつことが示されている．

c ― 投与法

- 急性心不全に対するカルペリチドの投与法は0.1μg/kg/分で開始し，患者の病態に応じて0.2μg/kg/分まで増量が可能とされている．一方，心臓手

Topics 敗血症における急性腎障害とバソプレシン

バソプレシンは下垂体後葉から分泌される抗利尿ホルモンであり，本項で述べられている「利尿薬」というカテゴリーとは相反する作用をもつが，敗血症・敗血症性ショックに高率に合併する急性腎障害において，腎障害の進行を止める，あるいは腎機能を維持する作用を期待して，使用されることがある．

1．適応

敗血症性ショックの患者を対象としたVasopressin and Septic Shock Trial (VASST)[3]において，低用量のバソプレシン持続投与（0.03単位/分）は，ノルエピネフリン持続投与と比較して，死亡率を減少させなかったが，より重症度の低い患者（臨床研究開始時にノルエピネフリンの投与量が5〜14μg/分で血圧を維持できた患者）を対象とするサブグループ解析においては，バソプレシン投与群で，死亡率や急性腎障害への移行率が低い傾向が示された．VASSTに関する最近の再検討では，この臨床試験で検討された患者のうち，血漿乳酸血が2.0mmol/L未満の症例では，ノルエピネフリン投与によって管理した症例と比較して，低用量バソプレシン投与患者では死亡率が低かったとの結果が報告されている[4]．

2．作用機序

バソプレシンの主な作用機序は，血管平滑筋で発現したV_1受容体に作用して血管を収縮させ，ATP感受性K^+チャネルの過剰な開放を防ぐことにより，血圧を維持すると考えられている．敗血症・敗血症性ショックにおいては，血中のバソプレシン濃度がいったん上昇した後に低下し，腎臓の灌流圧が低下する．さらに臓器内での血流の分布が変化することで，とくに腎髄質の灌流が低下し，酸素需給バランスが崩れて，腎機能を低下させるといわれている．敗血症が重症化する前の段階でバソプレシンを投与することにより，臓器灌流圧の低下を防ぎ，臓器内での血流分布を正常化させることができる．これにより，敗血症の重症化を食い止め，ショックへの移行を回避するとともに，糸球体濾過量を維持して腎機能低下を防ぐことができる．

3．投与法

バソプレシンとして0.03単位/分の持続静注が行われる．高用量でのバソプレシン投与は，心筋，腸管，皮膚などで臓器血流障害を引き起こし，合併症の発生増加につながるため，敗血症性ショック予防の目的では推奨されない．

術後の腎障害予防を観察項目とした無作為化比較試験では，カルペリチド0.02μg/kg/分が採用されている．これは，0.1〜0.2μg/kg/分の持続投与では，血圧低下を招く危険性があり，血圧低下に伴う組織の低灌流が，腎組織に対する保護効果を相殺してしまうことを危惧したためである．腎組織に対する保護作用は0.02μg/kg/分程度の低用量で十分に発揮されると考えられている．

（内田篤治郎）

文献

1) Ellison DH, Felker GM. Diuretic Treatment in Heart Failure. N Engl J Med 2017；377：1964-75.

2) Mitaka C, et al. Cardiovascular and renal effects of carperitide and nesiritide in cardiovascular surgery patients：A systematic review and meta-analysis. Crit Care 2011；15：R258.

3) Russell JA, et al. Vasopressin versus norepinephrine infusion in patients with septic shock. N Engl J Med 2008；358：877-87.

4) Russell JA, et al. The Septic Shock 3.0 Definition and Trials：A Vasopressin and Septic Shock Trial Experience. Crit Care Med 2017；45：940-8.

4章 治療選択

4-11 心筋保護薬

はじめに

- 循環不全を伴う心不全急性期の治療では，まず呼吸の安定化を含む症状の改善を図り，良好な臓器灌流を保ちつつ血行動態を安定化させる．この際，心臓を含む各臓器の障害を最小限にとどめるよう，臓器保護を念頭におく．
- 患者の病態が安定したら，生命予後および心筋保護を考慮した適切な慢性期薬物療法へとシフトしていく．これらのフローは一連のものであり，心不全増悪急性期から，将来的な慢性期の心筋保護を見据えた治療戦略を立てる必要がある．

1 心筋保護薬とは

- 循環不全の背景の一つに，心疾患の終末像としての心不全がある．
- 心不全の発症・進展のメカニズムは原疾患によって異なるが，共通する病態として心筋細胞の消失と機能不全があげられる．これらの心筋障害には，アポトーシスやネクローシス，オートファジーといった心筋細胞死や細胞機能不全のみならず，酸化ストレスやネプリライシンの関与（後述）なども考えられている．
- 心筋を保護することは，心不全の発症・進展抑制につながる．臨床では，大規模臨床試験における予後改善＝心筋保護効果ととらえられ，いわゆる心筋保護薬として処方が推奨される．

2 左室駆出率からみた心不全の分類とリバースリモデリング

- 心不全は，左室駆出率（LVEF）40％および50％をカットオフとして，左室駆出率の低下した心不全（heart failure with reduced ejection fraction：HFrEF），左室駆出率の保たれた心不全（heart failure with preserved ejection fraction：HFpEF），左室駆出率が軽度低下した心不全（heart failure with mid-range ejection fraction：HFmrEF）に分けられる（**表1**）[1]．

▶LVEF：
left ventricular ejection fraction

- 血行力学的負荷に対して循環動態を一定に保つために心臓が構造と形態を変化させることを「リモデリング」とよぶ．リモデリングは心負荷に対する生体の代償機転ととらえられるが，長期的には不良な予後因子となる．
- リモデリングした心臓が，十分な心筋保護薬の導入によって，心室内腔の縮小化を認め，左室駆出率が改善するケースがある（リバースリモデリング）．
- この患者群は左室駆出率が改善した心不全（heart failure with preserved ejection fraction, improved：HFpEF improvedまたはheart failure with re-

表1 左室駆出率（LVEF）による心不全の分類

定義	LVEF	説明
LVEFの低下した心不全 (heart failure with reduced ejection fraction；HFrEF)	40％未満	収縮不全が主体．現在の多くの研究では標準的心不全治療下でのLVEF低下例がHFrEFとして組み入れられている
LVEFの保たれた心不全 (heart failure with preserved ejection fraction；HFpEF)	50％以上	拡張不全が主体．診断は心不全と同様の症状をきたす他疾患の除外が必要である．有効な治療が十分には確立されていない
LVEFが軽度低下した心不全 (heart failure with mid-range ejection fraction；HFmrEF)	40％以上 50％未満	境界型心不全．臨床的特徴や予後は研究が不十分であり，治療選択は個々の病態に応じて判断する
LVEFが改善した心不全 (heart failure with preserved ejection fraction, improved；HFpEF improved または heart failure with recovered EF；HFrecEF)	40％以上	LVEFが40％未満であった患者が治療経過で改善した患者群．HFrEFとは予後が異なる可能性が示唆されているが，さらなる研究が必要である

（日本循環器学会，ほか．急性・慢性心不全診療ガイドライン〈2017年改訂版〉．http://www.j-circ.or.jp/guideline/pdf/jcs2017_tsutsui_h.pdf（2019年2月閲覧）p.10[1]より）

covered EF：HFrecEF）とよばれ，HFrEFやHFpEFより良好な予後である可能性が報告されている[2]．

- このため，リバースリモデリングを期待した十分な心筋保護薬の導入が必要とされる（図1）[3,4]．しかしながら，まだ将来的なリバースリモデリングを予測しうる因子は確立していない．

ここがポイント
十分な心筋保護薬の導入により，リバースリモデリングを期待する

3 心筋保護薬のエビデンス

- 心筋を保護すること，ひいては将来的な予後を改善することは，心不全の全病期における大きな治療目標の一つである．
- 心不全増悪急性期から，将来的な慢性期の心筋保護を見据えた治療戦略を立てる必要がある．

ここがポイント
心不全の治療では，急性期から慢性期を見据えた治療を心掛ける

a — 心筋保護作用が期待される急性期静注薬

- 代表的な薬剤として，ニコランジル（シグマート®）とカルペリチド（ハンプ®）があげられるが，前者では虚血性心不全におけるエビデンスが強く，後者においてはまだ議論の余地を残す．

ニコランジル
- 硝酸薬としての静脈拡張作用のみならず，アデノシン三リン酸感受性カリウムチャネルを介した動脈拡張作用を併せもつ．虚血性心筋症において，プレコンディショニングと活動電位の短縮によるカルシウム過負荷を改善し，心筋保護効果を発揮する．多数例での臨床エビデンスには乏しいが，急性心不全患者における死亡や心不全入院の減少効果も日本から報告されている[5]．

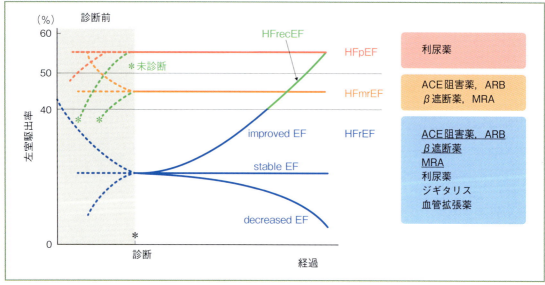

図1 リバースリモデリングをめざした推奨治療薬
HFrEFでは，ACE阻害薬，ARB，β遮断薬，MRA（下線）が心筋保護薬として確立している．HFrEFにおいて，左室駆出率が改善（improved EF）し，40％以上になるとHFrecEFとよばれる．
HFpEF：左室駆出率の保たれた心不全，HFmrEF：左室駆出率が軽度低下した心不全，HFrEF：左室駆出率の低下した心不全．
（Nijst P, et al. Prog Cardiovasc Dis 2017；60：226-36[3]）に推奨治療薬を加えて作成）

カルペリチド

- 血管拡張作用，ナトリウム利尿効果，レニン・アルドステロン合成低下作用など多面的な作用をもち，心保護・腎保護効果が期待されている．PROTECT試験やJ-WIND試験では，急性期の心筋障害を抑制することで心筋保護的に働き，予後改善に寄与することが示唆された．このため，日本の心不全診療では頻用されている（ただし，重篤な低血圧，心原性ショック，急性右室梗塞，脱水症では禁忌）．しかしながら，本薬剤は世界の標準治療薬ではなく，脳性ナトリウム利尿ペプチド（BNP）製剤であるnesiritide（ネシリチド，2019年現在国内未承認）の有用性を検討した欧米のASCEND-HF試験では，予後改善効果は証明されなかった．

b ― 慢性期に使うべき経口心筋保護薬（図2）

- 日本で使用可能なエビデンスの確立した薬剤として，RAS抑制薬（アンジオテンシン変換酵素〈ACE〉阻害薬，アンジオテンシンII受容体拮抗薬〈ARB〉），β遮断薬，ミネラルコルチコイド受容体拮抗薬（MRA）がある．

アンジオテンシン変換酵素（ACE）阻害薬

- アンジオテンシン変換酵素（angiotensin converting enzyme：ACE）は，アンジオテンシンIからアンジオテンシンIIへ変換する酵素である．ACE阻害薬は，この酵素を阻害することで，昇圧作用のあるアンジオテンシンIIの産生を抑制する．これにより，レニン・アンジオテンシン系（RAS）の活性化

▶PROTECT試験：
Januzzi JL Jr, et al. J Am Coll Cardiol 2011；58：1881-9.

▶J-WIND試験：
Kitakaze M, et al. Lancet 2007；370：1483-93.

▶BNP：
brain natriuretic peptide

▶ASCEND-HF試験：
O' Connor CM, et al. N Engl J Med 2011；365：32-43.

▶4章「4-10 利尿薬」(p.296)を参照

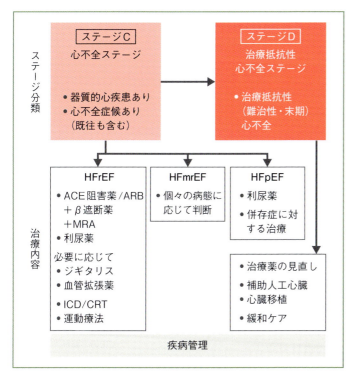

図2　心不全治療アルゴリズム
HFpEF：左室駆出率の保たれた心不全，HFmrEF：左室駆出率が軽度低下した心不全，HFrEF：左室駆出率の低下した心不全．ICD：植込み型除細動器，CDT：心臓再同期療法．
(日本循環器学会，ほか．急性・慢性心不全診療ガイドライン〈2017年改訂版〉．http://www.j-circ.or.jp/guideline/pdf/jcs2017_tsutsui_h.pdf（2019年2月閲覧）p.34[1]より）

を抑え，心筋障害を抑制し，心筋保護作用を示す．
- ACEには，ブラジキニンやサブスタンスPを分解する作用もある．ACE阻害により，これらの物質が過剰に産生されると，空咳や血管浮腫などの副作用をきたしうる．
- 1980年代後半，NYHA IV度の重症HFrEF患者を対象としたCONSENSUS試験が行われ，エナラプリル（レニベース®）投与群で6か月後の全死亡が有意に低下することが明らかにされた．さらに，より軽症のNYHA II〜III度のHFrEF患者が9割を占めるSOLVD試験でも，エナラプリル投与で有意に死亡率が低下することが報告された．サブ解析では，このエナラプリルの有用性は，左室駆出率や投与前のナトリウム値によらないことがわかっている．さらに，SOLVD preventionとSOLVD treatmentから成るX-SOLVD試験では，無症候患者における予後改善効果も示されている．
- リシノプリル（ゼストリル®）の有効性と安全性を用量別に比較したATLAS試験では，高用量でより強い予後改善効果が示された．
- これらのエビデンスに基づき，ACE阻害薬は，心不全重症度にかかわらず，すべてのHFrEF患者に投与すべき基本的薬剤であり，その導入にあたっては，忍容性の許す限り増量することが求められる．

アンジオテンシンII受容体拮抗薬（ARB）
- ARBは，アンジオテンシンIIと拮抗し，受容体への結合を阻害することにより，アンジオテンシンIIがもつ組織障害作用を遮断することで心筋保護的に働く．ARBは，ACE阻害薬と異なり，ブラジキニンやサブスタンスPを

▶RAS：
renin-angiotensin system

▶ARB：
angiotensin II receptor blocker

▶MRA：
mineralocorticoid receptor antagonist

▶NYHA：
New York Heart Association

▶CONSENSUS試験：
The CONSENSUS trial study group. N Engl J Med 1987；316：1429-35.

▶SOLVD試験：
The SOLVD investigators. N Engl J Med 1991；325：293-302.

▶X-SOLVD試験：
Jong P, et al. Lancet 2003；361：1843-8.

▶ATLAS試験：
Packer M, et al. Circulation 1999；100：2312-8.

増加させないため，空咳や血管浮腫などの副作用頻度が低い．

- NYHA II〜III度のHFrEF患者を対象としたARCH-J試験において，カンデサルタン（ブロプレス®）群では，プラセボ群と比べて心イベントが有意に抑制された．また，ACE阻害薬に忍容性のない症例を対象としたCHARM-alternative試験でも，カンデサルタンのプラセボに対する優位性が認められた．しかしながら，ARBとACE阻害薬と比較したELITE-II試験やOPTIMAAL試験では，カプトプリル（カプトリル®）に対するロサルタン（ニューロタン®）の予後改善効果は示されず，Val-HeFT試験でも，予後改善におけるバルサルタン（ディオバン®）の優位性は得られなかった．
- 心不全に対するRAS抑制薬の第一選択はACE阻害薬であるが，ARBはACE阻害薬の代替薬として選択しうる．

β遮断薬

- 交感神経の過剰な活性化は心筋障害を引き起こす．β遮断薬は，活性化した交感神経を抑制し，心筋保護的に作用する．
- かつて，β遮断薬はその陰性変力作用から心不全患者には禁忌とされていた．1990年代後半，US Carvedilol HF試験，CIBIS II試験，MERIT-HF試験など，主にNYHA II〜III度の心不全患者に対するβ遮断薬の有用性が相次いで報告され，カルベジロール（アーチスト®），ビソプロロール（メインテート®），メトプロロールコハク酸塩[★1]（2019年現在国内未承認）の予後改善効果が示された．日本でもMUCHA試験において心イベント抑制や心機能改善効果が示され，その効果は用量依存性であることが報告された．
- より重症なNYHA III〜IV度の重症心不全患者を対象としたCOPERNICUS試験でも，カルベジロールの心イベント抑制効果が示されている．その予後改善効果は，β遮断薬による心拍数低下が大きいほど大きいとされる．
- これらの結果から，心不全重症度によらず，HFrEFに対するβ遮断薬の有用性が確立し，その効果は用量依存性に増大すると考えられ，無症候の心機能障害例（ステージB）であっても，忍容限界までの導入・増量が推奨される．
- 近年，心房細動を有する心不全では，β遮断薬の有用な予後改善効果が認められないとのメタ解析結果が出された[6]．一方，心房細動を有する心不全であってもβ遮断薬の予後改善効果を認めるとの相反する報告もあり，まだ明確な決着を得ていない．

ミネラルコルチコイド受容体拮抗薬（MRA）[★2]

- アルドステロンは，心臓における線維化やリモデリングに関与し，心筋障害を引き起こす．RAS抑制薬の投与では，初期にはアルドステロン濃度は低下するが，長期投与で再び濃度が上昇することが知られている（アルドステロンブレイクスルー）．MRAは，ミネラルコルチコイド受容体に結合し，アルドステロンのシグナル伝達をブロックするため，心臓保護的に働く．
- EF≦35％のNYHA III〜IV度の重症HFrEF患者を対象としたRALES試験では，RAS抑制薬・β遮断薬へのスピロノラクトン（アルダクトンA®）併用は，予後改善に寄与することが示された．

▶ARCH-J試験：
Matsumori A. Eur J Heart Fail 2003；5：669-77.

▶CHARM-alternative試験：
Pfeffer MA, et al. Lancet 2003；362：759-66.
Granger CB, et al. Lancet 2003；362：772-6.

▶ELITE-II試験：
Pitt B, et al. Lancet 2000；355：1582-7.

▶OPTIMAAL試験：
Dickstein K, et al. Lancet 2002；360：752-60.

▶Val-HeFT試験：
Cohn JN, et al. N Engl J Med 2001；345：1667-75.

▶US Carvedilol HF試験：
Packer M, et al. N Engl J Med 1996；334：1349-55.

▶CIBIS II試験：
CIBIS-II investigators and committees. Lancet 1999；353：9-13.

▶MERIT-HF試験：
MERIT-HF study group. Lancet 1999；353：2001-7.
Hjalmarson A, et al. JAMA 2000；283：1295-302.

[★1]

日本で使用可能なメトプロロール酒石酸塩（セロケン®，ロプレソール®）と同一ではない．

▶MUCHA試験：
Hori M, et al. Am Heart J 2004；147：324-30.

▶COPERNICUS試験：
Packer M, et al. N Engl J Med 2001；344：1651-8.

[★2]

抗アルドステロン薬，アルドステロン受容体拮抗薬とも称される．「急性・慢性心不全診療ガイドライン（2017年改訂版）」から，ミネラルコルチコイド受容体拮抗薬（MRA）に表記が統一された．

●左室機能不全および心不全を合併した急性心筋梗塞患者を対象に，選択的MRAエプレレノン（セララ®）の有用性を検討したEPHESUS試験でも，RAS抑制薬・β遮断薬への追加投与が予後改善に寄与した．EMPHASIS-HF試験では，NYHA Ⅱ度の軽症HFrEF患者に対するエプレレノン投与の有用性が検討された．心血管死および心不全入院の累積発症率はエプレレノン群で有意に低下していた．日本でも，J-EMPHASIS-HF試験にて同様の傾向が示されている．エプレレノンでは，スピロノラクトンの服用で多い女性化乳房や男性性機能低下などの合併症は少ない．

●ACE阻害薬およびβ遮断薬導入下でもなお心機能の改善を認めないHFrEF患者において，MRAの投与が推奨される．

●血中アルドステロン濃度の上昇は不良な予後と関連し，心不全増悪急性期にもアルドステロン濃度は上昇することが判明している．心不全急性期にMRAを用いてアルドステロン作用を抑制することで，より強力な心筋保護効果をもたらし，その後の予後改善につながることが期待される．心不全急性増悪早期からのMRA導入に関する治験が進められている（EARLIER治験）．

C— 今後導入が期待される薬剤

●日本では未承認であるが，大規模臨床試験で予後改善効果が示され，すでに欧米では心不全の標準治療薬としてガイドラインに推奨されている新規薬剤がある．その代表が，アンジオテンシン受容体/ネプリライシン阻害薬とivabradine（イバブラジン：2019年現在国内未承認）である．

アンジオテンシン受容体/ネプリライシン阻害薬（ARNI）

●ネプリライシンは，ナトリウム利尿ペプチドやブラジキニンといった血管作動性ペプチドを分解・不活化する作用をもつ．このため，ネプリライシンを阻害すると，ナトリウム利尿ペプチド濃度が上昇し，利尿作用と血管拡張作用が増強する（**図3**）[7]．

●sacubitril/valsartan（サクビトリル/バルサルタン：LCZ696：2019年現在国内未承認）は，ARBであるバルサルタンとネプリライシン阻害薬のプロドラッグであるsacubitrilを結合含有させた化合物であり，アンジオテンシン受容体/ネプリライシン阻害薬（angiotensin receptor neprilysin inhibitor：ARNI）とよばれる．

●近年，HFrEF患者を対象に，sacubitril/valsartanの有用性を評価するPARADIGM-HF試験の結果が報告された．ACE阻害薬（エナラプリル）というすでに確立された心不全治療薬に比べ，LCZ696による予後改善効果が優位性を示し，複合心イベントのみならず心血管死そのものも減少した．

●すでに，欧米の心不全診療ガイドラインでは，ACE阻害薬，β遮断薬，MRAといった標準治療でもなお症状を有するHFrEF患者において，ARNIへの変更やRAS抑制薬と同等に投与することが，推奨されている[8]．日本でも現在，臨床治験が進行中である．

▶RALES試験：
Pitt B, et al. N Engl J Med 1999；341：709-17.

▶EPHESUS試験：
Pitt B, et al. N Engl J Med 2003；348：1309-21.

▶EMPHASIS-HF試験：
Zannad F, et al. N Engl J Med 2011；364：11-21.

▶J-EMPHASIS-HF試験：
Tsutsui H, et al. Circ J 2018；82：148-58.

▶EARLIER治験：
Asakura M, et al. Cardiovasc Drugs Ther 2015；29：179-85.

▶PARADIGM-HF試験：
McMurray JJ, et al. N Engl J Med 2014；371：993-1004.

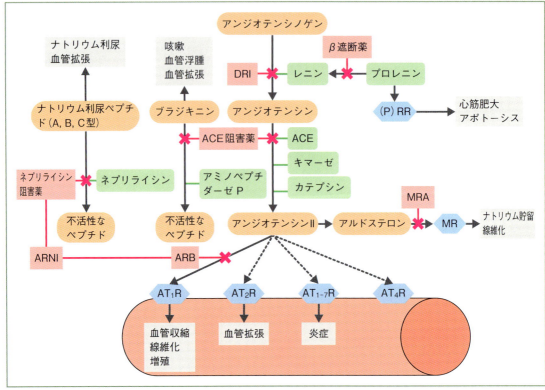

図3 レニン・アンジオテンシン・アルドステロン系における各種薬剤作用部位
DRI：直接的レニン阻害薬，(P) RR：プロレニン受容体，ACE：アンジオテンシン変換酵素，MRA：ミネラルコルチコイド受容体拮抗薬，MR：ミネラルコルチコイド受容体，ARNI：アンジオテンシン受容体/ネプリライシン阻害薬，ARB：アンジオテンシンⅡ受容体拮抗薬，AT$_{1,2,1-7,4}$R：アンジオテンシンⅡ受容体 1型，2型，1-7型，4型．

(Valluri A, et al. Curr Heart Fail Rep 2014 ; 11 : 31-9[7] より)

ivabradine

- ivabradine は，洞結節のI$_f$チャネルを選択的に阻害し，心拍数を低下させる．
- 心拍数70拍/分以上のHFrEF患者を対象としたSHIFT試験では，ivabradine群において，心血管死および心不全入院にて定義された複合エンドポイントは少なく，心不全入院単独をも抑制しうることが示された．さらに，ベースラインの心拍数が高いほど，また28日後の心拍数が低いほど，予後改善効果が大きいことが示され，心拍数がivabradineによる心不全治療ターゲットになりえる可能性が示唆されている．
- すでに，欧米の心不全ガイドラインでは，ACE阻害薬，β遮断薬，MRAといった標準治療でもなお症状を有する心拍数70拍/分以上のHFrEF患者において，ivabradine導入が推奨されている[8]．日本でも現在，臨床治験が進行中である．

▶SHIFT試験：
Swedberg K, et al. Lancet 2010 ; 376 : 875-85.

4 服薬遵守の重要性

- 心不全の薬物治療においては，ガイドライン遵守群で予後が良いことが報告

されており，推奨治療を遵守することが求められる[9]．しかしながら，ガイ
ドライン遵守率には施設間格差があり，医療従事者自身の認識の甘さも課題
として残っている．

- IMPROVE-HF試験では，ガイドライン推奨治療を推進するプログラムの導
入により，心筋保護薬の処方率は向上し，予後改善につながることが示され
ている．

> ▶IMPROVE-HF試験：
> Fonarow GC, et al.
> Circulation 2010 ;
> 122 : 585-96.

5 心筋保護薬使用のタイミング，コツとピット フォール

- RAS抑制薬は，急性心不全が安定病態に入ったと思われる時点で，少量か
ら使用してゆっくりと増量する．体液量がドライに傾いている重症心不全患
者では，急激な血管拡張作用により著しい血圧低下・低心拍出をきたすこと
があるため，導入においては慎重を期す必要がある★3．

> ★3
>
> Nohria/Stevenson分類における低心拍出所見の一つに「少量のACE阻害薬での血圧低下」がある．

- β遮断薬投与中の心不全患者が急性増悪した場合，直ちにβ遮断薬を中止せ
ず，徐脈，高度房室ブロック，気管支攣縮，心原性ショックや治療困難例の
み減量あるいは投与中断を考慮し，可能な限り継続する．急性増悪を契機に
β遮断薬が中止された心不全例の生命予後は不良との報告がある[10]．強心薬
の併用においては，βアドレナリン受容体に対する拮抗作用を避けるため，
PDE-III阻害薬を選択することも多い[11]．
- RAS抑制薬においても，継続群で予後が良好であることが報告されており，
増悪時も可能な限り継続することが望ましい[12]．
- ACE阻害薬とARBは作用メカニズムが異なるため，併用がさらなる有効性
を発揮するのではと期待されたが，ACE阻害薬，ARB，β遮断薬の3剤併
用は，かえって予後が悪いことが報告されており，避けるべきである．
- 直接的レニン阻害薬の有効性を検討したATMOSPHERE試験では，アリス
キレン（ラジレス®）のエナラプリルに対する予後改善効果は優位性が証明さ
れなかった．また，高カリウム血症，低血圧，腎機能障害といった副作用は
アリスキレン群で多く，心不全治療薬としては推奨されない．

> ▶ATMOSPHERE試験：
> McMurray JJ, et al. N
> Engl J Med 2016 ;
> 374 : 1521-32.

6 HFpEFに対する心筋保護薬のエビデンス

- 心筋保護薬の有用性を示した大規模臨床研究の対象は，HFrEF患者である．
HFpEF患者における心筋保護薬のエビデンスは確立していない．
- HFpEFに対するACE阻害薬ペリンドプリル（コバシル®）の有用性を検討し
たPEP-CHF試験では，予期しない心不全入院は有意に減少したものの，主
要評価項目（死亡＋心不全入院）では予後改善効果が示されなかった．ARB
の有用性を検討したI-PRESERVE試験でも，イルベサルタン（アバプロ®）
の予後改善効果は得られていない．β遮断薬のHFpEFへの有用性を検討し
たJ-DHF試験でも，主要評価項目（心血管死＋心不全入院）に有意な差は認
められなかった．MRAスピロノラクトン（アルダクトンA®）の有用性を評
価したTOPCAT試験では，主要評価項目（心血管死および蘇生した心停止）

> ▶PEP-CHF試験：
> Cleland JG, et al. Eur
> Heart J 2006 ; 27 :
> 2338-45.
>
> ▶I-PRESERVE試験：
> Massie BM, et al. N Engl
> J Med 2008 ; 359 :
> 2456-67.
>
> ▶J-DHF試験：
> Yamamoto K, et al. Eur J
> Heart Fail 2013 ; 15 :
> 110-8.
>
> ▶TOPCAT試験：
> Pitt B, et al. N Engl J Med
> 2014 ; 370 : 1383-92.

には有意な差はなかったが，心不全入院はスピロノラクトン群で有意に少なかった．

- HFpEF患者を対象にLCZ696の有用性を検討したPARAMOUNT試験では，LCZ696群でNT-proBNPの有意な低下を認めており，現在，予後（心血管死および心不全入院）を主要評価項目としたPARAGON-HF試験が進められている．

おわりに

- 心不全増悪急性期から，将来的な慢性期の心筋保護を意識した治療戦略を立てる．
- HFrEFでは，予後改善エビデンスの確立したRAS抑制薬，β遮断薬，MRAを主軸に，心筋保護薬の確実な導入が必須である．一方，HFpEFに対する有効な薬物治療はまだ確立されておらず，今後の大きな課題である．

（奥村貴裕）

▶PARAMOUNT試験：
Solomon SD, et al.
Lancet 2012；380：
1387-95.

▶PARAGON-HF試験：
Solomon SD, et al. JACC
Heart Fail 2017；5：
471-82.

文献

1) 日本循環器学会，ほか．日本循環器学会/日本心不全学会合同ガイドライン．急性・慢性心不全診療ガイドライン（2017年改訂版）．http://www.j-circ.or.jp/guideline/pdf/JCS2017_tsutsui_h.pdf

2) Basuray A, et al. Heart failure with recovered ejection fraction：Clinical description, biomarkers, and outcomes. Circulation 2014；129：2380-7.

3) Nijst P, et al. Heart Failure with Myocardial Recovery-The Patient Whose Heart Failure Has Improved：What Next? Prog Cardiovasc Dis 2017；60：226-36.

4) 奥村貴裕．投与中の心筋保護薬．やめたらどうなるの？ 循環器ジャーナル2018；66：30-8.

5) Ishihara S, et al. Effects of intravenous nicorandil on the mid-term prognosis of patients with acute heart failure syndrome. Circ J 2012；76：1169-76.

6) Kotecha D, et al. Efficacy of β blockers in patients with heart failure plus atrial fibrillation：An individual-patient data meta-analysis. Lancet 2014；384：2235-43.

7) Valluri A, et al. Novel blockers of the renin-angiotensin-aldosterone system in chronic heart failure. Curr Heart Fail Rep 2014；11：31-9.

8) Ponikowski P, et al. 2016 ESC Guidelines for the diagnosis and treatment of acute and chronic heart failure：The Task Force for the diagnosis and treatment of acute and chronic heart failure of the European Society of Cardiology (ESC) Developed with the special contribution of the Heart Failure Association (HFA) of the ESC. Eur Heart J 2016；37：2129-200.

9) Fonarow GC, et al. Heart failure care in the outpatient cardiology practice setting：Findings from IMPROVE HF. Circ Heart Fail 2008；1：98-106.

10) Fonarow GC, et al. Influence of beta-blocker continuation or withdrawal on outcomes in patients hospitalized with heart failure：Findings from the OPTIMIZE-HF program. J Am Coll Cardiol 2008；52：190-9.

11) 奥村貴裕．急性心不全治療におけるPDEⅢ阻害薬の使い方．循環器ジャーナル2017；65：100-7.

12) Kane JA, et al. Discontinuation/Dose Reduction of Angiotensin-Converting Enzyme Inhibitors/Angiotensin Receptor Blockers during Acute Decompensated Heart Failure in African-American Patients with Reduced Left-Ventricular Ejection Fraction. Cardiology 2017 137：121-5.

4-12 抗血小板薬・抗凝固薬

1 抗血小板薬・抗凝固薬の作用機序

- 血小板は傷害により露出した血管内皮下のコラーゲン線維や粥腫内容物などに接触すると，膜表面の糖タンパクを介して活性化され，フィブリノゲンを架橋として血小板同士が凝集する．
- アスピリンはシクロオキシゲナーゼを阻害し，トロンボキサンA_2の生成を遮断することで血小板凝集を抑制する．多くのチエノピリジン系抗血小板薬は血小板膜上のアデノシン二リン酸（ADP）受容体である$P2Y_{12}$を不可逆的に阻害することで抗血小板機能を抑制する．内因系・外因系凝固カスケードの最終段階はトロンビンによるフィブリノゲンからフィブリンへの変換である．未分画ヘパリンはアンチトロンビン活性を増強させることでトロンビンや第Xa因子の作用を減弱させ抗凝固作用を発揮する．低分子ヘパリンは未分画ヘパリンに比べトロンビン抑制効果が弱いため血小板に対する影響が少なく，出血性副作用が相対的に少ないことが知られているが，日本では術後の静脈血栓塞栓症予防あるいは播種性血管内凝固症候群（DIC）での適応のみ認められている．

▶ADP：
adenosine diphosphate

▶DIC：
disseminated intravascular coagulation syndrome

2 急性循環不全を呈する病態での使用法

a ― 急性冠症候群（表1）

- 急性冠症候群（ACS）は粥腫（lipid rich atheroma）内の炎症反応の亢進により菲薄化した線維性被膜が破裂し，血栓が形成されることを機序として急性心筋虚血を呈する臨床症候群であり，急性心筋梗塞，不安定狭心症から心臓突然死までを包括する．広範囲の心筋虚血により拡張機能低下を伴う心臓ポンプ機能低下を呈し，急性循環不全に陥ることがしばしばある．急性期治療の主な目的は，急性心筋梗塞への移行防止あるいは梗塞巣の最小化と心筋虚血の軽減による短期的な予後の改善である．

▶ACS：
acute coronary syndrome

非ST上昇型急性冠症候群（NSTE-ACS）[1]

- アスピリン（162～325mg）ならびにクロピドグレルは死亡率および致死的心筋梗塞の発症率を有意に低下させる．したがって出血性合併症などの禁忌がない限りアスピリンの投与を行う．アスピリン禁忌例にはクロピドグレルの投与を行う．急性冠症候群患者におけるアスピリンとクロピドグレルの併用療法は侵襲的治療の有無にかかわらず，アスピリン単独投与よりも中期までの心血管事故を減少させることが示されているが，日本では冠動脈ステント留置術を考慮する患者でのみ併用投与が可能で，実際にステントを留置した

▶NSTE-ACS：
▶non-ST-elevation acute coronary syndrome

NSTE-ACS患者には，アスピリン，あるいはクロピドグレルを投与する

4章　治療選択

表1　急性冠症候群における抗血小板薬・抗凝固薬の使用法＊

	抗血小板薬 アスピリン	抗血小板薬 チクロピジン系	
非ST上昇型急性冠症候群[1]	・アスピリン162〜325mgをすみやかに咀嚼服用させる（クラスI，レベルB）	・アスピリン禁忌患者ではクロピドグレルを投与する（クラスI，レベルB） ・冠動脈内ステント留置術を考慮する患者ではアスピリンに加えクロピドグレル（300〜600mgローディング投与および75mg維持投与）を併用する（クラスI）	
ST上昇型急性心筋梗塞[4]	・アスピリン162mg（クラスI，レベルA）〜325mg（クラスI，レベルC）（バファリン® 81mg 2〜4錠またはバイアスピリン® 100mg 2〜3錠）の咀嚼服用	・PCIを予定している患者ですでに服用されているチエノピリジン系薬剤の継続投与（クラスI，レベルA） ・PCIを予定している患者でチエノピリジン系薬剤が投与されていない症例のできるだけ早い段階でクロピドグレルloading dose（300mg）投与とPCI実施時の75mg/日の継続（クラスI，レベルA） ・アスピリンの使用が困難な患者でのチエノピリジン系薬剤の投与（クラスI，レベルB）	

＊：日本のガイドラインにおいて推奨グレード（クラスI，IIa，IIb）が付与された項目をまとめた．
クラスI：手技，治療が有効，有用であるというエビデンスがあるか，あるいは見解が広く一致している．
クラスIIa：エビデンス，見解から有効，有用である可能性が高い．
クラスIIb：エビデンス，見解から有用性，有効性がそれほど確立されていない．

場合には併用を継続する．

●動脈硬化性疾患の既往，遷延性の胸痛の既往などリスクが中等度以上の患者では，ヘパリンの投与を開始する．とくに経皮的冠動脈インターベンション（PCI）術中には活性化全血凝固時間（ACT）250秒以上を目標にヘパリン量を調節する．ヘパリン単独投与では心筋梗塞への移行率および死亡率の低下は認められず，アスピリンとヘパリンの併用投与が必須である．不安定狭心症患者を対象として，アスピリン単独とアスピリンとヘパリン併用を比較したメタ解析では，併用群が心筋梗塞と死亡の危険度を33％減少させていた．

●日本のガイドライン発表後の進歩として，新たな抗血小板薬の承認があげられる．チエノピリジン系抗血小板薬であるプラスグレルとアスピリンとの併用療法は，アスピリンとクロピドグレルの併用よりも心血管事故を減少させることが報告されている[2]．チカグレロルはこれまでのチエノピリジン系抗血小板薬と異なり，可逆的抗血小板作用を有する[3]．チカグレロルは急性冠症候群患者を対象とした前向き介入試験により出血事故を増やすことなく，心血管関連死亡を減少させることが示されている．両剤とも，急性冠症候群においては，冠動脈ステント留置術を考慮する患者でアスピリンとの併用時にのみ投与が可能あるが，チカグレロルは他の抗血小板薬（クロピドグレル，プラスグレル）が使用できない場合のみ承認されている．シロスタゾールは日本で多く用いられている抗血小板薬で，PDE-IIIを阻害し，血小板内の

▶PCI：
percutaneous coronary intervention

▶ACT：
activated (whole blood) clotting time

▶PDE：
phosphodiesterase

他の内服 抗血小板薬	ヘパリン	他の抗凝固療法
• ステント留置が計画されている患者において，クロピドグレルが投与できない場合にはチクロピジン（200mg）を投与する（クラスI，レベルA） • ステント留置患者でアスピリン，チクロピジン，クロピドグレルを投与できない場合にシロスタゾールを投与する（クラスIIb，レベルC）	• アスピリン投与下でヘパリンの静脈内投与（クラスI，レベルC）	
• ステント留置患者でアスピリン，チクロピジン，クロピドグレルを投与できない場合にシロスタゾールを投与する（クラスIIb，レベルC）	• PCIにより再灌流治療を行う患者におけるアスピリンとの併用（クラスI，レベルC） • tPA（組織プラスミノゲン活性化因子），pro-UK（プロウロキナーゼ），mutant tPA（遺伝子組換えtPA）など，血栓親和性のある血栓溶解薬を使用した場合の未分画ヘパリンの併用（クラスIIa，レベルC）	• HIT患者におけるアルガトロバンの使用（クラスI，レベルB） • 左室または左房内血栓を有する患者でのワルファリンのアスピリンへの併用（クラスI，レベルB）

PCI：経皮的冠動脈インターベンション，HIT：ヘパリン起因性血小板減少症.
（日本循環器学会，ほか．非ST上昇型急性冠症候群の診療に関するガイドライン〈2012年改訂版〉[1]/日本循環器学会，ほか．ST上昇型急性心筋梗塞の診療に関するガイドライン〈2013年改訂版〉[4]に基づいて作成）

cAMP濃度を増加させることにより抗血小板効果を発揮する．しかしながら国内外において不安定狭心症患者を対象とした大規模臨床試験は行われていない．

▶cAMP：
cyclic adenosine mono-phosphate

● 海外では低分子ヘパリンの有用性について多数の報告があるが，日本では有用性についての十分な検討が行われておらず，急性冠症候群での使用については保険未承認である．

● ST上昇型急性心筋梗塞（STEMI）[4]

● 抗血小板薬，抗凝固薬の使用法は非ST上昇型急性冠症候群とほぼ共通している．

▶STEMI：
ST-elevation acute myo-cardial infarction

● アスピリンは単独投与でも死亡率や再梗塞率を低下させることが明らかにされており，早期に投与するほど効果が著明である．そのためSTEMIが疑われる全患者に，できるだけ早期にアスピリンを投与する．病院外でも早急に効果を得るためにアスピリンをかみ砕いて服用させることがガイドラインに明記されている．アスピリンアレルギーがある場合にはクロピドグレル硫酸塩のようなチエノピリジン系薬剤で代用する．

ここがポイント❗
STEMIが疑われる患者にはではできるだけ早期にアスピリンを投与する

● PCIを予定している患者では冠動脈ステント留置を行うことが想定されるため，ステント血栓症予防目的でアスピリンとチエノピリジン系抗血小板薬の2剤併用療法が推奨される．チクロピジンの初期負荷投与による効果と安全性のデータはないため，クロピドグレルを優先するのが現実的である．プラ

スグレル，チカグレロルについては非ST上昇型急性冠症候群での使用法と同じである．シロスタゾールに関するステント留置後の検討では，チクロピジンに比べステント血栓症が多かったとの報告があり，他の抗血小板薬が使用できない場合に考慮する．

- 未分画ヘパリンが有効であるとのデータの多くは，再灌流療法が施行される以前の大規模試験から得られたものである．PCIが実施される場合にはヘパリンの単回静注投与が推奨されている．未分画ヘパリンの投与量について日本での十分な検討はない．ACC/AHA2009ガイドライン[5]では，primary PCIに際して，70〜100単位/kg体重をボーラス静注し，ACTを250秒以上に維持することとされている．未分画ヘパリンの突然の中止はトロンビンを活性化して易血栓性となる可能性があり，中止する場合は漸減する方法が推奨されている（例：6時間ごとに半減）．また約3%にヘパリン起因性血小板減少症（HIT）が発症するとされ，とくにヘパリン投与後5〜14日後に発症するⅡ型が疑われる場合には，すみやかな評価とヘパリン中止およびアルガトロバンによる代替抗凝固療法を行う．

▶HIT：
heparin-induced thrombocytopenia

- 低分子ヘパリンは未分画ヘパリンに比べ，STEMI患者での再灌流率の上昇，再梗塞や死亡率の低下において同等以上の効果があり，出血性合併症のリスクも増加しないことが報告されているが，日本ではSTEMI患者，PCI時における低分子ヘパリンの使用は未認可である．

b—急性肺血栓塞栓症[6]

- 下肢静脈で形成された血栓によって肺動脈主幹〜主要分岐が閉塞されると急性循環不全を呈し，突然死に至る可能性がある．肺血栓塞栓症の治療では抗凝固療法ならびに血栓溶解療法が中心となる．循環虚脱となるような肺血栓塞栓症での血栓溶解療法（経カテーテル的なものを含む）や機械的循環補助については成書を参照されたい．

- 未分画ヘパリンによる抗凝固療法は急性肺血栓塞栓症の死亡率および再発率を減少させることが示されている．ヘパリン投与によって新たな血栓形成が防がれ，体内の血栓溶解機序の発動によって血栓縮小が導かれるためと推定される．唯一行われた急性肺血栓塞栓症を対象とした無作為化試験では，未分画ヘパリン投与群の16例では再発・死亡例がなかったが，ヘパリン非投与群の19例では5例（26.3%）が死亡し，再発も5例認められた[7]．

- 日本でも後ろ向き検討ではあるが，未分画ヘパリン投与群のほうが明らかに死亡率が低いという結果が得られている．日本のガイドラインでは，禁忌でない限り，重症度によらず診断され次第，なるべく早く未分画ヘパリンを開始すると記載されている．また急性肺血栓塞栓症が強く疑われる場合や確定診断を得るまでに時間がかかる場合には，疑診段階でも中和可能な未分画ヘパリンによる初期治療を開始してよいと踏み込んだ記述がなされている．

ここが ポイント❗
急性肺血栓塞栓症と診断されたら，なるべく早く未分画ヘパリンを投与する

- 欧州のガイドライン[7]によると，未分画ヘパリンはまず80単位/kgあるいは5,000単位を単回静注する．引き続いて時間あたり18単位/kgあるいは

1,300単位の持続静注を行う．活性化部分トロンボプラスチン時間（activated partial thromboplastin time：APTT）がコントロールの1.5〜2.5倍となるように調整する．APTTが1.5倍を下回った場合の再発率は24.5％と高いことが知られているため，初回投与後6時間でAPTTの測定を行い，投与量の変更を行った場合にはさらに6時間後にAPTTを測定する．連続2回のAPTTが治療域に入れば，1日1回のAPTT測定とする．なお未分画ヘパリンを1日2回皮下注射を行う方法もあるが，ここでは割愛する．

● ガイドラインでは，未分画ヘパリンとワルファリンを同時に開始し，5日以上投与した後，プロトロンビン時間国際標準比（PT-INR）が目標に達してから24時間以上経過した時点で未分画ヘパリンを中止する方法が推奨されている．

▶PT-INR：
prothrombin time-international normalized ratio

● 未分画ヘパリンの原則禁忌として，出血性潰瘍，脳出血急性期，出血傾向，悪性腫瘍，動静脈奇形，重症かつコントロール不能の高血圧，慢性腎不全，慢性肝不全，出産直後，大手術・外傷・深部生検後の2週間以内などの項目がガイドラインではあげられている．いずれも急性肺血栓塞栓症の背景疾患となる可能性があるため，出血リスクと投与によるメリットのバランスの判定には苦慮することも多い．

● 海外では急性肺血栓塞栓症の治療における低分子ヘパリンについて多くの試験が行われ，再発・合併症・死亡率に関して，未分画ヘパリンよりも優れていることが示されてきたが，日本では手術後の静脈血栓塞栓症予防薬としてしか承認されていない．一方，合成Xa阻害薬であるフォンダパリヌクスはわが国でもオープンラベルの多施設無作為化試験が行われ，2011年から治療に使用できるようになった．通常，成人には，フォンダパリヌクスナトリウムとして体重別に定まった用量を1日1回皮下投与する[★1]．

★1 フォンダパリヌクスの体重別用量

体重50kg未満：5mg,
体重50〜100kg：7.5mg,
体重100kg超：10mg.

C—敗血症性ショックの際のDIC予防

● 敗血症患者一般では，抗凝固療法が生存率を改善するという証拠はない．まず敗血症・敗血症性ショック・感染症に伴うDICをまとめて解析対象とし，未分画ヘパリン/低分子ヘパリンの生存率への影響と安全性について検討したメタ解析を紹介する[8]．このメタ解析では9試験の2,637例のデータが検討された．未分画ヘパリン/低分子ヘパリンと偽薬/通常治療の比較では，前者が死亡ハザード比0.88（95％信頼区間0.77-1.00）であった．また未分画ヘパリン/低分子ヘパリンと他の抗凝固薬の比較では，前者が死亡ハザード比1.30（95％信頼区間0.78-2.18）であった．いずれも統計的有意差には達していないが，抗凝固療法を行わないより，未分画ヘパリン/低分子ヘパリンを使用するほうが生存率を高める可能性が示唆された．

● もう一つのメタ解析では，24試験の14,767例のデータが，敗血症全体，敗血症に伴って凝固異常（以下の1つ以上：血小板数減少，プロトロンビン時間延長，アンチトロンビンIII減少，D-ダイマー増加）を発症している群，敗血症によるDICを発症している群の3群に分けて解析されている[9]（**図1**）．

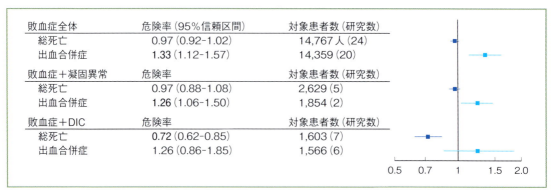

図1 敗血症における抗凝固療法の効果
(Umemura Y, et al. J Thromb Haemost 2016；14：518-30[9])より抜粋して作成)

敗血症全体では従来の報告どおり，抗凝固療法による生存率の改善は認められず，出血合併症が多かった．敗血症に伴って凝固異常を発症している群でも抗凝固療法による生存率の改善は認められず，出血合併症が多かった．しかしながら敗血症によるDICを発症している群では，統計的に有意な生存率の改善（ハザード比0.72，95％信頼区間0.62-0.85）が得られ，出血性合併症発症は増加傾向はあるものの有意差には至らなかった．

> **ここがポイント**
> 敗血症によるDICを発症している場合，未分画ヘパリン/低分子ヘパリン投与は生存率を改善する

- 敗血症（全体）と敗血症に伴って凝固異常を発症している群で，抗凝固療法によって生存率が改善しなかった機序として以下のような考え方が示されている．

①敗血症では局所的な血栓形成によって病原体が全身循環に入らないような仕組みが作動していると考えられている（immunothrombosis）．抗凝固療法によってこの防御機序を抑制したため，全身的な血栓抑制の利益と相殺されてしまった．

②一方，DICのように過剰な血栓形成傾向に至っている場合には，全身的な血栓抑制の利益が大きくなるため生存率改善が得られた．

3 抗血小板薬・抗凝固薬内服中の出血への対処法

- 現代の医療では抗血小板薬や抗凝固薬を継続内服している患者が相当数に上る．これらのいわゆる抗血栓薬の内服中に外傷などのために出血性ショックに至る場合がある．

a ― ワルファリン内服中の大出血による循環不全

- ワルファリン内服中の大出血に際し，早急にワルファリンの効果を是正する必要がある場合は乾燥濃縮人プロトロンビン複合体製剤（four-factor prothrombin complex concentrate：4F-PCC，ケイセントラ®）を使用する．本製剤は第II，VII，IX，X因子，プロテインCおよびSを含有している．体重と投与直前のPT-INR値によって決定される推奨投与量を単回静脈内投与で行う．血液凝固因子の半減期が短いため，4F-PCC単独投与ではPT-INR

> **ここがポイント**
> ワルファリンの効果を早急に是正するには4F-PCCを使用する

の再延長が12〜24時間後に起こってしまうため，ビタミンK製剤も同時に投与する．

b — 直接作用型経口抗凝固薬（DOAC）内服中の大出血による循環不全

▶DOAC：
direct oral anticoagulant

- 唯一の経口トロンビン阻害薬であるダビガトランには，特異的な中和薬イダルシズマブ（プリズバインド®）がある[10]．プリズバインド®はダビガトランに対するヒト化抗体フラグメントで，ダビガトランに特異的に結合し，凝固カスケードを妨げることなく抗凝固作用を迅速に中和する．ダビガトラン内服中の大出血時には，ダビガトランの休薬とともに，プリズバインド®5g（1バイアル2.5g/50mLを2バイアル）を点滴静注または急速静注する．ただし，点滴静注の場合は1バイアルにつき5〜10分かけて投与する．
- 他の3つのDOACは活性化第X因子阻害薬であり，中和薬が開発されつつあるが[11]，中和の程度はダビガトラン/イダルシズマブの場合に比べ相対的に弱いようである．

ここがポイント
ダビガトランを中和するにはイダルシズマブを用いる

c — 抗血小板薬内服中の大出血による循環不全

- 抗血小板薬内服中の大出血には用手的，外科的止血のほかあまり明瞭なデータに基づく対処法がない．血小板輸血やデスモプレシン静注についての報告があるが，有効性のエビデンスレベルは高くない．
- デスモプレシンは，デスモプレシン注4協和（協和発酵キリン）として発売されている．デスモプレシンは抗利尿ホルモンであるL-アルギニンバソプレシンの誘導体で，L-アルギニンバソプレシンの血管収縮作用が減弱化されており，中枢性尿崩症の治療薬として使用されている．
- デスモプレシンは1970年代に健常者の凝固第VIII因子活性（FVIII：C）とともにvon Willebrand因子（VWF）を上昇させることが報告され，中等〜軽症型血友病Aやvon Willebrand病（VWD）type 1とtype 2Aの抜歯や小外科手術の止血管理における有用性が確立され，日本でも使用されている．抗血小板薬内服中の大出血時に使用を推奨する報告もあるが[12]，十分なエビデンスはない．

▶VWF：
von Willebrand factor

▶VWD：
von Willebrand disease

（奥山裕司）

文献

1) 日本循環器学会，ほか．循環器病の診断と治療に関するガイドライン（2011年度合同研究班報告）．非ST上昇型急性冠症候群の診療に関するガイドライン（2012年改訂版）．http://www.j-circ.or.jp/guideline/pdf/JCS2012_kimura_h.pdf
2) Wiviott SD, et al. Prasugrel versus clopidogrel in patients with acute coronary syndromes. N Engl J Med 2007；357：2001-15.
3) Wallentin L, et al；PLATO Investigators. Ticagrelor versus clopidogrel in patients with acute coronary syndromes. N Engl J Med 2009；361：1045-57.
4) 日本循環器学会，ほか．循環器病の診断と治療に関するガイドライン（2012年度合同研

究班報告）．ST上昇型急性心筋梗塞の診療に関するガイドライン（2013年改訂版）．http://www.j-circ.or.jp/guideline/pdf/JCS2013_kimura_h.pdf

5) Kushner FG, et al. 2009 Focused Updates：ACC/AHA Guidelines for the Management of Patients With ST-Elevation Myocardial Infarction（updating the 2004 Guideline and 2007 Focused Update）and ACC/AHA/SCAI Guidelines on Percutaneous Coronary Intervention（updating the 2005 Guideline and 2007 Focused Update）：A report of the American College of Cardiology Foundation/American Heart Association Task Force on Practice Guidelines. Circulation 2009；120：2271-306.

6) 日本循環器学会，ほか．2016-2017年度活動．肺血栓塞栓症および深部静脈血栓症の診断，治療，予防に関するガイドライン（2017年改訂版）．http://www.j-circ.or.jp/guideline/pdf/JCS2017_ito_h.pdf

7) Barritt DW, Jordan SC. Anticoagulant drugs in the treatment of pulmonary embolism：A controlled trial. Lancet 1960；1：1309-12.

8) Konstantinides SV, et al；Task Force for the Diagnosis and Management of Acute Pulmonary Embolism of the European Society of Cardiology（ESC）. 2014 ESC guidelines on the diagnosis and management of acute pulmonary embolism. Eur Heart J 2014；35：3033-69.

9) Zarychanski R, et al. The efficacy and safety of heparin in patients with sepsis：A systematic review and metaanalysis. Crit Care Med 2015；43：511-8.

10) Umemura Y, et al. Efficacy and safety of anticoagulant therapy in three specific populations with sepsis：A meta-analysis of randomized controlled trials. J Thromb Haemost 2016；14：518-30.

11) Pollack CV Jr, et al. Idarucizumab for Dabigatran Reversal‐Full Cohort Analysis. N Engl J Med 2017；377：431-41.

12) Siegal DM, et al. Andexanet alfa for the reversal of factor Xa inhibitor activity. N Engl J Med 2015；373：2413-24.

13) Raimondi P, et al. Reversal Agents for Oral Antiplatelet and Anticoagulant Treatment During Bleeding Events：Current Strategies. Curr Pharm Des 2017；23：1406-23.

4-13 抗不整脈薬

はじめに

- 抗不整脈薬とは，心筋細胞膜の（イオン）チャネルまたは受容体に対して作用を有する薬剤を総称した呼び方である[1]．しかし，一般にはチャネルに対する遮断作用を主とする薬剤（I群とIII群の抗不整脈薬，場合によってはIV群の抗不整脈薬を含める）をさすことが多い．
- 抗不整脈薬は，頻脈性の上室性あるいは心室性不整脈の停止または予防目的で使用される．しかし，それぞれの抗不整脈薬で，適応となる不整脈や使用目的が異なるため，薬剤の特徴と作用機転をある程度理解しておかなければならない．同時に，それぞれの薬剤の禁忌例や特有の副作用を把握しておくことが使用するうえでのポイントとなる．

アドバイス
近年のカテーテルアブレーションの技術的な進歩，さらには他の循環器薬に比べて副作用の管理が難しいこともあって，抗不整脈薬の使用率は減少傾向にある

1 抗不整脈薬の分類と種類

- 古くから使用されているVaughan Williams分類では，心筋細胞の活動電位に及ぼす作用によってI群～IV群の抗不整脈薬に分けている．I群はさらに活動電位持続時間（action potential duration：APD）によってIA群（APD延長），IB群（APD短縮），IC群（APD不変）の3つに細分化される．
- 近年，学会が推奨してきたSicilian Gambit分類では，チャネルや受容体に対する作用によって，Naチャネル遮断薬，Kチャネル遮断薬，Caチャネル遮断薬やβ遮断薬などのように分けている．同時に，背景となる臨床的要因についても分類するうえで重視している．
- Vaughan Williams分類とSicilian Gambit分類の両者を考慮に入れて作成した，筆者が提唱する独自の抗不整脈薬の分類のしかたを**表1**に示す[2]．両分類表の重要なポイントが網羅されているので，使い勝手がよいように思われる．

★1
Naチャネル遮断薬はI群抗不整脈薬，Kチャネル遮断薬はIII群抗不整脈薬，β遮断薬はII群抗不整脈薬，（非ジヒドロピリジン系）Caチャネル遮断薬はIV群抗不整脈薬にほぼ相当する．

ここに注意
学会の意向とは裏腹に，臨床の場ではいまだに慣れたVaughan Williams分類で抗不整脈薬を分類することが多い

2 抗不整脈薬の作用機転

- Naチャネル遮断薬は，リエントリーをメカニズムとする不整脈（とくに上室性不整脈の中の心房細動）に有効である．主な作用機転は，心筋細胞の脱分極を弱め，リエントリー性興奮波に対して伝導速度の低下と興奮間隙の開大をもたらすことである．これらの総合作用で抗不整脈効果を発揮する．
- Kチャネル遮断薬は，リエントリーをメカニズムとする不整脈（とくに心室性不整脈の中の心室頻拍）に有効である．主な作用機転は，心筋細胞の再分極時間を長くし，リエントリー性興奮波に対して不応期の延長と興奮波の増大をもたらすことである．

4章　治療選択

表1　抗不整脈薬の分類*

	Naチャネル遮断	Kチャネル遮断	Caチャネル遮断	β受容体遮断	α受容体遮断	M受容体遮断
I群（Naチャネル遮断薬）						
リドカイン	○					
メキシレチン	○					
アプリンジン	●	○	○			
プロカインアミド	●	○				
キニジン	●	○			○	
プロパフェノン	●	○		○		
ジソピラミド	■	○				○
ピルメノール	■	○				○
シベンゾリン	■	○	○			○
ピルシカイニド	■					
フレカイニド	■	○				
II群（β遮断薬）						
プロプラノロール	○			●		
メトプロロール				●		
ビソプロロール				■		
ランジオロール				■		
カルベジロール		○		■	○	
III群（Kチャネル遮断薬）						
ニフェカラント		●				
ソタロール		●		●		
アミオダロン	○	■	○	○	○	
IV群（Caチャネル遮断薬）						
ベラパミル	○		●		○	
ジルチアゼム			●			
ベプリジル	○	●	●			

*：Vaughan Williams分類（心筋細胞の活動電位に及ぼす作用で分類）とSicilian Gambit分類（チャネルと受容体に対する作用を重視した分類）の両方を考慮に入れた抗不整脈薬の独自の分類表である．
■は●よりも，●は○よりも作用が強いことを示す．ベプリジルはKチャネル遮断薬に分類されることもある．
（池田隆徳，編．これで決まり！循環器治療薬ベストチョイス—こんな病態・症例にこの処方．メジカルビュー社；2012．p.55-60[2]）より）

- β（受容体）遮断薬は，房室結節をリエントリー回路に含む不整脈と交感神経緊張に起因する不整脈（上室性・心室性不整脈の両方を含めて）に対して抑制効果がある．
- Caチャネル遮断薬は，房室結節をリエントリー回路に含む不整脈とトリガードアクティビティ[★2]（撃発活動）をメカニズムとする不整脈（上室性・心室性不整脈の両方を含めて）に対して抑制効果がある．

3　抗不整脈薬の使用目的

- 頻脈性の上室性あるいは心室性不整脈の停止または予防目的で使用される．

★2　トリガードアクティビティ

活動電位における再分極相の比較的早期の段階あるいは再分極終了後の段階で生じた小さな脱分極が頻脈性不整脈の誘因となる場合，その発現メカニズムはトリガードアクティビティと呼ばれる．

Column　Naチャネル遮断薬とKチャネル遮断薬の作用の違い

Naチャネル遮断薬とKチャネル遮断薬のメカニズムについては，理解が難しいので図1，2にシェーマを用いてわかりやすく解説した[2]．心筋細胞の活動電位に対する作用とリエントリー性興奮波への作用の違いをみると，両薬剤の特徴がよくわかる．

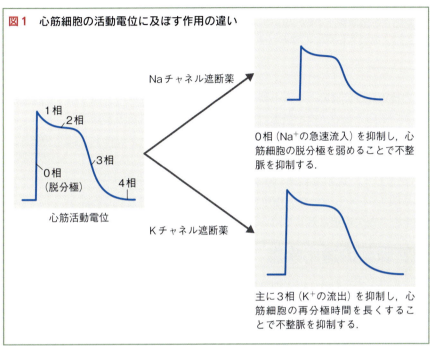

図1　心筋細胞の活動電位に及ぼす作用の違い

0相（Na^+の急速流入）を抑制し，心筋細胞の脱分極を弱めることで不整脈を抑制する．

主に3相（K^+の流出）を抑制し，心筋細胞の再分極時間を長くすることで不整脈を抑制する．

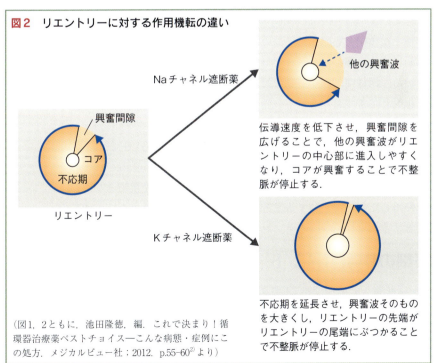

図2　リエントリーに対する作用機転の違い

伝導速度を低下させ，興奮間隙を広げることで，他の興奮波がリエントリーの中心部に進入しやすくなり，コアが興奮することで不整脈が停止する．

不応期を延長させ，興奮波そのものを大きくし，リエントリーの先端がリエントリーの尾端にぶつかることで不整脈が停止する．

（図1，2ともに，池田隆徳，編．これで決まり！循環器治療薬ベストチョイス—こんな病態・症例にこの処方．メジカルビュー社；2012．p.55-60[2]より）

Column 発作性心房細動に対する停止法としての"pill-in-the-pocket"

　発作性心房細動の停止目的で，"pill-in-the-pocket"とよばれる投与法を行うことがある．抗不整脈薬を継続的に服用させるのではなく，発作があった時点で（ポケット内に入れておいた抗不整脈薬の）1日量を一度に頓服させるという方法である．不整脈停止効果が高いことが示されている．使用される抗不整脈薬としては，IA群もしくはIC群薬が多い．

　抗不整脈薬の種類ごとに適応となる不整脈が異なる．抗不整脈薬の種類と用法・用量および適応となる主な不整脈の関係を**表2**に示した．抗不整脈薬として分類されないアトロピン，アデノシン三リン酸（ATP），ジゴキシンについても付記した．

▶ATP：
adenosine triphosphate

- 特殊な使用法として，抗不整脈薬（IAおよびIC群薬として分類されるNaチャネル遮断薬）が有する陰性変力作用を逆手に利用して，肥大型心筋症などの拡張不全をきたす疾患に対して用いることがある．

4 抗不整脈薬の適応疾患

- 頻脈性不整脈疾患，すなわち①心房期外収縮，②心房頻拍，③心房細動，④心房粗動，⑤発作性上室頻拍，⑥心室期外収縮，⑦心室頻拍，⑧心室細動が，抗不整脈薬の適応となる．抗不整脈薬が使用される頻度が最も高いのは心房細動である．不整脈をきたす症候群では，Wolff-Parkinson-White（WPW）症候群とQT延長症候群が抗不整脈薬の適応となる．

- 近年，発作性上室頻拍と心房粗動については，カテーテルアブレーションで高率かつ容易に根治可能であることから，抗不整脈薬の適応となることが少なくなっている．同様に，心房細動に対してもカテーテルアブレーションの適応が年々拡大してきており，抗不整脈薬の使用率は徐々に減少する傾向にある[3]．

- 心室性不整脈については，致死性の高い心室細動や危険性が高い持続性あるいは多形性の心室頻拍に対しては植込み型除細動器（implantable cardioverter defibrillator：ICD）の適応となる．そのため，ICDが使用できない患者，ICDを使用したが頻回作動する患者，危険性がさほど高くはないものの抑制を必要とする心室性不整脈患者に対して抗不整脈薬は適応となる[4]．

5 各薬剤の使用ポイント

- Naチャネル遮断薬，その中でもIAおよびIC群薬は，主に心房細動の抑制目的で使用される．一方，IB群薬は心室期外収縮の抑制目的で使用される．同じNaチャネル遮断薬でも用途が異なることを知っておく．

- Kチャネル遮断薬は，リエントリーを機序とする心室頻拍などの心室性不整脈の治療目的で使用されることが多い．経口投与だけでなく静脈投与（静注）

4-13 抗不整脈薬

表2 抗不整脈薬の使用法──抗不整脈薬の種類と用法・用量および適応となる主な不整脈

一般名	商品名	用法	用量	主な使用目的
Naチャネル遮断薬				
リドカイン	キシロカイン	静注	50〜100mg	心室期外収縮の消失
		点滴静注	1〜2mg/分	心室期外収縮の抑制
メキシレチン	メキシチール	内服	300〜450mg/日, 分3	心室期外収縮の予防
アプリンジン	アスペノン	内服	40mg/日, 分2	心室期外収縮・心房細動の予防
プロカインアミド	アミサリン	内服	1,500mg/日, 分3	心房細動の予防
		静注	200〜1,000mg	心房細動・上室頻拍・心室頻拍の停止
キニジン	キニジン	内服	600mg/日, 分3	心房細動の予防
プロパフェノン	プロノン	内服	450mg/日, 分3	心房細動の予防
ジソピラミド	リスモダン	内服	300mg/日, 分2〜3	心房細動の予防
		静注	100mg	心房細動・上室頻拍の停止
ピルメノール	ピメノール	内服	100〜200mg/日, 分2	心房細動の予防
シベンゾリン	シベノール	内服	300〜450mg/日, 分3	心房細動の予防
		静注	70〜100mg	心房細動・上室頻拍の停止
ピルシカイニド	サンリズム	内服	150〜225mg/日, 分3	心房細動の予防
		静注	50〜75mg	心房細動の停止
フレカイニド	タンボコール	内服	100〜200mg/日, 分2	心房細動の予防
β遮断薬				
プロプラノロール	インデラル	内服	30mg/日, 分3	心房細動の徐拍化, 交感神経緊張の緩和
メトプロロール	セロケン	内服	60mg/日, 分3	心房細動の徐拍化, 予後の改善
ビソプロロール	メインテート	内服	2.5mg/日, 分1	心房細動の徐拍化, 予後の改善
ランジオロール	オノアクト	点滴静注	0.6〜2.4mg/分	心房細動の抑制, 心室頻拍の抑制
カルベジロール	アーチスト	内服	10mg/日, 分1	心房細動の徐拍化, 予後の改善
Kチャネル遮断薬				
ニフェカラント	シンビット	静注	10〜20mg	心室頻拍の停止
		点滴静注	10〜30mg/時間	心室頻拍の抑制
ソタロール	ソタコール	内服	80〜320mg/日, 分2	心室頻拍の予防
アミオダロン	アンカロン	内服	200〜400mg/日, 分1〜2	心室頻拍・細動の予防
		点滴静注*	25mg/時間	心室頻拍・細動の抑制
Caチャネル遮断薬				
ベラパミル	ワソラン	内服	120〜240mg/日, 分3	発作性上室頻拍の予防, 心房細動の徐拍化
		静注	10mg	発作性上室頻拍の停止
ジルチアゼム	ヘルベッサー	内服	90〜180mg/日, 分3	発作性上室頻拍の予防, 心房細動の徐拍化
ベプリジル	ベプリコール	内服	100〜200mg/日, 分2	心房細動の予防
その他				
アトロピン	アトロピン	静注	0.5mg	徐脈の一時的改善
ATP	アデホス	急速静注	10〜20mg	発作性上室頻拍の停止
ジゴキシン	ジゴシン	内服	0.125〜0.25mg/日, 分1	心房細動の徐拍化
		点滴静注	0.25〜0.50mg/日	心房細動の徐拍化

* ：初期急速投与（125mg/10分）→負荷投与（50mg/時間；6時間）→維持投与（25mg/時；7〜48時間）.

でもよく使用される．持続性不整脈（心室頻拍）に対する効果は一般にNa
チャネル遮断薬よりも強い．
- β遮断薬は，心房細動や心房粗動の心拍数調節目的で使用されることが多
  い．交感神経緊張に起因して発現する心房または心室期外収縮に対して抑制
  効果がある．心室性不整脈による心臓突然死の減少効果も期待できる．
- Caチャネル遮断薬は，心房細動や心房粗動の心拍数調節目的で使用される．
  一部の薬剤（ベプリジル）では持続性不整脈（心房細動）の停止効果を有する．

6 併用療法

- 抗不整脈薬の中では，Naチャネル遮断薬とβ遮断薬の2剤併用が最も多い．
  Kチャネル遮断薬とβ遮断薬を併用することもある．β遮断薬の代わりにCa
  チャネル遮断薬（この場合はベラパミルもしくはジルチアゼム）を用いるこ

ここに注意

特殊な場合を除いて，Na
チャネル遮断薬とKチャネ
ル遮断薬の併用を行っては
ならない．その理由は，多
くのNaチャネル遮断薬は
Kチャネル遮断作用を併せ
もつため，副作用の発現率
がきわめて高くなる

Advice 抗不整脈薬の排泄経路と主な副作用

抗不整脈薬による副作用を回避するうえでのポイントは，薬剤の主要排泄経
路を把握することである．腎機能障害のある患者に対して腎排泄型の抗不整脈
薬を，肝機能障害のある患者では肝排泄型の抗不整脈薬を使用してはならな
い．Naチャネル遮断薬とKチャネル遮断薬については，薬剤間で排泄経路が
異なるため，**表3**で詳細に解説した．

表3 抗不整脈薬による副作用を回避するうえでのポイント*

抗不整脈薬	主要排泄経路(%)	肝機能障害 Bil 2.0〜3.0 mg/dL	肝機能障害 Bil >3.0 mg/dL	腎機能障害 Cr 1.3〜2.0 mg/dL	腎機能障害 Cr >2.0 mg/dL	透析除去	心電図変化	心外性の主な副作用
Naチャネル遮断薬								
リドカイン	肝(>90)	▲	×	●	●	−	−	中枢神経症状，ショック
メキシレチン	肝(90)	▲	×	●	▲	+	−	中枢神経症状，肝障害
アプリンジン	肝	×	×	●	●	−	QRS増大，QT延長	肝障害
プロカインアミド	腎(50〜60)	▲	×	▲	▲	+	QRS増大，QT延長	消化器症状，顆粒球減少
キニジン	肝(80)	▲	×	●	▲	−	QRS増大，QT延長	中枢神経症状，消化器症状
プロパフェノン	肝(90)	▲	×	●	▲	−	QRS増大	中枢神経症状
ジソピラミド	腎(50〜60)	▲	▲	▲	×	−	QT延長，QRS増大	口渇，排尿困難
ピルメノール	腎(60〜70)	▲	▲	▲	×	−	QT延長，QRS増大	口渇，排尿困難
シベンゾリン	腎(70〜80)	▲	▲	▲	×	−	QRS増大，QT延長	低血糖
ピルシカイニド	腎(95)	●	▲	×	×	+	QRS増大	消化器症状
フレカイニド	腎(50〜60)	●	▲	▲	×	−	QRS増大，QT延長	中枢神経症状
Kチャネル遮断薬								
ニフェカラント	肝(50)腎(50)	▲	▲	▲	▲	?	QT延長(TdP)	中枢神経症状
ソタロール	腎	●	▲	▲	×	+	徐脈，QT延長(TdP)	呼吸器症状
アミオダロン	肝	×	×	●	●	−	QRS増大，徐脈	間質性肺炎，甲状腺障害
ベプリジル	腎(50)肝(50)	▲	▲	▲	×	?	QT延長(TdP)，徐脈	消化器症状

*：抗不整脈薬の排泄経路と心電図変化および心外性の副作用が重要．
●：使用可能，▲：慎重投与，×：禁忌，＋：除去可能，−：除去不可，？：不明，Bil：ビリルビン，Cr：クレアチニン，TdP：torsade de pointes．
ベプリジルはCaチャネル遮断薬であるが，Kチャネル遮断薬に分類されることもあるため，ここではそのようにした．

ともある．頻脈性心房細動などで心拍数の減少が十分得られない場合には，β遮断薬とCaチャネル遮断薬（もしくはジゴキシン）を併用することもある．

7 抗不整脈薬の副作用

- Naチャネル遮断薬，とくにIAおよびIC群薬では，心収縮力の低下（陰性変力作用）をきたしやすい．過度な使用でQRS幅の増大をきたすこともある．
- Kチャネル遮断薬では，QT時間延長により重篤な心室性不整脈であるtorsade de pointes[★3]を惹起する危険性がある．
- β遮断薬，とくにβ_2遮断作用があるβ遮断薬では，気管支喘息，冠攣縮，糖尿病，末梢動脈疾患を悪化あるいは誘発させることがある．
- Caチャネル遮断薬では，徐脈や心収縮力の低下をきたすことがある．

8 禁忌疾患

- Naチャネル遮断薬は心不全患者では使用してはならない．
- Kチャネル遮断薬はQT延長症候群患者では使用してはならない．
- β遮断薬は徐脈患者では使用してはならない．β_2遮断作用が強い薬剤は気管支喘息，慢性閉塞性肺疾患患者，冠攣縮性狭心症患者では使用してはならない．
- Caチャネル遮断薬は徐脈患者，心不全患者では使用してはならない．

（池田隆徳）

★3

torsade de pointesとはフランス語であり，先端（pointes）の（de）ねじれ（torsade）という意味である．torsadeではなくtorsadesと書かれることがあるが，ねじれには複数形がないため，torsadeが正しい．

文献

1) 日本循環器学会，ほか．循環器病の診断と治療に関するガイドライン（2008年度合同研究班報告）．不整脈薬物治療に関するガイドライン（2009年改訂版）．http://www.j-circ.or.jp/guideline/pdf/JCS2009_kodama_h.pdf

2) 池田隆徳．薬剤編—抗不整脈薬．池田隆徳，編．これで決まり！循環器治療薬ベストチョイス—こんな病態・症例にこの処方．東京：メジカルビュー社；2012．p.55-60.

3) 日本循環器学会，ほか．循環器病の診断と治療に関するガイドライン（2010年度合同研究班報告）．不整脈の非薬物治療ガイドライン（2011年改訂版）．http://www.j-circ.or.jp/guideline/pdf/JCS2011_okumura_h.pdf

4) 日本循環器学会，ほか．循環器病の診断と治療に関するガイドライン（2010-2011年度合同研究班報告）．カテーテルアブレーションの適応と手技に関するガイドライン．http://www.j-circ.or.jp/guideline/pdf/JCS2012_okumura_h.pdf

4章 治療選択

4-14 ステロイド

1 急性循環不全におけるステロイド

● コルチゾールは「ストレスホルモン」と称されるように，侵襲期に分泌され，恒常性維持の一翼を担っている．コルチゾール分泌が低下する副腎機能低下症の患者はショックを呈することから，ステロイドはショックの補助治療として使用されることがある．敗血症患者ではコルチゾールの分泌不全，糖質コルチコイド受容体減少および組織反応性の低下により，糖質コルチコイド活性が相対的に低下するため，相対的副腎機能低下症となりうる．急性循環不全の中でステロイド使用の是非が議論されるのは敗血症性ショックであるため，本項は敗血症性ショックに対するステロイド投与に関して概説する．

2 敗血症に対するステロイド療法

● 敗血症患者でまず優先されるべき治療は，適切な抗菌療法と感染巣の除去であることに疑いはない[1]．近年，敗血症性ショックから早期に離脱し，すみやかに循環の安定を得ることで，患者予後が改善する可能性が示唆されている[2]．輸液療法や血管収縮薬に反応しない敗血症性ショック患者に対し，ステロイド療法を使用することでショック状態の改善が期待できる．しかし，このステロイド療法により敗血症患者の予後を改善できるか否かについては，いまだに議論が続いている．

> **ここが ポイント ❗**
> ステロイド療法は輸液療法や血管収縮薬に反応しない敗血症ショック患者においてその使用が検討されている

a─敗血症に対する大量ステロイド療法（ステロイドパルス療法）

● メチルプレドニゾロン（30 mg/kg）[3,4]といった大量のステロイドを短期間使用するステロイドパルス療法が敗血症患者に与える影響を検討する無作為化比較試験（RCT）が7つ行われた．初期のRCTでは，その有効性が報告されたが[4]，最も大規模なRCTであるBoneらの研究では，有意ではないが死亡率が上昇する傾向が報告された[3]（死亡リスク比1.35）．これらの7つの研究の結果をメタ解析した場合，ステロイドパルス療法は敗血症患者の死亡率に有意な有効性はなかった（死亡リスク比0.94，$p = 0.73$）[5]．

b─敗血症に対する少量ステロイド療法

● 敗血症性ショック患者に対するステロイドパルス療法が否定的になった後は，ヒドロコルチゾン（200～300 mg/日）[6,7]といった少量のステロイドを継続使用するステロイド療法（低用量ステロイド療法）の有効性が検討されている．

Annane's trial

- Annaneらは，血管収縮薬や輸液に反応しない敗血症性ショックの患者に対し，6時間ごとのヒドロコルチゾン（50 mg）の静脈投与と24時間ごとのフルドロコルチゾン（50 μg）の胃内投与を7日間行い，その効果を検討する19施設RCTを行い，2002年に報告した．本研究において，低用量ステロイド療法は，敗血症患者の死亡率を有意に低下させた（55％ vs 61％, $p=0.03$）[6]．

CORTICUS study

- CORTICUS studyは，52のICUに入室した499名の敗血症性ショック患者を対象に，ヒドロコルチゾン50 mgの静脈投与を6時間ごとに5日間行い，6日間かけて漸減していく低用量ステロイド療法の効果を検討した多施設RCTである[7]．前述のAnnaneらは，対象患者が昇圧薬の使用を行ってもショックが継続している患者としているが，CORTICUS studyは，昇圧薬の使用の有無を対象患者選択基準に含めていない．本研究において，低用量ステロイド療法は，ショックの期間をプラセボと比較して有意に短縮させたが（$p<0.001$），有意な死亡率軽減効果はみられず，むしろ死亡率が上昇する傾向であった．（34.3％ vs 31.5％, $p=0.51$）．低用量ステロイド療法は，重複感染の発生率を有意に増加させ（オッズ比〈OR〉；1.37），高血糖と高ナトリウム血症の発生率も有意に増加させた[7]．これらの有害事象の増加が，ステロイド療法の予後改善効果を相殺させた可能性がある．

▶CORTICUS：
Corticosteroid Therapy of Septic Shock

HYPRESS trial

- HYPRESS trialは，敗血症性ショックに至っていない重症敗血症患者380名を対象とした34施設RCTであり，ヒドロコルチゾン200 mg/日の持続投与を5日間行い，その後減量して11日目に終了させる群とプラセボ群に割り付け，敗血症性ショック移行の頻度を比較した．本研究では，十分な補液でも循環不全が持続する群は除外されている．両群間で，ショック移行率，死亡率などに有意な差は認めなかった．

▶HYPRESS：
Hydrocortisone for Prevention of Septic Shock

C─近年の敗血症に対する少量ステロイド療法の推奨

- 日本版敗血症診療ガイドライン2016（J-SSCG2016）では，敗血症に対する少量ステロイド療法の有効性を検討したRCTのうち，2015年12月までに報告されたものをメタ解析した（**表1**）[8,9]．低用量ステロイド投与が28日死亡率を低下させるリスク比（RR）は0.96（95％信頼区間〈CI〉；0.81-1.13）で，7日ショック離脱率を増加させるリスク比は1.32（95％ CI；1.19-1.46）であった．感染症，消化管出血，高血糖の発生率増加に関して，各々のリスク比は1.09（95％ CI；0.88-1.35），1.35（95％ CI；0.85-2.13），1.15（95％ CI；1.07-1.25）であり，高血糖のみ有意に増加した．これらの情報と昇圧薬の使用の有無を対象患者選択基準に含めていないCORTICUS studyおよび昇圧薬を使用していない患者群で施行されたHYPRESS trialにおいて有意な益を認めなかったことから，J-SSCG2016では，「敗血症性ショック患者が初期輸液と循環作動薬によりショックから回復した場合は，ステロイドを投与するべき

4章　治療選択

表1 日本版敗血症診療ガイドライン2016（J-SSCG2016）における敗血症性ショックに対する低用量ステロイド療法のエビデンス総体評価

アウトカム	研究数	リスク比 95%信頼区間	エビデンスの強さ
28日死亡率	9	0.96（0.81-1.13）	強
7日ショック離脱率	8	1.32（1.19-1.46）	強
感染発症率	6	1.09（0.88-1.35）	中
消化管出血発症率	7	1.35（0.85-2.13）	中
高血糖発症率	3	1.15（1.07-1.25）	強

（Nishida O, et al. Acute Med Surg 2018；5：3-89[8]/Nishida O, et al. J Intensive Care 2018；6：7[9]）に基づいて作成）

でない．初期輸液と循環作動薬に反応しない成人の敗血症性ショック患者に対して，ショックの離脱を目的として低用量ステロイド（ハイドロコルチゾン）を投与することを弱く推奨する」[8,9]としている．

- 同時期に報告されたSurviving Sepsis Campaign Guideline 2016においても，「敗血症性ショックで十分な輸液負荷と血管作動薬で循環動態が安定しているならば，ハイドロコルチゾンの静脈投与を行わないことを提案する．循環動態の安定化が達成されなければ，ハイドロコルチゾン200mg/日の静脈内投与を行うことを提案する」と弱く推奨されている[10]．

d─敗血症に対する少量ステロイド療法の有効性を検討した大規模研究（2018年）

- 2017年までに報告された敗血症に対する少量ステロイド療法の有効性を検討したRCTに参加した患者は1,132名であり，死亡率の差を検討するうえで検出力不足（under powered）であった．したがって，大規模な多施設RCTの施行が望まれていた．

▶ ADRENAL trial

- ADRENAL trialは，敗血症性ショックにより人工呼吸器を装着している成人患者を対象に，ヒドロコルチゾン200mg/日またはプラセボを7日間投与する群に無作為に割り付け，死亡あるいはICU退室まで投与し比較した多施設RCTである[11]．3,800名が無作為化され，うち3,658名（ステロイド群1,832名，プラセボ群1,826名）が主要評価項目の解析対象となった．90日死亡率は，ステロイド群27.9%，プラセボ群28.8%であり，有意差はなかった（OR：0.95，95% CI：0.82-1.10，$p=0.50$）．事前に定義されていた6つのサブグループ間（入院の種類，カテコラミン投与量，敗血症の主要部位，性別，APACHE IIスコア，ショックの期間）において，結果に有意な差は生じなかった（**表2**）．

- ショックからの離脱については，ステロイド群がプラセボ群より有意に早く，ICU生存退室日数は有意に増加したが，新規の感染症発生率は，両群間

ここが ポイント ❗
ショックの離脱を目的として低用量ステロイド（ハイドロコルチゾン）が弱く推奨されている

▶ADRENAL：
Adjunctive Corticosteroid Treatment in Critically Ill Patients with Septic Shock

▶APACHE II：
Acute Physiology and Chronic Health Evaluation II

4-14 ステロイド

表2 ADRENAL trialにおけるヒドロコルチゾン投与が90日死亡率に与える影響のリスク比

		ヒドロコルチゾン投与が90日死亡率に与える影響のリスク比(95％信頼区間)
全体解析		0.95 (0.82-1.10)
サブグループ解析		
性別	男性	0.92 (0.76-1.10)
	女性	1.01 (0.80-1.28)
入室理由	術後	0.91 (0.69-1.21)
	非術後	0.97 (0.81-1.15)
カテコラミン投与量(ノルアドレナリン or アドレナリン投与量)	≦15µg/分	1.02 (0.82-1.26)
	>15µg/分	0.86 (0.70-1.05)
感染部位	肺	0.99 (0.80-1.23)
	肺以外	0.92 (0.76-1.12)
重症度(APACHE II)	≧25	1.01 (0.83-1.24)
	<25	0.82 (0.66-1.02)
ショック発生から投与までの時間	<6時間	1.16 (0.83-1.61)
	6〜12時間	0.71 (0.54-0.94)
	12〜18時間	1.13 (0.83-1.54)
	≧18時間	0.99 (0.76-1.29)

(Venkatesh B, et al. N Engl J Med 2018；378：797-808[11] より)

表3 ADRENAL trialにおけるヒドロコルチゾン投与がアウトカムに与える影響

	ヒドロコルチゾン (n=1,853)	プラセボ (n=1,860)	オッズ比, ハザード比, 絶対差 (95％ 信頼区間) p値
ショックからの回復に要する日数	3 (2〜5)	4 (2〜9)	1.32 (1.23-1.41)[*2] p<0.001
ショックの再発(%)	365 (19.7)	343 (18.4)	1.07 (0.94-1.22)[*1] p=0.32
ICU生存退室日数	58.2±34.8	56.0±35.4	2.26 (0.04-4.49)[*3] p=0.047
院外生存日数	40.0±32.0	38.6±32.4	1.45 (−0.59-3.49)[*3] p=0.16
新規の感染症の発生(%)	262 (14.1)	262 (14.1)	1.00 (0.86-1.16)[*1] p=0.96

[*1]：オッズ比, [*2]：ハザード比, [*3]：絶対差.

(Venkatesh B, et al. N Engl J Med 2018：378：797-808[11] より抜粋)

4章 治療選択

表4 APROCCHSS trialにおけるヒドロコルチゾン投与がアウトカムに与える影響

	ヒドロコルチゾン＋フルドロコルチゾン (*n*=614)	プラセボ (*n*=627)	*p*値
90日死亡率 (%)	264 (43.0)	308 (49.1)	*p*=0.03
28日昇圧薬離脱期間 (日)	17±11	15±11	*p*<0.001
28日人工呼吸離脱期間 (日)	11±11	10±11	*p*=0.07
28日臓器障害離脱期間 (日)	14±11	12±11	*p*=0.003
180日間における新規の感染症発生率 (%)	191/614 (31.1)	178/626 (28.4)	*p*=0.30

(Annane D, et al. N Engl J Med 2018 ; 378 : 809-18[12] より)

に差はなかった (**表3**).

APROCCHSS trial

● APROCCHSS trialは，成人敗血症性ショック患者のうち，ノルアドレナリンあるいはアドレナリン0.25 μg/kg/分以上を6時間以上投与している患者で，SOFAスコア3〜4点の臓器不全を2つ以上有する患者を対象に，ヒドロコルチゾン200 mg/日＋フルドロコルチゾン50 μg/日またはプラセボを7日間投与する群に無作為に割り付けた多施設RCTである[12]．本研究では1,241名の患者 (ステロイド群614名，プラセボ群627名) が無作為化され，主要評価項目の解析対象となった．90日死亡率は，ステロイド群43.0％，プラセボ群49.1％であり，有意にステロイド投与群で90日死亡率が低下した (**表4**)．昇圧薬投与からの離脱期間および臓器障害からの離脱期間はステロイド群で有意に長かったが，新規の感染症発生率は，両群間に有意差はなかった．

▶**APROCCHSS** :
Activated Protein C and Corticosteroids for Human Septic Shock

▶**SOFA** :
Sequential Organ Failure Assessment

e─敗血症に対する少量ステロイド療法のメタ解析

● J-SSCG2016で報告された9つのRCTのメタ解析結果にADRENALおよびAPROCCHSS trialの結果を加えたメタ解析結果を**図1**に示す．大規模研究が加わったことで，研究対象患者は6,000名を超え，十分な検出力を有することとなり，28日死亡率はステロイド投与群で有意に低下した (OR : 0.87, *p*=0.03)．

3 敗血症性ショック患者すべてにステロイドを使用すべきか？

● ADRENALおよびAPROCCHSS trialの報告により，敗血症に伴うステロイド投与の推奨がより強くなされる可能性がある．しかし，敗血症性ショック患者すべてにステロイドを使用すべきかはいまだに不明である．ADRENAL trialではより大規模な研究であったにもかかわらず死亡率に有意差は存在せず，APROCCHSS trialではステロイド投与に有意な死亡率の低減効果が報告された．フルドロコルチゾンを併用するか否かに関しても今後議論される

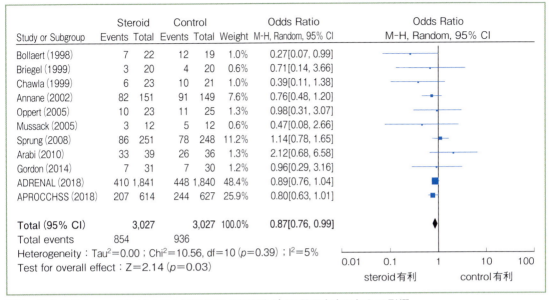

図1 敗血症性ショックに対する少量ステロイド療法が28日死亡率に与える影響

- と思われるが，患者重症度の差は注目に値すると思われる．
- ADRENAL trialの対象患者におけるAPACHE IIスコアの中央値は24であり，ノルアドレナリンの投与量が>15μg/分の患者がおおよそ50％存在した．対象患者の体重がおおよそ85kg程度であったことを考えると，ノルアドレナリン投与量の中央値はおおよそ0.18μg/kg/分であったと考察できる．ADRENAL trialの全体死亡率は28.3％であった．一方，APROCCHSS trialの対象患者におけるSOFAスコアの平均値は12であり，平均ノルアドレナリン投与量は1.08μg/kg/分であった．APROCCHSS trialの全体死亡率は46.1％であった．ADRENAL trialの対象患者と比較してAPROCCHSS trialの患者のほうが重篤であり，ステロイド投与はより死亡率の高い患者群で有効性が高い可能性もある．
- Minneciらは2009年に，敗血症患者の重篤度とステロイドが死亡率に与える影響を検討したメタ回帰分析を報告している（図2）[13]．本解析では，死亡率が高い患者群ではステロイドは死亡率軽減に作用し，死亡率が低い患者群では死亡率増加に作用する可能性が示唆されている．

4 敗血症性ショックに対するステロイド投与に関し不明確な事項

- 敗血症性ショックに対するステロイド投与は，急性期医療において多くのエビデンスの存在する領域になった．しかし，いまだに不明確な事項は多く（表5），ステロイドの使用の是非やステロイド投与方法は現場の医療者に委ねられている部分が多い．前節にも記載した対象患者の仕分け，投与量やヒドロコルチゾンにフルドロコルチゾン投与を加えるか否か，そして終了時期

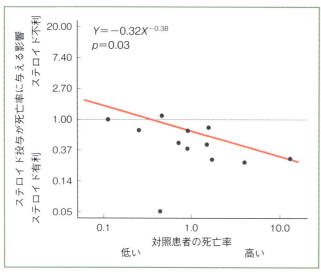

図2 敗血症患者重症度（死亡率）とステロイド投与の効果の関連
（Minneci PC, et al. Clin Microbiol Infect 2009；15：308-18[13]より）

表5 敗血症性ショック患者に対するステロイド投与に関し，いまだに不明確な事項

- ステロイド投与を開始するタイミング
- ステロイド投与量
- ヒドロコルチゾン単独投与か？ ヒドロコルチゾン＋フルドロコルチゾン投与か？
- ステロイド投与を終了するタイミング
- 持続投与か？ ボーラス投与か？

に関しても，いまだに不明確である．

- 筆者は，ノルアドレナリン0.2μg/kg/分以上に加え，バソプレシン投与にも反応が乏しく，ショックが遷延する敗血症患者に対して，ヒドロコルチゾン200mg/日の持続投与を開始し，感染治療が奏効してショック状態から離脱し始めた時点で減量し中止する方法を臨床現場では行っている．この方法はエビデンスに基づいた方法ではなく，今後否定される可能性も十分にあることを留意いただきたい．

おわりに

- 急性循環不全のうち敗血症性ショックにおけるステロイド療法は，十分な輸液療法とカテコラミン投与にも反応が乏しいショックからの離脱を促すことが示されている．ステロイド投与にはさまざまな副作用が報告されているが，高用量ノルアドレナリン投与にも反応が乏しい患者群では，その有効性を示すRCTが報告されている．重篤な敗血症患者で生じた制御困難な急性循環不全である敗血症性ショックの管理において，少量ヒドロコルチゾン投与は重要な選択肢であると考えられる．

（江木盛時）

文献

1) Dellinger RP, et al. Surviving Sepsis Campaign：International guidelines for management of severe sepsis and septic shock：2008. Crit Care Med 2008；36：296-327.

2) Rivers E, et al. Early goal-directed therapy in the treatment of severe sepsis and septic shock. N Engl J Med 2001；345：1368-77.

3) Bone RC, et al. A controlled clinical trial of high-dose methylprednisolone in the treatment of severe sepsis and septic shock. N Engl J Med 1987；317：653-8.

4) Schumer W. Steroids in the treatment of clinical septic shock. Ann Surg 1976；184：333-41.

5) Annane D, et al. Corticosteroids in the treatment of severe sepsis and septic shock in adults：A systematic review. JAMA 2009；301：2362-75.

6) Annane D, et al. Effect of treatment with low doses of hydrocortisone and fludrocortisone on mortality in patients with septic shock. JAMA 2002；288：862-71.

7) Sprung CL, et al. Hydrocortisone therapy for patients with septic shock. N Engl J Med 2008；358：111-24.

8) Nishida O, et al. The Japanese Clinical Practice Guidelines for Management of Sepsis and Septic Shock 2016 (J-SSCG 2016). Acute Med Surg 2018；5：3-89.

9) Nishida O, et al. The Japanese Clinical Practice Guidelines for Management of Sepsis and Septic Shock 2016 (J-SSCG 2016). J Intensive Care 2018；6：7.

10) Rhodes A, et al. Surviving Sepsis Campaign：International Guidelines for Management of Sepsis and Septic Shock：2016. Crit Care Med 2017；45：486-552.

11) Venkatesh B, et al. Adjunctive Glucocorticoid Therapy in Patients with Septic Shock. N Engl J Med 2018；378：797-808.

12) Annane D, et al. Hydrocortisone plus Fludrocortisone for Adults with Septic Shock. N Engl J Med 2018；378：809-18.

13) Minneci PC, et al. The effects of steroids during sepsis depend on dose and severity of illness：An updated meta-analysis. Clin Microbiol Infect 2009；15：308-18.

索引

和文索引

あ

アクセスルートの確保	258
アシドーシス	54
アスピリン	311, 313
——とヘパリンの併用投与	312
アーチスト®	306
アップレギュレーション	236
アテローム塞栓症	254
アドレナリン	234
——投与	144
アドレナリン作動性β受容体	14
アドレナリン反転	236
アナフィラキシーショック	28, 138
——の初期対応	143
——の輸液療法	145
アナフィラクトイド反応	159
アバプロ®	309
アボットARCHITECT高感度トロポニンI	83
アミオダロン	198
アミロイドーシス	188
アリスキレン	309
アルカローシス	54
アルダクトンA®	306, 309
アルドステロン	298
アルドステロン受容体拮抗薬	307
アルドステロンブレイクスルー	306
アルブミン	241
アンジオテンシン受容体/ネプリライシン阻害薬（ARNI）	307
アンジオテンシン変換酵素（ACE）阻害薬	304
アンジオテンシンII受容体拮抗薬（ARB）	305

い

異常自動能	195
異所性妊娠	155
イソプロテレノール	235
イダルシズマブ	317
一時ペーシング	275

一

一回心拍出量呼吸性変動	93
1回拍出量	60
1回拍出量変動（SVV）	134
一酸化窒素	11
遺伝子組換え組織プラスミノゲンアクチベータ	105
イノバン®	232
イバブラジン	307
イルベサルタン	309
陰性変力作用	325
インセサント型心室頻拍	194

う

ウィーニング	226
植込み型除細動器	281
右室梗塞	74, 183
右心カテーテル検査	80, 187
右心系拡大	70
右心後負荷	220
右心収縮能	218
右心前負荷	218
右心不全	270
——の陰影	40
うっ血の有無	57

え

永久ペースメーカー植込み	277
栄養の指標	87
エコーガイド下心嚢穿刺	106
エナラプリル	305, 309
エプレレノン	298, 307
炎症性心筋症	202
エントリーの診断	68
エンピリック輸液負荷	93

お

オフテスト	273
オルプリノン	236

か

改訂ジュネーブ・スコア	101
核温	18
角出し像	39, 40
拡張型心筋症	188

下

下肢挙上テスト	93
下肢阻血	254, 262
ガス交換能の評価	52
下大静脈（IVC）径	135
カテコール核	228
カテコラミン	107, 228
——とPDE-III阻害薬	237
カテーテルアブレーション	200
カテーテル的血栓除去術	105
カプトプリル	306
カプトリル®	306
カーリー線	39
カルバミノ二酸化炭素	54
カルベジロール	306
カルペリチド	300, 303, 304
換気量の設定	226
間質性肺水腫	39
乾燥濃縮人プロトロンビン複合体製剤	316
肝濁音界の移動	125
カンデサルタン	306
冠動脈造影検査	73
灌流指標	34

き

奇異性徐脈	142
機械的合併症	181
機械的閉塞	98
起座呼吸	124
奇静脈弓の大きさ	38, 41
気絶状態	13
基本調律	45
奇脈	100
脚ブロックの有無	46
キャピオックス®カニューレ	261
急性冠症候群	73, 174, 311
——における抗血小板薬・抗凝固薬の使用法	312
心原性ショックを合併する——	180
急性循環不全の重症度評価	22
急性循環不全の病態	9
急性心筋炎の診断	203
急性心筋梗塞	26, 48, 72, 174, 175

——に合併する機械的合併症 181
——に合併する房室ブロック 276
——の診断 71
急性腎傷害 20
急性心不全の診断 83
急性脊髄損傷ガイドライン 153
急性大動脈解離の診断 66
急性妊娠脂肪肝 160
急性肺血栓塞栓症 104, 314
——の診断 70
——のリスクレベルと治療アプローチ 106
急性副腎不全 169
胸郭外穿刺法 278
胸腔穿刺 107
胸腔ドレナージ 108
胸腔内圧の重要性 219
凝固検査 113
強心薬 190
胸痛の鑑別疾患 176
胸部誘導 46
胸部X線検査 32, 37
——の参考所見 37
虚血性心疾患 174
虚血領域の血管拡張反応 12
起立性低血圧症 29
緊急一時ペーシング 275
緊急心筋生検 81
緊急CAG 74
緊張性気胸 27, 98
——の治療 107

く

クリアサイトシステム 36
グリコカリックスの障害 244
グリコカリックスモデル 242
クロピドグレル 311

け

経口心筋保護薬 304
経静脈的心内膜電極の挿入 277
頸静脈怒張 27
経食道心エコー検査 33
ケイセントラ® 316
経肺圧 222
経皮的冠動脈形成術 76
経皮的穿刺 257

経皮的体外ペーシング 276
経皮的補助循環 190
劇症型心筋炎 202
撃発活動 195
血圧を決定する因子 24
血液ガス分析 35, 52, 114
血液浄化療法 136
血液分布異常性ショック 9, 10, 28
血管径調節作用 11
血管弛緩反応 12
血管内超音波検査 75
血管内デバイス 36
血栓吸引療法 78
血中乳酸値 35

こ

コアテック® 236
抗アルドステロン薬 298, 307
交感神経緊張 17
高感度トロポニン 83, 86
後期造影 72
抗凝固 262
抗凝固薬 311
抗血小板薬 311
——内服中の大出血 317
——のローディング 77
高血糖緊急症 171
高血糖高浸透圧症候群 171
膠質液 241
甲状腺クリーゼ 164
高心拍出量状態 5
高心拍出量性ショック 130
合成カテコラミン 228
拘束型心筋症 188
拘束性ショック 9, 10
好中球細胞外トラップ 130
好中球/リンパ球数比 19
高動脈血二酸化炭素分圧血症 54
高二酸化炭素血症 54
高乳酸血症 7
抗不整脈薬 319
——の使用法 323
——の排泄経路 324
——の分類 320
——の併用療法 324
呼気終末二酸化炭素分圧（$EtCO_2$） 206
呼気終末閉塞テスト 95
呼吸管理 218

呼吸数増加 17
呼吸性アシドーシス 55
呼吸性アルカローシス 17
呼吸性変動を用いた輸液負荷アルゴリズム 95
コバシル® 309
混合静脈血酸素飽和度（$S\bar{v}O_2$） 91

さ

サイアザイド系利尿薬 299
細胞内Ca^{2+}過負荷 14
サクビトリル/バルサルタン 307
鎖骨下静脈穿刺法 277
左室拡張 263
左室拡張機能評価のアルゴリズム 61
左室駆出率 59
左室造影検査 80
左室の圧排 70
左室の前負荷 59
左室肥大の有無 47
左室流入血流指標 61
左上大静脈遺残 279
左心不全 224
左房容積係数 64
サルコイドーシス 188
産科危機的出血 161
——への対応フローチャート 162
産科ショック 155
産科DIC 160
産科DICスコア 160, 161
三次元心エコー法 59, 60
酸素解離曲線 52
——の移動 53
酸素需給バランスの指標 91
酸素摂取率 2
酸素負債 3
酸素分圧 52
残存欠損 71

し

子癇 160
弛緩出血 157
ジギタリス効果 51
子宮外妊娠 155
子宮型羊水塞栓症 159
子宮内反症 158
子宮破裂 157
シグマート® 303

止血異常	293
持続性気道内陽圧	225
持続性心室頻拍の停止方法	197
耳毒性	296
シーメンストロポニン I Ultra	83
周産期心筋症	188
重症関連コルチコステロイド障害	
	135
重症心室性不整脈	193
重症度評価	23
重症不整脈	193
修正 Simpson 法	59
修正 Starling の法則	242
重炭酸イオン	54
肢誘導	45
自由壁破裂	181
粥腫	311
出血源の推定	113
出血性ショック	110, 155, 159
——で想定すべき原因疾患	117
——の治療	116
——の分類	25, 111
出産直後の過多出血	156
受動的下肢挙上試験	134, 245, 246
循環血液減少性ショック	10, 24
循環血液量のパラメータ	24
循環不全の定義	2
常位胎盤早期剝離	158
晶質液	238
上室頻拍	193
上大静脈(SVC)径	135
上肺野血流再分布	39
静脈圧	218
静脈還流	218
静脈血酸素飽和度	91
——の低下	7
静脈-動脈二酸化炭素分圧較差の	
増加	8
少量ステロイド療法	326
——の有効性	328
初期蘇生	132
初期評価	22
初期輸液の考え方	238
ショックインデックス	161
ショック作動	200
ショック指数	34
ショック体位	143
ショックの鑑別	127
ショックの原因疾患	23

ショックの定義	2
ショックの病態分類	10
ショックの5徴候	9, 22, 23
——と随伴病態	10
徐脈	74, 275
自律神経修飾	199
シロスタゾール	312
心陰影	38
心エコー	33, 57, 187
心外閉塞・拘束性ショック	27
心外閉塞性ショック	10
腎機能の指標	87
心機能抑制の病態	14
心胸郭比	38
心筋炎劇症化の予見	204
心筋気絶	14
心筋虚血	48
心筋梗塞の診断	82
心筋梗塞の分類	175
心筋細胞内 Ca^{2+} 過負荷	14
心筋症の特徴	188
心筋シンチグラフィ	187
心筋生検	81, 187, 204
心筋トロポニン	82
心筋保護薬	302
神経原性ショック	28, 148
——の治療	152
心原性ショック	10, 26, 74, 122, 257
——の治療	128
——を合併する急性冠症候群	
	180
心原性心不全の分類	122
人工膠質液	240
人工呼吸からのウィーニング	226
心室細動	47, 193, 194
心室充満圧	58
心室性不整脈	50, 271
心室中隔穿孔	182
心室肥大の有無	47
心室頻拍	47, 50, 193
心室リードの留置	278
心静止	47
心臓カテーテル検査	73
心臓神経	149
心臓に対するカテコラミンの作用	
	229
心臓 MRI 検査	33, 187
心タンポナーデ	27, 43, 69, 98
——の治療	106

心電図	34, 44, 186
進展範囲の診断	67
浸透圧性脱髄症候群	272
心囊液貯留	98
——の原因	100
心囊穿刺	106
——の位置	107
心肺虚脱型羊水塞栓症	159
心拍出量モニター	89
心破裂	181
深部静脈血栓症	70, 71
心房リードの留置	279

す

水分量の評価	41
ステロイド	326
ステロイドパルス療法	326
ステロイド療法	326
スピロノラクトン	298, 306, 309
ずり応力	11

せ

制限輸血	290
静的閉塞	69
生理的ペースメーカー	275
脊髄損傷	148, 149
ゼストリル®	305
石灰化内膜の内方偏位	66, 67
セララ®	307
前胸部誘導	47
全血算	113
前置胎盤	156
前置癒着胎盤	158
前負荷依存性	91
前負荷反応性	91
——の指標	92, 93
せん妄	19

そ

造影 CT 検査	66, 104
臓器虚血	69
早期造影欠損	71
送血カニューレ	260
組織因子経路インヒビター	130
組織酸素代謝失調	3
組織ドプラ指標	63
蘇生処置	117

索引

た

体外式膜型人工肺	256
体外循環	55
体外循環用遠心ポンプ	267, 268
体外設置型補助人工心臓	267, 268
代謝性アシドーシス	17, 55
代謝性代償	55
代償性心不全	124
耐糖能異常	20
大動脈基部血栓	264
大動脈内バルーン遮断	118
大動脈内バルーンパンピング	249
大量ステロイド療法	326
大量輸血の合併症	118
大量輸血プロトコール	293
ダウンレギュレーション	236
多形性VT	194
たこつぼ症候群	207
脱血カニューレ	260, 261
ダビガトラン	317
ダメージ関連分子パターン	130
単形性VT	194
炭酸	54

ち

チカグレロル	312
致死的アナフィラキシー	141
致死的心室性不整脈	198
着用型自動除細動器	281, 286
中心静脈圧（CVP）	93
中心静脈血酸素飽和度（ScvO$_2$）	91
昼夜逆転	19
蝶形像	40
直接作用型経口抗凝固薬（DOAC） 内服中の大出血	317
治療抵抗性のアナフィラキシー ショック	146

て

ディオバン®	306
低灌流の有無	57
低血圧	29
低酸素血症	19
低酸素性肺血管収縮	221
低心拍出量性ショック	131
低体温	18, 56
低ナトリウム血症	272
低肺機能	19

低分子ヘパリン	315
低用量ステロイド療法	326
デキストラン	240
デスモプレシン	317
電解質異常	49
電気的ストーム	198
電気的bail-out	200
転写因子の活性化	18
テント状T波	49

と

闘争・逃避反応	229
動的閉塞	69
糖尿病性ケトアシドーシス	171
頭部外傷患者に対する輸血	292
動脈圧波形解析法	89
動脈血液ガス分析	35
突然死の一次予防	283, 284
突然死の可能性	196
突然死リスク	281
ドパミン	232
ドブタミン	235
ドブトレックス®	235
トラセミド	297
トラネキサム酸の投与	119
トリプターゼ	142
努力呼吸	124
トロンボエラストグラフィー （TEG®）	114
トロンボエラストメトリー （ROTEM®）	114

な

内因性カテコラミン	228
内因性PEEP	222
軟産道損傷	157

に

ニコランジル	303
二酸化炭素分圧	53
二次性低血圧症	29
二相性気道内陽圧	225
二相性造影CT	71
ニフェカラント	198
乳酸値	35
乳頭筋断裂	183
ニューロタン®	306

ね

ネシリチド	304
粘液水腫性昏睡	166

の

脳梗塞でのペナンブラ	152
ノルアドリナリン®	233
ノルアドレナリン	107, 233

は

肺エコー	102
——を用いた気胸診断	103
バイオマーカー	35, 82
——の一般的注意	84
肺血管陰影	39
肺血管系閉塞	98
肺血管抵抗	218, 220
敗血症性ショック	28, 129, 257, 315
——に対するステロイド療法	326
敗血症性心筋症	257
肺血栓塞栓症	27, 98
——の治療	104
肺静脈血流指標	63
肺水腫	223
肺動脈カテーテル	36, 80, 90, 182
肺動脈血栓塞栓症の診断	85
肺保護換気	226
播種性血管内凝固（DIC）	20
バソプレシン	301
発熱	18
バルサルタン	306
パルスオキシメータ	34
パルスドプラ法	60
バルーン穿孔	254
破裂	69
斑状皮膚スコア	5, 6
ハンプ®	303

ひ

光干渉断層法	75
非虚血性心筋症	186
非ケトン性高浸透圧性昏睡	171
非侵襲的陽圧換気	225
ヒスタミン	142
非制限輸血	290
非生理的ペースメーカー	275
ビソプロロール	306

337

肥大型心筋症 188
非代償性心不全 124
ヒト心房性ナトリウム利尿ペプチド 300
ヒドロキシエチルデンプン（HES） 240
ヒドロクロロチアジド 300
ヒドロコルチゾン 326
皮膚温度差拡大 5
病原体関連分子パターン 130
標準12誘導 44
貧血 289
頻脈 18
非ST上昇型急性冠症候群 74, 177, 311

ふ

フォンダパリヌクスナトリウム 315
副腎クリーゼ 169
　　──と胃腸炎 170
複数単形性VT 194
腹部コンパートメント症候群 222
服薬遵守の重要性 308
不整脈 26
ブメタニド 297
プラスグレル 312
プリズバインド® 317
フロセミド 296
フロセミド感受性共輸送体 297
プロタノール® 235
ブロプレス® 306

へ

ベアメタルステント 77
閉塞性・拘束性ショック 98
ペースメーカー植込み 275
ペースメーカー感染 280
ペースメーカーポケットの作成 280
ベッドサイドで行う心エコー 132
ペナンブラ 152
ヘパリン起因性血小板減少症 314
ペリンドプリル 309
片側肺野の透過性低下 42

ほ

房室ブロック 276
補助人工心臓 190, 267
ボスミン® 234
発作性心房細動 322

本態性低血圧症 29

ま

末梢温 18
末梢血管平滑筋に対するカテコラミンの作用 231
末梢保護デバイス 78
慢性心筋炎 202, 206

み

ミオシン軽鎖 11
三日月状の高濃度域 66, 67
ミトコンドリア死の危険性 14
ミトコンドリア脱共役タンパク 18
ミトコンドリアDAMPs 14
ミニ輸液チャレンジ 96
ミネラルコルチコイド受容体拮抗薬（MRA） 306
未分画ヘパリン 104, 314
脈圧呼吸性変動（PPV） 93, 134
脈波変動指標 34
ミルリーラ® 236
ミルリノン 236

む

無脈性電気活動 181

め

メインテート® 306
メチルプレドニゾロン 326
メトプロロールコハク酸塩 306
メラ 268
免疫低下 18

も

毛細血管再充満時間 5
モニター誘導 44
モンテプラーゼ 105

や

薬剤誘発性心筋症 188

ゆ

誘導心拍数 45
輸液蘇生 91
　　プロトール化された── 90
輸液反応性 91, 244
　　──の指標 133
　　──の指標の使い方 135

輸液負荷アルゴリズム 95
輸液ミニチャレンジ 245
輸液療法 118, 145, 238
輸血 289
　　心血管疾患の合併患者に対する── 291
　　敗血症患者に対する── 291
輸血療法 118
癒着胎盤 157

よ

陽圧換気 220, 221
羊水塞栓症 159
溶存二酸化炭素 54

ら

ラジレス® 309

り

リシノプリル 305
離脱 226
リード穿孔 280
利尿薬 296
　　──への抵抗性 298
リバースリモデリング 302

る

ループ利尿薬 296

れ

冷汗 125
レニベース® 305

ろ

ロサルタン 306
ロシュ高感度トロポニンT 83
ロータフロー 268

わ

ワルファリン内服中の大出血 316

数字

1回拍出量 60
1回拍出量変動（SVV） 134
2断面ディスク法 59, 65
II誘導 44, 45
3-2-1-10ルール 45, 46
5P 5, 22, 23
6S study 240

索引

12誘導心電図　　48

欧文索引

A

α-stat法　　56
ABCの評価　　112
ABCDEアプローチ　　115
abdominal and cardiac evaluation with sonography in shock (ACES)　　116
abnormal automaticity　　195
acute coronary syndrome (ACS)　　73, 174
acute kidney injury (AKI)　　20
acute mechanical cause　　58
ADRENAL trial　　328
AHブロック　　276
ALBIOS study　　241
aminiotic fluid embolism (AFE)　　159
anaphylactic shock　　138
Annane's trial　　327
APACHE II score　　28
APROCCHSS trial　　330
ARCH-J試験　　306
area-length法　　65
ARISE trial　　291
ASCEND-HF試験　　304
Assessment of Blood Consumption (ABC)　　118
ATLAS試験　　305
ATLS®出血性ショックの分類　　111, 113
ATMOSPHERE試験　　309
AVID研究　　282

B

β遮断薬　　306
B lines　　102
balanced crystalloid　　239
bare metal stent (BMS)　　77
Bazettの補正式　　46
Beckの三徴　　27, 100
bedside cardiac ultrasound (BCU)　　132
Bezold-Jarisch反射　　142
bilevel positive airway pressure (BiPAP)　　225

Bio-medicus®　　261
BioFreedom™薬剤コーテッドステント　　77
brain natriuretic peptide (BNP)　　83, 86
Breathing Not Properly試験　　85
bridge to bridge (BTB)　　269
bridge to decision (BTD)　　269
bridge to recovery (BTR)　　269, 272
bridge to therapy　　286
bridge to transplantaion (BTT)　　269
broken heart syndrome　　208
butterfly shadow　　40

C

C1インヒビター補充療法　　159
Ca²⁺-ATPase (SERCA2a)　　15
Ca²⁺-induced Ca²⁺-release (CICR)　　14
Cabrera format　　49
capillary refilling time (CRT)　　5
cardiogenic shock　　10, 122
cardiothoracic ratio (CTR)　　38
catecholamine　　228
catheter assisted thrombus removal (CATR)　　105
central ECMO　　256
central venous pressure (CVP)　　93
cephalization　　39, 40
CHAMP　　58
CHAMPION試験　　187
CHARM-alternative試験　　306
CHEST試験　　240
CIBIS II試験　　306
circulatory〈circulation〉failureの定義　　2
coarse crackle　　125
cold shock　　28, 131
CONSENSUS試験　　305
continuous positive airway pressure (CPAP)　　225
COPERNICUS試験　　306
coronary angiography (CAG)　　73
　緊急――　　74
CORTICUS study　　327
CRASH-2 trial　　295
CRISTAL study　　240
CRIT study　　289
critical care ultrasonography

(CCUS)　　116
critical illness-related corticosteroid insufficiency (CIRCI)　　135
CT検査　　32, 66
CT hypotension complex　　66
CULPRIT-SHOCK試験　　77
curved CPR画像　　68
cut down法　　258, 277
　橈側腕頭皮静脈の――　　277

D

D-ダイマー　　85
damage-associated molecular patterns (DAMPs)　　130
Death受容体　　18
DeBakey分類　　68
deep sulcus sign　　42, 43, 103
deep vein thrombosis (DVT)　　70, 71
diabetic ketoacidosis (DKA)　　171
diastolic augmentation　　249
　――が遅い例　　253
　――が早い例　　253
　――の原理　　250
DIC先行型羊水塞栓症　　159
DIC予防　　315
DINAMIT試験　　285
direct oral anticoagulant (DOAC)　　317
Dirty double　　259
disseminated intravascular coagulation (DIC)　　20
distal perfusion catheter　　263
distributive shock　　10
door-to-balloon time　　76
drug eluting stent (DES)　　77
dynamic obstruction　　69
dysoxia　　3

E

EARLIER治験　　307
early defect　　71
early trauma-induced coagulopathy (ETIC)　　293
ECMOカニューレの挿入　　259
ectopic pregnancy　　155
ELITE-II試験　　306
EMPHASIS-HF試験　　307
empty vena cava syndrome　　143
empty ventricle syndrome　　143

endothelial glycocalyx layer（EGL）
　　　　　　　　　　　　　242
EPHESUS 試験　　　　　　　307
exchange proteins directly acti-
　　vated by cAMP（EPAC）　　16
EXCOR®　　　　　　　　　　268
extracardiac obstructive shock　10
extracorporeal cardiopulmonary
　　resuscitation（ECPR）　　256
extracorporeal membrane oxy-
　　genation（ECMO）　　　256

F

Fabry 病　　　　　　　　　188
FALLS プロトコル　　　　　133
FEAST study　　　　　　　244
Fick 法　　　　　　　　　　80
fight or flight response　　229
first medical contact-to-reperfu-
　　sion time　　　　　　　176
flail mitral leaflet　　　　183
FloTrac センサー　　　　36, 89
fluid responsiveness　　　91
Focused Assessment of Sonogra-
　　phy in Trauma（FAST）　115
Forrester 分類　　　26, 180, 181
　　――と死亡率　　　　　26
　　――と治療方針　　　　80
four-factor prothrombin complex
　　concentrate（4F-PCC）　316
Frank-Starling 曲線　　　25
Frank-Starling の法則　　24
Fridericia 法　　　　　　46
fulminant myocarditis　　202

G

GRACE リスクスコア　177, 178
GyroPump　　　　　　　268

H

hANP　　　　　　　　　300
happy heart syndrome　　208
HELLP 症候群　　　　　　160
hemorrhagic shock　　　110
Henderson-Hasselbalch の式　55
Henry の法則　　　　　　52
heparin-induced thrombocytopenia
　　（HIT）　　　　　　　314
HFpEF に対する心筋保護薬　309

high-flow nasal cannula（HFNC）
　　　　　　　　　　　　225
hilar haze sign　　　　　39
HLS カニューレ　　　　　261
Homans 徴候　　　　　　100
hs-TnI　　　　　　　　　86
hs-TnT　　　　　　　　　86
HV ブロック　　　　　　276
hydroxyethyl starch（HES）　240
hyperdynamic state　　　5
hyperglycemic hyperosmolar syn-
　　drome（HHS）　　　　171
hypovolemic shock　　　10
HYPRESS trial　　　　　327

I

I-PRESERVE 試験　　　　309
ICON 試験　　　　　　　85
immediately PCI　　　　77
immunothrombosis　　　316
IMPELLA　　　　　206, 265
IMPELLA 2.5®　　　　　265
IMPELLA 5.0®　　　　　265
IMPELLA CP®　　　　　265
IMPELLA RP®　　　　　265
implantable cardioverter defibril-
　　lator（ICD）　　　　281
　　――作動　　　　　200
IMPROVE-HF 試験　　　309
inodilator　　　　　　　236
INTERMACS 分類　　190, 251
InterTAK Registry が唱える診断
　　基準　　　　　　　208
intra-aortic balloon pumping
　　（IABP）　　　　　249
　　――の離脱　　　　254
intravascular ultrasound（IVUS）75
IRIS 試験　　　　　　　285
ivabradine　　　　　　308

J

J-DHF 試験　　　　　　309
J-EMPHASIS-HF 試験　　307
J-MACS Profile　　190, 251
J-WIND 試験　　　　　304
Japan Advanced Trauma Evalua-
　　tion and Care（JATEC）
　　　　　　　　　　　115

K

K チャネル遮断薬　　　321
Kerley's lines　　　　　39
Killip 分類　　　　180, 181
Knuckle 徴候　　　　　103
Kounis 症候群　　　　　140
Kussmaul 大呼吸　　　　171
Kussmaul 徴候　　　　　100

L

Larry's point　　　106, 107
late enhancement　　　72
left ventriculography（LVG）　80
LiDCO　　　　　　　　89
LiDCO Rapid　　　　　89
LifeVest　　　　　　　286
lipid rich atheroma　　311
lung point　　　　　　102
lung pulse　　　　　　102
lung sliding sign　　　102
LVAD ウィーニング　　273

M

MADIT 試験　　　　　283
massive transfusion protocol
　　（MTP）　　　　　293
　　――の起動基準　　118
McConnell 徴候　　　　102
MCL1 誘導　　　　　　44
MCL5 誘導　　　　　　44
MERIT-HF 試験　　　306
MINT trial　　　　　292
modified Wells criteria　101
modifier A　　　　　191
monomorphic VT　　　194
mottling　　　　　　　5
mottling score　　　　5
MRI 検査　　　　　　33
MUCHA 試験　　　　306
multi stage cannula　260, 261
MUSTT 試験　　　　283
myocardial infarction with nonob-
　　structive coronary arteries
　　（MINOCA）　　　78, 79
myocardial stunning　　14
myosin light chain（MLC）　11

N

Naチャネル遮断薬 321
Na$^+$-Ca^{2+}交換系（NCX） 15, 16
NASA誘導 44
nesiritide 304
NETosis 130
neurogenic shock 148
neuromodulation 199
neutrophil extracellular traps
　（NETs） 130
neutrophil/lymphocyte ratio（NLR）
　 19
NICEガイドライン 292
Nipro VAD 268
nitric oxide（NO） 11
non ST-elevation acute coronary
　syndrome（NSTE-ACS） 74, 311
non ST-segment elevation acute
　coronary syndrome（NSTEACS）
　 177
noncompliant pattern 184
noninvasive positive pressure ven-
　tilation（NPPV） 225
nonketotic hyperosmolar coma
　（NKHC） 171
North-South syndrome 264
NT-proBNP 83

O

obstetric shock 155
obstructive shoch 98
occult pneumothorax 102
onset-to-device time 76
open lung strategy 226
optical coherence tomography
　（OCT） 75
OPTIMAAL試験 306
oxygen debt 3
oxygen dissociation curve 52
oxygen extraction ratio（O$_2$ER） 2

P

P波幅 46
P terminal force 46
PaCO$_2$の管理 55
panoramic view 49
PARADIGM-HF試験 307
PARAGON-HF試験 310

PARAMOUNT試験 310
passive leg raising（PLR） 134, 245
pathogen-associated molecular
　patterns（PAMPs） 130
PCI 76
PDE-III阻害薬 236
PEP-CHF試験 309
percutaneous cardiopulmonary
　support（PCPS） 256
perfusion index（PI） 34
peribronchial cuffing 39
perivascular cuffing 39
permissive hypotension/controlled
　resuscitation 118
pH 54
pH-stat法 56
PiCCO 89
pill-in-the-pocket 322
pleomorphic VT 194
pleth variability index（PVI） 34
PLR test 134, 245, 246
point-of-care心臓超音波検査 6
polymorphic VT 194
postpartum hemorrhage（PPH） 156
PQ時間 46
preload dependence 91
preload responsiveness 91
PRIDE試験 85
primary PCI 76
　——の心電図パターン 179
　——の適応 176
Primary Survey 115
PROMMTT study 294
PROPPR trial 294
PROTECT試験 304
Pulmonary Embolism Rule-out
　Criteria（PERC） 101
pulse pressure variation（PPV）
　 93, 134
pulseless electrical activity（PEA）
　 181

Q

QRS波の電気軸 46
QRS幅 46
qSOFA 28
QT時間 46
QTc時間 46

R

R波の増高 47
RALES試験 306
Rapid Ultrasound in Shock in the
　Evaluation of the Critically Ill
　（RUSH exam） 102
rapid ultrasound in shock（RUSH）
　 33, 116
　——プロトコル 132, 133
residual defect 71
resuscitative endovascular balloon
　occlusion of the aorta（REBOA）
　 118
revised Geneva score 101
ROC-ALPS試験 198

S

sacubitril/valsartan 307
SAFE study 241
SCD-HeFT試験 283
screw-inリード 279
Secondary Survey 115
Seldinger法 257
semi-opened法 258
sepsis-induced myocardial dys-
　function（SIMD） 130
septic shock 129
SHIFT試験 308
shockの定義 2
shock index（SI） 34, 161
Sicilian Gambit分類 319
single stage cannula 260, 261
SMASH-VT試験 200
SOFA score 28
SOLVD試験 305
ST上昇型急性冠症候群 74, 176
ST上昇型急性心筋梗塞 313
ST-elevation acute coronary syn-
　drome（STE-ACS） 74
ST-elevation acute myocardial
　infarction（STEMI） 313
ST-segment elevation acute coro-
　nary syndrome（STEACS） 176
ST-T変化 47
staged PCI 77
Starlingの法則 242
　——に基づく輸液の分布 239
static obstruction 69

stretched CPR 画像	68	TRICC study	289	——の適応	257
stroke volume variation (SVV)		TRICS 3 trial	292	——の離脱	264
	93, 134	triggered activity	195	ventricular assist device (VAD)
stunning	13	triple rule out	66		190, 267
supraventricular tachycardia		TRISS trial	291	ventricular fibrillation (VF)	193
(SVT)	193			ventricular tachycardia (VT)	193
Swan-Gantz カテーテル	80	**U**		VISEP study	240
sweap gas	262	uncoupling protein (UCP)	18	Volume View	89
SYNTAX スコア	180	universal definition	174, 175	
systolic unloading	250	US Carvedilol HF 試験	306	**W**
——が遅い例	253			warm shock	28, 130
——が早い例	253	**V**		water-bottle 様の心拡大	43
——の原理	251	V1誘導	46	weaning	226
		Val-HeFT 試験	306	weaning induced pulmonary edema
T		VALIANT 研究	284		227
TIMI リスクスコア	177, 178	VANISH 試験	200	wearable cardioverter defibrillator
tined リード	279	vascular pedicle width (VPW)		(WCD)	281, 286
tissue factor pathway inhibitor			38, 41	WEARIT-II 研究	287
(TFPI)	130	Vasoactive-Inotropic Score (VIS)		Westermark 徴候	103
TITRe2 trial	290		257	wide QRS 波形	193
TOPCAT 試験	309	Vasopressin and Septic Shock Trial		Wolff-Chaikoff 効果	166
torsade de pointes	194, 325	(VASST)	301	
Trauma Associated Severe Hem-		Vaughan Williams 分類	319	**X**
orrhage (TASH)	118	veno-arterial ECMO (VA-ECMO)		X-SOLVD 試験	305
trauma pan-scan	115		256	

中山書店の出版物に関する情報は,小社サポートページを御覧ください.
https://www.nakayamashoten.jp/support.html

救急・集中治療アドバンス

急性循環不全

2019年 5月30日　初版第1刷発行 ©
〔検印省略〕

専門編集 ——— 藤野裕士
編集協力 ——— 坂田泰史
発 行 者 ——— 平田　直
発 行 所 ——— 株式会社 中山書店
〒112-0006 東京都文京区小日向4-2-6
TEL 03-3813-1100（代表）
振替 00130-5-196565
https://www.nakayamashoten.jp/

装丁 ——————— 花本浩一（麒麟三隻館）

印刷・製本　　株式会社 真興社

Published by Nakayama Shoten Co.,Ltd.
ISBN 978-4-521-74335-6　　　　　　　　　　　　　　　　　　Printed in Japan
落丁・乱丁の場合はお取り替え致します.

・本書の複製権・上映権・譲渡権・公衆送信権（送信可能化権を含む）は株式会社中山書店が保有します.
・ JCOPY 〈(社) 出版者著作権管理機構 委託出版物〉
本書の無断複写は著作権法上での例外を除き禁じられています．複写される場合は，そのつど事前に，(社) 出版者著作権管理機構（電話 03-5244-5088，FAX 03-5244-5089，e-mail:info@jcopy.or.jp）の許諾を得てください．

本書をスキャン・デジタルデータ化するなどの複製を無許諾で行う行為は，著作権法上での限られた例外（「私的使用のための複製」など）を除き著作権法違反となります．なお，大学・病院・企業などにおいて，内部的に業務上使用する目的で上記の行為を行うことは，私的使用には該当せず違法です．また私的使用のためであっても，代行業者等の第三者に依頼して使用する本人以外の者が上記の行為を行うことは違法です．

集中治療と救急医療の幅広いニーズにこたえる新シリーズ!!

救急・集中治療アドバンス

最新刊!!

●編集委員(50音順)
藤野裕士(大阪大学)
松田直之(名古屋大学)
森松博史(岡山大学)

本シリーズの特色▼

B5判／並製／4色刷
各巻平均300頁
各本体予価10,000円

❶ 集中治療と救急医療の現場で対応が求められる急性期の病態を中心にとりあげ,実際の診療をサポート
❷ 最近の傾向,最新のエビデンスに関する情報もわかりやすく解説
❸ 関連する診療ガイドラインの動向をふまえた内容
❹ ポイントを簡潔かつ具体的に提示
❺ 写真・イラスト・フローチャート・表を多用し,視覚的にも理解しやすい構成
❻ 専門医からのアドバイスや注意点などを適宜コラムで紹介
❼ 補足情報などのサイドノートも充実

●シリーズの構成と専門編集

急性呼吸不全	専門編集 **藤野裕士**(大阪大学)	定価(本体10,000円+税)
重症患者における **炎症と凝固・線溶系反応**	専門編集 **松田直之**(名古屋大学)	定価(本体10,000円+税)
重症患者における **急性肝不全・急性腎傷害・代謝異常**	専門編集 **森松博史**(岡山大学)	定価(本体10,000円+税)
急性循環不全	専門編集 **藤野裕士**(大阪大学) 編集協力 **坂田泰史**(大阪大学)	定価(本体10,000円+税)

中山書店 〒112-0006 東京都文京区小日向4-2-6 TEL 03-3813-1100 FAX 03-3816-1015
https://www.nakayamashoten.jp/